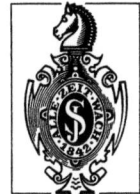

Unerwartete Todesfälle in Klinik und Praxis

Herausgegeben von S. Berg

Mit Beiträgen von
H. Althoff, S. Berg, J. Biollaz, H. Burchardi, C. Busse, K. Eyrich, G. Fischer, T. Fricke,
I. Gerling, A. Helwig, W. Janssen, H. Kampmann, H. Kijewski, G. Kunkel, J. Link,
H. J. Mallach, W. Mattig, J. Nussberger, M. Oehmichen, K. Püschel, K.-S. Saternus,
J.-L. Schelling, V. Schmidt, A. Schmoldt, V. Schneider, G. Steinbeck, A. Weiser

Mit 45 Abbildungen und 23 Tabellen

Springer-Verlag
Berlin Heidelberg New York London Paris Tokyo
HongKong Barcelona Budapest

Professor Dr. med. Steffen Berg
Institut für Rechtsmedizin der Universität Göttingen
Windausweg 2
D 3400 Göttingen

ISBN-13: 978-3-642-77473-7 e-ISBN-13: 978-3-642-77472-0
DOI: 10.1007/978-3-642-77472-0

Die Deutsche Bibliothek – CIP-Einheitsaufnahme
Unerwartete Todesfälle in Klinik und Praxis : mit 23 Tabellen / hrsg. von S. Berg.
Mit Beitr. von H. Althoff ...–
Berlin ; Heidelberg ; New York ; London ; Paris ; Tokyo ; Hong Kong ;
Barcelona ; Budapest : Springer 1992
ISBN-13: 978-3-642-77473-7
NE: Berg, Steffen [Hrsg.]; Althoff, Helmut
WG: 33   DBN 92.114109.2   92.08.10
7968   JS

Dieses Werk ist urheberrechtlich geschützt. Die dadurch begründeten Rechte, insbesondere die der Übersetzung, des Nachdrucks, des Vortrags, der Entnahme von Abbildungen und Tabellen, der Funksendung, der Mikroverfilmung oder der Vervielfältigung auf anderen Wegen und der Speicherung in Datenverarbeitungsanlagen, bleiben, auch bei nur auszugsweiser Verwertung, vorbehalten. Eine Vervielfältigung dieses Werkes oder von Teilen dieses Werkes ist auch im Einzelfall nur in den Grenzen der gesetzlichen Bestimmungen des Urheberrechtsgesetzes der Bundesrepublik Deutschland vom 9. September 1965 in der jeweils gültigen Fassung zulässig. Sie ist grundsätzlich vergütungspflichtig. Zuwiderhandlungen unterliegen den Strafbestimmungen des Urheberrechtsgesetzes.

© Springer-Verlag Berlin Heidelberg 1992
Softcover reprint of the hardcover 1st edition 1992

Die Wiedergabe von Gebrauchsnamen, Handelsnamen, Warenbezeichnungen usw. in diesem Werk berechtigt auch ohne besondere Kennzeichnung nicht zu der Annahme, daß solche Namen im Sinne der Warenzeichen- und Markenschutz-Gesetzgebung als frei zu betrachten wären und daher von jedermann benutzt werden dürften.
Produkthaftung: Für Angaben über Dosierungsanweisungen und Applikationsformen kann vom Verlag keine Gewähr übernommen werden. Derartige Angaben müssen vom jeweiligen Anwender im Einzelfall anhand anderer Literaturstellen auf ihre Richtigkeit überprüft werden.

Satz: FotoSatz Pfeifer GmbH, Gräfelfing/München

19/3130-543210 – Gedruckt auf säurefreiem Papier

Vorwort

Dieses Buch will dem in der Klinik oder Praxis tätigen Arzt Kenntnisse über die Ursachen unerwarteter, sog. „plötzlicher" Todesfälle vermitteln und Leitlinien für den ärztlichen Einsatz am Ort des Geschehens darstellen.

Das Konzept einer fachübergreifenden Behandlung des Stoffes ist neu: es wird durch das Zusammenwirken von Autoren aus der Anästhesiologie und Intensivmedizin, der inneren Medizin, klinischen Pharmakologie und Immunologie, der Neuroradiologie, Pathologie und Rechtsmedizin verwirklicht.

Herausgeber und Autoren wollen mit diesem Überblick besonders auch jüngere Kollegen, Studenten im praktischen Jahr und Ärzte im Praktikum mit einer Thematik bekannt machen, die in der medizinischen Ausbildung im Hintergrund steht, in der ärztlichen Praxis aber zunehmend Bedeutung erlangt. Die Weiterentwicklung intensivmedizinischer Therapieformen erfordert auch thanatologische Kenntnisse und die Fähigkeit zur Differentialdiagnose von Agoniestadien. Beim Notarzteinsatz oder beim Praxisruf zum überrraschenden Zusammenbruch eines Patienten stellt sich dem Arzt zunächst die Frage: Liegt überhaupt ein Todesfall vor oder sind Reanimationsmaßnahmen zu ergreifen? Im Bereich des sog. klinischen Todes muß schnellstens eine Abgrenzung noch reanimationsfähiger Phasen vom Bereich des biologischen Todes erfolgen.

Die Auseinandersetzung mit dem Thema „unerwartete und unklare Todesfälle" ist aber auch aus anderen Gründen für den praktischen Arzt ebenso wie für den Kliniker wichtig. Die Feststellung des Todes, der Todesart und Todesursache im Rahmen der formalen Leichenschau ist eine unbeliebte, aber doch wichtige ärztliche Aufgabe, deren juristische Implikationen um so mehr ins Gewicht fallen, je weniger der Tod vorauszusehen war, je unklarer damit in der Regel auch seine Ursache ist. Auch hier gilt der Satz von Theodor Fontane: „Man sieht nur, was man weiß!", der ja ohnehin den Kern jeder ärztlichen Diagnostik andeutet. Fehler erwachsen weniger aus mangelnder Intuition als aus unvollständigen wissenschaftlichen Grundlagen der ärztlichen Phantasie. Diese Erkenntnis gilt im weitesten Sinne genauso für die postmortale Diagnostik und ist der wesentliche Grund für die wissenschaftlich vertiefte Darstellung der verschiedenen Arten unerwarteter, plötzlicher Todesfälle und ihrer Differentialdiagnose in den folgenden Spezialkapiteln.

Vordergründig wird mit instruktiven Fallbeispielen der unerwartete Todesfall in den Praxisräumen selbst und auf Station behandelt. Das Kapitel über Zwischenfälle bei ärztlichen Maßnahmen ist mit seiner umfangreichen Literaturzusammenstellung praktisch bereits ein eigenes Kompendium zu diesem Thema, gefolgt von einem gesonderten Beitrag über Narkosezwischenfälle und einer medizinhistorisch-arztrechtlichen Auseinandersetzung mit der Kunstfehlerthematik. Aus der Feder erstklassiger Fachleute stammen auch zahlreiche weitere Beiträge zur Pathogenese akuter Todesursachen aus klinischer und morphologischer Sicht, über Allergietodesfälle,

Vergiftungen, den Drogentod, Arzneimittelinteraktionen und die hochaktuelle Thematik des Säuglingstodes.

Als rechtsmedizinische Sonderthemen behandelt werden die Alkoholproblematik und die Erkennung verdeckter Gewalteinwirkungen einschließlich Erfrierungen, Elektrounfall, Tod in der Badewanne und autoerotische Unfälle, Todesfälle im Verkehr, beim Sport und am Arbeitsplatz, schließlich die Abfassung ärztlicher Gutachten unter Berücksichtigung sozialmedizinischer Kausalitätsfragen.

Der Herausgeber dankt allen Kollegen, die als fachkundige Autoren zur Verwirklichung dieses Buches beigetragen haben, von Herzen für ihre Bereitschaft zur Mitarbeit und guten Kooperation. Unser besonderer Dank gilt dem Springer-Verlag, der diesem Vorhaben in freundlicher Weise zum Gelingen verholfen hat. Wir hoffen, daß dieses Buch den Kollegen in Klinik und Praxis bei der Orientierung über spezielle Themen und bei der Konfrontation mit einschlägigen Fällen nützlich sein wird und vielleicht auch das Interesse der Kollegen in Pathologie und Rechtsmedizin findet. Wir würden uns freuen, Anregungen und Kritik aus dem Leserkreis zu erfahren.

Göttingen, im Januar 1992   S. Berg

Inhaltsverzeichnis

Autorenverzeichnis IX

I. Der „plötzliche Tod"
Epidemiologie und Aufgaben des Arztes
S. Berg, T. Fricke 3

II. Todesfälle in der ärztlichen Praxis
Ursachen für den unerwarteten Tod. Verhalten des Arztes
K.-S. Saternus 11

III. Tod in der Wohnung

1. Unerwartete Todesfälle bei Erwachsenen und Jugendlichen
Der Sekundenherztod aus morphologischer Sicht
W. Janssen 27

Der plötzliche Herztod aus klinischer Sicht
G. Steinbeck 38

Intrakranielle Prozesse als akute Todesursache
M. Oehmichen, I. Gerling 47

Allergie-Todesfälle
V. Schneider, G. Kunkel 62

Sonstige Todesursachen
S. Berg, T. Fricke 74

2. Unerwartete Todesfälle bei Kindern
Der plötzliche und unerwartete Tod bei Säuglingen und Kleinkindern
H. Althoff 81

3. Differentialdiagnose zum nichtnatürlichen Tod
Verdeckte Gewalteinwirkungen
S. Berg 97

Vergiftungen
A. Schmoldt, K. Püschel 113

Drogentodesfälle
K. Püschel, A. Schmoldt 124

Arzneimittelbedingte Todesfälle
J. Biollaz, J. Nussberger, J.-L. Schelling 135

Kombinierte Ursachen und Alkohol
S. BERG, T. FRICKE 146

4. Aufgaben des Arztes bei unklaren Todesfällen
Praktisches Vorgehen bei unerwarteten Todesfällen aus der Sicht des Notarztes
C. BUSSE, H. BURCHARDI 155

Todesfeststellung und formale Leichenschau
S. BERG 162

IV. Plötzlicher Tod in der Öffentlichkeit

Allgemeine Bemerkungen zu Todesfällen außer Haus
S. BERG 173

Der plötzliche Tod im Verkehr
M. OEHMICHEN, V. SCHMIDT 178

Unklare Todesfälle am Arbeitsplatz. Versicherungsmedizinische Aspekte
H. KAMPMANN, H. KIJEWSKI 185

Todesfälle beim Sport
V. SCHNEIDER 194

Gutachtliche Stellungnahmen des Arztes
S. BERG 200

V. Unerwartete Todesfälle im Krankenhaus

Todesursachen und Kausalzusammenhänge mit vorausgegangenen äußeren Einwirkungen
W. JANSSEN 205

Unglücksfälle, Suizide und Tötungsdelikte
S. BERG 214

Zwischenfälle bei ärztlichen Maßnahmen
W. MATTIG, G. FISCHER 219

Der Narkosezwischenfall
J. LINK, K. EYRICH 237

Der sogenannte Kunstfehler
H. J. MALLACH, A. WEISER 245

Aufgaben des Arztes im Zusammenhang mit klinischen Todesfällen
S. BERG, A. HELWIG 257

VI. Schlußbetrachtung

Grundsätzliches zur postmortalen Fallabklärung
S. BERG 271

Sachverzeichnis 273

Autorenverzeichnis

Althoff H., Prof. Dr., Institut für Rechtsmedizin der Medizinischen Fakultät der Technischen Hochschule Aachen, Neu-Klinikum, Pauwelsstr. 30, D-5100 Aachen

Berg S., Prof. Dr., Institut für Rechtsmedizin der Universität Göttingen, Windausweg 2, D-3400 Göttingen

Biollaz J., PD Dr., Abteilung für klinische Pharmakologie, Departement für Innere Medizin, Waadtländer Universitätskrankenhaus, CH-1011 Lausanne/ Schweiz

Busse C., PD Dr., Abteilung für Anästhesiologie und operative Intensivmedizin am Hafenkrankenhaus, Zirkusweg 11, D-2000 Hamburg 36

Burchardi H., Prof. Dr., Zentrum Anästhesiologie und Intensivmedizin, Klinikum der Universität Göttingen, Robert-Koch-Str. 40, D-3400 Göttingen

Eyrich K., Klinik für Anästhesiologie und operative Intensivmedizin, Universitätsklinikum Steglitz, Hindenburgdamm 30, D-1000 Berlin 45

Fischer G., PD Dr., Abteilung allgemeine Pathologie II, Medizinisches Klinikum der Universität, Robert-Koch-Str. 40, D-3400 Göttingen

Fricke T., Dr, Abteilung Anästhesiologie im Stadtkrankenhaus Wolfsburg, Stadtweg 25, D-3303 Vechelde

Gerling I., Frau Dr., Institut für Rechtsmedizin der Universität Lübeck, Kahlhorststr. 31-35, D-2400 Lübeck

Helwig A., Frau Dr., Abteilung Röntgendiagnostik III im Medizinischen Klinikum der Universität Göttingen, Robert-Koch-Str. 40, D-3400 Göttingen

Janssen W., Prof. Dr., Institut für Rechtsmedizin der Universität Hamburg, Butenfeld 34, D-2000 Hamburg 54

Kampmann H., Akad. Rat. Dr., Institut für Rechtsmedizin der Universität Göttingen, Windausweg 2, D-3400 Göttingen

Kijewski H., Dipl. Physiker Dr. rer nat Dr. med, Institut für Rechtsmedizin der Universität Göttingen, Windausweg 2, D-3400 Göttingen

Kunkel G., Prof. Dr. Asthma-Poliklinik und Abteilung für klinische Immunologie im Rudolf-Virchow-Krankenhaus, D-1000 Berlin

Link J., Prof. Dr., Klinik für Anästhesiologie und operative Intensivmedizin im Universitätsklinikum Steglitz, Hindenburgdamm 3, D-1000 Berlin 45

Mallach H.J., Prof. Dr., em. Ordinarius für Rechtsmedizin der Universität Tübingen, Hammerbühlstr. 29, 7737 Bad Dürrheim

Mattig W., MR Dr. sc. med., Institut für Gerichtliche Medizin des Bezirks Frankfurt/O., Ernst-Thälmann-Str. 42, DO-1200 Frankfurt/Oder

Nussberger J., Dr., Abteilung für klinische Pharmakologie, Departement für Innere Medizin, Waadtländer Universitätskrankenhaus, CH-1011 Lausanne/Schweiz

Oehmichen M., Prof. Dr., Institut für Rechtsmedizin der Universität Lübeck, Kahlhorststr. 31, D-2400 Lübeck

Püschel K., Prof. Dr., Institut für Rechtsmedizin der Universität Hamburg, Butenfeld 34, D-2000 Hamburg 54

Saternus K.-S., Prof. Dr., Institut für Rechtsmedizin der Universität Göttingen, Windausweg 2, D-3400 Göttingen

Schelling J.-L., Prof. Dr., Division de Pharmacologie Clinique, Département de Médicine CHUV Lausanne, CH-1011 Lausanne/Schweiz

Schmidt V., PD Dr., Institut für Rechtsmedizin der Universität Tübingen, Nägelestr. 5, D-7400 Tübingen

Schmoldt A., Prof. Dr., Abteilung Toxikologie am Institut für Rechtsmedizin der Universität Hamburg, Butenfeld 34, D-2000 Hamburg 54

Schneider V., Prof. Dr. Institut für Rechtsmedizin der Freien Universität Berlin, Hittorfstr. 18, D-1000 Berlin 33

Steinbeck G., Prof. Dr., Medizinische Klinik I im Klinikum Großhadern der Universität München, Marchioninistr. 15, D-8000 München 70

Weiser A., Dr. jur Dr. med., Institut für Gerichtliche Medizin der Universität Tübingen, Nägelestr. 5, D-7400 Tübingen

I. Der „plötzliche Tod"

Epidemiologie und Aufgaben des Arztes

S. Berg, T. Frícke

Der Tod und seine Erscheinungsformen stehen in der Ausbildung des Arztes, aber auch in der medizinisch-wissenschaftlichen Literatur meist an letzter Stelle. Zu Recht einerseits, weil die vielfältigen Voraussetzungen und Aufgaben des Helfens und Heilens den weitaus überwiegenden Inhalt ärztlichen Wirkens ausmachen; zu Unrecht, wenn man die Funktion des Arztes ganzheitlich und im Kontext gesellschaftlicher Erfordernisse betrachtet.

Mit Recht wird gefordert, daß der Arzt in Fällen des sich langsam abzeichnenden Lebensendes bei infauster Prognose nicht desinteressiert aus der persönlichen Beziehung zum Patienten „aussteigen" dürfe, sondern seine Aufgaben der menschlichen Zuwendung, der Angst- und Schmerzlinderung in dieser Phase verstärkt erkennen und wahrnehmen solle. Aber auch beim unerwarteten Tod ist anhaltendes Interesse gefordert: Zunächst muß der Arzt in Fällen eines plötzlichen Zusammenbruchs der Vitalfunktionen durch entsprechendes Grundlagenwissen auf dem Gebiet der Agono- und Thanatologie in der Lage sein, über die Notwendigkeit rettungsärztlicher Maßnahmen schnell zu entscheiden und sachgerecht zu handeln (vgl. Beiträge in Teil III/4). Viele Notarzteinsätze erfordern zwar in erster Linie das Beherrschen von Reanimationstechniken, aber doch auch Erfahrungen in der Todesfeststellung bzw. der Abgrenzung des biologischen Todes von noch reanimationsmöglichen Agoniestadien im Bereich des sog. klinischen Todes.

Auch die medizinisch-wissenschaftliche Beschäftigung mit den Ursachen unerwarteter und unklarer Todesfälle ist für den praktischen Arzt ebenso wie für den Kliniker aus verschiedenen Gründen wichtig: Neben präventiven und therapeutischen Gesichtspunkten, nicht zuletzt um bessere Ansätze zur Feststellung von Todesart und -ursache zu gewinnen und durch einwandfreie Durchführung der formalen Leichenschau die Interessen des Patienten bzw. seiner Angehörigen zu wahren.

Die Behandlung der Todesursachen ist im folgenden auf den sog. „plötzlichen" Tod beschränkt. Wir sprechen dabei von „unerwarteten und unklaren" Todesfällen, weil diese Formulierung neben den natürlichen auch nichtnatürliche Todesursachen, insbesondere Kausalbeziehungen zu rechtserheblichen äußeren Einwirkungen impliziert. Fast alle bisherigen Darstellungen beschränken sich auf den plötzlichen Tod aus natürlicher Ursache und seine statistischen und epidemiologischen Aspekte.

Herkömmlicherweise beginnen solche Abhandlungen mit Ausführungen zur Definition der Begriffe „plötzlich" und „natürlich".

Im jüngsten Lehrbuchartikel des Freiburger Pathologen Mittermayer [19] wird daran erinnert, daß in der vorwissenschaftlichen Zeit nur der langsame und vorhersehbare Tod als „natürlicher" Tod galt, während die Mors repentina oder improvisa bis ins 17. Jahrhundert hinein wenn nicht als unnatürlich, so doch als „niedrig", ja beschämend angesehen wurde und möglicherweise sogar ein kirchliches Begräbnis ausschloß.

Wird die Darstellung solcher „plötzlichen" Todesfälle (Definition: „scheinbar aus voller

Gesundheit heraus oder nach rapider Verschlechterung einer für unbedeutend gehaltenen Erkrankung") auf die pathologisch-anatomische Beschreibung mit Einteilung nach den hauptsächlich befallenen Organen beschränkt, so bleibt das für den Praktiker viel wichtigere Anliegen der rechtsmedizinischen Differentialdiagnose zu wenig betont, da die Einbeziehung nichtnatürlicher Todesursachen per definitionem entfallen muß. Die Bedeutung dieses Materialanteils ergibt sich z.B. aus der Übersicht von Janssen u. Naeve [9] (Tabelle 1).

Tabelle 1. Ursachen plötzlicher Todesfälle im Hamburger Sektionsmaterial 1936–1971. (Nach Janssen u. Naeve [9])

Todesart	Absolute Zahl	[%]
Unerwartete Todesfälle aus natürlicher Ursache	22 321	55,2
Suizide	7 892	19,5
Unfälle (insgesamt)	6 087	15,1
Tötungen von fremder Hand	1 032	2,5
Kriminelle Aborte	136	0,3
Sonstige Todesfälle (ungeklärte Todesursachen, natürliche Todesfälle usw.)	2 976	7,4
Gesamt	40 444	

Auch in grundlegenden Arbeiten früherer Jahre wird die Beachtung von Kausalbezügen zu Gewalteinwirkungen hervorgehoben; sie können hier nur in einigen Beispielen zitiert werden [7, 11, 14, 16, 21, 31].

Definitorisch ist für unser Thema der zeitliche Ablauf weniger entscheidend als der Überraschungseffekt: ein „plötzlicher", also schnell eintretender Tod ist zwar regelmäßig unerwartet; beim „unerwarteten" Todesfall kann der Tod selbst dagegen langsam eingetreten sein, der Mensch wird aber zur allgemeinen Überraschung tot aufgefunden, sein Ableben seit der letzten Begegnung mit ihm ist unerwartet.

Für die Auswahl des im folgenden behandelten Materials gab dieser Gesichtspunkt der Überraschung (Hecht u. Löffler [8] sprechen von „Erwartungsunwahrscheinlichkeit") den Ausschlag. Ausgeschlossen blieben alle von vornherein als solche erkennbaren gewaltsamen Todesarten, ferner ermittlungsmäßig schon im ersten Angriff geklärte z.B. suizidale Vergiftungen; diesen weiter gespannten Rahmen hatte Fritz Schwarz [26] für seine Monographie „Der außergewöhnliche Todesfall" gewählt. Wenn solche Todesarten in unserem Material auftauchen, so handelte es sich um zunächst unklare Fälle mitTotauffindung von Personen, bei denen ebensogut eine natürliche Todesursache hätte vorliegen können.

Bei unerwarteten und unklaren Todesfällen kennt der herbeigerufene Arzt vielfach die betroffene Person und ihre Vorgeschichte nicht. Er müßte, um die Todesursache auch nur mit Wahrscheinlichkeit vermuten zu können, umfangreiche Recherchen anstellen, mit anderen Worten: viel Zeit aufwenden.

Die Folge ist jene Unsicherheit, die Brinkmann et al. [4] als „Grauzone derTodesursachenforschung" bezeichnen; sie umfasse 20–30% aller Sterbefälle! Wie häufig in dieser Gruppe nichtnatürliche Todesursachen auftauchen, wenn schließlich doch seziert wird, ist nicht genau bekannt. Verschiedene Autoren (z.B. [10, 30]) schätzen die Fehldiagnosen der Leichenschau auf 20–30%; mit einem Anteil nichtnatürlicher Todesursachen von ca. 5% sei zu rechnen.

Im deutschen Schrifttum (Zusammenfassung bei Schneider [24]) werden Zahlen zwischen 16 und 90% genannt. Dabei wird es natürlich sehr darauf ankommen, ob man nur die klinische Hauptaussage oder auch Detailangaben mit dem Sektionsergebnis vergleicht: Breitfellner u. Bayer [3] fanden bei Gegenüberstellung klinischer Angaben mit dem Sektionsergebnis nur in 9,2% der Fälle Übereinstimmung. Dhom [5] beziffert die Diskrepanz zwischen klinisch vermuteten und pathologisch-anatomisch festgestellten Todesursachen mit 40%, Drescher [6] mit 26%.

Die Situation in der Außenpraxis ist sicher anders. Hierzu meint Schneider [24]: „Wenn man jedem Verstorbenen ohne Kenntnis der Vorgeschichte einen Coronartod bescheinigte, so läge man sicher schon mit über 50% richtig". In einer Kölner Studie traf diese Diagnose sogar in über 80% der Fälle zu [29]. Die auf einem größeren, auch ländliche Bereiche umfassenden Material beruhende Görlitzer Studie [20] fand 38% der Leichenschaudiagnosen nicht bestätigt.

Zu bedenken ist, daß sich im Kollektiv der Fehldiagnosen eben auch viele nichtnatürliche Todesursachen finden, daß sogar Morde übersehen und z.B. durch das Nichterkennen von CO-Vergiftungen weitere Todesfälle fahrlässig verschuldet werden können [1, 2, 17, 18, 27].

Wir selbst fanden unter 2850 Sektionen der Jahre 1975–1984 1197 Fälle, in denen der Tod unerwartet eingetreten war oder bei denen Vorgeschichte und Fundsituation keinen eindeutigen Hinweis auf das Todesgeschehen lieferten (unklare Todesfälle). Dieses Material (s. Tabelle 2) umfaßt in der Erwachsenengruppe 919 Fälle, von denen 467 (ca. 51%) nach Abschluß aller Zusatzuntersuchungen eine natürliche Todesursa-

Tabelle 2. Ursachen der unerwarteten und unklaren Todesfälle im Göttinger Material 1975–1984

	Kinder bis zum 2. Lebensjahr	Kinder und Jugendliche vom 3. bis zum 18. Lebensjahr	Erwachsene ab dem 19. Lebensjahr
Natürliche Todesursachen	218 (97,7%)[a]	37 (64,92%)	467 (50,82%)
Nichtnatürliche Todesursachen	5 (2,3%)	17 (29,82%)	329 (35,80%)
Narkosezwischenfälle	–	2 (3,51%)	9 (0,98%)
Exogen-allergische Todesfälle	–	–	5 (0,54%)
Kombination exogener Noxen und innerer Leiden	–	1 (1,75%)	64 (6,97%)
Ungeklärte Todesursachen	–	–	2 (0,22%)
Wegen Fäulnis nicht zu klärende Fälle	–	–	43 (4,67%)
Gesamt	223	57	919

[a] inkl. 40 SIDS-Fälle ohne ausreichenden morphologischen Befund

che aufwiesen, während sich bei 329 Personen (ca. 36%) ein nichtnatürlicher Todesmechanismus herausstellte.

Für den zur Leichenschau gerufenen Arzt gibt es danach nur **eine** richtige Schlußfolgerung: Ohne Sektion ist der Fall nicht zu klären!

Im folgenden (s. Beiträge in III/4) sollen allerdings, sozusagen für den anamestisch klärbaren „Normalfall", auch noch weitere Möglichkeiten besprochen werden. Es wird ferner zu zeigen sein, daß man in vielen Fällen auch mit der Autopsie allein nicht auskommen kann, wenn die postmortale Diagnostik die nötige Beweishärte erlangen soll; Zusatzuntersuchungen, v.a. ein aussagekräftiger toxikologischer Screening-Test sind oft unerläßlich. Diese Erkenntnis läßt so manche statistische Aussage bis zu einem gewissen Grade fragwürdig erscheinen, auch wenn man über die Relativität von Sektionsstatistiken, z.B. hinsichtlich der absoluten Frequenz von Todesursachen, hinwegsieht.

Tabelle 3. Statistik plötzlicher natürlicher Todesfälle – eingeteilt nach Organsystemen

	Koopmann [12] (1926)	Weyrich [31] 1932)	Janssen u. Naeve [9] (1975)	Schulz u. Steinmetz [25] (1976)	Naeve u. Krause [22] (1977)	Siboni u. Simonsen [28] (1986)	Eigenes Material (1990)
Untersuchungszeitraum	1919-1925	1914-1929	1956-1964	1966-1972	1936-1974	1972-1983	1975-1984
Untersuchungsort	Hamburg	Wien/Graz	Hamburg	Würzburg	Hamburg	Odense/DK	Göttingen
Fallzahl	764	2668	7215	118	23 521	78	466
Herz-Kreislauf-System	61,1%	41,8%	74,7%	64,4%	64,0%	46,1%	49%
Respirationstrakt	22,4%	23,4%	13,4%	18,6%	17,0%	15,4%	12%
Zentrales Nervensystem	nicht erfasst	8,9%	4,3%	6,8%	7,0%	24,4%	11%
Gastrointestinaltrakt	16,5%	6,1%	3,2%	4,2%	9,0%	6,4%	9%
Urogenitaltrakt		6,8%	1,0%	nicht erfasst		nicht erfasst	nicht erfasst
Sonstige		12,2%	2,1%	6,0%	3,0%	6,4%	18,8%
Ungeklärt		0,8%	1,3%	–		1,3%	0,2%

Janssen u. Naeve [9] heben hervor, daß autoptische Organbefunde, deren Schweregrad den Tod des Menschen für sich allein erklären kann (Gruppe I von Lochte u. Richter), gelegentlich auch als Nebenbefund bei gewaltsamen Todesarten festzustellen sind. Für die Gruppe II wies schon Kolisko auf die Bedeutung des multifaktoriellen Geschehens, z.b. die Auslösung des Todeseintritts auf dem Boden chronischer Erkrankungen durch äußere „Gelegenheitsursachen" hin; die Begutachtung des Kausalzusammenhangs muß sich an der Fragestellung des betroffenen Rechtsgebietes orientieren. Die Größe der Gruppe III, nämlich jener Fälle, in denen trotz „eingehender Untersuchung" keine Todesursache gefunden wurde, schwankt zwischen 1 und 21 % [12, 31]; diese Statistiken beruhen allerdings auf Sektionsfällen, bei denen keine toxikologische Analyse stattgefunden hatte oder nur unvollständig und mit veralteten Techniken durchgeführt worden war. In neuerer Zeit werden meist Werte um 1% [9, 28] unter Ausschluß teil- und ganz skelettierter Waldleichen genannt.

In der Erwachsenengruppe überwiegen unter den natürlichen Todesursachen nach wie vor die Erkrankungen des Herz-Kreislauf-Systems; meist handelt es sich um Koronarinsuffizienzen.

Eine leichte Abnahme scheint sich bei den Erkrankungen des Respirationstraktes abzuzeichnen, eine Zunahme bei Todesursachen im Bereich des Gastrointestinaltraktes. Erst die detaillierte Analyse der Tabelle 3 zeigt, daß sich insgesamt im Zuge gesellschaftlicher Entwicklungen ein echter Panoramawechsel ergeben hat: Es gibt praktisch keine Diphterietodesfälle mehr; der Mensch stirbt nicht mehr oder kaum noch an Lobärpneumonie, an Endocartitis lenta, an Tertiärsyphilis, sondern vermehrt an Verblutungen aus Ösophagusvarizen und Streßulzera; ferner hat die Zahl der epileptogenen und Asthmatodesfälle sowie von tödlichen hyperergischen Reaktionen zugenommen. Endokrine Dysfunktionen und epidemiologische Neuzugänge (Urlaubsmalaria), v.a. aber die Verbreitung von Alkohol-, Drogen- und Medikamentenabusus mit gehäuftem Auftreten sog. Kombinationstodesfälle haben das Spektrum des unerwarteten Todes verändert. All das soll in den folgenden Abschnitten noch im einzelnen ausgeführt und für die Diagnostik exemplifiziert werden, wobei z.T. auch die besonderen Erfahrungen anderer Institute und Kliniken Eingang finden sollen.

Literatur

1. Berg S, Schöntag A (1962) Fehler im Kaminbau und Föhnwetterlage als Ursache tödlicher Kohlenoxydvergiftungen. Arch Kriminol 130: 61–66
2. Breitenecker L, Holczabek W (1967) Kohlenmonoxyd. In: Ponsold A (Hrsg) Lehrbuch der gerichtlichen Medizin 3. Aufl., Thieme, Stuttgart, S 427–438
3. Breitfellner G, Bayer P (1980) Der Stellenwert der Autopsie in der heutigen Medizin. Pathologe 2: 1–7
4. Brinkmann B, Kleiber M, Janssen W (1981) Der unklare Tod. Negative Trends in Rechtspflege und Gesundheitswesen? Pathologe 2: 201–207
5. Dhom G (1980) Aufgaben und Bedeutung der Autopsie in der modernen Medizin. Dtsch Ärztebl 77: 669–670
6. Drescher EP (1988) Ursachen der Verfälschung von Todesursachen-Statistiken. Versicherungsmedizin 40: 134–136
7. Hallermann W (1939) Der plötzliche Herztod bei Kranzgefäßerkrankungen. Enke, Stuttgart

8. Hecht A, Löffler D (1984) Der akute natürliche Tod im Erwachsenenalter mit besonderer Berücksichtigung der Altersgruppe unter 50 Jahren. Zentralbl Allg Pathol 129: 127–135
9. Janssen W, Naeve W (1975) Der plötzliche Tod aus natürlicher Ursache. In: Mueller B (Hrsg) Gerichtliche Medizin, 2. Aufl. Teil I. Springer, Berlin Heidelberg New York, S 248–304
10. Klaiber J (1975) Problematik der ärztlichen Leichenschau nach Inkrafttreten der neuen Bestattungsgesetze Baden-Württembergs von 1971. Vergleich der Leichenschaudiagnosen mit Sektionsbefunden. Med. Dissertation, Universität Heidelberg
11. Kolisko A (1913) Plötzlicher Tod aus natürlicher Ursache. In: Dittrich P (Hrsg) Handbuch der ärztlichen Sachverständigentätigkeit, Bd 2. Braumüller, Wien, S 701–1475
12. Koopmann H (1926) Über den plötzlichen Tod aus natürlichen Ursachen. Dtsch Z Gesamte Gerichtl Med: 91–115
13. Krauland W (1969) Der plötzliche Tod aus natürlicher Ursache. Beitr Gerichtl Med 26: 1–22
14. Krauland W (1972) Forensische Aspekte zum plötzlichen Herztod. Verh Dtsch Ges Inn Med 78: 969–975
15. Lochte T (1904) Beobachtungen über den plötzlichen Tod aus inneren Ursachen. Vierteljahresschr Gerichtl Med 27: 1–30
16. Merkel H (1940) Plötzlicher Tod aus natürlicher Ursache. In: Neureiter et al (Hrsg) Handwörterbuch der gerichtlichen Medizin und naturwissenschaftlichen Kriminalistik. Springer, Berlin, S 576–589
17. Metter D (1978) Ärztliche Leichenschau und Dunkelziffer bei unnatürlichen Todesfällen. Kriminalistik 32: 155–157
18. Metter D (1979) Ereignisortsituationen bei plötzlichen natürlichen Todesfällen. Lebensversicherungsmed 31: 135–137
19. Mittermayer C (1986) Der Tod ohne mechanische Gewalteinwirkung (Natürliche innere und äußere Ursachen). In: Forster B (Hrsg) Praxis der Rechtsmedizin für Mediziner und Juristen. Thieme, Stuttgart, S 48–61
20. Modelmog D, Goertchen R et al. (1989) Der gegenwärtige Stellenwert einer annähernd hundertprozentigen Obduktionsquote (Görlitzer Studie): Z Klin Med 44: 2163–2173
21. Mueller B (1950) Unvermuteter Tod aus natürlicher Ursache. In: Mueller B (Hrsg), Gerichtliche Medizin 1. Aufl., Springer, Berlin Göttingen Heidelberg, S 189–212
22. Naeve W, Krause J (1977) Über natürliche Todesursachen plötzlich unerwartet Verstorbener. Lebensversicherungsmed 29: 103–110
23. Richter M (1914) Die Untersuchung bei plötzlichen Todesfällen. In: Lochte TH (Hrsg) Gerichtsärztliche und polizeiärztliche Technik. Bergmann, Wiesbaden
24. Schneider V (1987) Leichenschau. Fischer, Stuttgart New York
25. Schulz E, Steinmetz C (1976) Plötzlicher Tod im Jugend- und Erwachsenenalter. Lebensversicherungsmed 28: 77–79
26. Schwarz F (1970) Der außergewöhnliche Todesfall. Erste Feststellungen am Ort des Geschehens. Enke, Stuttgart
27. Schwerd W (1962) Der rote Blutfarbstoff und seine wichtigsten Verbindungen. Schmidt-Römhild, Lübeck
28. Siboni A, Simonsen J (1986) Sudden unexpected natural death in young persons. Forensic Sci Int 31: 159–166
29. Staak M, Ramme H (1984) Die Obduktion als Instrument der Qualitätskontrolle bei der ärztlichen Feststellung von Todesursachen. Lebensversicherungsmedizin 36: 205–208
30. Virkkunen M, Penttilä A, Tenhu M, Huittinen VM, Lethi H, Rissanen V, Uotila U (1975) Comparative study on the underlying cause and mode of death established prior to and after medicolegal autopsy. Forensic Sci 5: 73–79
31. Weyrich G (1932) Statistische Untersuchungern über den plötzlichen Tod aus natürlicher Ursache bei Erwachsenen. Beitr Gerichtl Med 12: 146–237

II. Todesfälle in der ärztlichen Praxis

Ursachen für den unerwarteten Tod. Verhalten des Arztes

K.-S. SATERNUS

Unerwarteter Tod aus endogener Ursache

Bei der Mehrzahl sterbender Menschen ist der Todeszeitpunkt prognostizierbar. Spätestens in der Finalphase werden sie in ein Krankenhaus eingeliefert und sterben dort.

Akute unerwartete Todesfälle sind ungleich seltener, haben aber verständlicherweise ein besonderes Interesse gefunden.

Neben den bereits im vorangehenden Kapitel genannten Übersichtsarbeiten wird noch auf die folgenden hingewiesen [2, 8, 9, 14a, 38a, 41].

Nur ein kleiner Teil dieser akuten Todesfälle ereignet sich in der Öffentlichkeit. Oemichen u. Madea [25] haben dies 1987 für Köln überprüft und kamen auf etwa 1% sämtlicher Todesfälle in einem Beobachtungszeitraum von 11 Jahren.

Wiederum nur Subkollektive davon sind akute Todesfälle bei körperlicher Beanspruchung, z.B. Sport [13], bei gesteigerter körperlicher Bereitschaft und Aufmerksamkeit, z.B. am Lenkrad eines Kfz [18, 36], während des Aufenthalts in einem Krankenhaus oder in einer ärztlichen Praxis [4, 19, 35].

Die hier interessierenden akuten Todesfälle in der ärztlichen Praxis stellen somit ein seltenes Ereignis dar. Die eigene, zusammen mit Staak [35] durchgeführte Erhebung über 20 Jahre hinweg hatte in Köln 72 derartiger Fälle ergeben. Da das Institut für Rechtsmedizin der Universität typischerweise in seiner Funktion als Leichenschauhaus bzw. -halle der Stadt Köln die akuten und unnatürlichen Todesfälle aufnimmt, dürfte für den Kölner Raum die Dunkelziffer dabei nicht erheblich sein.

Ein gemischtes Kollektiv (Krankenhaus und ärztliche Praxis) haben Bode u. Dietrich [4] und Küttler et al. [19] im Hinblick auf die Häufigkeit des plötzlichen und unerwarteten Todes in Ludwigshafen (Städtische Krankenanstalten) untersucht. Überwiegend handelte es sich um ambulante und hospitalisierte Krankenhauspatienten (n = 3566) aus den Jahren 1975–1981, die nach ihrem Tode im dortigen Pathologischen Institut obduziert worden waren.

Mit 79 derartigen Fällen ergab sich eine wesentlich höhere Rate als für die ärztliche Praxis aus Köln angegeben. Diese Zahlenangaben sind allerdings aus methodischen Gründen nicht direkt vergleichbar. Obwohl sie somit nur eine grobe Orientierung erlauben, deuten sie jedoch darauf hin, daß akute Todesfälle in der Gruppe der schwer erkrankten Patienten, nämlich der im Krankenhaus verstorbenen – häufiger vorkommen als bei den rein ambulanten Patienten in der ärztlichen Praxis.

Aber auch bei den Patienten in der ärztlichen Praxis wären akute Dekompensationen zunächst überproportional im Vergleich zu beliebigen Gelegenheiten zu erwarten und damit eine entsprechende Häufung plötzlicher Todesfälle. Es handelte sich doch auch hierbei gehäuft um kranke Menschen. Dasselbe gilt für die Situation nach dem Arztbesuch, die kürzlich von Maxeiner [24] untersucht worden ist.

Kommt es zum Tod eines Patienten in der Praxis, so hegt der behandelnde Arzt in seiner Betroffenheit oft Selbstzweifel und Selbstschuldvorwürfe, was nachvollziehbar ist. Durchaus nicht selten wenden sich in dieser Situation die betroffenen Ärzte um kollegialen Rat an den Rechtsmediziner.

In solchen Telefonaten war der behandelnde Arzt stets davon ausgegangen, daß der für ihn und seine Umgebung, einschließlich der betroffenen Angehörigen so außerordentliche Todesfall von den Ermittlungsbehörden über eine gerichtliche Obduktion unter Beiziehung oder Beschlagnahme der Krankenakten aufgeklärt werden würde, hier also ein öffentliches Interesse vorläge.

Von den 72 eigenen Fällen wurde die Todesursache jedoch nicht einmal bei einem Fünftel, nämlich nur in 18% (n = 13) der Fälle von Amts wegen geklärt. Eine nichtgerichtliche Obduktion erfolgte nur einmal, auf Wunsch der Angehörigen.

Damit blieb die Mehrzahl der akuten Todesfälle in der ärztlichen Praxis ungeklärt. Das mag für diejenigen Fälle, bei denen ein Notfallpatient leblos in die Praxis gebracht wurde (n = 13), noch verständlich sein, nicht dagegen bei den 44 Patienten, die sich primär beim Todeseintritt in der ärztlichen Praxis aufgehalten haben oder sogar zum Zeitpunkt ihres Todes gerade behandelt wurden (n = 15).

So blieb in Köln ein Todesfall ungeklärt, der bei einer Zahnextraktion aufgetreten war, womit dem behandelnden Zahnarzt die Möglichkeit der Exkulpation in seinem sozialen Umfeld genommen wurde.

Günstiger gelagert war ein kürzlich im Einzugsgebiet des Göttinger Instituts für Rechtsmedizin aufgetretener Vergleichsfall (L.-Nr. 290/90).

Hier erfolgte die gerichtliche Untersuchung bei einer 30jährigen Drogenabhängigen, und zwar nach akutem Todeseintritt im Anschluß an eine Zahnextraktion noch auf dem Zahnarztstuhl. Die junge Frau galt als drogenfrei, sie unterzog sich zum Zeitpunkt ihres Todes einer Drogentherapie.

Zunächst war an eine Komplikation bei Lokalanästhesie zu denken (Literatur bei Mattig [22]). Die Obduktion ergab jedoch als Todesursache einen Herztod bei Koronarthrombose. Vorbestehend war ein großes Aneurysma in der linken Vorderwand und dem angrenzenden Septum mit breit umgebender bunter Verschwielung. Zusätzlich fand sich bei der neuropathologischen Untersuchung (Institut für Neuropathologie der Universitätskliniken Göttingen, Direktor: Prof. Dr. Friede) histologisch die frische Thrombosierung einer kleinen Vene in der Medulla.

Die kardiale Vorerkrankung war anamnestisch nicht bekannt.

Die Verstorbene stand zum Todeszeitpunkt nicht unter dem Einfluß von Drogen oder anderen zentralwirksamen Pharmaka; sie war HIV-negativ. Diese Ergebnisse dienten also dem Rechtsfrieden in vielfältiger Weise.

Zunächst sollen jedoch noch weitere typische Konstellationen von Todesfällen in der ärztlichen Praxis oder in der Ambulanz anhand eigener Gutachten von rechtskräftig abgeschlossenen Verfahren beschrieben werden.

Plötzliche Todesfälle im Zusammenhang mit diagnostischen oder therapeutischen Eingriffen

Folgende 4 verschiedene Konstellationen sollen bei den Todesfällen in der ärztlichen Praxis betrachtet werden:

- Der endogene Todesfall, bei dem die Reanimation erfolglos verlaufen ist.
- Die endogene Dekompensation, bei der das Reanimationstrauma den Todeseintritt begünstigt haben könnte.
- Der iatrogen ausgelöste therapeutische Zwischenfall, bei dem die Reanimationsbemühungen in mehrfacher Hinsicht Probleme aufwerfen.
- Die falsch ergriffene Notfallmaßnahme, die zur eigentlichen Todesursache geworden ist.

Endogene Todesfälle, bei denen die Reanimation erfolglos verlaufen ist

In der Mehrzahl der notfallmäßig in die Praxis gebrachten Todesfälle wurden vor der eigentlichen Todesfeststellung Reanimationsbemühungen unternommen. Bei diesen kam es häufig zu kleineren lokalen Verletzungen bei der Intubation. Indirekt entstanden nicht selten auch Weichteilverletzungen der Halswirbelsäule [29]; bei starrem Emphysemthorax kommt es obligat zu Rippenfrakturen und zu einer Reihe weiterer seltener Komplikationen [4, 9, 14, 21, 30, 31, 32, 34].

Dieses Reanimationstrauma ist ohne Einfluß auf das Todesgeschehen. Vielfältige Bemühungen gelten aber zu Recht seiner Minderung, und zwar im Hinblick auf erfolgreiche Wiederbelebung [1, 12, 16, 38].

Endogene Dekompensation, bei der das Reanimationstrauma möglicherweise den Todeseintritt begünstigt hat

Zwar ereignete sich der hier zu besprechende Todesfall (L.-Nr. 293/87, Berlin) nicht in einer Praxis, sondern in einem peripheren Krankenhaus, doch sind Praxisnähe und die Ungewöhnlichkeit der Komplikation Gründe für seine Mitteilung.

Fallbeschreibung:

Eine 84jährige multimorbide Frau wurde mit einem rechtshirnigen Insult stationär aufgenommen.

Vorausgegangen waren: 1920 Strumektomie; 1948 operative Uterusextirpation mit beiden Adnexen; 1961 Appendektomie; 1975 Ablatio mammae rechts.

Ohne Zeitangabe findet sich in den Akten der Hinweis auf einen intrapulmonalen Tumor, der nach zytostatischer Behandlung eine Remission gezeigt habe sowie Altersdiabetes.

Seit 1984 litt die Patientin an einer Herzinsuffizienz mit Herzrhythmusstörungen, die 1985 zu einer Versorgung mit einem Herzschrittmacher geführt hatten.

Die aktuelle Klinikaufnahme erfolgte 13 Tage vor dem Tode. Es wurde die typische Infusionstherapie bei apoplektischem Insult durchgeführt. Hirnmetastasen, aufgrund des früher bekannten pulmonalen Prozesses differentialdiagnostisch erwogen, konnten ausgeschlossen werden. Begleitend erfolgte die Neueinstellung des Diabetes mellitus.

Im weiteren Verlauf entwickelte sich eine Pneumonie, bakteriologisch als Staphylokokkeninfektion abgesichert, die antibiotisch behandelt wurde.

Am Todesvortag kam es zu einer massiven aktuellen Verschlechterung, bei der unter Notfallbedingungen ein zentraler Venenkatheter gelegt wurde. Dieser Zugang wurde rechtsseitig gesucht, also in einem Gebiet, das durch die Ablatio mammae mit Nachbestrahlung technisch schwierige Voraussetzungen bot. Zunächst gelang die Punktion der Vene 2mal nicht, sodann stellten sich Schwierigkeiten beim Einführen des Katheters ein. Dabei wölbte sich dieser intravasal buckelig hervor, d.h., daß er auf einen Widerstand gestoßen war. Die Passage gelang jedoch später glatt, wobei die Lage röntgenologisch kontrolliert wurde und ein Hämato- bzw. Pneumothorax ausgeschlossen werden konnte.

Der weitere Verlauf der Erkrankung konnte auch durch maximale therapeutische Bemühungen nicht beeinflußt werden. Die Patientin starb am folgenden Tage.

Ergebnis der gerichtlich angeordneten Obduktion mit weiterführender histologischer Untersuchung war, daß 3 schwere Grundkrankheiten den Verlauf bestimmt hatten, nämlich eine kardiale Dekompensation nach einem 2–3 Tage alten Infarkt in der linken Vorderwand und im Septum, eine Sepsis mit bakteriologisch nachgewiesenen Staphylokokken bei ausgedehnter Herdpneumonie und eine frische Sinusthrombose bei nicht mehr ganz frischer rechtsseitiger ausgedehnter Inselerweichung.

Die akute Verschlechterung war offensichtlich Folge des eingetretenen frischen Herzinfarkts.

Mit dieser Schilderung ist zunächst der klinisch therapierefraktäre Verlauf eines apoplektischen Insults wiedergegeben, wie er durchaus geläufig ist.

Die Verbindung zur Praxis des niedergelassenen Arztes und Besonderheit stellt die Notfallpunktion dar. Sie hätte, wenn auch unter etwas anderen Umständen, durchaus in der Praxis erfolgt sein können. Daß beim Legen eines zentralen Zugangs die Passage nicht glatt ist, kommt vor. Korrekt wurde im vorliegenden Fall die Lage des Katheters geprüft und Punktionsverletzungen mit nachfolgendem Hämato- bzw. Pneumothorax ausgeschlossen.

Bei der präparativen Darstellung im Rahmen der gerichtlichen Obduktion erwies sich die Lage des Katheters als einwandfrei. Die Schrittmachersonde war jedoch in Höhe der rechten V. subclavia glattrandig in ihrer Silikonhülle zu 2/3 des Umfangs beschädigt; und in der Lichtung fand sich auf nicht ganz 5 cm Länge, etwa gleichweit zu beiden Seiten des gesetzten Defektes, Blut im Lumen um die Metallspirale (s. Abb. 1a, b).

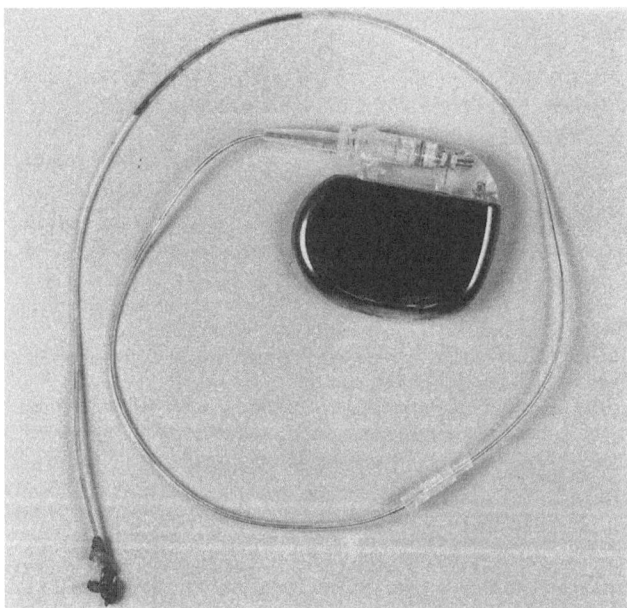

Abb. 1a Präparativ entnommener Herzschrittmacher mit Bluteintritt in das Lumen der Silikonhülle des Schrittmacherkabels nach Punktionsschädigung bei notfallmäßigem Legen eines zentralen Zugangs bei einer 84jährigen Frau;

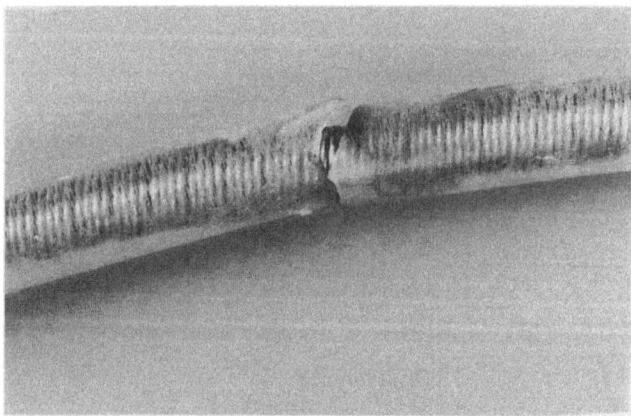

Abb. 1b Darstellung der unmittelbaren Schädigung der Silikonhülle

Weitere Beschädigungen oder Brüche bestanden nicht. Die labormäßige Prüfung des Schrittmachers (Kardiologische und Pulmonologische Abteilung des Universitätsklinikums Rudolf-Virchow, Standort Charlottenburg, Leiter: Prof. Dr. Schmutzler) ergab ein intaktes Gerät bei Unterbrechung im Schrittmacherkabel selbst.

Jedwede Form des Schrittmacherausfalls ist bisher beschrieben, die Punktionsbeschädigung der Sonde mit funktionellem Ausfall des Gerätes jedoch nicht.

Warum der notfallmäßig tätige Kollege in einem alten Narbenfeld bei liegendem Schrittmacher einen Zugang zu legen versucht hat, ließ sich später nicht mehr sicher eruieren. Die zunächst mitgeteilte, aber nicht bestätigte Version, daß der Schrittmacher zwar der Klinik, nicht aber dem Arzt bekannt gewesen sei, wirkte überzeugend. So war auch bei der Obduktion der bekannte Schrittmacher wegen der ausgedehnten Indurationen in dem nachbestrahlten Gewebe weder sicht- noch tastbar.

Gutachtlich war im Rahmen strafrechtlicher Ermittlungen gegen den Arzt ein eindeutiger Zusammenhang zwischen dem iatrogenen Herzschrittmacherausfall und dem eingetretenen Tod nicht zu erkennen. Die Ermittlungen wurden entsprechend eingestellt. Dafür war ausschlaggebend, daß es sich bei der 84jährigen Patientin zum Zeitpunkt der Intervention um ein Finalstadium gehandelt hat und sie trotz des funktionellen Schrittmacherausfalls noch einen weiteren Tag überlebte. Dennoch ist mit diesem Fall auf eine Komplikationsmöglichkeit verwiesen, die unter Notfallbedingungen, wenn Erkundungen unmöglich sind und der Tastbefund falsch-negativ ist, durchaus Folgen für den Patienten haben kann. Daß dieses mittelbare Reanimationstrauma bisher nicht beschrieben worden ist, darf nicht zu der beruhigenden Annahme führen, daß es sich dabei um eine Rarität handle. Diese Seltenheit muß vor dem Hintergrund der geringen Obduktionsfrequenz akuter Todesfälle im Krankenhaus und in der ärztlichen Praxis gesehen werden.

Die Berliner Ermittlungsbehörden haben mit der Anordnung der weiteren Untersuchung durch eine gerichtliche Obduktion und der Beiziehung der Krankenunterlagen durchaus dem Wunsch des behandelnden Arztes entsprochen. Er hatte mit der Attestierung „ungeklärte Todesursache" und einer Benachrichtigung der Polizei aktiv die Formalia erfüllt, die zu seiner Entlastung führen konnten.

Iatrogen ausgelöster therapeutischer Zwischenfall, bei dem die Reanimationsbemühungen in mehrfacher Hinsicht Probleme aufwerfen

Gleichfalls rechtskräftig eingestellt wurden die Ermittlungen gegen den Hausarzt einer 38jährigen Frau, bei der es nach lokaler Infiltrationsbehandlung zum Tod im anaphylaktischen Schock gekommen war (L.-Nr. 31/90, Göttingen).

Fallbeschreibung:
Seit 1986, also 4 Jahre vor dem Tode, bestanden eine behandlungsbedürftige Pollinosis und Heuschnupfen mit vielfachem Atemwegsinfekten. Die Patientin litt an Migräne, gastrointestinalen sowie hämorrhoidalen Beschwerden. Gleichfalls seit 4 Jahren war eine Wirbelsäulensymptomatik bekannt, mit der die Patientin zunächst ihren Hausarzt und seit 2 Jahren auch einen niedergelassenen Orthopäden konsultierte. Der Orthopäde übernahm bevorzugt die Behandlung der Wirbelsäulenbeschwerden, die in Blockierungen der oberen Halswirbelsäule, der Brust- und Lendenwirbelsäule bestanden. Röntgenologisch bestand ab C3 eine Streckhaltung, ab C5/6 eine beginnende Osteochondrose. Zusätzlich wurde der Verdacht auf eine basiläre Impression geäußert. In den Behandlungsunterlagen des Orthopäden sind 8 Behandlungen eingetragen.

Am Todestag spritzte der Orthopäde 2–3 ml einer Mischung aus Procain-HCL und Koffein (Impletol), ein Medikament, das bei der Neuraltherapie indiziert ist. Es ist vorgesehen für Injektionen neben der Wirbelsäule in die Muskulatur sowie die HWS-Weichteile. Weiterhin infiltrierte er die linke Schulter mit 2–3 ml einer Mischspritze aus 0,5%igem Procain sowie 0,5%igem Bupivacain-HCL (Carbostesin). Auch das Carbostesin ist ein Therapeutikum zur Leitungsanästhesie und wird wie das Procain zur Infiltrations- und Leitungsanästhesie sowie zur Neuraltherapie eingesetzt.

Diese Medikamentenmischung wurde offensichtlich komplikationslos vertragen. Die Patientin ging nach dem Arztbesuch ihrer Arbeit nach, wurde etwa 15 min. vor Dienstschluß dort mit dem Rat erreicht, sich an diesem Tage doch besser zu schonen.

Nach Dienstschluß, noch am selben Abend, konsultierte sie ihren Hausarzt. Diesem war bekannt, daß die Patientin am Morgen desselben Tages den Orthopäden aufgesucht hatte und daß eine Infiltrationstherapie erfolgt war. Das applizierte Pharmakon war ihm jedoch unbekannt. Da die Patientin weiterhin sowohl unter Kopfschmerzen als auch Schmerzen in der mittleren Halswirbelsäule klagte, infiltrierte er in Höhe des 3. bis 4. Halswirbels in die linksseitige Nackenmuskulatur 5 ml 2%iges Lidocain (Xylocain).

Die Patientin wurde nach der Behandlung gebeten, sich hinzulegen, um die Wirkung der Spritze abzuwarten. Nach etwa 2–3 min. sagte sie: „Mir wird schlecht". Zunächst wurde eine Kreislaufschwäche angenommen und der Blutdruck gemessen; dieser lag bei 160/120 mm Hg. Danach – ohne genaue zeitliche Angabe – kam es akut zum Atemstillstand mit tiefer Zyanose. Daraufhin erfolgten Reanimationsmaßnahmen, nämlich eine Mund-zu-Mund- und eine Mund-zu-Nasen-Beatmung, mit anschließender Intubation. Letztere gelang nicht primär. Über einen peripheren Zugang wurden 100 ml Bicarbonat und hochdosiert Suprarenin gegeben.

Unverzüglich wurde ein Notarzt hinzugezogen. Dieser übernahm nach etwa 30 min die Reanimation der Patientin, intubierte neu und defibrillierte 2mal. Zwar gelang es, den künstlichen Kreislauf soweit zu beleben, daß die Haut wieder rosig wurde, jedoch blieben die Pupillen weit und lichtstarr. Bei der Einlieferung in das entsprechende Krankenhaus wurde die Diagnose eines hypoxämischen Hirnschadens im Zustand nach Reanimation mit Verdacht auf eine anaphylaktische Reaktion nach Lidocaininjektion gestellt.

23 Stunden nach dem Ereignis erfolgte klinisch die Feststellung des Todes.

Bei der im Auftrag des Gerichts durchgeführten Obduktion wurden keine primär chronischen Organerkrankungen gefunden, die als konkurrierende Todesursache in Betracht kämen. Makroskopisch und histologisch bestand eine massive Herdpneumonie mit beginnender Sepsis. Diese muß als Folge einer früheren Aspiration im Schockgeschehen angesehen werden. Sämtliche Organe wiesen histologisch die typischen Folgen des hypoxisch-hypovolämischen Schocks auf.

Nach der röntgenologischen und präparativen Darstellung der HWS bestand in der klinisch diagnostizierten Höhe, nämlich C5/6, ein kleiner rückwärtiger Bandscheibenvorfall, der alt und vernarbt war und an der Vorderseite des Spinalkanals zu einer leichten Einengung geführt hatte. Insgesamt lag eine primäre Enge des Rückenmarkskanals vor, jedoch ohne sichere Zeichen einer Rückenmarkskompression.

Die klinische Diagnose eines anaphylaktischen Schocks nach Lidocaingabe läßt sich autoptisch nur per exclusionem bestätigen. So existiert für den Nachweis einer Allergie auf Lokalanästhetika, wie Lidocain, kein Radio-Allergen-Sorbent-Test-System (RAST-Test). Denn es sollen dabei keine IgE-Antikörper freigesetzt werden, ohne die der RAST-Test nicht durchgeführt werden kann.

Andere mögliche Nachweisverfahren, wie der Lymphozytentransformationstest, Histaminfreisetzungstest sowie Epikutantest, sind auf die Anwendung beim Lebenden beschränkt. Damit ist grundsätzlich der Nachweis einer Lidocainallergie postmortal nicht möglich. Die im konkreten Fall angegebene kurze Zeitspanne zwischen Infiltrationsbehandlung und Schockgeschehen stützt die klinische Diagnose.

Eine Besonderheit stellen auch die Ergebnisse der im Anschluß an die Obduktion durchgeführten chemisch-toxikologischen Analyse dar. So ergab die quantitative Lidocainbestimmung im Herz- und Venenblut eine Konzentration von 0,1 µg/ml, und auch im Leber- und Nierengewebe wurde Lidocain nachgewiesen.

Da der Tod jedoch erst etwa 23 h nach dem Ereignis eingetreten ist, müssen Medikamentenwirkstoffe im Organismus weiter metabolisiert worden sein. Das gilt auch bei der Annahme eines dissoziierten Hirntodes. Der bei der Obduktion festgestellte Lidocainspiegel kann somit bei einer Halbwertzeit von 0,7–1,8 h nicht mehr von der Injektion stammen. Eine überschlägige Rückrechnung durch Herrn Dipl.-Chemiker Dr. Pöhlmann aus dem Göttinger Institut für Rechtsmedizin läßt die Annahme zu, daß etwa 100 mg Lidocain infiltriert worden sind. Zum Todeszeitpunkt hätte die Lidocainkonzentration nach dieser Berechnung unterhalb der Nachweisgrenze liegen müssen.

Andererseits besteht die toxikologische Erfahrung, daß nicht nur im Rahmen der Notfallmedizin, sondern generell bei Krankenhauspatienten, und zwar speziell auf der Intensivstation, sehr häufig Lidocain im Blut und/oder Urin gefunden wird. Die weitaus häufigste Ursache hierfür ist die klinische Anwendung lidocainhaltiger Präparate (z.B. als 2%iges Gel oder 5%ige Salbe) in Form von Gleitmitteln und Lokalanästhetika, so zur Katheterisierung und beim Tubuswechsel.

Eine Verwendung von Gleitmitteln wäre jedoch bei der Patientin nach vorbestehendem anaphylaktischem Schock gegen eben jene Substanzen kontraindiziert gewesen. Die dann als falsch anzusehende Therapie hatte jedoch keinen Einfluß mehr auf den weiteren Verlauf, weil die Einlieferung in das Krankenhaus bereits unter dem Bild des irreversiblen hypoxämischen Hirnschadens erfolgte und die periphere Dekompensation Folge der Aspirationspneumonie gewesen ist.

Diese Frage betraf die Klinik. Der Todesfall wirft aber für die früheren Phasen jenseits der abgeschlossenen juristischen Beurteilung eine Reihe von Fragen auf. Verständlicherweise muß dabei die ärztliche Sicht eine andere als die der Strafjustiz sein.

Auch wenn der Tod der Patientin nicht vorhersehbar war und der Maßnahmenkatalog nach eingetretener Komplikation vollständig erfüllt worden ist, so muß doch festgestellt werden, daß in jeder Phase die Weichen hätten anders gestellt werden können.

So fehlte zunächst die Kommunikation der beiden Ärzte miteinander. Denn eine Weiterbehandlung der HWS-Symptomatik hätte kollegial abgestimmt werden müssen. Dabei hätte der Hausarzt entweder Sorge für eine erneute Vorstellung seiner Patientin beim Orthopäden tragen oder telefonisch die weiteren Schritte mit diesem abstimmen müssen.

Ex post betrachtet, hätte dieses kollegiale Gespräch die Patientin zwar nicht zwangsläufig vor der anaphylaktischen Reaktion bewahrt. Es sei denn, das Ergebnis dieses Konsiliums wäre ein Verzicht auf erneute Infiltration gewesen. Denn für die Zweitinfiltration an einem Tag läßt sich nur euphemistisch von einer sehr eingeschränkten Indikation sprechen.

Zugunsten des Hausarztes sei aber angeführt, daß er seine Patientin sehr intensiv betreut hat, wie sich aus den äußerst sorgfältig geführten Krankenunterlagen ergab. So ist er bei seinen Eintragungen auch sehr genau auf die Befindlichkeit seiner Patientin eingegangen. Als diese ihn trotz der am selben Tag bereits erfolgten Infiltrationsbehandlung bei noch bestehenden Beschwerden konsultierte, mußte er die Beschwerden seiner Patientin sehr ernst nehmen.

Dieses gilt umsomehr, als sich bei der späteren präparativen Untersuchung der Halswirbelsäule und Halsweichteile eine massive Einblutung linksseitig in der Halsmuskulatur fand. Diese verlief auf 5 × 3 cm Größe von der Höhe einer Injektionsstelle am Haaransatz links zunehmend nach medial, wobei sie in Höhe C5/6 das linke Wirbelbogengelenk erreichte.

Sollte es sich bei diesem Befund um eine Nachblutung nach Infiltrationsbehandlung handeln, so wären erhebliche Beschwerden mit einem Hartspann in der linken Nackenmuskulatur zu erwarten gewesen.

Eine derartige Blutung wäre durchaus auch nach kunstgerechter Infiltrationsbehandlung möglich; sie ist nicht zwangsläufig unmittelbar nach dem Eingriff diagnostizierbar.

Geht man vom Ausmaß der später gefundenen Blutung aus, so bleibt unklar, warum der Hausarzt zirkumskript die linksseitige Nackenmuskulatur in Höhe C3/4 infiltrieren wollte. Präparativ fand sich im übrigen keine Einblutung als Punktionsfolge in dem gewünschten Bewegungssegment über dem Wirbelbogengelenk, sondern in Höhe C2/3. Hier bestand zudem eine kleinere, ältere Blutung über dem Wirbelbogengelenk.

Geht man davon aus, was die Aktenlage auch zuläßt, daß nicht der Hausarzt selber, sondern die Sprechstundenhilfe die Infiltration durchgeführt hat, dann erscheint diese organisatorische Handhabung medizinisch zweifelhaft. Denn die außerordentlich komplizierte medizinische Situation konnte keineswegs eine Delegation an eine Sprechstundenhilfe erlauben. Hier war größte ärztliche Erfahrung gefragt.

Als problematisch stellt sich auch die Handhabung der Reanimation dar. Denn offensichtlich ist in einer frühen Phase der Bewußtlosigkeit, also vor Eintreffen des Notarztes, eine massive Aspiration erfolgt, die zur Herdpneumonie und darüber hinaus zur Sepsis geführt hat.

Betrachtet man diesen Fall abschließend, so bietet sich als Konsequenz für ähnlich gelagerte an, nach Abschluß der straf- und zivilrechtlichen Fragen in einer institutionalisierten Einzelfallkonferenz sämtliche Aspekte des Geschehens zur Festigung medizinischer Standards zu erörtern.

Die falsch ergriffene Notfallmaßnahme

War in der vorangegangenen Kasuistik die Komplikation Folge des therapeutischen Bemühens, so soll noch ein Schritt weitergegangen und der Todesfall eines 1 1/2jährigen Kindes (L.-Nr. 1155/81, Köln) durch indizierte Hilfsmaßnahmen bei Bittermandel-Vergiftung erörtert werden.

Fallbeschreibung:

Am Todestag fuhr die Mutter mit ihrem kleinen Sohn Auto, wobei sie ihm wohl eine Mandel gegeben oder er sie sich genommen hat. Zu Hause angekommen, fiel die Tüte mit Mandeln in der Küche auf den Boden. Beim Einsammeln kann das Kind weitere Mandeln in den Mund gesteckt haben. Zu diesem Zeitpunkt kostete auch die Mutter eine der Mandeln und bemerkte, daß es nicht süße, sondern bittere Mandeln waren. Nachdem sie das festgestellt hatte, versuchte sie, ihrem Kind die Mandeln aus dem Mund zu nehmen, fand dort jedoch keine mehr. Unmittelbar danach (11.30 Uhr) rief sie eine Giftzentrale an, um zu erfragen, von welcher Stückzahl an ihr Kind gefährdet sei. Als Menge sollen hier 5–10 Mandel genannt worden sein und eine Faustregel, daß ½ Mandel/kg KG tödlich sein. Ihr wurde der Rat gegeben, einen Arzt einzuschalten. Gegen 12.15 Uhr suchte sie mit ihrem Kind, das inzwischen schlief, eine Kinderärztin auf, die es kurz danach ansah. Dabei wirkte es sehr rosig und schläfrig. Angeblich erklärte die Mutter, daß Farbe des Kindes und die Schläfrigkeit normal seien.

Bei ihren weiteren Überlegungen ging die Ärztin davon aus, daß das Kind 3–4 Bittermandeln gegessen hatte. Damit war ihrer Meinung nach eine Dosierung erreicht, die für das Kind zwar nicht tödlich, jedoch gefährlich werden konnte. Nach provoziertem Erbrechen, bei dem Mandelreste im Mageninhalt gefunden wurden, erfolgte im Sinne einer Antidotgabe die Blockierung mit einem Methämoglobinbildner. Zu diesem Zweck wurden 150 mg 4-DMAP (4-Dimethylaminophenol-HCl) und kurz danach 5 g (50 ml) Natriumthiosulfat gegeben. Bei zunächst ausreichender Atmung wurde das Kind nun stark zyanotisch. Notfallmäßig wurde es mit Sauerstoff beatmet und weiterhin 10 mg Toluidin-Blau gegeben. Unter externer Herzmassage und Beatmung wurden nach einem Aderlaß 400 ml Vollblut transfundiert. Diese Reanimationsmaßnahmen begannen 13.00 Uhr und wurden 14.30 beendet.

Die Diagnose lautete nach Hinzuziehung eines neurologischen Konsiliarius: Herz-Kreislauf-Stillstand bei Methämoglobinämie. Unter dem Bild des dissoziierten Hirntodes wurde das Kind noch 2 Tage behandelt. Danach erfolgte die Attestierung des eingetretenen Todes.

Die Ergebnisse der im Auftrag des Gerichts durchgeführten Obduktion einschließlich der weiterführenden feingeweblichen Untersuchung bestätigten den eingetretenen dissoziierten Hirntod mit einer generalisierten massiven hypoxämischen Schädigung. Primär vorbestehende chronische Organerkrankungen fanden sich nicht.

Die behandelnde Ärztin war tief betroffen. Sie hat sich sofort und auch in der Hauptverhandlung dazu bekannt, den Methämoglobinbildner versehentlich in der Eile und Aufregung in der 2- bis 3fachen Überdosis appliziert und damit den Tod des Kindes verschuldet zu haben. Die Verurteilung erfolgte wegen fahrlässiger Tötung und wurde von ihr ohne Einlegung eines Rechtsmittels akzeptiert.

Grundsätzlich wäre das Vorgehen der behandelnden Ärztin richtig gewesen. Bei der Vorgeschichte und rosiger Haut sowie tiefem Schlaf konnte die Diagnose einer Zyanidvergiftung durch Bittermandeln gestellt werden. Dabei hat sie den tiefen Schlaf als beginnende Somolenz gewichtet.

Das therapeutische Vorgehen bestand zunächst darin, das Kind zum Erbrechen zu bringen. Der Erfolg war, daß einige Mandelstücke zu sehen waren. Damaliger Standard der Behandlung bestand in einer Überdrucksauerstoffbeatmung, einer Bekämpfung der Azidose und speziell auch in der Behandlung mit 4-DMAP (4-Dimethylaminophenol-HCl). Dieses Pharmakon bewirkt eine Oxidation des Eisens im Hämoglobin und führt zur Methämoglobinämie. Erwünscht ist die Oxidation von 30–40% des Hämoglobins. Durch die anschließende Gabe von 50–100 mg Natriumthiosulfat/kg KG sollte eine Ausschleusung des Gifts im Rodanidstoffwechsel erfolgen.

Als vorgegebene Dosierung in der Roten Liste waren 3–4 mg/kg KG angegeben (und sind es heute noch). Dabei enthielt eine Ampulle des Medikaments in 5 ml 0,5 g der Substanz (z. Z. 0,25 g). Die obere Dosierung für das Kind wären 50 mg gewesen; 150 wurden gegeben.

Todesursache war also die zu weitreichende Blockade des Hämoglobins, wobei durch die Reanimation zwar zunächst Spontanatmung und Herztätigkeit wieder in Gang zu bringen waren, jedoch bereits eine irreversible hypoxämische Schädigung des Gehirns eingetreten war.

Verhalten des Arztes

Zunächst sei betrachtet, wie die Ärzte auf den Todesfall in ihrer Praxis reagiert haben.

Da es sich um ganz akut aufgetretene Todesfälle gehandelt hat, wäre es naheliegend gewesen, unverzüglich mit Reanimationsmaßnahmen zu reagieren. Aber nach Saternus u. Staak [35] führten nach eigenen Angaben gegenüber der Polizei 40 von 72 Ärzten keine Reanimationsmaßnahmen mehr durch. Allerdings änderte sich das Verhalten im Laufe des 20-Jahre-Überblicks. Ende der 70er Jahre und Anfang der 80er Jahre wurde überwiegend reanimiert und seit Anfang der 70er Jahre der Notarzt zur Unterstützung gerufen, letzteres in 40% der Fälle. Es blieben aber auch in den späteren Jahren Akuttodesfälle in der ärztlichen Praxis, bei denen keine Reanimation erfolgt war. Diese Zahlen dürften in jüngerer Zeit wesentlich zurückgegangen sein.

So ist aus dem eigenen Erleben der letzten Jahre in Berlin und Göttingen kein Fall unterlassener Reanimation bekannt. Erklärend muß hinzugefügt werden, daß im Hinblick auf das Reanimationsgeschehen in Berlin eine eigene prospektive Untersuchung von 1985–1989 durchgeführt worden ist. Ziel war es, dem einzelnen Notarzt oder Notfallarzt eine Rückmeldung über die Todesursache und den Umfang des Reanimationstraumas zu geben.

Eine solche Rückmeldung bei einem Todesfall trotz Reanimation sollte grundsätzlich jeder Arzt erhalten, darüber hinaus die einzelnen Beteiligten des Rettungsteams, ja auch jeder Laie, der reanimiert hat.

Nach § 203 StGB kann die Todesursache nicht mitgeteilt werden. Es würde jedoch ein Passus, daß die Reanimation ein notwendiger Hilfsversuch gewesen ist und sich der Betreffende wegen des von ihm nicht zu verantwortenden Mißerfolgs keinesfalls Selbstvorwürfe machen dürfe, zu einer nachhaltigen Bekräftigung des Hilfsgedankens führen. Von den Hilfsorganisationen sollte für die Laien ein Forum in der Art einer Selbsthilfegruppe geschaffen werden, in der Unterstützungen bei der Verarbeitung des Erlebten gegeben werden können.

Diese Hilfen sind besonders dringlich, wenn Angehörige des Toten noch Reanimationsversuche unternommen haben. Ausführliche Gespräche mit Angehörigen zur Frage der Wiederbelebungsversuche beim plötzlichen Kindstod [33] haben gezeigt, daß die Eltern danach zwischen der Furcht schwankten, entweder die Reanimation zu extensiv oder insuffizient betrieben zu haben und damit auch mit schuld zu sein am Tode des Kindes.

Soweit geht sicher die emotionale Belastung des Arztes nicht, der in seiner Praxis vergeblich reanimiert hat. Aber auch er muß sich mit dem Mißerfolg seiner Reanimationsbemühungen auseinandersetzten. Dazu bedarf es der Kenntnis der Todesursache; es muß die Frage ausführlich erörtert werden können, warum trotz unmittelbaren Einsatzes kein Erfolg erzielt worden ist.

Obwohl Bode et al. [5] vorwiegend an Krankenhaustodesfällen gezeigt haben, daß bei den akuten Dekompensationen kardiale weit überwogen, dürfte diese Frage für die ärztliche Praxis nocht nicht ausreichend geklärt sein. Dem stehen auch nicht die eigenen Kölner Ergebnisse [35] mit ebenfalls weit überwiegend kardialen Todesfällen entgegen, weil, wie gesagt, hier in der Mehrzahl keine Obduktion erfolgt war.

Zahlreiche rechtsmedizinische Untersuchungen haben gezeigt, daß die Todesursache bei akuten Todesfällen ohne Obduktion ganz überwiegend als Herztod auf der Todesbescheinigung bzw. dem Leichenschauschein attestiert wird [3, 6, 7, 11, 15, 20, 22, 26, 27, 37, 39, 40, 42]. Deshalb sei erwogen, daß auch ein Teil der für Köln zusammengestellten Fälle von sofortiger Reanimation, bei der auch der Notarzt unterstützend eingegriffen hat, als nichtkardialer Todesfall angesehen werden könnte.

Aus dem Gesagten wird der hohe Stellenwert der Obduktion deutlich. Das gilt durchaus auch oder gerade für die Fälle, in denen das Reanimationstrauma zu weitgreifend war (Falldarstellungen 2 bis 4).

In Deutschland ist bisher in keinem Fall ein Arzt wegen eines Reanimationstraumas strafrechtlich verurteilt worden. Die Gerichte erkennen die Extrembedingungen, unter denen Notfallreanimation erfolgt, an. Zu einer Verurteilung kam es auch im 3. Beispiel nicht, obwohl deutlich wurde, daß es in der Frühphase zur Aspiration gekommen war, und zwar mit dem Vollbild der Aspirationspneumonie. Es ist nachvollziehbar, daß auch hier die Ermittlungen eingestellt wurden. Denn es wäre unmöglich gewesen, den Zeitpunkt der Aspiration genau zu definieren, nämlich ob in der Primärphase der Bewußtlosigkeit – als noch künstliche Beatmung (Mund-zu-Mund und Mund-zu-Nase) durchgeführt wurde – oder im Moment der Fehlintubation.

Aber selbst eine Fehlintubation, also ein technischer Fehler, ist kein Grund für die Bestrafung eines Arztes, zumal wenn es zu einer Korrektur gekommen ist. Allenfalls zivilrechtliche Fragen ließen sich daran knüpfen.

Zweifellos bestehen vereinzelt Vorbehalte einer Fallaufklärung gegenüber. Es hat sich aber gezeigt, daß die Aufklärung durch eine gerichtliche Obduktion i. allg. zur Entlastung der Ärzte führt. Nur so ist es verständlich, wenn mancherorts von den Ermittlungsbehörden bei akuten Todesfällen in der ärztlichen Praxis gar nicht erst eine Obduktion gewünscht, stattdessen allein auf die Attestierung im Leichenschauschein bzw. in der Todesbescheinigung zurückgegriffen wird.

Dies wäre aber nur dann ein Weg, wenn kompensatorisch eine sog. sanitätspolizeiliche Obduktion wie in Österreich zu einer Klärung führen würde. Denn es ist dem Bürger nicht klar zu machen, daß ein Tod in einer ärztlichen Praxis nicht vollständig aufgeklärt wird. Fälschlich wird er darin eine Begünstigung des Arztes sehen. Dieser wiederum erhält nicht die Möglichkeit, seine volle berufliche Reputation zurückzugewinnen.

Sehr unterschiedlich kann die Rolle des Arztes bei der ungewohnten Begegnung mit dem Tode in der eigenen Praxis sein. Weil der Arzt im Regelfall zu einem Sterbenden oder zu einem Toten nach außerhalb, also fortgerufen wird, ist die Organisation einer Praxis auf das Ereignis des Todes nicht ausgerichtet.

Auf Akutfälle sind fachspezifisch viele Praxen jedoch sehr gut vorbereitet. Beispielsweise werden vielerorts kritische Situationen mit den Mitarbeitern trainiert. Kommt es zu einem Akutfall, so weckt es das Vertrauen der anderen Patienten, wenn sie von einer Arzthelferin darüber informiert werden, daß es länger dauern wird, weil der Arzt einen akuten Notfall zu behandeln hat. Auch sollte gesagt werden, daß ihn ein Notarzt unterstützen wird.

Nicht nur bei vergeblicher Reanimation, sondern bei jeder Notfallintervention sollte ein größeres persönliches Protokoll unter Zeitangaben unmittelbar nach dem Einsatz diktiert werden. Von sich aus sollte der Arzt die Polizei verständigen und den Wunsch nach einer Aufklärung durch eine gerichtliche Obduktion äußern. Unabhängig davon sollte er im Gespräch mit den Angehörigen darauf dringen, daß sie zur Klärung der Gesamtumstände die Einwilligung zur Obduktion für den Fall einer Freigabe zur Bestattung ohne gerichtliche Autopsie geben sollten.

Liegen die Ergebnisse der Obduktion vor, so sollten diese jedoch nicht von dem betroffenen Arzt mit den Angehörigen besprochen werden. Hier ist es ungleich zweckmäßiger, wenn der Rechtsmediziner in seiner sachlich neutralen Position ein ausgiebiges Gespräch führt.

Literatur

1. Adebahr G (1976) Zur Pathologie der Organschäden nach diagnostischen und therapeutischen Eingriffen. Z Rechtsmed 78: 173–195
2. Althoff H (1983) Zur Morphologie des akuten Koronartodes jüngerer Frauen. Z Rechtsmed 91: 85–99
3. Berg S, Ditt J (1984) Probleme der ärztlichen Leichenschau im Krankenhausbereich. Nieders Ärztebl 57: 332–336
4. Bode G, Dietrich B (1980) Aortenrupturen als ungewöhnliche Reanimationsverletzung. Z Kardiol 69: 858–862
5. Bode G, Hasenöhrl K, Küttler T, Wegener K (1982) Der plötzliche und unerwartete Tod aus natürlicher Ursache im Krankenhaus und in der ärztlichen Praxis. In: Proc XII Kongr Int Akad Gerichtl u. Soz Med, Bd 1. Egermann, Wien

6. Brettel HF, Wagner H J (1982) Die Todesursachen-Feststellung bei der Leichenschau. Dtsch Ärztebl 79: 51–57
7. Brinkmann B, Kleiber M, Janssen W (1982) Der unklare Tod. Negative Trends in Rechtspflege und Gesundheitswesen? Pathologe 2: 201–207
8. Dotzauer G (1956) Der tödliche Verkehrsunfall. In: Laves W, Bitzel F, Berger E (Hrsg) Der Straßenverkehrsunfall. Enke, Stuttgart
9. Dotzauer G (1956) Pathologische Befunde bei ärztlichen Notfallmaßnahmen. Hefte Unfallheilkd 81: 243–249
10. Dotzauer G, Naeve W (1956) Der Panoramawandel des akuten Koronartodes. Lebensversicherungsmed 8: 61–66
11. Eisenmenger W, Spann W, Liebhardt E (1982) Bestattungsgesetz und Praxis der Leichenschau – Eine kritische Bestandsaufnahme. Beitr Gerichtl Med 40: 49–53
12. Engelhardt GH, Hernández-Richter J, Geipel A (1967) Erfahrungen über extra- und intrathorakale Herzmassage am Unfallort. Hefte Unfallheilkd 91: 229–234
13. Gerchow J (1967) Der plötzliche Tod beim Sport. Hefte Unfallheilkd 91: 127–136
14. Horatz K (1966) Komplikationen bei der Wiederbelebung. In: Hutschenreuter (Hrsg) Anaesthesie und Notfallmedizin Springer, Berlin Heidelberg New York Anaesthesiologie und Wiederbelebung, Bd 15
14a. Janssen W (1975) Todesfälle im Rahmen emotionaler Belastung. Beitr Gerichtl Med 33: 97–102
15. Janssen W, Koops E, Kleiber M, Brinkmann B (1976) Medizin und Rechtssicherheit. Ein Beitrag zur Behandlung natürlicher und ungeklärter Todesfälle in Hamburg. Hamburger Ärztebl 30: 146
16. Klöss T, Püschel K, Wischhusen F, Welk I, Roewer N, Jungck E (1983) Reanimationsverletzungen. Anaesth Intensivther Notfallmed 18: 199–203
17. Krauland W (1963) Morphologische Untersuchungen der Coronarthrombose und ihre Bedeutung für die Begutachtung. Dtsch Z Gerichtl Med 54: 384–393
18. Krauland W (1978) Der plötzliche und natürliche Tod im Straßenverkehr. Z Rechtsmed 81: 1–17
19. Küttler T, Hasenöhrl K, Bode G, Wegener K (1982) Plötzlicher unerwarteter Tod unter ärztlicher Aufsicht bei nicht bekanntem Tumorleiden. In: Proc XII Kongr Int Akad Gerichtl u Soz Med, Bd 1. Egermann, Wien, S 313–314
20. Leopold D, Hunger H (1979) Die ärztliche Leichenschau. Praktische Hinweise und Analysen. Barth, Leipzig
21. Lignitz E, Gillner E, May D (1977) Zur Problematik von Reanimationsschäden mit besonderer Berücksichtigung der Leberruptur. Prakt Anaesth 12: 523–526
22. Mallach HJ, Barz J, Mattern R (1977) Bemerkungen zum Bestattungsgesetz von Baden-Württemberg. Med Welt 28: 1905–1908
23. Mattig W (1983) Komplikationsdichte ärztlicher Eingriffe, 2. Aufl. Fischer, Stuttgart
24. Maxeiner H 81991) Häuslicher Tod – vorangegangener Arztbesuch. (Nord- u Westdtsch Arbeitskreis Dtsch Ges Rechtsmed, 22. Jahrestagung Hannover)
25. Oehmichen M, Madea B (1987) Der akute natürliche Tod in der Öffentlichkeit einer Großstadt. Verkehrsmed 39/2: 55–58
26. Oehmichen M, Saternus KS (1985) Leichenschau und Todesbescheinigung. Kriminalistik 39: 2–5
27. Püschel K (1980) Fehler und Probleme bei der ärztlichen Leichenschau und bei der Ausstellung der Todesbescheinigung. Mater Med Nordmark 32: 30–38
28. Ramme P, Norpoth T, Mansur MA (1984) Todesursache aus klinischer und pathologisch-anatomischer Sicht. Beitr Gerichtl Med 42: 351–353
29. Saternus KS (1981) Direkte und indirekte Traumatisierung bei der Reanimation. Z Rechtsmed 86: 161–174
30. Saternus KS (1987) Traumatische Komplikationen bei der Reanimation. Notarzt 3: 7–11
31. Saternus KS, Fuchs V (1982) Verletzungen der A carotis communis durch Reanimationsmaßnahmen. Z Rechtsmed 88: 305–311
32. Saternus KS, Fuchs V (1985) Ist die A vertebralis bei der Reanimation gefährdet? In: Gutmann G (Hrsg) Arteria vertebralis. Springer, Berlin Heidelberg New York Tokyo

33. Saternus KS, Klostermann P (1988) Primärmaßnahmen beim Plötzlichen Kindstod. In: Dirnhofer R, Schick PJ (Hrsg) Gerichtsmedizin und Medizinrecht. Akad. Druck- u. Verlagsanstalt, Graz, S 175–189
34. Saternus KS, Oehmichen M (1985) Kardio-pulmonale Reanimation bei Säuglingen. Ein Vergleich zweier Großstädte. Notarzt 1: 77–81
35. Saternus KS, Staak M (1984) Plötzlicher Todesfall in der ärztlichen Praxis. Qualitätssicherung und -kontrolle als Aufgabe der Rechtsmedizin. Dtsch Med Wochenschr 109: 893–898
36. Saternus KS, Dotzauer G, Berghaus G, Bergs W (1973) Zur Problematik des plötzlichen Todes am Lenker. Arbeitsmed Sozialmed Präventivmed 8: 193–199
37. Schneider V (1987) Die Leichenschau. Fischer, Stuttgart New York
38. Sefrin P, Albert M, Schulz E (1980) Konsequenzen für die Primärversorgung von Notfallpatienten aus einer prospektiven Studie an 106 tödlichen Verläufen. Anaesthesist 29: 667–672
38a. Spann W, Ungeheuer H (1956) Fahrtüchtigkeit und Wetter. In: Laves W, Bitzel F, Berger E (Hrsg) 83–98. Der Straßenverkehrsunfall, Enke, Stuttgart
39. Spann W (1982) Überlegungen zur Leichenschau, insbesondere zum Problem der Anhaltspunkte für einen nichtnatürlichen Tod. Pathologe 3: 241–246
40. Staak M (1983) Todesfeststellung am Unfallort. In: Engelhardt GH (Hrsg) Praktische Notfallmedizin, Bd 1: Rettungsdienst, Konzepte-Kontroversen. De Gruyter, Berlin Heidelberg New York, S 157–163
41. Uotila U (1967) Plötzlicher Tod aus natürlicher Ursache beim Erwachsenen. In: Ponsold A (Hrsg) Lehrbuch der Gerichtlichen Medizin, 3. Aufl. Thieme, Stuttgart, S 301–304
42. Vock R (1984) Überprüfung von ca. 7000 Todesbescheinigungen. Konsequenzen für die ärztliche Aus- und Fortbildung. Beitr Gerichtl Med 42: 355–358

III. Tod in der Wohnung

1. Unerwartete Todesfälle bei Erwachsenen und Jugendlichen

Der Sekundenherztod aus morphologischer Sicht

W. JANSSEN

Definition

Der Begriff des Sekundenherztodes (SHT) wurde von dem Physiologen Hering [17] geprägt. Er verstand darunter einen Herzkammerflimmertod, der plötzlich innerhalb von Sekunden oder Minuten eintrat. Maßgeblich für die Bezeichnung war die Sterbedauer, – die Zeit zwischen den plötzlich auftretenden Herzkrankheitssymptomen und dem Zeitpunkt des klinisch nachgewiesenen Todes. Seitdem dreht sich die wissenschaftliche Diskussion um die häufig fehlende Übereinstimmung zwischen Klinik und morphologischem Herzbefund, um die den Tod letztlich auslösende Ursache und um die zeitlichen Grenzen des plötzlichen Todes, die nicht einheitlich gesehen werden [28].

Nach Wilhelm Doerr [12] wird vom plötzlichen Herztod unter 2 Aspekten gesprochen:

1. Wenn der Herztod unmittelbar, d.h. etwa im Verlauf einer Stunde erfolgt.
2. Wenn der Tod innerhalb von 24h nach Beginn der zum Tode führenden Herzkrankheitssymptome eintritt.

Nach Effert et al. [14] sei es sinnvoll, den SHT vom plötzlichen Herztod abzugrenzen, weil ihm meist keine subjektiven Symptome vorausgehen und ein Infarktnachweis in der Regel weder klinisch noch pathologisch-anatomisch zu führen ist. Es ist aber festzustellen, daß es einerseits akute Herztodesfälle ohne morphologisch erfaßbaren Herzbefund und andererseits voll ausgebildete Herzinfarkte mit kompletten Myokardrupturen und Herzbeuteltamponaden gibt, die ohne Krankheitsvorgeschichte plötzlich und unerwartet in Sekunden den Tod herbeiführen [13, 20, 22]. Beide Verlaufsformen – Tod unmittelbar oder 24h nach Einsetzen akuter Herzkrankheitssymptome – können also sehr unterschiedliche morphologische Untersuchungsergebnisse aufweisen. Eine begriffliche Trennung von SHT und plötzlichem Herztod erscheint daher nicht zweckmäßig.

Bei Herztodesfällen im häuslichen Milieu ohne ärztliche Beobachtung oder Zeugen ist die Sterbedauer oftmals nicht festzustellen, besonders wenn die Menschen tot aufgefunden werden. Manchmal kann dann die Sterbedauer aus den zeitlichen Umständen geschlossen werden, wenn z.B. bekannt ist, wann der Verstorbene zuletzt lebend gesehen wurde. Die Annahme eines rasch eingetretenen Herztodes wird auch durch die Auffindungssituation und durch den Eindruck der Umgebung beeinflußt; wenn z.B. ein vorher angeblich gesunder Mensch, nachdem er einige Zeit nicht mehr gesehen wurde, tot in seiner Wohnung mit agonalen Sturzverletzungen vorgefunden wird. Im nachfolgenden sollen die epidemiologischen und morphologischen Aspekte des SHT im Komplex des plötzlichen Herztodes soweit möglich unter Beachtung einer zeitlichen Obergrenze von 24 h für die Sterbedauer besprochen werden.

Epidemiologie

Die Aussagen zur Häufigkeit des plötzlichen Herztodes stützen sich im wesentlichen auf Sektionsunterlagen und klinische Erhebungen. Vergleiche von Sektionsauswertungen mit statistischen Erhebungen auf Landesebene zeigen, daß plötzliche Todesfälle im rechtsmedizinischen Obduktionsgut häufiger vorkommen, weil sie wahrscheinlich öfter Anlaß zu Nachforschungen geben [29]. Eine Synopsis aller in den letzten 10–20 Jahren durch Obduktion kontrollierten Todesfälle außerhalb von Krankenhäusern zeigt, daß etwa die Hälfte aller Betroffenen plötzlich verstorben war. Übereinstimmend ergeben alte und neue Sektionsunterlagen ein Überwiegen von Herzkrankheiten als Ursache plötzlicher Todesfälle. Vor etwa 60–80 Jahren schwankte ihr Anteil noch zwischen 40 und 50%. In der Zeit von 1956–1974 erfolgte in Hamburg ein Anstieg der Herztodesfälle von 50 auf 78% aller akut Verstorbenen [33]. Die extrakardialen Todesursachen hatten abgenommen.

Auch große Studien aus Übersee zeigen eine Zunahme des plötzlichen Herztodes. In Kanada stieg die Zahl der Todesfälle durch krisenhaftes Herzversagen um 100% [1]. Diese Veränderungen sprechen für einen Panoramawandel im Spektrum der Ursachen akuter Todesfälle. In den USA wurden jährlich 300 000 Fälle registriert. In 60–85% der Fälle handelte es sich um Männer mit einem Durchschnittsalter von 58 Jahren [44].

Männer scheinen überhaupt mehr an akutem Herztod zu sterben als Frauen [3, 10, 24]. Besonders in den jüngeren Jahren sind Männer bis zu 3mal häufiger als Frauen betroffen. Etwa der Hälfte aller plötzlichen Herztodesfälle geht eine Herzkrankheit voraus [9, 34]. Häufig ist aber der Tod die erste Manifestation einer bestehenden Herzkrankheit.

In England starben 1976 über 157 000 Menschen am akuten Koronartod, die Hälfte davon innerhalb von 15 min. Bei 2 362 Herztodesfällen der Jahre 1971–1974 wurde in 81% der Fälle ein Koronartod nachgewiesen [33]. In der Zeit von 1975–1984 wurden in Hamburg unter 14 665 Sektionen 30% akute Herztodesfälle festgestellt. Darunter handelte es sich bei 80% der Männer und 71% der Frauen um Koronartodesfälle. Die übrigen Herztodesursachen traten demgegenüber deutlich zurück [42]. Die jährliche altersabhängige Inzidenz für plötzlichen Herztod und Myokardinfarkt betrug bei den 35–44jährigen Männern rund 2:1000 und bei den 55–64jährigen Männern 6–10:1000.

Pathologisch-anatomische Grundlagen

Die Diagnose eines plötzlichen Herztodes setzt voraus, daß extrakardiale Todesursachen durch komplette Sektion, Histologie und Toxikologie ausgeschlossen wurden. Unter dieser Prämisse sollen hier die wichtigsten todesursächlichen Krankheiten des Herzens in folgenden Schwerpunkten zusammengefaßt werden: koronare Herzkrankheit, Erkrankungen der Herzmuskulatur, Schäden am Reizleitungssystem (spezifische Muskulatur) und bestimmte Formen des akuten Rechtsherzversagens.

Koronare Herzkrankheit (KHK)

Unter allen in Frage kommenden Ursachen eines akuten Herztodes überwiegt bei weitem die KHK („Coronary artery disease", CAD), die unter dem Oberbegriff *ischämische Herzerkrankung* (IHE) zu 95% auf Einengungen der Koronararterien zurückzuführen ist [8]. Die daraus resultierende *Koronarinsuffizienz* ist ein Zustand, bei welchem dem Herzmuskel weniger Blut zugeführt wird, als er zur Aufrechterhaltung seiner Funktion in Ruhe oder Belastung braucht. Ihre Folgen beruhen auf einem Mißverhältnis zwischen Energiebedarf und -angebot [4], wobei der O_2-Mangel die entscheidende Rolle spielt. Das Ausmaß der Insuffizienz wird bestimmt durch die kritische Verengung der Koronararterienlichtung, durch das Gewicht des zu versorgenden Herzmuskels und durch die geforderte Herzleistung. Mit steigendem Herzgewicht nimmt die relative Weite der Koronararterien ab [21]. Unterhalb eines Herzgewichtes von 500 g hat die Stenosierung der Koronararterien, oberhalb desselben das Myokard den bestimmenden Einfluß auf den Ausgang der KHK [19].

Arteriosklerose der Koronararterien

Die wichtigste Erkrankung des Koronararteriensystems mit hämodynamischer Auswirkung ist die *Arteriosklerose* (Koronarsklerose).

Andere entzündliche und degenerative Gefäßkrankheiten, die ähnlich wirksam sind, können wegen ihrer Seltenheit hier vernachlässigt werden. Die Arteriosklerose ist eine Langzeiterkrankung der Arterienintima, die sich über Jahrzehnte entwickelt, oftmals in Schüben verläuft, meist das ganze Arteriensystem erfaßt und dabei in den Gefäßprovinzen von Herz, Gehirn, Nieren oder Aorta bevorzugt auftritt. Sie durchläuft verschiedene Stadien: Quellung, Ödem, Lipideinlagerungen, Hyalinisierungen, Fibrosen, Atherombildungen mit Verkalkungen, Einblutungen und ulzerösen Aufbrüchen. Diskutiert werden Formen, die rasch verlaufen, einen entzündlichen Charakter haben und besonders in der Jugend auftreten.

Vom Kranzgefäßsystem werden vornehmlich die Anfangsteile der extramuralen Äste befallen, wogegen die intramyokardialen Äste weitgehend ausgespart bleiben. Zur Drosselung des Blutdurchflusses kommt es durch Stenosen, Okklusionen und die als Komplikation gefürchteten Thrombosen (Abb. 1). Sie entstehen bevorzugt über arteriosklerotischen Intimabeeten, besonders wenn eine fortgeschrittene Lichtungseinengung auf 1/4–1/8 des ursprünglichen Querschnittes vorliegt [8]. Die Angaben zur Thrombosehäufigkeit schwanken zwischen 40–80% aller Koronartodesfälle [5, 27, 39]. Je sorgfältiger die Koronargefäße histologisch untersucht werden, desto häufiger werden Thrombosen gefunden.

Koronarstenosen und -thrombosen mit Ischämie des Herzmuskels (IHE) können folgende Krankheitsbilder mit plötzlichem tödlichen Ausgang verursachen: Myokardinfarkt, Koronartod, Angina pectoris, ischämische Kardiomyopathie. Als Voraussetzung einer IHE wird eine als kritisch zu bewertende Stenose von 75% des Lumens einer oder mehrerer Koronararterienhauptäste angesehen. Es ist aber zu bedenken, daß es viele Menschen mit beträchtlichen Koronarsklerosen gibt, die nicht an einer IHE leiden. So konnten bei klinisch gesunden Opfern von Unfällen und Tötungsdelikten in 20–30% aller Fälle Koronarstenosen mit mehr als 70% Einengungen nachgewiesen werden [31, 32].

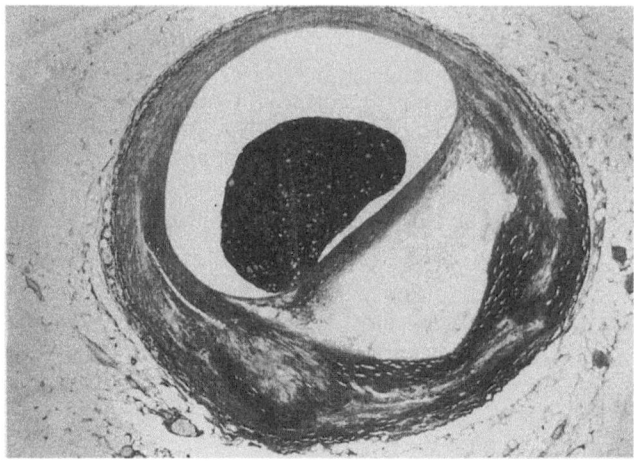

Abb. 1. Stenosierende Koronarsklerose mit wandständiger Thrombose (48 Jahre, ♀)

Myokardinfarkt
Unter *Myokardininfarkt* versteht man morphologisch eine Koagulationsnekrose des Herzmuskels mit einem Durchmesser von mindestens 2,5–3 cm. Außerdem gibt es Mikroinfarkte, Einzelfaser- und Fasergruppennekrosen. Problematisch ist die morphologische Infarktfrühdiagnose. Ein Infarkt ist nämlich eine intravitale Nekrose und bedarf einer Überlebenszeit von mindestens 5 h, um ihn mit konventioneller histologischer Technik erfassen zu können. Bisher wurden zahlreiche histochemische und physikalisch-chemische Methoden für einen früheren Nachweis eingesetzt. Ihre

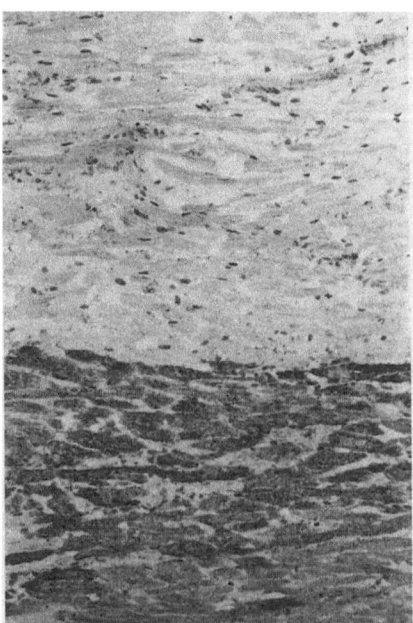

Abb. 2. Myokardinfarkt: *unten:* positiver immunzytochemischer Komplementkomplexnachweis; *oben:* negative SDH-Reaktion in den ischämisch geschädigten Muskelzellen

Aussagefähigkeit ist aber z.T. an Bedingungen geknüpft, die in der Praxis häufig nicht gegeben sind. Schwierig ist auch die exakte Bestimmung der Überlebenszeit, da der Beginn eines Infarktes nicht immer mit dem Anfang der klinischen Herzsymptomatik zusammenfällt. Anlaß zu Hoffnungen auf eine größere Treffsicherheit gibt die Anwendung immunzytochemischer Methoden mit positivem Nachweis eines C5b-9-Komplementkomplexes in ischämisch geschädigten Muskelzellen (Abb. 2) [27, 41].

Myokardinfarkte kommen mit und ohne Koronarthrombosen vor. Bei vorliegender Stenose kann allein schon eine hypotensive Krise einen Infarkt auslösen. Koronar- und Myokardsituationen müssen deshalb immer im Kontext gesehen werden [8]. Verlauf und Prognose des Myokardinfarktes sind abhängig vom Grad der Koronarveränderungen, vom Vorhandensein funktionierender Anastomosen und von der Größe und Lokalisation des Myokardschadens. Prädilektionsstellen sind die ventroapikalen und dorsobasalen Herzregionen. Selten betroffen sind der rechte Ventrikel und das Kammerseptum. Die häufigste Todesursache beim Myokardinfarkt ist die „elektrische Katastrophe des Kammerflimmerns und Herzstillstandes" [23]. Eine schwere Komplikation ist die externe Ventrikelruptur, die praktisch immer durch Herzbeuteltamponade zum akuten Herztod führt. Vorraussetzung ist meist ein transmuraler Infarkt, der unifokal mehr als die Hälfte der Myokarddicke durchsetzt. Etwa 50% der Rupturen erfolgen in den ersten 3 Tagen nach Infarktbeginn [18]. Etwa 20–25% der Infarktpatienten sterben bereits in der Frühphase, bevor sie das Krankenhaus erreichen [36]. Diese Fälle zählen zum plötzlichen Herztod. Die Gesamtmortalität liegt in den ersten 4 Wochen nach Infarktbeginn bei 40–50%. Etwa 20% der morphologisch nachgewiesenen Infarkte und Narben sind zu Lebzeiten nicht diagnostiziert worden.

Koronartod

Beim plötzlichen *Koronartod*, der die Hauptgruppe aller plötzlicher Herztodesfälle einschließlich SHT stellt, ist der Myokardbefund für den Pathologen oft weniger aufschlußreich als die Koronarsituation [10]. Im Vordergrund stehen meist frische okklusive Koronarthrombosen mit oder ohne Myokardinfarkt. Sie berechtigen auch ohne Infarkt zur Feststellung eines akuten Herztodes. Schwieriger ist die Beurteilung bei akut Verstorbenen, die nur eine stenosierende Arteriosklerose der Koronararterien ohne frische Myokardschädigung aufweisen. Ein akuter Koronartod kann dann nur angenommen werden, wenn eine mindestens 75%ige Stenose einer großen Koronararterie erwiesen ist und andere Todesursachen ausgeschlossen wurden ([8]; vgl. auch die Schlußbetrachtung auf S. 35). Für die Ausbildung eines Infarktes war die Überlebenszeit bei diesen Patienten wahrscheinlich zu kurz. Es gibt aber auch akute Koronarzwischenfälle mit Herzstillstand, die erfolgreich wiederbelebt wurden und keinen klinisch manifesten Myokardinfarkt entwickelten [16]. Ursache der akuten Situation war dann wohl eine Rhythmusstörung infolge Ischämie bei stenosierender Koronarsklerose. Beim plötzlichen Koronartod ohne morphologisch beweisbaren Myokardschaden kann man also nicht entscheiden, ob der Betroffene „auf dem Wege zum Myokardinfarkt" oder durch ischämische Schädigung des Reizleitungssystems gestorben war. Inwieweit Koronarspasmen für die Auslösung einer tödlichen Ischämie bedeutsam sind, kann vom Pathologen nicht beurteilt werden.

Angina pectoris

Es handelt sich um ein klinisches Krankheitsbild mit anfallsartig auftretender Brustenge und starken Herzschmerzen, die durch eine relative Koronarinsuffizienz verursacht werden. Die „instabile" Angina pectoris endet in etwa 10–15% der Fälle in einem Infarkt. Im Myokard finden sich pathologisch-anatomisch einzelne Muskelfasernekrosen, feinfleckige Narben und manchmal auch alte Infarktnarben [6, 40].

Ischämische Kardiomyopathie

Darunter versteht man eine chronische Linksherzinsuffizienz mit Stauungserscheinungen im kleinen Kreislauf, die sich etwa bei 15% aller Patienten mit stenosierender Koronarsklerose und Koronarinsuffizienz entwickelt [5, 7, 40]. Pathologisch-anatomisch enthält das Myokard der meist verdickten und deutlich dilatierten linken Kammerwand neben einer ausgeprägten Lipofuszinose ältere und frischere Infarkte. Histologisch finden sich grobfleckige und diffuse Vernarbungen.

Erkrankungen der Herzmuskulatur

Hervorzuheben sind hier jene Erkrankungen, die unabhängig von extrakardialen oder koronaren Ursachen entstehen und durch rasch auftretende Herzinsuffizienz oder Reizleitungsstörungen zum Tode führen können.

Kardiomyopathie

Die Kardiomyopathie (KM) ist im Vergleich zur KHK eine relativ seltene Ursache plötzlicher Herztodesfälle. Sie kommt aber als solche immer wieder vor und wird manchmal erst auf dem Sektionstisch erkannt. Ihre führende Symptomatik besteht in einer Kardiomegalie mit Herzinsuffizienz, die nicht durch Koronarerkrankung, Hypertension oder mechanische Überlastung infolge Klappenfehler zu erklären ist. Nach ätiologischen Gesichtspunkten werden 2 Hauptgruppen unterschieden:

1. Die primären oder idiopathischen KM, die primär allein das Herz betreffen und deren Ursachen nicht bekannt sind.
2. Die sekundären KM, die im Zusammenhang mit einer Allgemeinerkrankung auftreten, wobei meist nicht bekannt ist, worauf die Zusammenhänge beruhen.

Morphologisch und hämodynamisch unterscheidet man die kongestive oder dilatative, die hypertrophische, die obliterative und die infiltrative KM.

Kennzeichnend für die *primäre kongestive KM* sind eine ausgeprägte Dilatation aller Herzhöhlen und eine exzentrische Hypertrophie mit einem Herzgewicht zwischen 500 und 700 g. Der histologische Myokardbefund ist uncharakteristisch; oftmals findet sich eine interstitielle Fibrose. Bei der *primären hypertrophischen KM* findet sich eine schwere Hypertrophie des linken Ventrikels, besonders des Ventrikelseptums, das sich in die linke Herzhöhle vorbuckelt und bei den obstruktiven Verlaufsformen dieses Typs die Ausflußbahn des linken Ventrikels einengt (Abb. 3 a,b). Histologisch besteht eine ausgeprägte Hypertrophie der Muskelfasern mit bizarren Zellkernen, eine herdförmige Fibrose und eine irreguläre, geflechtartige Anordnung der Muskelfasern mit Wirbelbildungen besonders in den makroskopisch hypertrophierten Muskelbezirken. Vornehmlich diese Form der KM kann durch Arrhythmie zum plötz-

Der Sekundenherztod aus morphologischer Sicht 33

lichen Herztod führen. Von allen sonstigen primären und sekundären Formen ist als Ursache plötzlicher Todesfälle noch die Alkoholkardiomyopathie zu erwähnen. Sie entsteht bei disponierten Personen nach einem über Jahre gehenden täglichen Konsum von ca. 1,5–2 g Äthylalkohol/kg KG [2]. Der insgesamt uncharakteristische morphologische Herzbefund ist mit dem einer primären kongestiven KM weitgehend identisch. Als Hinweis auf die alkoholische Pathogenese kann der elektronenmikroskopische Befund einer ausgeprägten Mitochondriose in den Herzmuskelzellen gewertet werden [35].

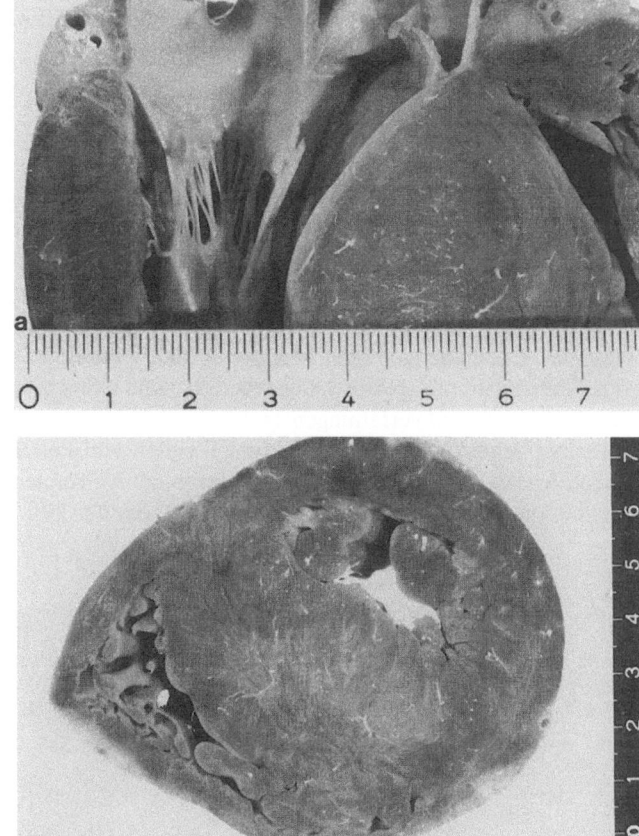

Abb. 3 a,b. Hypertrophische Kardiomyopathie mit starker Verbreiterung des Kammerseptums. 20jähriger Mann, plötzlicher Herztod.
a Vertikalschnitt,
b Horizontalschnitt

Myokarditis
Für die ätiologische Klärung plötzlicher Herztodesfälle ist der Nachweis oder Ausschluß einer Myokarditis eine Aufgabe, die mit begrifflichen und diagnostischen Unsicherheiten belastet ist. Ihr wesentliches Kennzeichen ist ein eindeutiger Entzündungsprozeß im Interstitium des Herzmuskels.

Einzelne Entzündungszellen sind kein Beweis für eine Myokarditis. Degenerative Veränderungen an den Muskelzellen sind – außer bei Diphtherie – von sekundärer Natur und treten gegenüber der Entzündung zurück. „Eine Myokarditis findet man, wenn man sie sucht", wenn man verschiedene Stellen des Herzmuskels sorgfältig histologisch überprüft [11].

Klinisch relevant ist eine Myokarditis, wenn die entzündlichen Myokardveränderungen eine chronische Herzinsuffizienz oder ein akutes Herzversagen erklären können [8]. Die Häufigkeit todesursächlicher Myokarditiden läßt sich nicht genau ermitteln, weil sie unterschiedlich weit gefaßt und gewertet werden. Auch am Sektionstisch wird beim makroskopischen Befund eines dilatierten, weichen und blaßgefleckten Herzens eine Myokarditis häufiger angenommen, als sie sich histologisch beweisen läßt. Die Zahlenangaben zur Häufigkeit im Sektionsgut schwanken zwischen knapp 1 und 5%.

Schäden am Reizleitungssystem (RLS)

„Die Träger von Rhythmusstörungen sind Anwärter auf einen plötzlichen Herztod" [12]. Dieser Erfahrung entspricht oft kein befriedigender Gewebsbefund trotz postmortaler Angiographie des Herzens und aufwendiger Serienschnittuntersuchung. Generell finden sich am RLS nur in 10–15% der plötzlichen Herztodesfälle pathologische Veränderungen. Selten handelt es sich dabei um akute Läsionen durch Blutungen, Nekrosen, Entzündungen oder Metastasen und Granulome [3, 25, 36]. Im Vordergrund stehen mehr unspezifische degenerative und altersphysiologische Veränderungen wie Fibrosen und Verfettungen des Sinus- und AV-Knotens sowie des His-Bündels und seiner Schenkel (Abb. 4). Funktionell bedeutsam sind Stenosen an den versorgenden Arterienästen. Betroffen waren davon die AV-Knotenarterie in ca. 50% und die Sinusknotenarterie in ca. 25% der akuten Todesfälle [30].

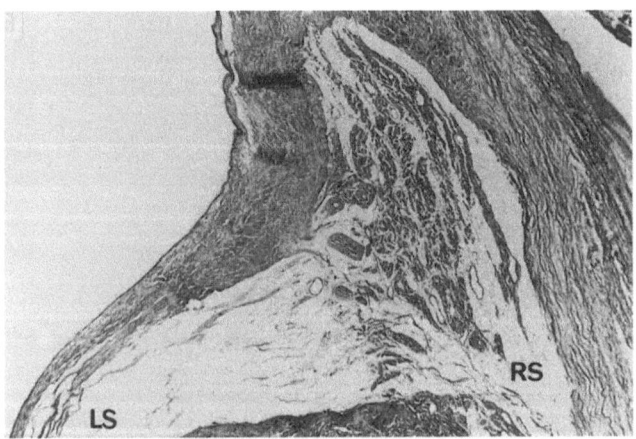

Abb. 4. Bifurkation des His-Bündels mit Faserverlust im Abgangsgebiet des linken Schenkels (LS, *RS* rechter Schenkel). 25jährige Frau, plötzlich tot zusammengebrochen (aus Schneider J, Med Habilitation 1980, Zürich Vergr. 30:1; Zit. nach [38]).

Nach Tod durch AV-Block konnte Schneider [38] in 95% der Fälle umschriebene RLS-Schäden morphologisch nachweisen. Auch bei totalem AV-Block kann das RLS morphologisch intakt sein. Dagegen war bei totaler Unterbrechung des RLS zu Lebzeiten die Funktion immer gestört. Bei 31 plötzlich Verstorbenen waren in 5 Fällen Faserverluste und Unterbrechungen im RLS die einzigen pathologischen Befunde überhaupt. Es handelte sich nicht um ätiologisch zuordnungsfähige Läsionen, sondern „die RLS-Fasern fehlten einfach". Wahrscheinlich waren die Betroffenen an einem sog. idiopathischen AV-Block verstorben [38]. Zu bedenken ist, daß die funktionelle Bedeutung von morphologisch erkennbaren RLS-Schäden nur mittelbar über die Angaben der Kliniker zu erfassen ist.

Akutes Rechtsherzversagen

Es gibt plötzliche Herztodesfälle, die pathologisch-anatomisch einzig eine ausgeprägte Dilatation der rechtsseitigen Herzhöhlen aufweisen. Sie haben kein chronisches Cor pulmonale, – also keine Hypertrophie des rechten Herzens als Folge einer pulmonalen *arteriellen Hypertension*.

Besonders Doerr [12] hatte wiederholt darauf hingewiesen, daß bei solchen Todesfällen trotz sorgfältiger autoptischer Untersuchung kein ausreichender Grund für das Rechtsherzversagen festzustellen ist, weder am linken Herzen noch in den Lungen und erst recht nicht an der Lungenarterienbahn. Er glaubt, daß die Ursachen direkt am rechten Herzen angreifen und durch endogen oder exogen „toxisches" Herzversagen den akuten Tod bewirken. Begünstigt werde diese Bevorzugung durch die relativ bessere Blutgefäßversorgung der rechtsseitigen Kammermuskulatur. Danach könnte man ätiologisch diese Herzkrankheit als sekundäre KM verstehen. Viele Obduzenten und Kliniker standen schon vor solchen Todesfällen und hatten Probleme mit ihrer Erklärung.

Offene Fragen

Neben den vorstehend aufgeführten wichtigsten Ursachen plötzlicher Herztodesfälle einschließlich SHT – gibt es noch weitere, – z.B. Aortenstenose, Hypertonie, koronare Muskelbrücken [43], Mitralklappen-prolaps, Tumoren, Koronarembolien und viele extrakardiale Gründe [3], die ein akutes Herzversagen verständlich machen können. Diagnostische Schwierigkeiten und offenbleibende Fragen nach der Todesursache entstehen, wenn trotz subtiler morphologischer Untersuchung überhaupt keine krankhaften Herzbefunde oder nur minimale Veränderungen festzustellen sind, wie das z.B. bei einer Koronarinsuffizienz oder bei Störungen des RLS nicht selten der Fall ist.

Die zentrale und schon oft gestellte Frage ist aber, ob sich aufgrund von erhobenen Befunden der Tod zwangsläufig in dem gegebenen Zeitpunkt erklären läßt. Dies wird dann der Fall sein, wenn der Befund das Herzversagen erklären kann (z.B. schwere Infarkte, Herzruptur, Thrombose der Koronararterienhauptäste). Oft ist aber z.B. bei schon lange Zeit bevorstehenden Koronarstenosen und Herzmuskelschwielen die Frage, warum es gerade zu diesem Zeitpunkt zum tödlichen Kreislaufzusammenbruch kam, nicht bestimmt zu beantworten [27]. Eine kritische Würdigung der näheren Umstände, unter denen der plötzliche Tod eintrat, ist dann angebracht.

Literatur

1. Anderson TW, Lerich WH (1970) Ischaemich heart disease and sudden death. Br J Prev Soc Med 24: 1-9
2. Bolte HD (1976) Alkoholcardiomyopathie. MMW 118: 355-360
3. Breitfellner G (1982) Der Sekundentod. Springer, Berlin Heidelberg New York
4. Büchner F (1970) Die Coronarinsuffizienz in alter und neuer Sicht. Boehringer, Mannheim (Forum Cardiologicum, Sonderausgabe)
5. Büchner F (1973) Herzinfarkt, Coronarthrombose und akuter Coronartod des Menschen. Urban & Schwarzenberg, München Berlin Wien
6. Büchner F, Weyland R (1968) Die Insuffizien des hypertrophischen Herzmuskels im Lichte seiner Narbenbildung. Urban & Schwarzenberg, München Berlin Wien
7. Burch GE, Tsui CY, Harb JM (1972) Ischemic cardiomyopathy. Am Heart J 83: 340-350
8. Caesar R (1984) Herz. In: Remmele W (Hrsg) Pathologie, Bd 1 Springer, Berlin Heidelberg New York Tokyo, S 37-180
9. Crawford T (1977) Pathology of ischemic heart disease. Butterworths, London Boston
10. Davis MJ, Popple A (1979) Sudden unexpected cardiac death – a practical approach to the forensic problem. Histopathology 3: 255-277
11. Doerr W (1971) Morphologie der Myocarditis. Verh Dtsch Ges Inn Med 77: 301-335
12. Doerr W (1981) Sekundenherztod. Beitr Gerichtl Med 39: 1-25
13. Dotzauer G, Naeve W (1956) Statistische Erhebung über den Panoramawandel des akuten Herztodes. Dtsch Z Gerichtl Med 45: 30-49
14. Effert S, Erbel R, Meyer J (1980) Der plötzliche Herztod. Verh Dtsch Ges Herz Kreislaufforsch 46: 1-14
15. Franke M, Kaufmann W (1973) Myocarditis. In: Hornborstel H, Kaufmann W, Siegenthaler W (Hrsg) Innere Medizin in Praxis und Klinik, Bd 1: Herz, Gefäße und Atmungsorgane. Thieme, Stuttgart, S 1-161
16. Halhuber MJ (1969) Der plötzliche Herzstillstand. Beitr Gerichtl Med 26: 23-31
17. Hering HE (1917) Der Sekundenherztod mit besonderer Berücksichtigung des Herzkammerflimmerns, Springer, Berlin
18. Herke L (1978) Thrombembolien, Papillarmuskeldysfunktion, Papillarmuskelabriß, Ventrikelruptur, Ventrikelseptumruptur. In: Barmeyer I, Reindell H (Hrsg) Koronare Herzerkrankung – Pathophysiologie, Diagnostik, Therapie, 2. Aufl., Witzstrock, Baden-Baden Köln New York
19. Herzog R, Schoenmackers J (1970) Versuche einer objektiven Graduierung der Coronarsklerose. Arch Kreislaufforsch 62: 72-90
20. Holczabek W (1981) Der plötzliche Herztod – Möglichkeiten medikamentöser Prävention. Haemostaseologie 1
21. Hort W, Lichti H, Kalbfleisch H, Köhler F, Frenzel H, Schwarz U (1982) Postmortale Untersuchungen über die Lichtungsweite der Coronararterien des menschlichen Herzens in Abhängigkeit vom physiologischen und pathologischen Herzwachstums, vom Lebensalter, von der Größe der Versorgungsgebiete und von der Coronarsklerose. Virchows Arch 397: 37-59
22. Janssen W, Naeve W (1975) Der plötzliche Tod aus natürlicher Ursache. In: Mueller B (Hrsg) Gerichtliche Medizin, Bd 1. , Springer, Berlin Heidelberg New York, S 248-304
23. Just H (1969) Klinische Physiologie. In: Hort W (Hrsg) Herzinfarkt. Grundlagen und Probleme. Springer, Berlin Heidelberg New York, S 87
24. Kestermann E, Pauli HK (1963) Der plötzliche Tod bei inneren Erkrankungen. Enke, Stuttgart
25. Knieriem HJ (1977) Morphologic changes of the conduction system in cases of sudden death. In: Kaindl F, Pachinger O, Probst P (Hrsg) Die ersten 24 Stunden des Herzinfarktes. Witzstrock, Baden-Baden Köln New York
26. Knieriem HJ, Finke E (1974) Morphologie und Äthiologie des totalen AV-Blocks. Urban & Schwarzenberg, München Berlin Wien
27. Krauland W (1969) Der plötzliche Tod aus natürlicher Ursache. Beitr Gerichtl Med 26: 1-22
28. Krauland W (1978) Der plötzliche Tod im Straßenverkehr. Z Rechtsmed 87: 1-18
29. Krauland W (1985) Plötzlicher Tod – Forensische Aspekte. Kassenarzt 18: 34-46

30. Lie JT (1975) Histopathology of the conductionsystem in sudden death from coronary heart disease. Circulation 51: 446–452
31. Mueller B (1956) Herztod und Unfall. Hefte Unfallheilkd 52: 16–23
32. Mueller B (1956) Herztod und Unfall. Lebensversicherungsmed 8: 4–10
33. Naeve W, Krause J (1977) Über natürliche Todesursachen plötzlich unerwartet Verstorbener. Lebensversicherungsmed 29: 103–110
34. Paul O (1974) Myocardial infarction and sudden death. In: Braunwald E (ed) The myocardium. H.P. Publishing, New York
35. Riesner K, Janssen W (1978) Alkoholbedingte Cardiomyopathie und plötzlicher Herztod. Beitr Gerichtl Med 36: 351–358
36. Robbins SL (1974) Cardiac pathology – a look at the last five years, Part Hum Pathol 5: 9–24
37. Schaefer HJ, Mathey D, Bhakdi S (1986) Deposition of the terminal C5b-9-complement complex in infarcted areas of human myocardium. J Immunol 137: 1945–1949
38. Schneider J (1981) Der plötzliche Herztod als Folge einer Reizleitungsstörung. Schweiz Med Wochenschr 111: 366–374,582-591,884–892.
39. Sinapius D (1969) Coronararterien beim Herzinfarkt. In: Hort W (Hrsg) Herzinfarkt. Grundlagen und Probleme. Springer, Berlin Heidelberg New York, S 9
40. Stolte M (1981) Anatomie und Pathologie der Coronararterien. Konsequenzen in Klinik und Praxis. Perimed, Erlangen
41. Thomsen H, Schulz A, Bhakdi S (1990) Immunhistochemische C5b-9-Komplement-Komplex-Darstellung in Frühstadien der Herzmuskelnekrosen am Paraffinschnitt. Z Rechtsmed 103: 199–206
42. Uhlmann GE (1987) Retrospektive Analyse natürlicher Herz-Kreislauftodesfälle in Hamburg in den Jahren 1975–1984. Med Dissertation, Universität Hamburg
43. Weiler G, Riße M (1983) Rechtsmedizinische Aspekte zur tödlichen Coronarinsuffizienz bei normalen Coronararterien. Z Rechtsmed 90: 109–113
44. Weinberg M (1978) Sudden cardiac death. Yale J Biol Med 51: 207–217

Der plötzliche Herztod aus klinischer Sicht

G. Steinbeck

Einleitung

Unter plötzlichem Herztod verstehen wir den natürlichen Tod aus kardialer Ursache, der unerwartet und plötzlich eintritt. Er betrifft zumeist Patienten mit zugrundeliegender Herzerkrankung, obwohl diese zuvor weder zu Symptomen noch klinischen Zeichen einer Herzerkrankung geführt haben muß. Bezüglich der Zeitspanne zwischen Beginn der Symptome und Eintritt des Todes für die Bezeichnung „plötzlich" werden in der Literatur bis zu 24h angegeben (s. Beitrag Janssen: „Der Sekundenherztod aus morphologischer Sicht", S. 27). Unter Zugrundelegung eines Zeitintervalls von 1h gehen vorsichtige Schätzungen davon aus, daß allein in der ehemaligen Bundesrepublik Deutschland etwa 70000 (Statistisches Jahrbuch) und in den USA 300000 Menschen jährlich den plötzlichen Herztod erleiden [19].

Krankheitsursachen des plötzlichen Herztodes aus klinischer Sicht und ihre relative Häufigkeit (mod. nach Kuller [15] und Liberthson et al. [17]) sind:

1. *Koronare Herzerkrankung (90%):*
 - akuter Myokardinfarkt,
 - nach überstandenem Myokardinfarkt.

2. *Kardiomyopathie (7%):*
 - dilatativ,
 - hypertroph,
   - obstruktiv,
   - nicht obstruktiv.

3. *Aortenstenose (2%).*

4. *Primäre Rhythmusstörungen (0,5%):*
 - QT-Syndrom,
 - WPW-Syndrom,
 - Mitralklappenprolaps,
 - Rechtsventrikuläre Dysplasie, etc.

5. *Andere Krankheitsursachen (0,5%):*
 - Lungenembolie und primäre pulmonale Hypertonie, medikamentös induziert

Etwa 25% aller Patienten, die einen akuten Myokardinfarkt erleiden, entwickeln Kammerflimmern in direktem Zusammenhang mit der akuten Ischämie als der Hauptursache des plötzlichen Herztodes unter diesen Umständen. Darüber hinaus können maligne ventrikuläre Tachyarrhythmien jedoch auch im chronischen Verlauf einer koronaren Herzerkrankung ohne akute Ischämie als Auslöser auftreten. Klinische Merkmale eines mit einem solchen Risiko behafteten Patienten nach überstandenem Myokardinfarkt sind eine reduzierte linksventrikuläre Pumpfunktion sowie der

Nachweis häufiger und komplexer ventrikulärer Rhythmusstörungen im Langzeit-EKG [2, 22].

Die Übersicht der Krankheitsursachen des plötzlichen Herztodes erhebt keinen Anspruch auf Vollständigkeit. Eine Myokarditis als akute Todesursache entgeht häufig der klinischen Diagnostik; die Aufführung des Mitralklappenprolapssyndroms und der rechtsventrikulären Dysplasie als Ursache des plötzlichen Herztodes in der Rubrik primärer Rhythmusstörungen ist gerechtfertigt, da diese (mit der Konsequenz von Kammerflimmern in einzelnen Fällen) das einzige Syndrom der Erkrankung zu Lebzeiten darstellen können.

Die Übersicht gibt keine Auskunft darüber, welcher pathophysiologische Mechanismus zum plötzlichen Herztod führt.

Ohne Anspruch auf Vollständigkeit kann dieser bestehen aus:

- Myokardischämie, die sekundär zu Kammerflimmern führt,
- primären Rhythmusstörungen (Kammertachykardie, Kammerflimmern, Bradykardie und Asystolie),
- Pumpversagen des linken und/oder rechten Ventrikels infolge Ischämie, Hypertrophie oder vorbestehender Herzmuskelerkrankung und darüber zur elektromechanischen Entkopplung führend,
- mechanischer Verlegung der Strombahn (z.B. Lungenembolie oder Vorhofmyxom),
- Myokardruptur,
- Perikardtamponade,
- akuten Einflüssen des autonomen Nervensystems, die zu drastischen Änderungen der Nachlast bzw. Asystolie und Kammerflimmern führen können.

Mittels moderner kardiologischer Untersuchungsverfahren sind in den letzten Jahren wesentliche Fortschritte erzielt worden bezüglich des Verständnisses der Pathophysiologie des plötzlichen Herztodes. Insbesondere beziehen sich diese Erkenntnisse auf die Analyse von Rhythmusstörungen mit Langzeit-EKG-Registrierungen von Patienten, die zum Zeitpunkt der Registrierung plötzlich verstarben, sowie die kardiologische Abklärung inklusive invasiver Herzkatheteruntersuchung und programmierter Stimulation bei Patienten, die einen plötzlichen Kreislaufstillstand erlitten hatten und bei denen unter glückhaften Umständen infolge rechtzeitig eingeleiteter Reanimation ein plötzlicher Herztod verhindert wurde. Daher soll im folgenden auf neuere Untersuchungsbefunde bei diesen Patientengruppen eingegangen werden.

Plötzlicher Herztod während Langzeit-EKG-Registrierung

Ein sich wohl befindender 22jähriger Patient mit dilatativer Kardiomyopathie starb unter dem Bild des plötzlichen Herztodes während des Tragens eines ambulant registrierten 24-h-Langzeit-EKGs zur Analyse von Rhythmusstörungen. Die Ursache des plötzlichen Herztodes dieses Patienten aus dem eigenen Krankengut zeigt Abb. 1. Aus dem Sinusrhythmus heraus tritt eine anhaltende ventrikuläre Tachykardie hoher Frequenz auf, die rasch von einer monomorphen in eine polymorphe Form übergeht. Nach einminütiger Dauer sistiert diese Tachykardie spontan. Im weiteren Verlauf wiederholt sich diese Tachykardie jedoch, um nun in irreversibles Kammerflimmern zu degenerieren.

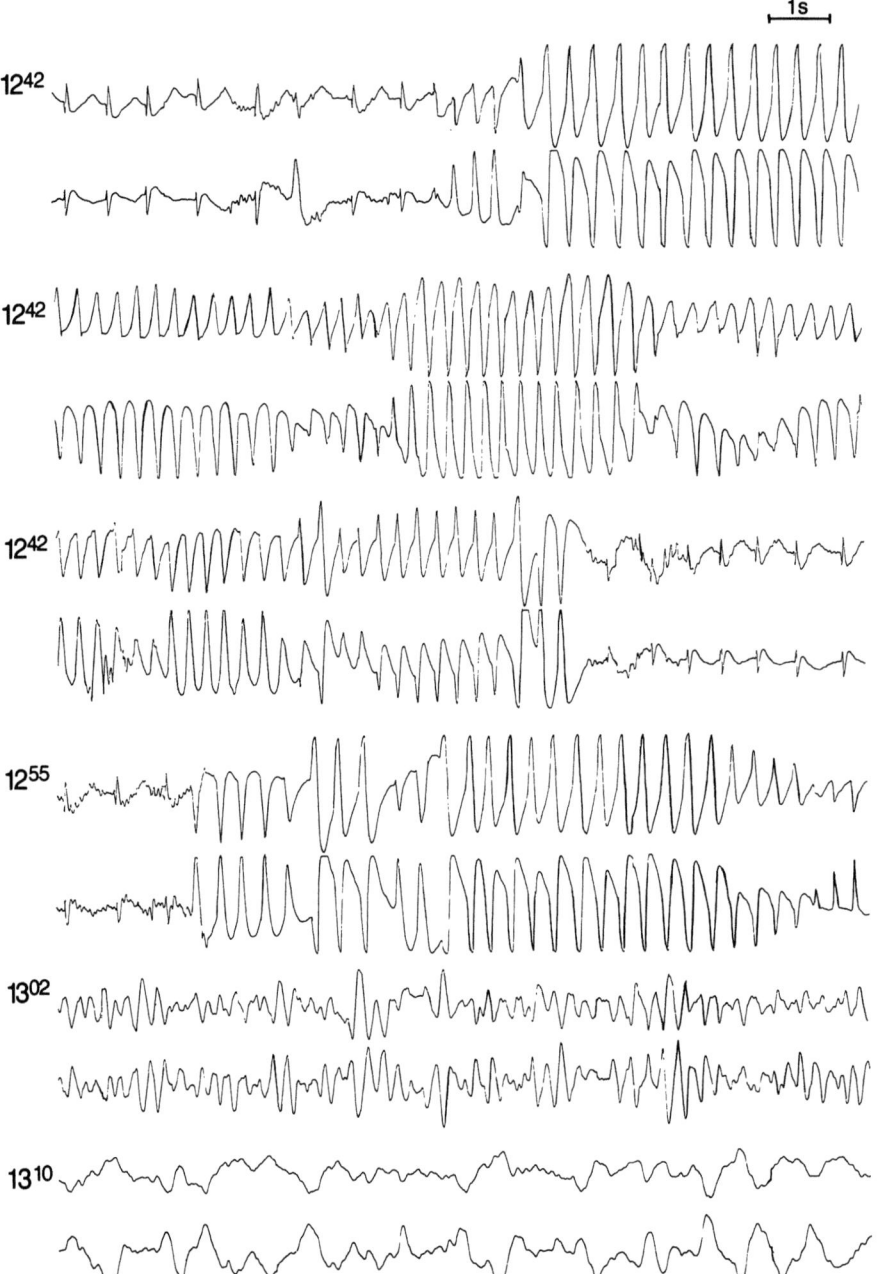

Abb. 1. 24-h-Langzeit-EKG-Registrierung (simultane Zweikanalregistrierung) während Eintritt des plötzlichen Herztodes bei einem 22jährigen Patienten mit dilatativer Kardiomyopathie.

Die größte Anzahl derartiger Langzeit-EKG-Registrierungen von 239 akut verstorbenen Patienten wurde von Bayés de Luna et al. [1] zusammengetragen. Dabei entfielen 118 Fälle (49,4%) auf Kammertachykardien, die in Kammerflimmern degenerierten, 25 Fälle (10,4%) auf primäres Kammerflimmern, 48 Fälle (20,1%) auf Torsades-de-Pointes-Tachykardien sowie schließlich 48 Fälle (20,1%) auf Bradyarrhythmien und Aystolien.

In einer kooperativen Studie französischer Autoren entfielen von 79 akut verstorbenen Patienten 37 auf Kammertachykardien mit Degeneration zum Kammerflimmern, 12 Fälle auf primäres Kammerflimmern, 13 auf Torsades-de-Pointes-Tachykardien und 17 auf Asystolien, letztere in der großen Mehrheit hervorgerufen durch eine im EKG gleichzeitig nachweisbare Myokardischämie (Leclercq u. Coumel [16]).

Die Untersuchungen an einer großen Anzahl von Fällen unterstreichen die überragende Bedeutung anhaltender ventrikulärer Tachyarrhythmien für den plötzlichen Herztod (80% der Fälle), wobei als häufigste singuläre Rhythmusstörung dieses Ereignis eingeleitet wurde durch anhaltende ventrikuläre Tachykardie (50% der Fälle) [1].

Einschränkend zu diesen Untersuchungen ist zu sagen, daß der Nachweis einer anhaltenden ventrikulären Rhythmusstörung nicht in allen Fällen gleichbedeutend sein muß mit der Ursache des plötzlichen Herztodes. Ebenso ist beim Nachweis bradykarder Rhythmusstörungen oder einer Asystolie ursächlich an eine ausgedehnte Myokardischämie mit elektromechanischer Entkopplung oder auch Myokardruptur zu denken; so war in der französischen Untersuchung in 14 von 17 Fällen einer Asystolie eine ST-Segmentveränderung als Ausdruck einer Ischämie nachweisbar. Schließlich kann dadurch, daß alle Patienten zum Zeitpunkt ihres Todes ein Langzeit-EKG trugen, durch die Indikationsstellung zur Langzeitelektrokardiographie eine Patientenselektion zustandegekommen sein, die nicht repräsentativ sein mag für alle unter dem Bild des plötzlichen Herztodes versterbenden Patienten. Diese Einschränkungen schmälern jedoch nicht die immense ursächliche Bedeutung anhaltender ventrikulärer Tachyarrhythmien, die, obwohl es sich überwiegend um Koronarpatienten handelt, zumeist ohne Zeichen vorangehender Myokardischämie auftreten.

Bedeutsame Faktoren für den plötzlichen Herztod auf dem Boden anhaltender ventrikulärer Tachyarrhythmien

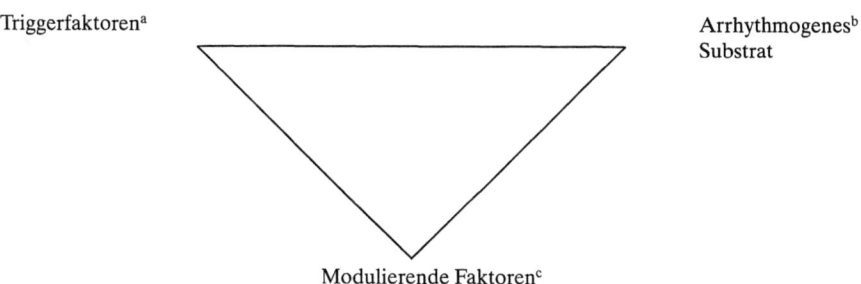

---

[a] Ventrikuläre Extrasystolie.
[b] Infarktnarbe, LV-Hyptertrophie oder -dilatation, akzessorische Leitungsbahn, inhomogen verlängerte Repolarisation.
[c] Autonomes Nervensystem, physischer oder psychischer Streß, Ischämie, Elektrolyte und Stoffwechsel, Herzfrequenzanstieg.

Für die Entstehung einer anhaltenden ventrikulären Tachyarrhythmie ist zumeist nicht nur ein Mechanismus, sondern ein Zusammenspiel mehrerer bedeutsamer Faktoren identifizierbar, die unter dem Begriff von Triggerfaktoren, arrhytmogenem Substrat und modulierenden Faktoren zusammengefaßt werden (s. Übersicht, mod. nach Coumel [10])

Untersuchungsbefunde von Patienten, die einen plötzlichen Kreislaufstillstand überlebt haben

Ende der 60er Jahre wurden vornehmlich in den großen Städten der USA Rettungssysteme entwickelt, die vor Ort erstmals eine Reanimation von Patienten mit plötzlichem Kreislaufstillstand ermöglichten (u.a. Rettungssanitäter, Feuerwehrleute, Betriebsangehörige und andere in der kardiopulmonalen Reanimation ausgebildete Laien). Mittels solcher Systeme konnte erstmals eine nennenswerte Anzahl von Patienten primär erfolgreich reanimiert werden und im Anschluß daran immerhin etwa 15–45% der Patienten das Krankenhaus lebend verlassen [6, 7, 18, 23].

Rückschlüsse auf die auslösende Ursache zu ziehen erlaubten die Registrierung des EKGs nach Korrektur der in der Regel nachweisbaren anhaltenden ventrikulären Rhythmusstörung sowie laborchemische Untersuchungen: so wiesen von 302 untersuchten Patienten nur 19% die elektrokardiographischen Zeichen eines frischen transmuralen Infarktes auf, 43% dagegen nur unspezifische Endteilveränderungen sowie 12% einen transienten Anstieg der CK im Serum als Ausdruck einer Ischämie, die weniger ursächlich, denn Folge der malignen Rhythmusstörungen gewesen sein dürfte, und 24% einen Normalbefund [8].

Auch nach Krankenhausentlassung ist die Prognose erfolgreich reanimierter Patienten ernst. Besonders schlecht ist sie bei Patienten mit Herzinsuffizienz und in solchen Fällen, in denen ursächlich für den Herz-Kreislauf-Stillstand kein Myokardinfarkt nachgewiesen werden kann (Überlebensrate von 50% bzw. 20% nach 2 und 4 Jahren) im Vergleich zu den Patienten, bei denen ein akuter Myokardinfarkt ursächlich ist (Überlebensrate 70% bzw. 60% nach 2 und 4 Jahren) [9]. Diese Befunde weisen auf die eminente Bedeutung einer kompletten kardiologischen Diagnostik solcher Patienten nach einem verhinderten plötzlichen Herztod hin, um die auslösende Ursache zu erkennen und Rezidive mit entsprechenden Maßnahmen zu verhindern.

Eine besondere Bedeutung kommt dabei der programmierten ventrikulären Stimulation zu.

Grundlegende elektrophysiologische Untersuchungen der 70er Jahre durch Wellens et al. [28] und Josephson et al. [14] ergaben, daß in der großen Mehrzahl von Patienten mit anhaltender ventrikulärer Tachykardie (definiert als eine Tachykardie mit einer Dauer von mehr als 30 s) diese Rhythmusstörung durch programmierte elektrische Stimulation unter sicheren Bedingungen im Herzkatheterlabor reproduzierbar induziert werden kann. Weitere Untersuchungen ergaben, daß diese Methode auch bei Patienten angewendet werden kann, die einen plötzlichen Kreislaufstillstand infolge nicht in direktem zeitlichen Zusammenhang mit einem akuten Myokardinfarkt stehenden Kammerflimmerns überlebt haben [25]. Abhängig von der kardialen Grunderkrankung (dilatative Kardiomyopathie oder koronare Herzerkrankung) kann bei diesen Patienten mit plötzlichem Kreislaufstillstand in 50–90% der Fälle eine anhaltende Rhythmusstörung auf Kammerebene durch programmierte Stimulation induziert werden [3, 24].

In diesem Fall kann das Ergebnis der programmierten Stimulation nicht nur zur Klärung der Ursache des Kreislaufstillstandes (primäre Rhythmusstörung) herangezogen werden, sondern auch zur Beurteilung der Effektivität einer einzuleitenden antiarrhythmischen Therapie. Dazu wird unter medikamentös antiarrhythmischer Therapie die programmierte Stimulation wiederholt.

Ein Beispiel für eine invasive elektrophysiologische Testung ist in Abb. 2a-c dargestellt. Unter Kontrollbedingungen (Abb. 2a) vermag die Abgabe zweier vorzeitiger ventrikulärer Stimuli eine anhaltende ventrikuläre Tachykardie hoher Frequenz zu induzieren.

Eine orale Therapie mit Disopyramid (Abb. 2b) vermag die Induktion der Rhythmusstörung nicht zu verhindern, während diese Induktion durch die Kombination von Disopyramid und Amiodaron supprimiert wird (Abb. 2c).

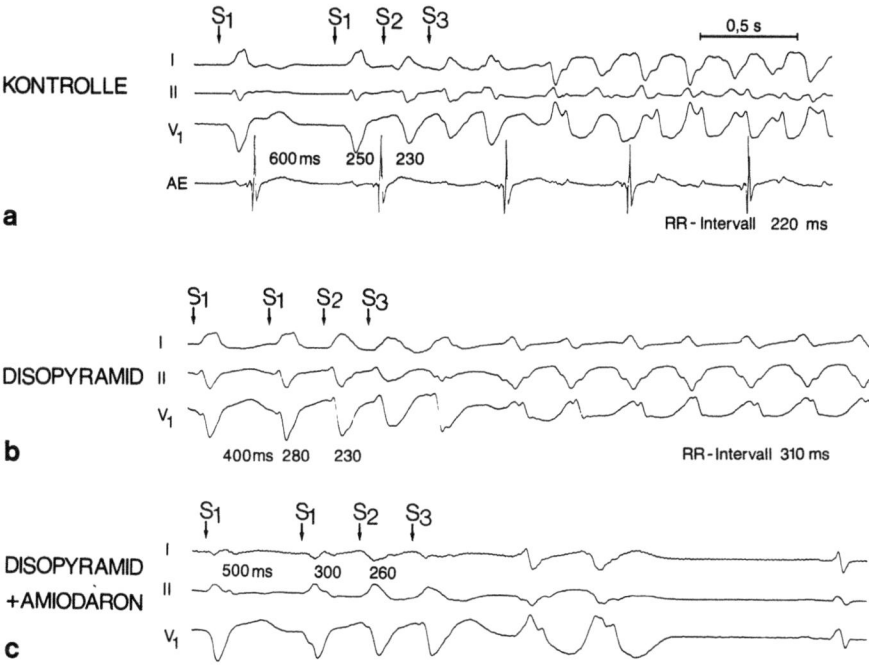

Abb. 2a. Programmierte ventrikuläre Stimulation zur antiarrhythmischen Therapieeinstellung bei einem 52jährigen Patienten. Registrierung von I, II, V_1 sowie eine rechtsatriale Ableitung *(AE)*. Basisstimulation $S_1 S_1 = 600$ms; durch 2 vorzeitige Impulse ($S_1 S_2 = 250$ms; $S_2 S_3 = 230$ms) wird eine Tachykardie mit Rechtsschenkelblockbild (s. Ableitung V_1) und einer Zykluslänge von 230ms induziert.
b. Programmierte Stimulation unter oraler Dauertherapie mit Disopyramid 600 mg täglich per os. Registriert sind I, II und V_1. Basisstimulationsintervall $S_1 S_1 = 400$ms. Durch 2 vorzeitige Impulse ($S_1 S_2 = 280$ms; $S_2 S_3 = 230$ms) wird wiederum eine persistierende Tachykardie mit Rechtsschenkelblockbild ausgelöst; die Zykluslänge hat auf 310ms zugenommen (Frequenz von 194/min).
c. Programmierte ventrikuläre Stimulation unter Disopyramid 600 mg täglich per os sowie Amiodaron 600 mg täglich per os über 14 Tage. Registrierung von I, II und V_1. Basisstimulationsintervall $S_1 S_1 = 500$ms; durch 2 vorzeitige Impulse (in diesem Beispiel $S_1 S_2 = 300$ms; $S_2 S_3 = 260$ms) werden maximal 2 konsekutive spontane ventrikuläre Echos ausgelöst, jedoch keine persistierenden Tachykardien.

Von mehreren Autoren wurden bei größeren Patientengruppen mit anhaltender ventrikulärer Tachykardie bzw. Kammerflimmern Korrelationen zwischen dem Ergebnis der seriellen elektrophysiologischen Testung und der Prognose unter entsprechender antiarrhythmischer Therapie festgestellt. Sie besagen übereinstimmend, daß eine Suppression der Induzierbarkeit durch antiarrythmische Therapie eine günstige Prognose signalisiert, während bei fortbestehender Induzierbarkeit im Katheterlabor unter antiarrhythmischer Therapie mit einer hohen Rezidivrate der Rhythmusstörung und der Gefahr des plötzlichen Herztodes gerechnet werden muß [4, 5, 13, 20, 25, 26, 27].

Eine vergleichbar gute Vorhersage von günstiger und ungünstiger Prognose mittels serieller elektrophysiologischer Testung konnte auch an einem größeren Kollektiv von Patienten erhoben werden, die ausschließlich einen plötzlichen Kreislaufstillstand glückhaft überlebt hatten; neben dem Ergebnis der seriellen elektrophysiologischen Testung war der Schweregrad der linksventrikulären Pumpfunktion eine wesentlicher Prädikator für die Prognose [29].

Sollte sich die medikamentös antiarrhythmische Therapie in der elektrophysiologischen Testung als nicht wirksam herausstellen, so können den Patienten zur Verhinderung eines möglicherweise letalen Rezidivs der Rhythmusstörung alternative Therapieverfahren wie die Katheterablation, gezielte herzchirurgische Verfahren sowie die Implantation eines automatischen Defibrillators empfohlen werden [11, 12, 21, 30] s. Beispiel (Abb. 3a,b).

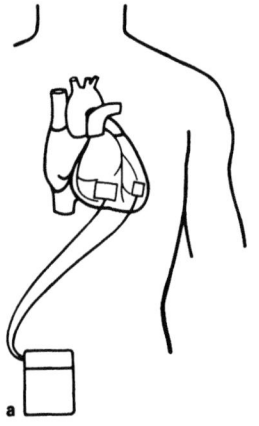

Abb. 3a. Automatischer implantierbarer Defibrillator in situ. Über 2 Patch-Elektroden, die nach Thorakotomie auf das Epikard aufgenäht werden, vermag das System Kammerflimmern zu detektieren und durch R-Zacken getriggerte Gleichstromstöße zwischen 18 und 34 J zu regularisieren. Die Lithiumbatterie hat ein Gewicht von etwa 200 g und wird im linken Oberbauch subkutan implantiert.

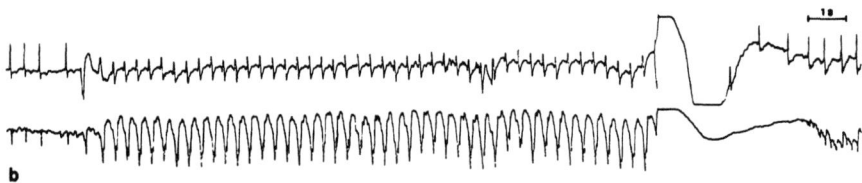

Abb. 3b. Einsatz des Gerätes bei einem Patienten mit medikamentös therapierefraktären ventrikulären Tachyarrhythmien auf dem Boden einer fortgeschrittenen koronaren Herzerkrankung (Ausschnitt aus einer Zweikanal-Langzeit-EKG-Registrierung nach Implantation des Gerätes). Nach Auftreten der Rhythmusstörung vergehen mehrere Sekunden für die Erkennung der Tachykardie und die Aufladung, durch einen Stromstoß wird dann die Tachykardie unterbrochen.

Schlußfolgerungen für Prophylaxe und Therapie

Die Dominanz der koronaren Herzerkrankung unter den Ursachen des plötzlichen Herztodes einerseits und die nach wie vor sehr hohe Mortalität des plötzlichen Kreislaufstillstandes trotz Einrichtung eines Notarztwagensystems in den großen Städten der Bundesrepublik Deutschland machen verständlich, daß eine effektive Reduktion der Zahl plötzlicher Herztodesfälle nur durch eine primäre Prävention der koronaren Herzerkrankung zustandekommen kann. Dabei kommt der effektiven Beeinflussung der bekannten Risikofaktoren in der Bevölkerung die allergrößte Bedeutung zu.

Hat ein Patient einen plötzlichen Kreislaufstillstand durch rechtzeitig eingeleitete Reanimationsmaßnahmen erfolgreich überstanden (verhinderter plötzlicher Herztod), so droht ihm ein Rezidiv dieses Ereignisses. Es ist deswegen eine komplette kardiologische Abklärung erforderlich inkl. hämodynamischer Herzkatheteruntersuchung, Koronarographie und programmierter Stimulation, um die Ursache herauszufinden. Ist diese in einer primären Rhythmusstörung zu suchen, kommen neben einer gezielten medikamentös antiarrhythmischen Therapie alternative Verfahren wie eine Katheterablation, herzchirurgische Verfahren und schließlich die Implantation eines automatischen Defibrillators in Betracht. Der Einsatz dieser äußerst aufwendigen Therapieverfahren fußt auf der Auffassung, daß der plötzliche Herztod infolge einer hochfrequenten Kammertachykardie oder Kammerflimmern einen „elektrischen Unfall" des Herzens darstellt, nicht aber Ausdruck des Endstadiums einer Herzerkrankung ist.

Literatur

1. Bayés de Luna A, Guinder J, Bartolucci J, Torner P, Dominguez M, Oter R (1991) Sudden cardiac death 1990: an update. In: Bayés de Luna A et al. (eds) Sudden cardiac death. Kluwer, The Hague, pp 1–11
2. Bigger JT, Fleiss JL, Kleiger R, Miller P, Rolnitzky LM (1984) The relationships among ventricular arrhythmias, left ventricular dysfunction, and mortality in the 2 years after myocardial infarction. Circulation 69: 250–258
3. Bigger JT, Reiffel JA, Livelli FD Jr, Wang PJ (1986) Sensitivity, specificity and reproducibility of programmed ventricular stimulation. Circulation [Suppl II] 73: 73–78
4. Borggrefe M, Trampisch HJ, Breithardt G (1988) Reappraisal of criteria for assessing drug efficacy in patients with ventricular tachyarrhythmias: complete versus partial suppression of inducible arrhythmias. J Am Coll Cardiol 12: 140–149
5. Breithardt G, Seipel L, Haerten K, Abendroth RR, Loogen F (1979) Effektivitätskontrolle der antiarrhythmischen Therapie bei Patienten mit chronisch-rezidivierenden ventrikulären Tachykardien mittels elektrophysiologischer Stimulationsverfahren. Z Kardiol 68: 725–730
6. Cobb LA, Conn RD, Sampson RD (1971) Pre-hospital coronary care: The role of a rapid response mobile intensive coronary care system. Circulation [Suppl II] 44: 45
7. Cobb LA, Bauen RS, Alvarez H, Schaffer WA (1975) Resuscitation from out-of-hospital ventricular fibrillation 4 years follow-up. Circulation [Suppl II] 52: 223
8. Cobb LA, Werner JA, Trobough GB, (1980) Sudden cardiac death. I. A decade's experience with out-of-hospital resuscitation. Med Concepts Cardiovasc Dis 31–36
9. Cobb LA, Werner JA, Trobough GB (1980) Sudden cardiac death: II. Outcome of resuscitation: Management, and future directions. Med Concepts Cardiovasc Dis 49: 37–42
10. Coumel P (1987) The management of clinical arrhythmias. An overview on invasive vs. noninvasive electrophysiology. Eur Heart J: 92–99

11. Cox JL (1985) The status of surgery for cardiac arrhythmias. Circulation 71: 413–417
12. Fontaine G, Tonet JL, Frank R, Rougier J (1989) Clinical experience with fulguration and antiarrhythmic therapy for the treatment of ventricular tachycardia: longterm follow-up of 43 patients. Chest 95: 785–797
13. Horowitz LN, Josephson ME, Farshidi A, Spielman SR, Michelson EL, Greenspan AM (1978) Recurrent sustained ventricular tachycardia: 3. Role of the electrophysiologic study in selection of antiarrhythmic regimens. Circulation 58: 986–997
14. Josephson ME, Horowitz LN, Farshidi A, Kastor JA (1978) Recurrent sustained ventricular tachycardia. I. Mechanisms. Circulation 57: 431–440
15. Kuller LH (1980) Sudden death – definition and epidemiologic considerations. Prog Cardiovasc Dis 23: 1–12
16. Leclercq JF, Coumel P (1991) Lessons from recordings of sudden death by Holter monitoring. In: Bayés de Luna A et al. (eds) Sudden cardiac death. Kluwer, The Hague, pp 99–111
17. Liberthson RR, Nagel EL, Hirschman JC, Nussenfeld SR, Blackbourn BD, Davis JR (1974) Pathophysiologic observations in prehospital ventricular fibrillation and sudden death. Circulation 49: 790–798
18. Liberthson RR, Nagel EL, Hirschman JC, Nussenfeld SR (1974) Prehospital ventricular fibrillation: prognosis and follow-up course. N Engl J Med 291: 317–321
19. Lown B (1979) Sudden cardiac death – 1978. Circulation 60: 1593–1599
20. Mason JW, Winkle RA (1980) Accuracy of the ventricular tachycardia-induction study for predicting long-term efficacy and inefficacy of antiarrhythmic drugs. N Engl J Med 303: 1073–1077
21. Mirowski M, Reid PR, Watkins L, Weisfeldt ML, Mower MM (1981) Clinical treatment of life-threatening ventricular tachyarrhythmias with the automatic implantable defibrillator. Am Heart J 102: 265–270
22. Moss AJ, Bigger JT Jr, Odoroff CL (1987) Post-infarct risk stratification. Prog Cardiovasc Dis 29L: 383–412
23. Myerburg RJ, Kessler KM, Zaman L, Conde CA, Castellanos A (1982) Survivors of prehospital cardiac arrest. JAMA 247: 1485–1490
24. Naccarelli GV, Prystowsky EN, Jackman WM, Heger JJ, Rahilly GT, Zipes DP (1982) Role of electrophysiologic testing in managing patients who have ventricular tachycardia unrelated to coronary artery disease. Am J Cardiol 50: 165–171
25. Ruskin JN, DiMarco JP, Garan H (1980) Out-of-hospital cardiac arrest. Electrophysiologic observations and selection of long-term antiarrhythmic therapy. N Engl J Med 303: 607–613
26. Steinbeck G, Manz M, Lüderitz B (1984) Neue Möglichkeiten in der Therapie bedrohlicher tachykarder Rhythmusstörungen: medikamentös – elektrisch – operativ. Internist 25: 351–358
27. Swerdlow CD, Winkle RA, Mason JW (1983) Determinants of survival in patients with ventricular tachyarrhythmias. N Engl J Med 308: 1436–1421
28. Wellens HJJ, Schuilenburg RM, Durrer D (1972) Electrical stimulation of the heart in patients with ventricular tachycardia. Circulation 46: 216–226
29. Wilber DJ, Garan H, Finkelstein D et al. (1988) Out-of-hospital cardiac arrest. Use of electrophysiologic testing in the prediction of long-term outcome. N Engl J Med 318: 19–24
30. Winkle RA, Mead RH, Ruder MA et al. (1989) Longterm outcome with the automatic implantable cardioverter defibrillator. J Am Coll Cardiol 13: 1353–1361

Intrakranielle Prozesse als akute Todesursache

M. OEHMICHEN, I. GERLING

Einleitung

Der akute, unerwartete Tod ist als Begriff bereits definiert und hat in dieser Definition Bedeutung v.a. für den Pathologen bzw. für den Rechtsmediziner. Die phänomenologische Definition des akuten, unerwarteten Todes und ihr Sinn müssen unterschieden werden vom klinischen Begriff eines unerwarteten Todes, wie er kürzlich mit der Zielsetzung angesprochen wurde, eine Aussage über die Prognose bzw. eine Antwort auf die Frage nach dem Risiko eines tödlichen Ausgangs einer Krankheit zu ermöglichen:

Shafer et al. [45] legten ein Intervall von 30 Tagen zugrunde und erfaßten die neurologischen Krankheitsbilder, die innerhalb dieser Zeit zum Tode führten, die mithin als Krankheit mit erhöhtem Risiko für einen plötzlichen Tod eingestuft wurden (s. Übersicht). Wenn auch eine derartige Zusammenstellung mit einer anderen Zielrichtung erfolgte, so sind die Krankheitsbilder doch zu großen Teilen identisch mit den Fällen entsprechend der Definition des vorliegenden Buches.

Neurologische Krankheiten, die laut klinischer Definition zu einem „unerwarteten" Tod führen können (Mod. nach Shafer et al. [45])

1. AIDS mit Beteiligung des ZNS, z.B. zerebrale Toxoplasmose, HIV-bedingte Demenz.
2. Fälle, die in oder außerhalb der Notfallstation aus unterschiedlichen Gründen intubiert werden mußten.
3. Patienten im Alter von über 64 Jahren, die zusammengebrochen aufgefunden werden.
4. Koma mit Zeichen der strukturellen Hirnläsion (Computertomographie).
5. Schlaganfall mit Halbseitenlähmung.
6. Schlaganfall mit Bewußtseinsverlust.
7. Nichttraumatische Subarachnoidalblutung.
8. Status epilepticus.
9. Intrazerebrale Blutung gleich welcher Genese.
10. Primärer oder sekundärer (Metastase) Tumor des Gehirns bzw. des Rückenmarks oder der Cauda.
11. Tiefes Koma unterschiedlicher Genese mit Fehlen von mindestens einem der folgenden Reflexe: kalorischer Reflex, Kornealreflex, Pupillenlichtreflex.
12. Bakterielle Meningitis.
13. Schwere Tetraplegie.

Prinzipiell ist festzustellen, daß das Gehirn, zumindest in Teilen, als „unentbehrliches" Organ anzusehen ist, dessen Funktionsunterbrechung auch zu einer Unterbrechung von Kreislauf und Atmung führen kann. Die Funktionsunterbrechung kann dabei lokal begrenzt, generalisiert oder auch disseminiert sein.

Theoretisch sind 2 Formen eines akuten natürlichen Todes mit Beteiligung des Zentralnervensystems (ZNS) möglich:

– ein funktioneller Prozeß ohne eindeutiges bzw. adäquates morphologisches Äquivalent,
– ein organischer Prozeß im Sinne einer ZNS-Erkrankung mit lokalem morphologischem Äquivalent.

In der Praxis handelt es sich im wesentlichen um folgende Krankheitsgruppen:
1) neuronale Dysfunktionen,
2) Gefäßprozesse (unter Einschluß von Tumorblutungen),
3) Entzündungen.

Wesentlich erscheint jedoch für die meisten unterschiedlichen unter 2 und 3 zusammengefaßten Krankheitsprozesse ein identisches Verlaufsmuster: Durch eine intrakranielle Raumeinengung, z.B. als Folge eines Ödems oder einer intrakraniellen Blutung, oder durch eine Perfusionsunterbrechung, z.B. Embolie oder Asystolie, entwickelt sich eine Funktionsstörung und/oder -unterbrechung zusätzlich auch auf Höhe der Formatio reticularis. Hieraus resultiert am Ende ein zentrales Regulationsversagen von Kreislauf und/oder Atmung, das nur bei Wegfall bzw. Entfernung der auslösenden Ursache reversibel ist.

Neuronal vermittelter Tod

Die Verbindungen des ZNS mit den Funktionen des übrigen Körpers reichen weit über die rein neurale Schrittmacherfunktion hinaus. Heute kennt man die direkte Einflußnahme der Großhirnrinde auf das hypothalamische Kerngebiet, die von hier ausgehende neurohormonale Verbindung zur Hypophyse und schließlich die in der Hirnanhangsdrüse lokalisierten Regelmechanismen auf hormoneller, neurohormoneller und immunologischer Ebene [1]. Es existieren Rückkopplungsmechanismen, die letztendlich die Großhirnrinde wieder beeinflussen können. Diese funktionellen Verknüpfungen erlauben heute mehr denn je auch eine Erklärung eines *akuten Todes über psychische Einflüsse* [4, 16, 48].

In anderen Fällen kommt es zur Ausbildung eines zentralen *Lungenödems*, besonders nach Schädel-Hirn-Trauma, wobei das Trauma für sich genommen zunächst nicht den Tod erklären kann: das sog. neurogene Lungenödem [15, 46]. Das Lungenödem findet sich auch bei anderen Formen einer Hirnschädigung, z.B. bei Schlaganfall usw.

Ein *Atemstillstand* kann bekanntermaßen bei Hirnstammherniation beobachtet werden. Ein solcher Vorgang setzt jedoch ein Hirnödem voraus, das aus unterschiedlichsten Ursachen entstehen kann.

An dieser Stelle sei u.a. das sog. Reye-Syndrom erwähnt, das durch die Trias eines diffusen Hirnödems, einer diffusen, kleintropfigen Verfettung der Leber sowie einer Verfettung der Tubulusepithelien gekennzeichnet ist [11, 38]. Das zum Teil tödliche Geschehen ist akut bis subakut, wobei unterschiedliche Auslösemechanismen diskutiert werden. Akuter Atemstillstand wurde jedoch auch ohne Herniation bei traumatischer Einwirkung oder aber im Rahmen des Leigh-Syndroms (subakute nekrotisierende Enzephalopathie) beobachtet. Schließlich dürften auch unterschiedliche Formen der zentralen Apnoe hier einzuordnen sein (s.a. Kapitel: Plötzlicher Kindstod).

Bekannt ist ferner eine Beeinträchtigung des *Schluckreflexes* durch das ZNS, wie sie besonders bei hirngeschädigten oder toxisch beeinflußten Personen (Alkohol) zu beobachten ist. Durch die Störung des Schluckreflexes kommt es zur Aspiration oder zur Ausbildung eines sog. Bolus und damit zum Tod in Aspiration bzw. zum Bolustod.

Als Sonderform eines neural vermittelten akuten Todes muß der *akute Tod im epileptischen Anfall* gesehen werden [19]. Durch den Anfall kann sich ein primärer Herz- oder Atemstillstand entwickeln. Am häufigsten ist zweifelsfrei auch im Rahmen eines Anfallgeschehens die Ausbildung eines offenbar neurogenen Lungenödems und einer neurogenen Lungenkongestion mit der Folge eines akuten Rechtsherzversagens, wobei zumeist keine Vorerkrankungen des Herzens und/oder der Lungen zu beobachten sind [42].

In der Regel findet sich zusätzlich ein Hirnödem, das als Hinweis auf eine zerebrale Ursache des tödlichen Geschehens gedeutet werden kann. Im übrigen aber läßt sich ein solcher funktioneller Prozeß allenfalls durch den Ausschluß einer anderen Todesursache sichern – insbesondere einer Intoxikation. Erhält man keine Informationen über die Anfallsvorgeschichte, kann der Nachweis eines alten Hirntraumas, ein Zungenbiß oder eine Ammonshornsklerose (Abb. 1) als Hinweis auf das Anfallsgeschehen interpretiert werden.

Neben dem primären Tod im Anfall findet sich jedoch auch gehäuft ein sekundär eintretender traumatischer Tod des Anfallskranken: Im Anfall kann es – im Rahmen

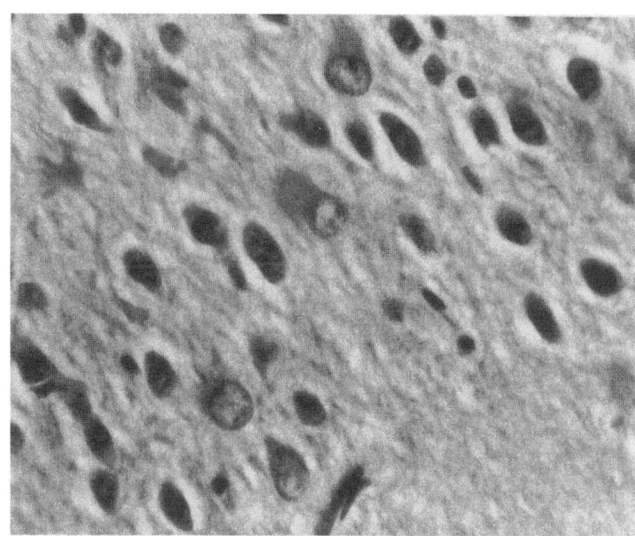

Abb. 1. Tod im Anfall: Gliose im Bereich des Ammonshornes; (HE-Färbung; Vergr. 750:1)

einer akut einsetzenden Handlungsunfähigkeit – zum Tod im Wasser (Ertrinken), zum Sturz aus großer Höhe (Polytrauma) usw. kommen.

Versucht man das Phänomen „Tod im Anfall" zahlenmäßig zu fassen, dann lassen sich folgende Beobachtungen wiedergeben:

- Der primäre Anfallstod findet sich in ca. 13% aller Todesfälle von Epileptikern [49, 50].
- Für Epileptiker besteht eine 3fach höhere Mortalität im Vergleich mit dem Bevölkerungsdurchschnitt, v.a. in den Altersgruppen zwischen 10 und 50 Jahren [31].

Ein neuronal vermittelter Tod ist schließlich auch der Tod als Folge einer *akuten Hypoglykämie*. Der Energiebedarf des Gehirns wird ausschließlich durch Sauerstoff und Glukose abgedeckt, ohne daß zusätzliche Reserven zur Verfügung stehen. Der Mangel an Glukose führt zu einer Schädigung der Nervenzellen [14], die nahezu identisch mit O_2-Mangelschäden ist und die besonders bei Kindern und Säuglingen beschleunigt auftritt [3]. Morphologische Folgezustände sind jedoch nur bei langandauernder Agonie oder bei rezidivierenden Hypoglykämien zu beobachten [39]. Die einzige faßbare morphologische Hirnveränderung ist auch in diesen Fällen zumeist nur ein Hirnödem.

Gefäßprozesse

Gefäßprozesse können einerseits durch die Lichtungseinengung oder -verschluß bzw. Reduktion oder Aufhebung der Perfusion – über einen lokalen oder generalisierten O_2-Mangel – zum zentralen Regulationsversagen führen; andererseits stellt die intrakranielle Blutung das typische Beispiel eines akuten Todes dar. Beide unterschiedlichen Folgeerscheinungen können zahlreiche Ursachen haben, die im folgenden angesprochen werden sollen, ohne jedoch den Anspruch zu erheben, umfassend sein zu wollen.

Hält man sich an umfangreiche klinische Studien, dann erhält man Zahlen, wie sie von Mohr et al. [33] im Rahmen der Harvard-Studie erfaßt werden konnten. Unter den Hirngefäßerkrankungen wurden in der Überzahl (53%) Thrombosen, deutlich geringer (31%) Embolien, (10%) intrazerebrale Blutungen ohne bekannte Ursache und (6%) subarachnoidale Blutungen durch Aneurysmen oder Angiome beobachtet.

Subduralblutung

Durablutungen sind zwar zumeist – wenn nicht immer – Folge einer traumatischen Einwirkung, wobei für die Subduralblutung v.a. das Schleudertrauma mit der Folge eines Einrisses oder Abrisses der Brückenvenen verantwortlich ist [23]. Allerdings kann in Einzelfällen die traumatische Einwirkung äußerst gering sein (Bagatelltrauma) bzw. so lange zurückliegen, daß sie kaum erinnert wird, so daß von vielen Autoren bis heute die sog. *Pachymeningitis haemorrhagica interna* auch als spontan entstehendes Krankheitsbild interpretiert wurde und wird, das in Einzelfällen auch unerwartet zum Tode führen kann. Überwiegend tritt dieses Krankheitsbild im höheren Alter und doppelseitig auf, zeigt jedoch mikroskopisch identische Verhältnisse wie bei einer eindeutig traumatischen Subduralblutung [39].

Das gilt zweifelsfrei auch für die Durablutungen bei Kindern, die immer an eine Kindsmißhandlung im Sinne eines Schleudertraumas denken lassen müssen [27, 47].

Subarachnoidalblutung

Die spontane Subarachnoidalblutung im Sinne einer Ruptur eines Aneurysmas der Hirnbasisarterien (Abb. 2a,b) als Ursache eines unerwarteten Todes ist ein nahezu typischer Befund im Rahmen der forensischen Pathologie (Abb. 2b): Helpern u. Rabson [17] konnten bei Obduktion von 2030 Fällen eines akuten unerwarteten natürlichen Todes in nahezu 5% diese Todesursache beobachten. Dieser Befund steht in Korrelation mit der Beobachtung, daß 26% aller Fälle eines akuten unerwarteten zentralen Todes diese Todesursache aufweisen [26, 30]. Bekannt ist, daß einerseits Sub-

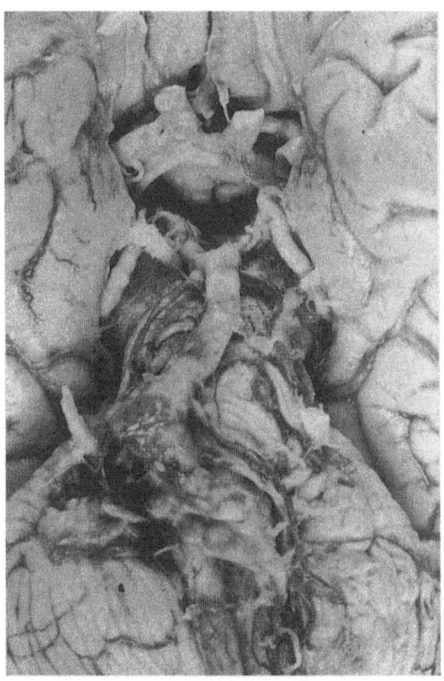

Abb. 2a Hirnbasisaneurysma. Das arteriosklerotische Aneurysma stellt einen Zufallsbefund dar, ohne neurologische Symptomatik und ohne Einfluß auf den tödlichen Geschehensablauf

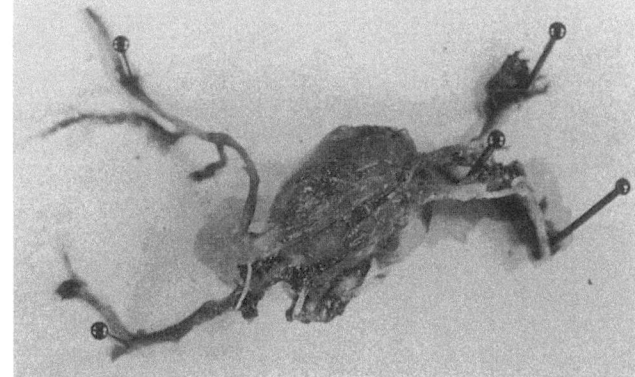

Abb. 2b Freipräparation eines Aneurysmas der Basalarterie von Kirschgröße, das innerhalb einer massiven Einblutung in der großen basalen Zisterne versteckt lag

arachnoidalblutungen überlebt werden können und daß andererseits Aneurysmen der Gefäße auch bei der Obduktion einen Zufallsbefund darstellen, d.h. ohne Krankheitswert sein können (Abb. 2a). Damit aber erklären sich auch unterschiedliche Angaben zur Inzidenz von Aneurysmen [39].

Warum ein Aneurysma zu einem bestimmten Zeitpunkt rupturiert, ist ungewiß. Öfters mag der Blutdruckanstieg während körperlicher oder emotioneller Belastung ausschlaggebend sein; in über 70% der Fälle tritt die Blutung aber ohne besondere Belastung auf [29]. Nach klinischer Erfahrung wurde für Erstblutungen eine Mortalität von 10–15% errechnet. Rezidivblutungen, deren Mortalität mit über 40% angegeben werden, treten am häufigsten zwischen dem 5. und 11. Tag nach der ersten Ruptur auf. Die Aneurysmen finden sich in der Überzahl (85–90%) der Fälle am basalen Gefäßring rostral des Abganges der A. cerebri posterior [5]. Generell kann ferner festgestellt werden, daß sich eine Ruptur bei Frauen etwas häufiger als bei Männern findet, wobei der Altersgipfel der Ruptur bei 50–60 Jahren liegt [26, 29].

Als Ursache für die Entstehung eines Aneurysmas ist wohl in der überwiegenden Anzahl der Fälle ein angeborener, lokaler Mediadeffekt im Sinne einer Dysplasie anzunehmen (ca. 90%) [47], der sich besonders an den Hirngefäßen ausbilden kann, da hier immer eine geringer ausgeprägte Entwicklung der Muskelschicht vorliegt [39]. Als zweithäufigste Ursache ist die Atherosklerose mit 7% der Fälle beschrieben [47]. Morphologische Veränderungen im Sinne dieses Prozesses finden sich häufig, wobei jedoch meist die Frage nicht geklärt werden kann, ob sie primär- oder sekundär – hämodynamisch entstanden sind. Häufig findet sich gepaart mit einer Atherosklerose auch eine Hypertonie [8].

Der klinische Verlauf ist in der Regel durch eine Vorsymptomatik gekennzeichnet, überwiegend im Sinne eines einmaligen oder rezidivierenden Kopfschmerzes. Wenn das Ereignis der Ruptur nicht akut zum Tode führt, stellen massiver Kopfschmerz, Koma, Meningismus, Erbrechen und blutiger Liquor die Leitsymptome dar.

Pathologisch-anatomisch findet sich neben der Subarachnoidalblutung bereits makroskopisch erkennbar ein Aneurysma mit einer Rupturstelle sowie im Umfeld Siderophagen, als Hinweis auf vorhergehende Blutungen. Die Blutung kann sich in das frontale Marklager hineinwälzen und Anschluß auch an das Kammersystem gewinnen und somit im Sinne einer intrazerebralen Blutung auftreten (Abb. 3).

Aus forensischer Sicht sind die Fälle insbesondere dann von Bedeutung, wenn eine derartige Ruptur im Zusammenhang mit einem Trauma beobachtet wird. Auf entsprechende Fallbeispiele sei verwiesen [41] u.a. Besonders ein Faustschlag gegen die (seitliche) Kinnpartie kann über die – bei Rotationsbeschleunigung auftretenden Scherkräfte – gelegentlich zum Ab- oder Einriß arterieller Zweige im Bereich des Circulus arteriosus Willisii führen [6, 24]. Überwiegend ist von einer zufälligen Koinzidenz von traumatischer Einwirkung bei Aneurysmaruptur auszugehen oder aber tritt nach einer Aneurysmaruptur zusätzlich (beim Sturz infolge akut einsetzenden Bewußtseinsverlustes nach Aneurysmaruptur) noch ein Trauma hinzu.

Abb. 3. Aneurysmen der großen Hirngefäße; Darstellung einer intrazerebralen Massenblutung aus einem Aneurysma der A. cerebri media mit massiver Raumverdrängung

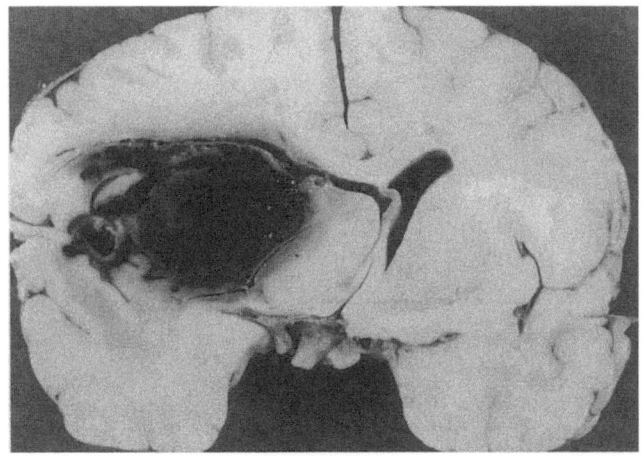

Hirnmassenblutung

Spontane, intrazerebrale Hämatome sind einerseits Folge einer *Aneurysmablutung* wie sie oben im Bereich der Hirnbasisarterien beschrieben wurde; andererseits aber treten sie als Folge zahlreicher anderer Krankheitsprozesse auf. Die Diagnosen und ihre Verteilung – wie sie von Schütz [43] erfaßt wurden – lassen sich Tabelle 1 entnehmen.

Tabelle 1. Inzidenz und Prognose intrazerebraler Blutungen (n = 251). Mod. nach Schütz [43]

Ursache	Gesamt [%]	Davon gestorben [%]
Hypertonische Massenblutungen	55,3	38,1
Aneurysmaruptur	5,6	64,3
Hirnblutungen bei therapeutischer Beeinflussung der Blutgerinnung	7,2	50
Angiomblutungen	6,8	5,8
Tumorblutungen	3,1	25
Hämorrhagische Diathese	1,6	0
Immunvaskulitis	0,4	0
Spontane intrazerebrale Hämatome unbekannter Äthiologie	19,9	30

Am häufigsten ist die sog. *hypertensive Angiopathie*, die einerseits zu einer Subarachnoidalblutung, andererseits – überwiegend – zu einer Hirnmassenblutung führen kann (Abb. 4). Die betroffenen Personen sind meist älter als 40 Jahre (über 75%), und das Geschehen ist in der Überzahl der Fälle (90%) tödlich [27]. Typischerweise liegen die Blutungen am häufigsten in den Basalganglien (80%), aber auch in den basalen Anteilen der Brücke (10%) [36] sowie im Marklager des Kleinhirns.

Ursächlich für die Blutungen sind ausgeprägte Hirngefäßveränderungen, die einerseits im Sinne einer Atherosklerose auftreten können, wie u.a. in Form der Bins-

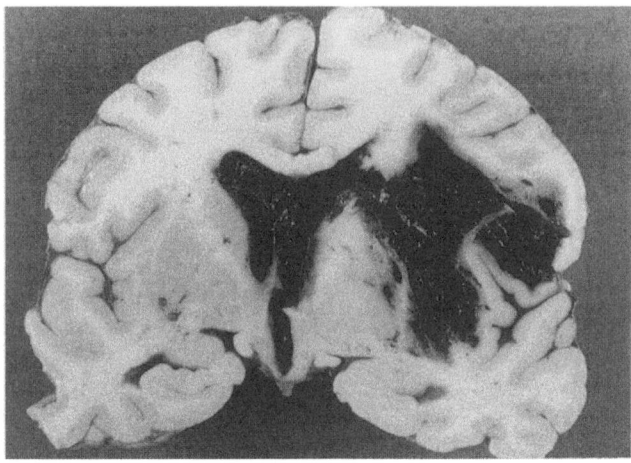

Abb. 4. Hypertone Massenblutung mit Einbruch in das Kammersystem ohne Zeichen eines wesentlichen Hirnödems; erkennbar wird an der Basis der Basalganglien der gesunden Seite (links) die zystenähnliche Ausweitung der perivaskulären Räume (Status cribrosus)

wanger-Krankheit als disseminierte Form beschrieben worden ist. Wesentlich ist, daß die Gefäße durch eine ausgeprägte Hyalinose und Mikroaneurysmen gekennzeichnet sind (Abb. 5), ein Phänomen, das im Sinne eines Status cribrosus (perivaskuläre Schrumpfräume) überwiegend als Folge einer Hypertonie im Bereich der basalen Anteile der Stammganglien zu beobachten ist.

Als Normvariante ist die *kongophile Angiopathie* (Amyloidangiopathie) anzusehen, die eher selten auftritt und die mit Amyloideinlagerungen in die Media der Gefäße verbunden ist. Hier finden sich meistens gleichzeitig senile Veränderungen im Sinne von Plaques und drusige Gefäßentartungen.

Ursächlich können unterschiedlichste *Gefäßmißbildungen* sein, z.B. Telangiektasien im Sinne von Mikroaneurysmen [43], die z.T. auch Ursache der sog. Spätapoplexie nach Trauma sind [34]. Als prädisponierend muß die Hypertonie angesehen werden, die am Ende auch in 90% der Fälle akuter Anlaß und – schlußendlich – Ursache einer tödlichen, intrazerebralen Massenblutung ist.

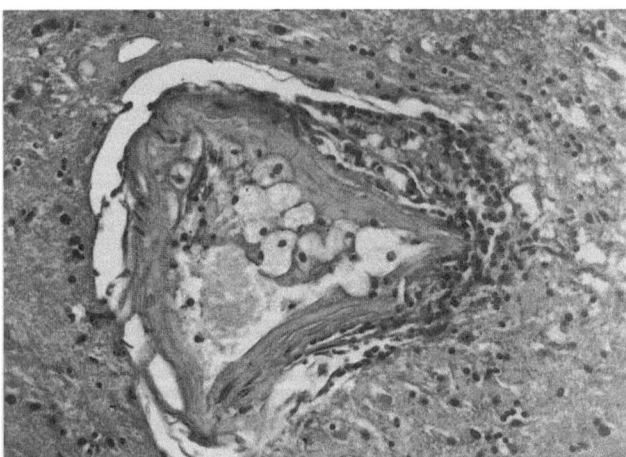

Abb. 5. Gefäßveränderungen bei hypertensiver Angiopathie mit Hyalinose und Thrombose eines arteriellen Gefäßes

Selten kann auch eine *Varikosis* der Hirngefäße, insbesondere der Spinalgefäße beobachtet werden, die zu einer spontanen Blutung führen kann. *Cavernöse Angiome* bzw. arteriovenöse Mißbildungen stellen ebenso, allerdings eher seltene Ursachen einer akuten Hirnmassenblutung dar. Alle Varianten können jedoch auch einen Zufallsbefund im Rahmen einer Obduktion darstellen.

Immer wieder werden spontane, nicht erwartete Massenblutungen auch bei primären und sekundären *Hirntumoren* (Abb. 6) beobachtet, die z.T. zum Zeitpunkt des Blutungsereignisses noch gar nicht bekannt sind. Diese Tumorblutungen werden auch im Sinne des „Glioma apoplecticum" bezeichnet und treten bei 0,8–10,2% der Hirntumorpatienten auf [2, 51]. Blutungen finden sich sowohl bei Oligodendrogliomen als auch bei Glioblastomen und Metastasen von Melanomen, seltener bei Hypophysenadenomen. Ursächlich dürfte in diesen Fällen die abnorme Bildung der Gefäßwände sein, die innerhalb der Tumoren zum Teil mit Verdünnung, aneurysmatischer Aus-

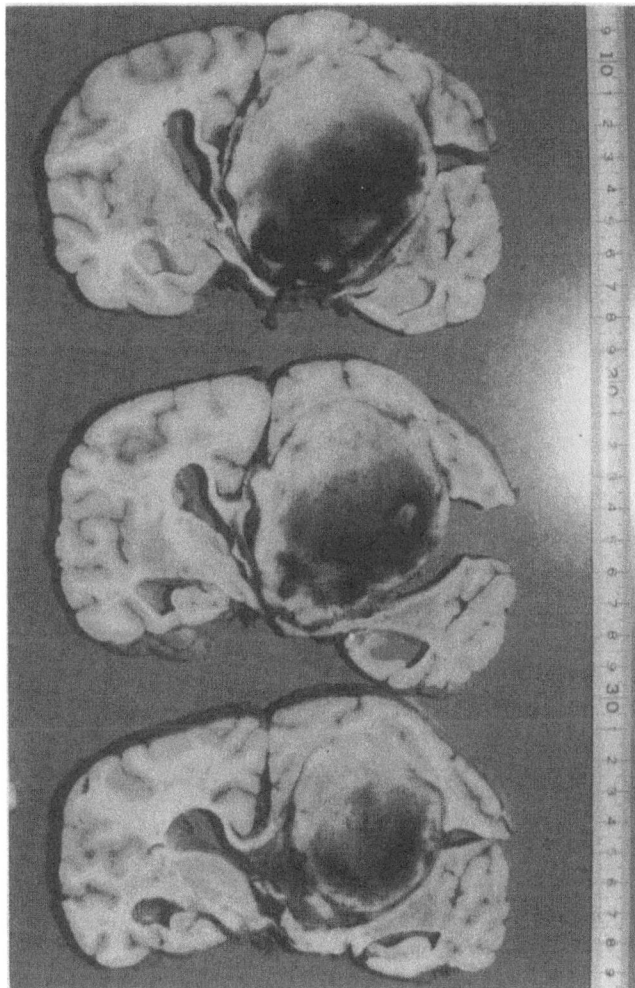

Abb. 6. Tumorbildung: Falxmeningeom mit verdrängendem Wachstum, in das es akut geblutet hat. Die Blutung war ursächlich für den Tod

weitung, Hyalinose oder Verkalkung auftreten. Kleinere Blutungen, die z.T. ohne neurologische Symptome auftreten, finden sich demgegenüber häufiger, – auch in anderen Tumoren des Gehirns [13].

Spontane Hirnmassenblutungen treten jedoch auch bei Änderung der *Blutgerinnung* auf, z.B. bei Leukämie [37]. Zytostatikabehandlung oder Antikoagulantienbehandlung. Da derartige Therapieformen zunehmen, sind auch entsprechende sekundäre Erscheinungen zunehmend häufiger zu beobachten. Bekannt sind schließlich auch spontane intrazerebrale Blutungen bei Amphetaminabusus [43] bzw. bei Kokainabusus [28].

Ischämischer Insult

Man kann heute davon ausgehen, daß der Schlaganfall die dritthäufigste Todesursache überhaupt darstellt. Das gilt u.a. für die USA, wo jedoch in den letzten 10 Jahren eine Rückläufigkeit zu beobachten ist [22]. In Oslo wurden 32,2% der Todesfälle auf Hirnischämien zurückgeführt [20]. In ca. 15% der Fälle eines Schlaganfalls tritt der Tod in direkter Folge der Durchblutungsstörung ein. Als Ursache für den ischämischen Insult sind Gefäßverschlüsse bzw. Gefäßeinengungen auf der einen und systemische Minderdurchblutungen auf der anderen Seite anzusehen.

Die lokale bzw. systemische *Atherosklerose* stellt die Hauptursache des ischämischen Insultes dar. Wie Peiffer [39] anmerkt, handelt es sich überwiegend um eine allgemeine Sklerose, so daß eine auf das Gehirn beschränkte Atherosklerose nur äußerst selten, in 1–5% der Fälle, zu beobachten ist. Ferner muß auch drauf hingewiesen werden, daß eine ausgeprägte Atherosklerose der großen (extrazerebralen) Hirnbasisgefäße nicht mit einer Sklerose auch der parenchymatösen (intrazerebralen) Gefäße gleichgesetzt werden kann: Die Veränderungen können unabhängig voneinander auftreten.

Alle übrigen Ursachen für einen ischämischen Insult sind deutlich seltener. Hierzu gehört u.a. die sog. *idiopathische Medianekrose*, die bei systematischen Untersuchungen immerhin in ca. 5% aller Fälle nachweisbar wird [23]. Wie der Name bereits sagt, ist die Ursache nicht bekannt. Am häufigsten findet sich eine Dissoziation im Bereich der großen basalen Arterien und ist gekennzeichnet durch vakuolige Degeneration der Media.

In Abhängigkeit von oder auch unabhängig von Gefäßveränderungen kann eine Durchblutungsstörung akut durch eine lokal sich etablierende *Thrombose* oder über die Fortleitung eines Blutgerinsels im Sinne einer *Embolie* erfolgen. Sowohl die Thrombose als auch die Embolie sind etwa gleich häufig, wobei sich im Einzelfall eine sichere Differenzierung oftmals nicht vornehmen läßt. Bei systematischer Analyse konnten Mohr et al. [33] bei 40% der Mediainfarkte sicher eine Embolie annehmen, da eine kardiale Ursache vorlag, – während ihnen jedoch in 37% der Fälle eine sichere Zuordnung nicht gelang. Faßt man Thrombosen und Embolien zusammen, dann müssen sie in 80–90% aller Fälle als Ursachen zerebraler Infarkte angesehen werden [20, 33].

Ferner muß auch an entzündliche Erkrankungen der Gefäße, z.B. an eine *Arteriitis*, gedacht werden, sowie an *Venenerkrankungen* und *Venenverschlüsse*. Bei Gefäßverengungen besteht u.a. auch die Gefahr einer Ischämie ohne kompletten Verschluß im Sinne einer Embolie oder eines Thrombus, insbesondere wenn neben Gefäßwandeinengungen zusätzlich ein Blutdruckabfall oder eine – mit längerer Asystolie verbundene – Arrhythmie vorliegt.

Als wesentliche zusätzliche Faktoren des Risikos für einen ischämischen Insult werden solche angesehen, die einerseits zu Gefäßveränderungen führen, andererseits aber mit einer Neigung zur Embolie und Thrombose einhergehen: Adipositas, Rauchen, männliches Geschlecht, schwarze Hautfarbe, Diabetes mellitus, Hypertonie, Hypercholesterinämie, Hyperlipidämie oder vorgehender Herzinfarkt [33].

Als Folge eines arteriellen Verschlusses tritt in der überwiegenden Anzahl der Fälle eine ischämische Nekrose auf, – nur selten ein hämorrhagischer Infarkt, z.B. bei Verschluß der A. cerebri anterior bzw. der A. cerebri posterior. Betroffen sind die jeweiligen Versorgungsgebiete der erkrankten bzw. betroffenen Gefäße, überwiegend in Rinde und Mark zusammen, in den Stammganglien, im Marklager alleine und im Grenzgebiet [21].

Schließlich muß angemerkt werden, daß ganz frische, akut zum Tode führende, blasse Hirninfarkte sich häufig der makroskopischen und mikroskopischen Diagnose entziehen. Allenfalls kann ein ausgeprägtes Hirnödem in diesen Fällen als Hinweis auf ein Infarktgeschehen gedeutet werden.

Thrombose

Thrombosen der Hirnvenen und Sinus von erwachsenen Personen stellen eher eine Seltenheit dar, wobei entzündliche Grunderkrankungen, insbesondere eitrige Meningitiden, eine erhöhte Blutviskosität, hormonelle Kontrazeptiva und eventuell Schwangerschaft ursächlich sein können. Am häufigsten betroffen ist der Sinus saggitalis superior und die V. centralis (Abb. 7). Bei Verschluß der Vene entwickelt sich ein hämorraghischer Infarkt im zugehörigen Ausflußgebiet, überwiegend symmetrisch. In der Regel ist die Diagnose zwar postmortal einfach zu stellen, intravital-klinisch jedoch außerordentlich schwer.

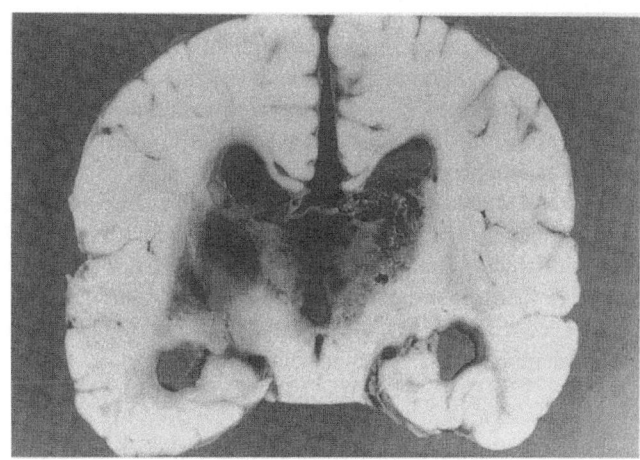

Abb. 7. Thrombose intrakranieller Gefäße mit Darstellung einer Thrombose der V. centralis und symmetrischer Hämorrhagie

Entzündungen

Eine Entzündung des ZNS geht in der Regel mit einer einschneidenden neurologischen oder psychopathologischen Symptomatik einher, die nahezu immer zu einer ärztlichen bzw. klinischen Behandlung führt, bevor – wenn überhaupt – der Tod eintritt. Trotzdem – oder gerade deshalb – stellt eine Entzündung des ZNS eine jeweils überraschende, unerwartete Diagnose dar, die auch auf dem Obduktionstisch gestellt werden kann.

Voraussetzung für den Tod als unerwartetes Ereignis ist unter diesen Bedingungen entweder das Fehlen einer Vorsymptomatik oder aber die fehlende Krankheitseinsicht bzw. mangelnde Fremdbeobachtung. Mithin treten Entzündungen als Ursache für einen akuten Tod entweder bei Säuglingen und Kindern oder bei vereinsamten Menschen und schließlich bei Verwahrlosten bzw. Alkoholikern oder Betäubungsmittelabhängigen auf, bei denen sich psychopathologische oder neurologische Ausfälle auch anders erklären lassen können.

Systematisch sind diffuse Prozesse von herdförmigen Prozessen zu unterscheiden, wobei unterschiedliche Erreger eine Rolle spielen können. Prinzipiell läßt sich daher feststellen, daß sowohl bakterielle als auch virale Entzündungen des Gehirns im Sinne einer eitrigen oder abakteriellen (mononukleären) Meningitis bzw. Meningoenzephalitis – im Sinne eines diffusen Prozesses – akut zum Tode führen können. Dabei ist in der Regel nicht so sehr der bakteriell-neurotoxische Effekt ursächlich für den Tod, sondern entweder das akute Ödem des Gehirns oder aber die Überschwemmung des Kreislaufes mit bakteriellen Toxinen oder humoralen Mediatoren.

Diffus-entzündliche Prozesse

Als Erreger für eitrige Meningoenzephalitiden kommen in 80% der Fälle Meningokokken, Haemophilus influenzae und Pneumokokken in Frage. Besonders die Pneumokokkenmeningitis verläuft ausgesprochen foudroyant [40] und kommt als Ursache für den akuten Tod am ehesten in Frage. Bei Kindern handelt es sich in 33% der Fälle um Infektionen mit Haemophilus influenzae [39].

Klinische Vorsymptome sind durch Kopfschmerzen, Brechreiz, Gliederschmerz und Meningismus gekennzeichnet. Der Übergang vom Koma zum Tod kann bei ausbleibender antibiotischer Therapie – besonders bei Kindern – innerhalb von Stunden erfolgen.

Der Verlauf abakterieller Meningoenzephalitiden ist in der Regel subakut; immer wieder jedoch findet sich eine Enzephalitis als Zufallsbefund, die sich selbst einer makroskopischen Untersuchung entzog (Abb. 8).

Lokalisierte Prozesse

Zu den lokalen Prozessen gehören v.a. Abszesse, Phlegmonen sowie Folgen einer Entzündung durch Protozoen oder Parasiten.

Während Phlegmone und Abszeß v.a. über das Ödem zu einer akuten Dekompensation des ZNS führen können, stellen die durch Protozoen bzw. Parasiten entstandenen Zysten insofern einen Gefahrenherd dar, als sie platzen und dadurch akut zu einem Funktionsausfall führen können.

Abb. 8. Typisches Bild einer abakteriellen Meningoenzephalitis mit mantelförmig um die Gefäße herum angeordneten mononukleären Zellen und Zellunruhe innerhalb des Neuropils

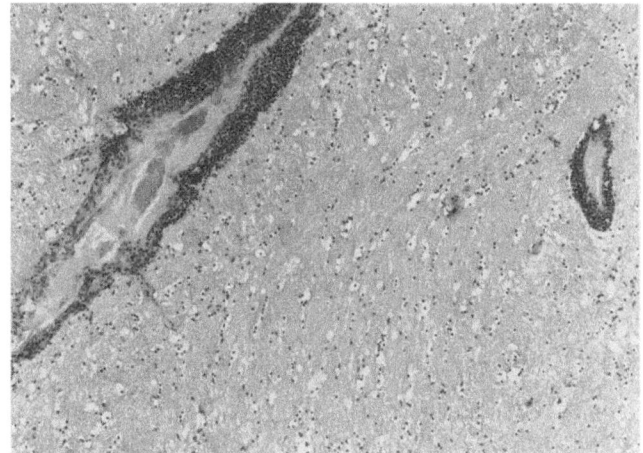

Die zuletzt genannten Infektionen sind ausgesprochen selten und treten z.T. endemisch auf. Erst im Rahmen der Ausbreitung der Immunmangelerkrankungen Aids und der Zunahme massiver zytostatischer Behandlungen nehmen auch die Fälle einer sog. opportunistischen Infektion des ZNS mit bisher extrem selten zu beobachtenden Erregern zu. Allerdings ist in diesen Fällen der akute, unerwartete Tod die Ausnahme: Zumeist entwickelt sich ein langdauerndes Krankheitsbild, dessen tödliches Ende erwartet wird.

Übersicht und Zusammenfassung

Der akute, natürliche Tod als Folge eines intrakraniellen Geschehens steht an 3. Stelle der Todesursachenstatistik von Janssen u. Naeve [18]. Zweifelsfrei denkt jeder Arzt, der mit der Todesursachenanalyse befaßt ist, regelmäßig auch an die Möglichkeit der ursächlichen Beteiligung des ZNS, besonders bei akuten Todesfällen junger Personen. In der Regel kann in diesen Fällen die Diagnose nur durch eine Obduktion geklärt werden.

Wenn auch in den meisten dieser Fälle bereits makroskopisch die Diagnose ins Auge springt, gibt es einerseits Fälle, die sich allenfalls mikroskopisch klären lassen, sowie Fälle, in denen auch die genaueste morphologische Untersuchung am Ende keinen Befund ergibt. Zu den zuerst genannten Fällen gehören zweifelsfrei die viralen Meningoenzephalitiden bzw. Enzephalitiden, während zur letztgenannten Gruppe v.a. die Fälle eines neuronal vermittelten Todes gehören, – ebenso wie Fälle eines frischen ischämischen Infarktes. Mithin kann trotz „leeren" neuropathologischen Befundes ein ZNS-Geschehen ursächlich für den Tod sein.

Leider fehlen bisher statistische Angaben über die relative Häufigkeit der einzelnen, oben aufgeführten Krankheitsprozesse als Ursache für den akuten Tod. Die eigenen Erfahrungen sprechen dafür, daß die akute hypertone Massenblutung sowie die Ruptur eines Hirnbasisaneurysmas und schließlich der „Tod im Anfall" die hierarchisch aufgebaute Diagnoseliste – in dieser Reihung – anführen. Alle übrigen Prozesse stellen demgegenüber eine Rarität dar, die häufig Anlaß für eine gesonderte Kasuistik ist.

Literatur

1. Adinolfi M (1991) The brain and the immune system. Dev Med Child Neurol 33: 829–833
2. Albert F (1982) Spontaneous haemorrhage in intracranial tumours. A clinical report of 50 cases. Acta Neurochir (Wien) 62: 133–144
3. Anderson JM, Milner RDG, Strich SJ (1967) Effects of neonatal hypoglycemia on the nervous system: a pathological study. J Neurol Neurosurg Psychiatr 30: 295–310
4. Angell M (1985) Disease as a reflection of the psyche. N Engl J Med 312: 1570–1572
5. Baron RC, Thacker SB, Gorelkin L, Vernon AA, Taylor WR, Choi K (1983) Sudden death among Southeast Asian refugees. An unexplained noctural phenomenon. JAMA 250: 2947–2951
6. Berg S (1984) Grundriß der Rechtsmedizin, 12. Aufl. Müller & Steinicke, München, S 183
7. Berry RC, Alpers BJ, Whites JC (1966) The site, structure and frequency of intracranial aneurysms, angiomas and arteriovenous abnormalities. In: Millikan CH (ed) Cerebrovascular disease. Williams & Wilkins, Baltimore, pp 40–72
8. Brismar J, Sundbarg G (1985) Subarachnoid haemorrhage of unknown origin: prognosis and prognostic factory. J Neurol 232: 277–279
9. Cannon WB 81957) „Voodoo" death. Psychosom Med 19: 182–190
10. Deanfield JE, Kensett M, Wilson RA, Shea M, Horlock P, DeLandsheere CM, Selwyn AP (1984) Silent myocardial ischaemia due to mental stress. Lancet II: 1001–1004
11. Devivo DC, Keating JP (1976) Reye's syndrome. Adv Pediatr 22: 175–180
12. Dimsdale JE (1977) Emotional causes of sudden death. Am J Psychiatry 134: 1361–1366
13. Ebhardt G, Müller W, Thun F, Wilcke O, Fischer R 81983) Spontaneous haemorrhages in intracerebral brain tumors and leukemia. Adv. Neurosurg 11: 157–164
14. Erbslöh F (1956) Das Diabetikergehirn in der Insulin-Hypoglykämie. In: Stich W, Maske H (Hrsg) Insulin und Insulintherapie. Kolloquium der I. und II. Medizinischen Klinik der Universität München 1955. Urban & Schwarzenberg, München Berlin, S 154–168
15. Graf CJ, Rossi NP (1975) Pulmonary edema and the central nervous system: A clinico-pathological study. Surg Neurol 4: 319–325
16. Hamburg DA (1983) Frontiers of research in neurobiology. Science 222: 1
17. Helpern M, Rabson SM (1945) Sudden and unexpected natural death: General considerations and statistics. N Y State J Med 45: 1197–1201
18. Janssen W, Naeve W (1975) Der plötzliche Tod aus natürlicher Ursache. In: Müller B (Hrsg) Gerichtliche Medizin. Springer, Berlin Heidelberg New York, S 248–304
19. Jay GW, Leestma JE (1981) Sudden death in epilepsy. A comprehensive review of the literature and proposed mechanisms. Acta Neurol Scand [Suppl] 82/63: 1–66
20. Jörgensen L, Torvik A (1966) Ischaemic cerebrovascular diseases in an autopsy series, part 1. J Neurol Sci 3: 490–509
21. Jörgensen L, Torvik A (1969) Ischaemic cerebrovascular diseases in an autopsy series, part 2. J Neurol Sci 9: 285–320
22. Kotila M (1984) Declining incidence and mortality of stroke? Stroke 15: 255–259
23. Krauland W (1961) Über die Quellen des akuten und chronischen subduralen Hämatoms. Thieme, Stuttgart (Zwanglose Abhandlungen aus dem Gebiete der normalen und pathologischen Anatomie, H 10)
24. Krauland W (1982) Verletzungen der intrakraniellen Schlagadern. Springer, Berlin Heidelberg New York
25. Kuller L (1966) Sudden and unexpected non-traumatic death in adults: A review of epidemiological and clinical studies. J Chronic Dis 19: 1165–1192
26. Kuller L, Lilienfeld A, Fisher R (1967) An epidemiological study of sudden and unexpected deaths in adults. Medicine 46: 341–361

27. Leestma JE (1988) Forensic neuropathology. Raven, New York
28. Levine SR, Brust JCM, Futrell N et al. (1990) Cerebrovascular complications of the use of the „crack" form of alkaloidal cocaine. N Engl J Med 323: 699–704
29. Locksley HB (1969) Natural history of subarachnoid haemorrhage: Intracranial aneurysms and arteriovenous malformations. Based on 6 368 cases in the cooperative study. In: Sahs AL, Perret GE, Locksley HB, Nishioka H (eds) A cooperative study. Lippincott, Philadelphia, pp 35–108
30. Luke JL, Helpern M (1968) Sudden unexpected death from natural causes in young adults. Arch Pathol 85: 10–17
31. Lund M (1968) Die Mortalität von Epileptikern. Sachverst 64: 77–97
32. McCormick WF, Nofzinger JD (1965) Saccular intracranial aneurysms. J Neurosurg 22: 155–159
33. Mohr JP, Caplan LR, Melski JW et al. (1978) The Harvard cooperative stroke registry: A prospective registry. Neurology 28: 754–762
34. Morin MA, Pitts FW (1970) Delayed apoplexy following head injury („traumatische Spät-Apoplexie"). J Neurosurg 33: 542–547
35. Oehmichen M (1990) Recent neuropathologic research in sudden infant death syndrome. Forensic Sci Prog 4: 128–139
36. Okudera T, Uemura K, Nakajima K, Fukasawa H, Ito Z, Katusauzawa T (1977) Primary pontine haemorrhage: Correlations of pathologic features with postmortem microangiographic, and vertebral angiographic studies. Mt Sinai J Med (NY) 45: 305–321
37. Pedal I, Oehmichen M (1981) Trauma und intrazerebrale Blutung bei Leukose. Med Welt 32: 1017–1020
38. Pedal I, Oehmichen M, Raff G (1984) Reye-Syndrom mit Pankreatitis und hypoxischer Hirnschädigung. Dtsch Med Wochenschr 109: 101–105
39. Peiffer J (1984) Neuropathologie. In: Remmele W (Hrsg) Pathologie, Bd.4. Springer, Berlin Heidelberg New York Tokyo, S 5–287
40. Rosin H (1979) Meningitis purulenta. Dtsch Med Wochenschr 104: 1277–1281
41. Russegger L, Twerdy K (1987) Zur Problematik des ärztlichen Gutachtens bei zerebralen Aneurysmarupturen. Nervenarzt 58: 439–442
42. Schnabel R (1986) Morphologische Aspekte bei cerebralen Anfallsleiden und ein Beitrag zum plötzlichen, unerwarteten, unerklärbaren Tod. Beitr Gerichtl Med 44: 159–177
43. Schütz H (1988) Spontane intrazerebrale Hämatome. Springer, Berlin Heidelberg New York Tokyo
44. Schwade ED, Otto O (1954) Mortality in epilepsy. JAMA 156: 1526
45. Shafer SQ, Brust CM, Healton EB (1990) Labelling „unexpected" deaths on a neurology service. Neurology 40: 1017–1019
46. Simmons RL, Martin AM Jr, Heisterkamp CA III, Ducker TB (1969) Respiratory insufficiency in combat casualities. II. Pulmonary edema following head injury. Am Surg 170/1: 39–44
47. Toole JF, Patel AN (1980) Zerebro-vaskuläre Störungen. Springer, Berlin Heidelberg New York
48. Williams RB (1990) The role of the brain in physical disease. Folklore, normal science, or paradigm shift? JAMA 262/14
49. Ziegler HK, Kamecke A (1967) Über den unerwarteten Tod von Epileptikern. Nervenarzt 38: 343–347
50. Zielinski JJ (1974) Epilepsy and mortality rate and cause of death. Epilepsia 15: 191–201
51. Zuccarello M, Pardatscher K, Andrioli GC, Fiore DL, Iavicoli R (1981) Brain tumours presenting as spontaneous intracerebral haemorrhage. Zentralbl Neurochir 42: 1–6

Allergie-Todesfälle

V. Schneider, G. Kunkel

Rechtsmedizinische Betrachtung

Wenn man aus gerichtsmedizinischer Sicht über Allergietodesfälle berichten soll, dann drängen sich einem 3 Fallgruppen auf, wobei die Fälle innerhalb der 3 Gruppen, bezogen auf das Gesamtobduktionsgut, allerdings nur einen kleinen Anteil ausmachen. Es sind die Todesfälle nach Insektenstichen, Todesfälle im Rahmen einer Asthmaerkrankung und schließlich die Allergietodesfälle nach der Einnahme bzw. Zufuhr von Medikamenten. Hier denkt man in erster Linie an Todesfälle bei Penizillinallergie.

Todesfälle bei Insektenstichallergie

Hierzu liegt eine Monographie von Müller [12] mit einem sehr umfangreichen Literaturverzeichnis vor.

Einleitend weist der Autor darauf hin, daß sich die erste Beschreibung einer allergischen Reaktion nach Insektenstich auf dem Sarkophag des ägyptischen Pharao Menes befinde. Dieser erste Herrscher über beide Reiche am Nil soll um das Jahr 2800 v.Chr. auf einer Seereise ans Ende der damaligen Welt beim Betreten eines Eilandes – Historiker vermuten, daß es sich um Großbritannien gehandelt hat – von einer Wespe gestochen und kurz darauf verstorben sein. Obwohl es in den letzten Jahren gelang, Einblick in die pathogenetischen Mechanismen der Insektenstichallergie zu erhalten, die wesentlichen antigenen Substanzen in Bienen- und Wespengift zu identifizieren und eine erfolgreiche kausale Behandlung in Form der spezifischen Hyposensibilisierung zu entwickeln, bleiben viele Fragen im Zusammenhang mit der Hymenopterenstichallergie weiter ungeklärt.

Durch die Stiche von Bienen und Wespen sterben in den USA jährlich ca. 40 Menschen, in der Bundesrepublik Deutschland führten in den Jahren 1979–1983 Stiche von Hornissen, Wespen und Bienen insgesamt 53mal zum Tode [15]. Nach Trübner et al. [17] liegt die Mortalität bei 0.09–0,45 Todesfällen/1 Mio. Einwohner. Wir selbst haben kürzlich über 2 Todesfälle nach Wespenstichen berichtet, die sich innerhalb von 2 Jahren ereignet haben [18]. Trübner et al. [20] berichten über 3 Todesfälle in den Jahren 1988 und 1989 aus dem Institut für Rechtsmedizin der Universität Hamburg. Während in der älteren Literatur Todesfälle nach einem einzelnen Stich als große Seltenheit bezeichnet werden [6], stellen diese in neuerer Zeit etwa 2/3 aller Todesfälle [7].

Für Todesfälle nach Hymenopterenstichen kommen im wesentlichen 3 pathogenetische Mechanismen in Frage:

1. Die Intoxikation durch multiple Stiche, wobei die Betroffenen meist mit generalisierten toxischen Reaktionen erst nach 2–3 Tagen sterben [6, 12].
2. Eine schwere anaphylaktische IgE-vermittelte Sofortreaktion nach einem oder wenigen Stichen, bei der Veränderungen im oberen oder unteren Respirationstrakt oder kardiovaskuläre Störungen die Todesursache sein können.
3. Eine Verlegung der oberen Atemwege durch Ödem bei Stichen am Hals und Kopfbereich, v.a. in der Mundhöhle. Auch hier liegt in der Regel eine allergische Reaktion, zumindest im Sinne einer schweren Lokalreaktion, zugrunde.

Zu der ersten Gruppe gehört der Fall, über den Ring et al. [15] berichteten.

Dabei handelte es sich um einen 81jährigen Imker, der von einem Bienenschwarm angegriffen wurde, wobei er sich über 1000 Bienenstiche zuzog. Bei Aufnahme in die Intensivstation war der Patient bewußtlos, Kopf und Oberkörper des Patienten waren mit Bienenstacheln übersät. Etwa 40 Bienen fanden sich in der Mundhöhle. Trotz Intensivbehandlung starb der Patient ca. 16 h nach dem Ereignis. Die Obduktion ergab einen frischen thrombotischen Verschluß der rechten Koronararterie. Ein pathogenetischer Zusammenhang zwischen dem Myokardinfarkt und den toxischen Effekten von Bestandteilen des Bienengiftes war zu diskutieren, konnte jedoch nicht bewiesen werden. Diskutiert wurde ferner, daß der Patient ursprünglich als Folge der Herzinfarktes in den Bienenschwarm am Boden gestürzt ist; die Stiche wären dann sekundär. In diesem Fall käme eine Intoxikation in Betracht, begünstigt durch die verschiedenen Grunderkrankungen (fortgeschrittene allgemeine Arteriosklerose mit Befall der Hirngrund- und Herzkranzgefäße, alter Verschluß der rechten inneren Halschlagader, alter Hirninfarkt rechts im Versorgungsgebiet der mittleren Hirnschlagader (Herzhypertrophie mit alten Infarktnarben). Die Autoren führen weiter aus, daß, wenn man davon ausgehen würde, daß bei einem Bienenstich ca. 50 µg Bienengift appliziert werden, der Patient schätzungsweise einer Menge von 50 mg Bienengift ausgesetzt gewesen wäre. Dabei wären bereits ca. 50 µg Histamin wirksam geworden. Bei einem geschätzten Plasmavolumen von 3 l könnte damit rechnerisch eine Konzentration von 167 ng/ml exogen zugeführten Histamins akut vorgelegen haben.

Die Zusammensetzung der Bienengifte, der Hummelgifte und der Wespengifte ist recht unterschiedlich. Die Ameisengifte sollen an dieser Stelle nicht weiter erwähnt werden, obwohl auch in diesem Zusammenhang schon Todesfälle beschrieben worden sind.

Das wichtigste biogene Amin im Bienengift ist das Histamin. Von praktischer toxikologischer Bedeutung unter den Peptiden sind das Melittin, das Apamin und das mastzell-degranulierende Peptid sowie unter den Enzymen die Phospholipase A_2. Beschrieben werden für das Bienengift auch die Hyaluronidase und eine saure Phosphatase. Eine Zusammenstellung aller heute bekannten pathophysiologischen Giftwirkungen findet sich in der Übersicht von Kroegel [9]. Die wesentlichsten Auswirkungen sind auf das Melittin und auf die Phospholipase A_2 zurückzuführen, auf deren direkte oder indirekte Zellschädigung und ihre Interferenz mit Enzymsystemen. In ihrer Wirkung potenzieren sich diese beiden membranaktiven Substanzen gegenseitig [12]. Über Histaminrezeptoren am Herzen sind aber auch Rhythmus- und Erregungsleitungsstörungen durch das Histamin denkbar [15].

Das Gift der Hummel ist dem der Honigbiene ähnlich.

Die 3 Hauptallergene im Wespengift sind Phospholipase, Hyaluronidase und Antigen 5.

Bei multiplen Stichen (Intoxikation) können Hämolyse und Rabdomyolyse zum akuten Nierenversagen infolge tubulärer Nekrose führen. Aufgrund des Leberparenchymschadens kann es zum Ikterus kommen mit Anstieg der Transaminasen und Abfall der leberabhängigen Gerinnungsfaktoren. Auch eine disseminierte intravaskuläre Gerinnung ist beobachtet worden. Bei ausgedehnter subkutaner Flüssigkeitssequestration kann sich eine solche Hämokonzentration einstellen, daß es zu einem hypovolämischen Schock kommt. Krämpfe und Bewußtseinstrübung bis zum Koma wird man auf das Hirnödem zurückzuführen haben. Der Tod tritt bei der Intoxikation meist erst mit einer Latenz von mehreren Tagen ein [12].

Bei der tödlichen Insektenstichallergie ist die Überlebenszeit nach dem Stichereignis meist kurz. Die Ergebnisse verschiedener Studien zeigen, daß 59–92% der Patienten innerhalb der 1. Stunde starben und 81–96% innerhalb des 1. Tages. Hierzu ein eigener Fall, über den an anderer Stelle bereits berichtet worden ist [18]:

Fallbeschreibung:

Der 43jährige Arbeiter G.C. gab an, während einer Arbeitspause von einer Wespe in die rechte Ferse gestochen worden zu sein. Dies konnte von einem Arbeitskollegen bestätigt werden, der sowohl die Einstichstelle als auch die aus dem Schuh wegfliegende Wespe gesehen hatte. Der Aufforderung, einen Arzt aufzusuchen, ist Herr C. zunächst nicht nachgekommen. Dem Arbeitskollegen fiel auf, daß sich das Gesicht von Herrn C. rötete bei gleichzeitiger Anschwellung der Augenlider. Herr C. soll geäußert haben, daß er gegen Bienen- bzw. Wespenstiche allergisch sei. Unter zunehmender Verschlechterung des Allgemeinzustandes gelang es ihm noch, ein in der Nähe gelegenes Krankenhaus aufzusuchen. Nach Auskunft einer Ärztin kam er in eines der Schreibzimmer, setzte sich auf einen Stuhl, wollte Schuh und Strumpf ausziehen, fiel dabei vornüber, verfärbte sich livid und war kurze Zeit später nicht mehr ansprechbar und pulslos.

Ärztliche Maßnahmen: Cortisonpräparate i.v., Plasmaexpander, künstliche Beatmung, O_2-Zufuhr, Rettungswagen. Bei Übernahme durch den Notarzt bestanden bereits die Zeichen des klinischen Todes; die Herz-Kreislauffunktionen konnten zwar wieder in Gang gebracht werden, aufgrund des inzwischen eingetretenen Hirntodes wurden die Reanimationsmaßnahmen dann aber 7h nach dem Wespenstich abgebrochen. Während der Reanimation soll sich eine Rötung und Schwellung an den Unterschenkeln, rechts stärker als links, wieder zurückgebildet haben.

Bei der Obduktion fand sich ein Hirnödem und eine unterschiedlich starke Hyperämie der Lungen. Die Koronararterien zeigten eine mäßige Sklerose. Ein Insektenstich an der rechten Ferse war auch bei Lupenbetrachtung nicht festzustellen. Im Radio-Allergen-Sorbent-Test (RAST) gelang der Nachweis wespengiftspezifischer Antikörper. Nachträglich wurde in Erfahrung gebracht, daß Herr C. seit ca. 5 Jahren an Asthma bronchiale litt und daß er gegen Ei und Haustiere allergisch gewesen sei. Auch soll er früher schon einmal nach einem Insektenstich ärztlich behandelt worden sein, wie auch der Sohn des Verstorbenen (familiäre Häufung). Das von der Staatsanwaltschaft geführte Todesermittlungsverfahren ist nach Abschluß der Untersuchungen eingestellt worden. Die zuständige Berufsgenossenschaft interessierte darüber hinaus die Frage, ob es sich hier um ein Unfallgeschehen mit tödlichem Ausgang gehandelt hat. Diese Frage wurde bejaht; die Berufsgenossenschaft hat sich dann dieser Einschätzung angeschlossen.

In anderen Fällen wird man, besonders bei Bienenstichen, die betroffene Hautstelle bei Lupenbetrachtung finden können (Abb. 1).

Bemerkenswert an den 3 Fällen, über die Trübner et al. [20] berichteten, war, daß sich in 2 Fällen serologisch keine Hinweise auf eine Insektenstichallergie ergeben haben, d.h. ein negativer RAST schließt einen tödlichen Insektenstich nicht von vornherein aus. Aber auch sonst muß mit einer Dunkelziffer von Todesfällen nach Insek-

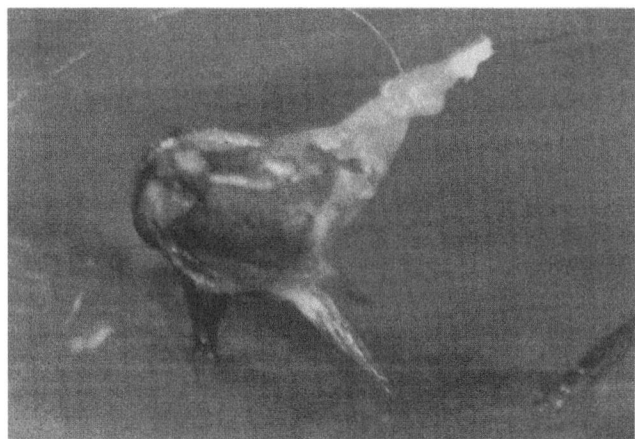

Abb. 1. Stechapparat der Honigbiene (Apis mellifera) mit Giftblase und Ganglion direkt nach dem Einstich. (Aus Schneider et al. 1986)

tenstichen gerechnet werden. In vielen Fällen wird sicher an die Möglichkeit erst gar nicht gedacht, besonders dann natürlich, wenn bei der Obduktion krankhafte Veränderungen, insbesondere am Herz-Kreislauf-System festgestellt werden können, die für sich allein schon todesursächlich sein könnten. Trübner et al [20] kommen in ihrer Arbeit zu folgenden Schlußfolgerungen:

1. Eine genaue Erfragung der Vorgeschichte sowohl der unmittelbaren, als auch der mittelbaren, ist bei Verdacht auf einen tödlichen Insektenstich unerläßlich.
2. Eine Sektion zur umfassenden Todesursachenklärung, insbesondere auch zum Ausschluß konkurrierender Todesursachen ist anzustreben, auch um z.b. versicherungsrechtlichen Fragestellungen gerecht zu werden.
3. Serologische Untersuchungen an möglichst frühzeitig postmortal entnommenem Blut sind im Hinblick auf die Vervollständigung der Diagnose durchzuführen.
4. Von einer höheren Dunkelziffer an Todesfällen nach Insektenstichen muß ausgegangen werden, da die Sektionsbefunde oft unspezifisch sind, nicht immer Zeugen bei im Freiem Verstorbenen Auskunft über die letzten Minuten geben können und serologische Untersuchungen auf Insektengifte nicht zur Routinediagnostik gehören, sowie u.U. negative Ergebnisse zeigen.

Hummel u. Slapke [4] fanden bei 10% der Bienengiftintoleranten und bei 30% der Wespengiftintoleranten keine giftspezifischen Antikörper.

Der Vollständigkeit halber sei abschließend noch darauf hingewiesen, daß auch schon Selbsttötungen durch „Sich-Stechen-Lassen" beschrieben worden sind.

Plötzliche Todesfälle bei Asthmatikern

Obwohl das Krankheitsbild des Asthma bronchiale schon seit langer Zeit bekannt ist, wird ihm erst in den letzten Jahren zunehmend Aufmerksamkeit geschenkt. Nach einer langen Periode kontroverser Diskussion gilt der mögliche akute Tod infolge Asthma heute als unbestritten. In Amerika sterben jährlich etwa 2000 Menschen am Asthma bronchiale, für Australien werden 600 Todesfälle angegeben. In England soll sich die Mortalität in den Jahren zwischen 1959 und 1966 bei 5–34 Jahre alten Patienten verdreifacht haben, bei den 10 bis 14jährigen soll sie um das 7fache angestiegen sein. In dieser Gruppe ist das Asthma die vierthäufigste Todesursache geworden. Ein Anstieg der Todesfälle im gerichtsmedizinischen Obduktionsgut wird ebenfalls beobachtet.

Nach einer eigenen Untersuchung (1956–1986) gelangte anfänglich höchstens 1 Fall pro Jahr zur gerichtlichen Obduktion, im Jahre 1986 waren es bereits 10 Fälle (1% aller Obduktionen). Am häufigsten waren dabei die Altersklassen zwischen 20 und 30 und zwischen 40 und 50 Jahren vertreten [16]. Zur gleichen Einschätzung kommen auch Gerling et al. [3]. Sie berichten über den plötzlichen Tod von 24 Patienten mit Hinweis auf ein Asthma bronchiale in der Vorgeschichte. Bei 16 Patienten war das Asthma bronchiale die eigentliche Todesursache. Und weiter: „In unserem Sektionsgut fiel in den vergangenen Jahren eine Häufigkeit von plötzlichen und unerwarteten Todesfällen in Verbindung mit einer Asthmaerkrankung auf".

Dem Krankheitsbild liegen im wesentlichen 3 pathologische Mechanismen zugrunde: Verstopfung der Atemwegslichtungen durch Schleim, Schleimhautverdickung infolge eines entzündlichen Ödems und Spasmen der glatten Bronchialmuskulatur. Die grobe Einteilung in endogen bzw. exogen ausgelöstes Asthma bronchiale ist auch heute noch gebräuchlich. Auch zählt das Asthma bronchiale zu den klassischen psychosomatischen Erkankungen. In dem Untersuchungsgut von Gerling et al. [3] war die Hälfte der Patienten psychisch krank oder auffällig. Zweimal erlagen die Asthmatiker ihrem Leiden im Krankenhaus bzw. in einer Arztpraxis, 14mal schafften es die Patienten nicht mehr, einen Arzt oder ein Krankenhaus zu erreichen. Daraus ergibt sich schon die Kürze des Anfalls, wobei letztlich nicht gesagt werden kann, warum gerade dieser letzte Anfall zum Tode geführt hat. Die Untersuchung ergab nur soviel, daß bei keinem Asthmatiker der tödliche Anfall und damit der Tod aus einer Periode völliger Beschwerdefreiheit heraus eingetreten ist.

Unter den Obduktionsbefunden stand in den eigenen Untersuchungen die Überblähung der Lungen ganz im Vordergrund (84%); es folgen dann: zäher Schleim in den Atemwegen (62%), Rechtsherzhypertrophie bzw. -dilatation (40%) Stauungszeichen bzw. -induration (30%), Bronchialschleimhautverdickung (25%) und Tracheitis bzw. Bronchitis (19%).

Fall 1
Die 55 Jahre alt gewordene Frau D. wurde morgens leblos im Bett von ihrem Sohn aufgefunden. Der hinzugezogene Notarzt konnte nur noch den Tod feststellen. Frau D. litt seit Jahren an Asthma bronchiale. Zu Arztbesuchen mußte sie von den Angehörigen förmlich gezwungen werden. Seit Jahren bestand ferner eine Alkoholproblematik.

Obduktionsbefunde:
Zyanotisch verfärbtes aufgedunsenes Gesicht. Deutliche Lippen- und Nagelbettzyanose. Leichtes Hirnödem. Massiv überblähte Lungen. Grauglasiger fadenziehender Schleim in den Atemwegen. Gerötete Schleimhaut der Luftröhre. Beidseits muskelhypertrophiertes Herz. Ausweitung der rechten Herzkammer. Chronisch gestaute Fettleber. Blutfülle der inneren Organe (s. Abb. 2a,b).

Forensische Fragen können sich aus dem Vorwurf eines ärztlichen Behandlungsfehlers ergeben, ferner sind auch Unfälle denkbar während eines Asthmaanfalls (z.B. Arbeitsunfälle, Verkehrsunfälle). In der Studie von Gerling et al. [3] wird über eine Patientin berichtet, die sich während eines Asthmaanfalls suizidiert hat. Die Asthmaerkrankung bestand zwischen 2 und 46 Jahren. Eine Häufung fanden wir im Juni, möglicherweise als Ausdruck einer besonderen Pollenbelastung. Die meisten Todesfälle ereigneten sich zu Hause, am häufigsten während der Nacht bzw. in den frühen Morgenstunden und an den Wochenenden. Instruktiv ist folgender Fall:

Fall 2
Die 21 Jahre alte Frau H. erlitt in ihrer Wohnung einen Asthmaanfall. Sie bat ihre Freundin telefonisch um Hilfe, diese traf sie hinter der geöffneten Wohnungstür hockend und röchelnd an. Frau H. soll mehrmals gezuckt haben und dann bewußtlos geworden sein. Wiederbelebungsversuche durch den Notarzt blieben erfolglos. Bei der gerichtlichen Leichenöffnung fand sich eine starke Blähung der Lungen sowie zäher Schleim in den Atemwegen. Die chemisch-toxikologische Untersuchung ergab Theophyllin in einer Konzentration und Verteilung wie bei Aufnahme in therapeutischer Dosis kurz vor dem Tode. Das Gesamt-IgE war mit 181 U/ml etwas erhöht. Spezifische Antikörper konnten allerdings nicht nachgewiesen werden. In diesem Fall ist von der Verstorbenen die Schwere des Asthmaanfalls möglicherweise zu lange falsch eingeschätzt worden, so daß ärztliche Hilfe letztlich zu spät gekommen ist.

Abb. 2a. Subpleurales Lungengewebe mit überblähten Lungenbläschen und dünn ausgezogenen bzw. rarifizierten Alveolarsepten. (HE-Färbung; Vergr. 80:1)
b. Querschnitt eines Luftröhrenastes mit hypertrophierter Wandmuskulatur; die Lichtung durch Schleim und Zelldetritus völlig verlegt. (HE-Färbung; Vergr. 37:1)

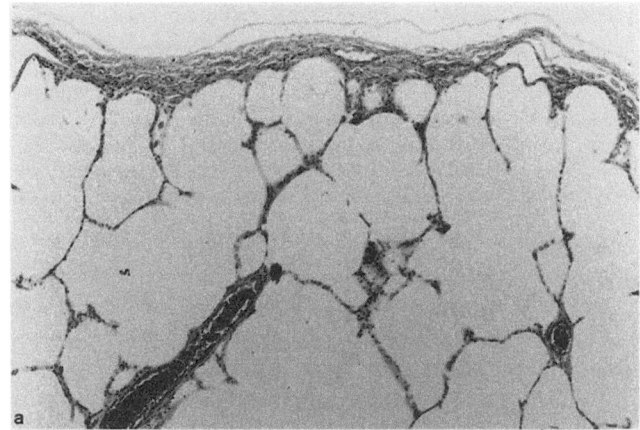

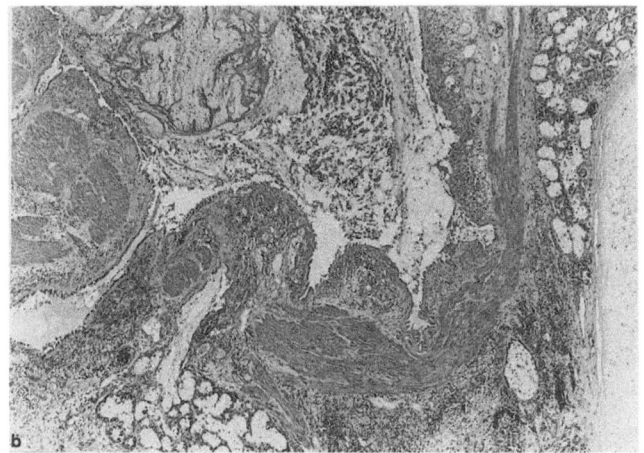

Todesfälle bei Penizillinallergie

Penizilline sind die am meisten verwendeten Antibiotika und wahrscheinlich die häufigste Ursache einer Medikamentenallergie (75 % aller anaphylaktischen Todesfälle). Neben den unerwarteten Todesfällen kurz nach Applikation von Penizillinpräparaten im Rahmen einer immunologischen Sofortantwort können aber auch nichtallergische sog. embolisch-toxische Reaktionen auftreten.

Letztere sind als Hoigné-Syndrom bei versehentlicher i.v.-Injektion bzw. als Nicolau-Syndrom bei arteriell-embolischem Geschehen bekannt. Post mortem lassen sich die beiden embolischen Geschehen vom anaphylaktischen Zwischenfall durch morphologische Substrate und durch den Nachweis des embolisierten Materials trennen.

Bei der allergischen Penizillinreaktion werden verschiedene Verlaufsformen beschrieben, so die Sofortreaktionen, die plötzlich innerhalb von Sekunden und bis zu einer

Stunde nach Penizillinverabreichung beginnen, ihnen folgt Genesung oder Tod. Der Charakter der Sofortreaktion zeigt, daß Antikörper bereits als Ergebnis einer vorherigen Berührung mit Penizillin vorhanden sein müssen.

Die allergischen Spätreaktionen umfassen Hautmanifestationen verschiedener Art und Reaktionen im Sinne einer Serumkrankheit. Bei Spätreaktionen brauchen keine Kontakte mit Penizillin vorangegangen zu sein. Die Reaktionen treten erst einige Tage nach dem Beginn einer Reihe von Penizillinverabreichungen auf. In diesem Zeitraum haben sich die Antikörper gebildet.

In einer eigenen Untersuchung wurde über 6 Todesfälle berichtet, die in den letzten 25 Jahren im Institut für Rechtsmedizin der Freien Universität Berlin zur Untersuchung gelangt sind und die offensichtlich im Zusammenhang mit der Gabe von Penizillin standen [17]. In einem Fall ist die behandelnde Ärztin wegen fahrlässiger Tötung zu einer Geldstrafe verurteilt worden. In diesem Fall erhielt die Patientin ein Penizillinpräparat i.v., das nur intramuskulär gegeben werden darf.

Im Rahmen der weitergehenden Untersuchungen können am Leichenmaterial chemisch-toxikologisch Penizillinbestimmungen durchgeführt werden; auch der Nachweis von Begleitstoffen ist möglich. Die bakteriologische Wirksamkeit (Leichenblutserum) kann mikrobiologisch ausgetestet werden, ferner hat der Radio-Allergen-Sorbent-Test (RAST) große Bedeutung erlangt (Nachweis von spezifischen IgE-Antikörpern). Der Bakteriophagenhemmtest soll bezüglich der Empfindlichkeit den immunologischen Verfahren nicht nachstehen.

Die Sensibilisierungsrate der Penizilline liegt je nach Applikationsart, Applikationshäufigkeit und der Art des untersuchten Patientenmaterials zwischen 0,7 und 10%. Bei 5–8% der Weltbevölkerung zeigt sich eine Penizillinüberempfindlichkeit. In den meisten Fällen handelt es sich um wenig schwere Reaktionen. In 0,01–0,05% der Fälle sind allerdings schwerere Reaktionen bis zu Anaphylaxie und Tod zu beobachten. Das Risiko einer Sensibilisierung liegt bei oraler Therapie bei 0,1%, für die Injektion bei 1% und wenn Penizillin direkt auf die Haut oder die Schleimhäute gebracht wird bei 10%. Dabei treten anaphylaktische Schocks bei 1–4 von 10000 mit Penizillin behandelten Patienten auf und jeder 10. Schock endet tödlich.

Bei der Begutachtung wird man zunächst die Frage zu prüfen haben, ob die Penizillingabe überhaupt medizinisch indiziert war. Dann geht es darum, ob die Applikation in der vorgeschriebenen Weise und nach anerkannten Regeln vorgenommen wurde. Schließlich wird man zu fragen zu haben, ob eine Überempfindlichkeit bereits bekannt war und schließlich, ob das ärztliche Verhalten nach dem Zwischenfall zweckmäßig und folgerichtig war.

Jeder Patient, der Penizillininjektionen erhält, sollte mindestens 30 min in der Praxis des Arztes bleiben, um Beschwerden, die einen anaphylaktischen Schock ankündigen, sofort erkennen zu können. Rechtzeitig eingeleitete Notfallmaßnahmen haben in den meisten Fällen den tödlichen Ausgang verhindern können.

Die eigenen Fälle ließen folgende Schlüsse zu:
- Aus der Tatsache, daß ein Patient zuvor immer wieder Penizillinpräparate ohne Komplikationen vertragen hat, darf nicht gefolgert werden, daß bei erneuter Penizillinbehandlung mit Zwischenfällen nicht zu rechnen ist.
- Andererseits wird man jede auch nur geringste Reaktion, die aus der Vorgeschichte bekannt ist, sehr ernst nehmen müssen.
- Schließlich wird man aus der Tatsache, daß der Patient angibt, noch niemals mit Penizillin behandelt worden zu sein, nicht den Schluß ableiten können, daß ein Zwi-

schenfall unmöglich sei. Eine Sensibilisierung kann zuvor durchaus auch auf andere Weise erfolgt sein.

Die geringe Zahl von tödlichen Zwischenfällen bei Penizillinallergien im rechtsmedizinischen Obduktionsgut ist sicher nicht gleichzusetzen mit der überhaupt nur geringen Zahl von Todesfällen dieser Art. Viel eher dürfte der Schluß zu ziehen sein, daß Fälle dieser Art selten zur gerichtlichen Leichenöffnung kommen, weil in den meisten Fällen vielleicht ein „natürlicher Tod" im Leichenschauschein vermerkt wird, entweder aus Unkenntnis der Zusammenhänge oder aber unter der Vorstellung, daß das Grundleiden, das Anlaß zur Verabreichung von Antibiotika gegeben hat, möglicherweise ausreichend erscheint, um den Tod aus krankheitsbedingter Ursache zu erklären.

Klinische Betrachtung

Unerwartete Todesfälle in Klinik und Praxis in bezug auf allergische Reaktionen beruhen in der Regel auf einer anaphylaktischen Reaktion (AR) als Folge einer Sensibilisierung des Organismus. Die AR stellt die am meisten gefürchtete Komplikation bei immunologischen Reaktionen dar.

Die klinischen Symptome als Folge der AR werden durch eine akute Freisetzung chemischer Mediatoren (Histamin, Stoffwechselprodukte des Arachidonsäurezyklus wie Prostagladine und Leukotriene, PAF (platelet-activating factor), Kininneubildung) bedingt.

Andere akute klinische Reaktionen mit dem Bild der AR wie die Freisetzung von Entzündungsmediatoren durch histaminfreisetzende Substanzen, wie z.B. nichtsteroidale Entzündungshemmer, ASS, Compund 4880, Dextran, stellen ebenfalls eine Reaktion des Organismus auf chemische Mediatoren dar, sind jedoch im immunologischen Sinne nicht als Anaphylaxie zu betrachten, da hierfür das Vorhandensein von spezifischem IgE notwendig ist.

Der Begriff Anaphylaxie wurde am Anfang des Jahrhunderts von Portier u. Richet [14] geprägt. Zu Beginn der Antiobiotikaära kam es zu einer deutlichen Zunahme anaphylaktischer Reaktionen, insbesondere auf Penicillin. Neue Medikamente und neue chemische Substanzen werden in der heutigen Gesellschaft kontinuierlich entwickelt und bewirken hiermit eine Zunahme möglicher Ursachen für anaphylaktische Reaktionen.

Die klassischen Allergene wie Pollen, Nahrungsmittel und insbesondere Insektengiftbestandteile sind zahlenmäßig in den Hintergrund getreten, spielen jedoch bei der Beurteilung unerwarteter und unklarer Todesfälle in Klinik und Praxis weiterhin die entscheidende Rolle, da hierbei die Abschätzung zum auslösenden Allergen besonders schwierig ist.

Mit Ausnahme der Tatsache, daß die Antigenexposition per se einen Risikofaktor darstellt, ergeben sich bis heute keine Hinweise, daß Rasse, Alter, Geschlecht, Beruf oder geografische Faktoren prädisponierende Faktoren für die Entwicklung einer Anaphylaxie sind, allerdings muß eingeräumt werden, daß es infolge von Zweiterkrankungen, wie z.B. Asthma bronchiale, koronare Herzkrankheit etc. häufiger zu Todesfällen kommt als bei gesunden Individuen, da die anaphylaktische Reaktion an lebenswichtigen Organen wie Lunge und Herz heftiger abläuft und therapeutisch schwerer zu beeinflussen ist. Ein gering erhöhtes Risiko scheint darüberhinaus bei Patienten mit Atopie vorzuliegen [8, 10].

Die exakte Inzidenz von anaphylaktischen Reaktionen ist bis heute nicht bekannt, jedoch existieren einige Schätzungen. Die Gesamtinzidenz tödlicher AR wird von

Orange u. Gordon [13] auf 0,4/Mio. und Jahr geschätzt. Schätzungen für Penicillin liegen bei 40 Todesfällen auf 100000 Injektionen [5]. Die Mortalität für AR nach Insektenstichen wird mit 0,2/Mio. angegeben, wobei davon auszugehen ist, daß auf 10000 Personen eine schwerwiegende Reaktion zu rechnen ist [2].

Die Anzahl von AR während der Immuntherapie mit Allergenextrakten (Pollen, Staubmilbe) ist nicht bekannt. Todesfälle dürfen bei lege artis durchgeführter Injektionstherapie allerdings selten sein. Die in den letzten Jahren nachweisbare Mortalität ist auf Fehler bei der Durchführung zurückzuführen und spiegelt einen zumindest in Deutschland schlechten Ausbildungsstand der durchführenden Ärzte wider.

Generell sind Proteine, Polysaccharide und Haptene in der Lage, AR hervorzurufen. Die Anzahl der Substanzen, die eine AR auslösen können, ist lang und ständig wachsend (s. Übersicht unten).

Von besonderer Bedeutung in bezug auf unklare Todesfälle jedoch sind heute weiterhin Proteine, Insektengifte, Enzyme und Nahrungsmittel einzustufen, als Haptene sind insbesondere Antibiotika, Procain und Pyribenzamin zu erwähnen.

Häufigste Substanzen, die zu einer AR beim Menschen führen können:

Proteine:	Haptene:
Hormone:	Antibiotika,
Insulin,	Penizillin
ACTH,	Tetrazykline,
Parathormon,	Streptomycin,
Methylprednisolon;	Kephalosporin,
Enzyme:	Nitrofurantoin.
Chymotrypsin,	
Chymopapain,	Verschiedenes:
Insektengifte,	
Pankreatin;	Dyecholin,
	Bromsulfthalein,
Pollen	Procain,
Nahrungsmittel:	Pyribenzamine,
Hühnereiweiß,	Meprobamat,
Milch,	Vitamine (Thiamin,
Nüsse,	Folsäure).
Fisch,	
Schalentiere.	

Die Übersicht macht deutlich, wie wichtig die Erhebung einer Nachanamnese bei unklaren Todesfällen ist, um die nachweisbaren pathologisch anatomischen Veränderungen zu deuten.

Nach erfolgter Antigenexposition treten die ersten Symptome der AR innerhalb von Sekunden bis Minuten (5–10 min) auf. Die Beteiligung mehrerer Organsysteme ist typisch. Nur in Einzelfällen ist nur ein Organsystem, z.B. die Lunge, beteiligt. Normalerweise sind folgende Systeme betroffen: kardiovaskuläres System, Respirationstrakt, Gastrointestinaltrakt und Haut, wobei folgende Befunde hervorzuheben sind: Generalisierter Juckreiz, Hautrötungen, Benommenheit, Übelkeit, Brechreiz, krampfhafte abdominelle Schmerzen, Atemnot, Extrasystolen, Engegefühl im Halsbereich, Schwellung von Gesicht und Augen. Etwa 70% der Betroffenen haben eine Mitbeteiligung der tieferen Atemwege [2], beginnend mit Heiserkeit, Stridor, Dysphonie, basierend auf einem zunehmenden Angioödem. Da die AR völlig unerwartet auftritt, gibt es keine sicheren Angaben über die vaskuläre Reaktion. Einzelbeobachtungen lassen annehmen, daß der zirkulatorische Kollaps eher sekundär durch periphere Vasodilatation und verminderten venösen Rückstrom zu erklären ist [19].

Folgende Übersicht zeigt eine Einteilung der Schweregrade der allergischen Reaktionen auf Hymenopterenstiche (mod. nach H.L. Müller [11]):

Grad 0	:	Starke Lokalreaktion (> 10 cm, Dauer > 24 h)
Grad I	:	Generalisierte Urtikaria, Pruritus, Übelkeit
Grad II	:	Beliebige Symptome aus Grad I *und* Angioödem, Engegefühl, Erbrechen, Durchfall, Schwindel
Grad III	:	Beliebige Symptome aus Grad I–II *und* Atemnot, Giemen, Stridor, Dysphagie, Dysarthrie, Heiserkeit, Schwäche, Benommenheit, Todesangst
Grad IV	:	Beliebige Symptome aus Grad I–III *und* Blutdruckabfall, Kollaps, Bewußtlosigkeit, Inkontinenz, Zyanose, Atem- und Kreislaufstillstand

Der dramatische klinische Verlauf bei der systemischen anaphylaktischen Reaktion macht diagnostisch meist keine Schwierigkeiten, wenn eine entsprechende Anamnese vorliegt. Generell müssen jedoch einige differentialdiagnostische Überlegungen mit Bezug auf vaskuläre, kardiale oder neurologische Krankheitsbilder angestellt werden. So sind differentialdiagnostisch Lungenembolie, akuter Myopkardininfarkt, Arryhthmien, Fremdkörperaspiration, akute Asthmaanfälle, das heriditäre Angioödem oder eine Reaktion auf nichtsteroidale Entzündungshemmer sowie Immunkomplex und komplementvermittelte Reaktionen nach Transfusionen abzugrenzen. Vasovagale Reaktionen sind sicher leicht zu erkennen und führen auch nicht zum Tode.

Besonderes Augenmerk ist zu richten auf die Einnahme von Aspirin oder von nichtsteroidalen Entzündungshemmern, insbesondere unter dem Aspekt des zunehmenden kritiklosen Verbrauchs solcher Substanzen, wobei hier insbesondere Patienten mit Vorschädigungen, z.B. Asthma bronchiale gefährdet sind. Hierbei beruht die Reaktion auf einer nicht immunologisch vermittelten Freisetzung von Mediatoren aus Zielzellen (Mastzellen).

Die wohl häufigste Ursache einer nicht IgE-vermittelten Anaphylaxie sind Radiokontrastmittel, die wahrscheinlich auf einer Komplementaktivierung beruhen [1].

Grundlage der immunologisch vermittelten AR ist der Sensibilisierungsvorgang des einzelnen Patienten. Voraussetzung für die Sensibilisierung ist die Erkennung des Antigens durch T und B-Lymphozyten und Makrophagen. Das Antigen wird durch Makrophagen den T- und B-Lymphozyten präsentiert und führt zu einer lymphozytären Reaktion durch Zellkontakt und/oder lösliche Faktoren wie Lymphokine und Monokine. Dabei bewirken die T-Lymphozyten die Immunantwort, die von ihnen gesteigert oder heruntereguliert werden kann (T-Helfer- und T-Suppressorzellen). Der B-Lymphozyt entwickelt sich zunächst antigenunabhängig aus Stammzellen im Knochenmark, die antigeninduzierte Differenzierung zur Plasmazelle erfolgt später in den Follikeln des lymphoretikulären Gewebes. Zunächst differenziert sich die B-Gedächtniszelle, die dann nach erneuter Antigenzufuhr zur Weiterdifferenzierung zur Plasmazelle aktiviert wird. Hierbei handelt es sich um eine klonale Expansion, letztendlich mit der Bildung von spezifischem IgE durch die entsprechenden Zellklone. Die IgE-Synthese wird genetisch kontrolliert („immune-response-gene" assoziiert mit HLA-Typus).

Im Anschluß an die Synthese bindet sich IgE mit hoher Affinität an Mastzellen und basophile Granulozyten (Fc-Teil), darüberhinaus jedoch auch an Makrophagen, Lymphozyten, Eosinophile und Thrombozyten. Bei erneutem Kontakt mit dem Antigen kommt es zu Kopplung des Antigens an 2 benachbarte IgE-Antikörper auf der Zelloberfläche der Zielzellen und damit wird die Degranulation mit der Freisetzung von chemischen Mediatoren mit allen Konsequenzen für die anaphylaktische Reaktion eingeleitet.

Die Bestimmung von IgE und spezifischem IgE auf die zuvor angegebenen Substanzen (insbesondere Insektengift, Pollen, Nahrungsmittel, Penicillin) kann bei unklaren Todesfällen von besonderer Bedeutung sein.

Die Gesamt-IgE-Bestimmung sowie die spezifische IgE-Bestimmung erfolgt aus Serumproben mit radioimmunologischer bzw. ELISA-TEchnik (RIST, PRIST, CAP-System), sowie durch neuere Verfahren, die im Gegensatz zu der Allergenbindung an Zelluloseschreibchen mit anderen Allergenträgern arbeiten (Wollfaden, Magnetpartikel, DHLCA, Magic lite, Fast, Mast). Die Bestimmung im Serum kann als Screening-Untersuchung auch mit dem Phadiatoptest (Kopplung von den 10 wichtigsten Inhalationsallergenen an Zelluloseschreibchen) im Sinne der Ja-Nein-Antwort: Allergie oder Nichtallergie vorgenommen werden. Dies ist jedoch bis heute nur für Inhalationsallergene möglich.

Da vom Gerichtsmediziner saubere Serumproben meist nicht mehr gewonnen werden können, ist man mit der Untersuchung auf Gewebssäfte, am besten noch Herzblut, angewiesen. Erfahrungen mit diesem Untersuchungsmaterial sind bisher selten, führen in Einzelfällen jedoch zu einer Absicherung der Diagnose. Sie sollten auf jeden Fall durchgeführt werden.

Eine weitere Möglichkeit besteht in der Bestimmung von Tryptaseaktivität im Serum oder in Gewebssäften, ein Enzym, das ausschließlich aus Zielzellen (Mastzellen) stammt und zumindest den Nachweis zuläßt, daß eine Antigen-Antikörperreaktion stattgefunden hat. Allerdings muß einschränkend gesagt werden, daß eine allergenspezifische Aussage mit dem Nachweis von Tryptase nicht möglich ist.

Problematisch in bezug auf die Bestimmung von Gesamt-IgE, spezifischem IgE und auch Tryptase ist die Zeitdauer zwischen Todeseintritt und Entnahme der Materialprobe. In tiefgefrorenem Zustand kann die Gesamt-IgE- bzw. spezifische IgE-Bestimmung noch Wochen später erfolgen. Lagerung bei Zimmertemperatur läßt den Antikörpergehalt (IgE) relativ schnell absinken, so daß die gemessenen Werte, wenn sie nicht das Signifikanzniveau überschreiten, nach ca. 4–8 Tagen keine Aussage mehr zulassen. Der Zeitraum für die Tryptasebestimmung muß noch weiter eingeengt werden (auf ca. 72h).

Die Beurteilung der Meßwerte erfolgt normalerweise für Gesamt-IgE in Units/ml, wobei Werte von über 100 U/ml eine Allergie anzeigen können. Die Bewertung der spezifischen IgE-Parameter erfolgt über eine Klasseneinteilung von 0 bis 4, wobei in Abhängigkeit von dem Allergen Klassen von > 1 als Sensibilisierung gedeutet werden können. Ganz sicher ist die indviduelle Sensibilisierung abhängig von den nachweisbaren IgE-Klassen. Über den Meßparameter Tryptase liegen bei unklaren Todesfällen bisher keine Erfahrungen vor.

Literatur

1. Arroyave CM, Bhat KN, Crown R (1976) Activation of the alternative pathway of the complement system by radiographic contrast media. J Immunol 117: 1866
2. Barnard JH (1973) Studies of 400 hymenoptera sting deaths in the United States. J Allergy Clin Immunol 52: 259
3. Gerling I, Pribilla O, Volkamer C (1990) Der plötzliche unerwartete Tod bei Asthmatikern. Internist Prax 30: 659–666
4. Hummel S, Slapke J (1990) Insektenstichreaktionen – Allergie und Intoleranz. Med Aktuell 16: 342–344
5. Idsoe O, Gruthe T, Wilcox RR, de Weck AL (1968) Nature and extent of penicillin side-reactions with particular references to fatalities from anaphylactic shock. Bull WHO 38: 159
6. Janssen W (1966) Plötzliche Todesfälle durch Insektenstiche. Morphologie, Toxikologie und forensische Bedeutung. Dtsch Z gerichtl Med 58: 3–17
7. Johansson B, Erikson A, Örnehult L (1991) Human fatalities caused by wasp and bee stings in Sweden. Int J Leg Med 104: 99–103
8. Kern RA, Wimberley NA Jr (1953) Penicillin reactions: their nature, growing importance, recognition, management and prevention. Am J Med Sci 226: 357
9. Kroegel C (1986) Insektenstiche; Immunopathogenese und Pathophysiologie. Dtsch Med Wochenschr 111: 1157–1164
10. Levine BB (1966) Immunologic mechanisms of penicillin allergy: a haptenic model system for the study of allergic diseases of man. N Engl J Med 275: 1115
11. Müller HL (1966) Diagnosis and treatment of insect sensitivity. J Asthma Res 3: 331–333
12. Müller UR (1988) Insektenstichallergie. Klinik, Diagnostik und Therapie. Fischer, Stuttgart New York
13. Orange RP, Gordon JD (1978) Anaphylaxis. In: Middleton E Jr, Reed CE, Ellis EF (eds) Allergy: Principles and practice. Mosby, St. Louis, p 564
14. Portier P, Richet C (1902) De l'action anaphylactique de certain venins. C R Soc BioL (Paris) 54: 170
15. Ring J, Gottsmann M, Przybilla B, Eisenmenger W (1986) Tod nach 1000 Bienenstichen. MMW 128: 339–342
16. Schneider V (1988) Todesfälle bei Asthma bronchiale. Beitr Gerichtl Med 46: 241–249
17. Schneider V, Klug E (1986) Todesfälle bei Penicillin-Allergie im gerichtsmedizinischen Obduktionsgut. Beitr Gerichtl Med 44: 371–378
18. Schneider V, Kulike H, Saternus KS (1986) Todesfälle nach Wespenstichen. Z Rechtsmed 96: 79–91
19. Smith PL, Kagey-Sobotka A, Bleecker ER et al (1980) Physiologic manifestations of human naphylaxis. J Clin Invest 66: 1072
20. Trübner K, Mohsenian F, Müller U, Kiehn M, Püschel K (1991) Drei Todesfälle nach Wespenstichen. Rechtsmedizin 1: 153–157

Sonstige Todesursachen

S. Berg, T. Fricke

Von den unerwarteten Todesfällen, die sich im Zuständigkeitsbereich des niedergelassenen Arztes ereignen, sind die meisten, wie schon ausgeführt, Herztodesfälle; nur bei 3,5% unseres Göttinger Materials handelte es sich um Lungenembolien oder Aneurysmablutungen, die in den vorstehenden Kapiteln über Herztodesfälle nicht behandelt sind.

Die Todesursache **Lungenembolie** mit ihrer besonderen Bedeutung als Folgeerscheinung traumatischer Einwirkungen (vgl. auch Teil V: Beitrag Janssen) kommt aus endogener Ursache nur selten und nahezu ausschließlich bei Erwachsenen vor; im Alter unter 50 Jahren fand sich ein Überwiegen des weiblichen Geschlechts [10]. Die Häufigkeit wird je nach zugrundeliegendem Sektionsmaterial mit 2–20% angegeben [5, 8, 12, 15, 16].

Die **Aneurysmaruptur** als Ursache plötzlicher Todesfälle ist durch den Wegfall der Tertiärsyphylis heute selten geworden. Weyrich [24] sah von 1914–1929 noch rund 300 Fälle unter 2668 Sektionen (11,5%); in unserem Material lag die Frequenz tödlicher Aneurysmablutungen (ohne die intrakraniellen) um eine Zehnerpotenz niedriger (4 Fälle unter 466 natürlichen Ursachen plötzlicher Todesfälle im Erwachsenenalter). Lehrreich erscheint folgender Fall:

Eine 46jährige Hausfrau klagte vormittags über starke Rückenschmerzen. Der Hausarzt vermutete ein radikuläres Schmerzsyndrom und applizierte paravertebral Impletol, subkutan außerdem Temgesic. Wenige Stunden danach wurde die Patientin tot im Bett aufgefunden. Bei der Sektion fand sich ein doppelt-faustgroßes rupturiertes Aneurysma der absteigenden thorakalen Aorta mit großem Mediastinalhämatom; Entwicklung eines wohl nur Stunden alten Aneurysma dissecans auf dem Boden eines arteriosklerotischen Intima- und Mediaprozesses mit herdförmigen Ausdünnungen der Gefäßwand und mehrfachen inkompletten Einrissen; Durchbruch in beide Pleuraräume mit multiplen Einrissen der Adventitia und Pleura visceralis; Hämathothorax von rechts 1400 ml und links 200 ml.

Die Kunstfehlerfrage wurde nicht gestellt; therapeutische Möglichkeiten hätten ohnehin kaum bestanden, auch die Frage einer Sorgfaltspflichtverletzung wäre zu verneinen gewesen.

Die größte Gruppe bildeten im übrigen **Erkrankungen des Respirationstrakts**, wovon wiederum die meisten „Grippetodesfälle" waren. Ihre Zahl übertrifft bei uns sogar noch die Todesfälle durch akute endokranielle Prozesse und rangiert ebenfalls vor der Gruppe gastroenteraler Todesursachen.

Tabelle 1 zeigt hier, anders als bei den Herztodesfällen, für Kinder und Jugendliche eine viel größere Häufigkeit als bei Erwachsenen. Ein Herausragen der Atemwegsinfekte im jüngeren Lebensalter fanden auch andere Autoren [1, 21, 22, 25]; Mittermayer [16] fand eine Prävalenz im Kindesalter (2–5 Jahre) und bei über 60jährigen.

Vergleicht man die Erkrankungen im anatomischen Detail mit älteren Statistiken, so fällt besonders auf, daß die Todesursache „Lungenentzündung" im Sinne von Lobärpneumonie heute kaum mehr vorkommt, während sie z.B. im Material von Weyrich [24] noch fast die Hälfte der unspezifischen Entzündungen ausmacht. Ebenso wie

Tabelle 1. Aufschlüsselung der natürlichen Todesursachen aus den Göttinger Sektionen plötzlicher Todesfälle 1975–1984 (n = 503).

Organsystem	Kinder und Jugendliche (n = 37)		Erwachsene (n = 466)	
	n	[%]	n	[%]
Herz und Kreislauf	4	10,8	228	48,9
Respirationstrakt	19	51,4	56	12,0
Endokranielle Erkrankungen	7	18,9	51	11
Gastrointestinale Erkrankungen	2	5,4	42	9
Urogenitaltrakt	–	–	3	0,6
Endokrinium	–	–	15	3,3
Tumoren	–	–	2	0,4
Infektionskrankheiten	–	–	1	0,2
Multifaktoriell	5	13,5	68	14,6

Janssen u. Naeve [12] sahen wir einschlägige Fälle eigentlich nur bei Alkoholikern und Stadtstreichern. Das gleiche gilt für Diphtherie und Tuberkulose: Bei Weyrich [24] ist letztere in mehr als 1/3 seiner 623 Fälle von Erkrankungen des Respirationstrakts die Todesursache, wir sahen in den ganzen Jahren von 1965–1990 nur einen einzigen Fall einer unerwarteten, tödlichen Kavernenblutung bei einer kurz zuvor eingereisten Türkin. Nach unseren Erfahrungen muß man im Gegensatz hierzu davon ausgehen, daß jeder zweite Fall eines unerwarteten (natürlichen) Todes Jugendlicher in der Wohnung ein *„Grippetodesfall"* ist, wobei wir uns keinesfalls auf die exklusive Diagnose eines Influenza- oder Grippevirusinfektes festlegen können. Es handelt sich um unspezifische Entzündungen im Bereich der Atemwege mit oder ohne beginnende Bronchopneumonie, mit oder ohne Begleitmyokarditis, wie sie klinisch hundertfach als Erkältung oder fieberhafter Bagatellinfekt folgenlos überstanden werden. Die einschlägige Literatur ist bei Zink [26] zitiert. Der folgende Fall verdeutlicht exemplarisch die Relevanz differentialdiagnostischer Erwägungen:

Ein 17jähriges Mädchen, das am Vorabend mit seinem Verlobten eine Jahrmarktveranstaltung besucht hatte, wurde am nächsten Morgen tot im Bett gefunden. Es soll zuvor immer gesund gewesen sein. Gegenüber dem herbeigerufenen Arzt äußerten die Eltern Bestürzung und Unverständnis, sprachen von Drogenkonsum „bei den jungen Leuten, man hört ja so viel"; der Kollege hielt auch einen Suizid nicht für ausgeschlossen und meldete den Todesfall richtigerweise als „ungeklärt".

Bei der Sektion wurde folgendes festgestellt: verstreute petechiale Hautblutungen; keine Einstichstellen der Haut und Schleimhäute, nicht sehr gravierende entzündliche Schleimhautveränderungen der oberen Luftwege, Lungenödem, leichte Hirnschwellung. Histologisch akute Tracheobronchitis und Peribronchitis, noch keine Bronchopneumonie. Infektallergische Begleitmyokarditis.

Insgesamt also kein den Todeseintritt überzeugend begründender Befund; die besonders gründlich durchgeführte toxikologische Analyse von Mageninhalt, Blut, Urin und Organteilen verlief aber völlig negativ, ebenso das Drogenscreening (EMIT), so daß es beim Ausschluß anderer Todesursachen bei der Diagnose „Grippetodesfall" verbleiben mußte.

Bei den übrigen 18 Fällen ergaben sich keine wesentlich abweichenden Befunde: gelegentlich eine beginnende Herdpneumonie oder eine mehr hämorrhagische Entzündung, wie sie als typisch für Virusgrippe angesehen wird [17], selten Petechialblutungen der Haut und Schleimhäute als Ausdruck toxischer Gefäßwandschädigung. Es handelte sich praktisch nur um sporadische, außerhalb typischer Grippeepidemien auftretende Fälle, unter denen die innerhalb weniger Stunden zum Tode führende „toxische" Infektion am häufigsten vorkommen soll [19].

Eine Besonderheit ist zweifelsohne der Erstickungstod infolge einer sog. *Epiglottitis acutissima.* Daß man aber auch an die Möglichkeit einer solchen lebensbedrohlichen Komplikation denken muß, will man sich nicht dem Vorwurf der fahrlässigen Tötung oder unterlassenen Hilfeleistung aussetzen, zeigt folgender Fall:

Ein 38jähriger türkischer Gastarbeiter erkrankt in den Nachmittagsstunden während der Arbeit mit Erkältungserscheinungen und Heiserkeit; er wird nach Hause geschickt. Seiner Frau gegenüber klagt er alsbald über Luftnot und verlangt nach ärztlicher Hilfe. Die Frau ruft über Notruf den Rettungsdienst an, stößt aber bei der am Wohnort der Familie vermittelnd zwischengeschalteten Leitstelle der Feuerwehr auf überhebliches Unverständnis: „Wegen einer bloßen Erkältung kommen wir nicht – diese Typen wollen sich ja nur vor der Arbeit drücken" usw. Als die Luftnot des Patienten zunahm und er sich bei schon stridoröser Atmung zyanotisch verfärbte, suchte die verzweifelte Frau erneut Hilfe und wurde in der Zentrale des Rettungsdienstes wiederum abgewiesen. Als es ihr schließlich nach Stunden gelang, einen Arzt herbeizurufen, war der Patient gestorben.

Von einem ähnlichen Fall berichteten in jüngerer Zeit Günther u. Gottschalk [9] während die Erkrankung sonst überwiegend bei Kleinkindern beschrieben wird [4, 18, 23].

Bei der Sektion findet man eine hochgradige Rötung und Schwellung der Epiglottitis, besonders an ihren freien Rändern und der zungenwärtigen Oberfläche, mit entsprechender Behinderung der Luftpassage durch den Kehlkopf, der ebenfalls entzündliche Schleimhautveränderungen aufweist; z.T. finden sich kleine Ulzerationen und Schleimauflagerung. Bakteriologisch wurde Haemophilus influenzae nachgewiesen. Die Lungen sind kongestioniert und ödematös mit herdförmiger Überblähung, ferner werden mehr oder weniger typische Erstickungszeichen und in der Regel eine Milzschwellung gefunden.

Schneider et al. [20] haben gezeigt, daß auch sporadische Fälle der *Legionärskrankheit* vorkommen, in denen der Tod schnell und unerwartet eintritt.

Gastroenterale Krankheiten stellen unverändert mit 9 ([11], eigenes Material) bis 17% [15] der natürlichen Ursachen plötzlicher Todesfälle den vierthäufigsten Anteil; der deutlich niedriger liegende Prozentsatz bei den Hamburger Sektionen [12] dürfte weniger durch die Großstadtverhältnisse (im Wiener Material 17%), als durch die behördlichen Gepflogenheiten bei der Veranlassung von Sektionen begründet sein. In manchen Statistiken sind auch gastrointestinale Ursachen mit den urogenitalen zusammengefaßt, wobei letztere aber meist weniger als 1% der unerwarteten Todesfälle ausmachen.

In allen neueren Publikationen rangieren heute die gastroenteralen Folgekrankheiten des chronischen Alkoholismus an vorderster Stelle; (vgl. Beiträge unter III/3). Alle anderen Erkrankungen kommen vergleichsweise selten vor, weil sie in der Regel schon vor einer deletären Wendung zur Inanspruchnahme ärztlicher Hilfe führen. Es fällt aber auf, daß in den wenigen Fällen dieser Art doch mitunter gravierende Fehldiagnosen gestellt werden, ohne daß sich daraus im Einzelfall nun unbedingt ein Schuldvorwurf für den behandelnden Kollegen ergeben müßte: Bekanntlich gibt es ja auch perforierende Magengeschwüre, bei denen keine ernsthaften Schmerzen auftreten; gerade diese neigen oft zu größeren Blutungen [12]. Nicht immer sind auch die ersten Symptome einer Peritonitis klar zu erkennen. Ein *Bridenileus* kann zwar kaum ohne, aber doch mit unklaren Symptomen über eine frühzeitige Schocksymptomatik zum unerwarteten Tode führen. Leider spielt auch hier zuweilen das mangelnde diagnostische Gespür konsultierter Ärzte eine fatale Rolle [7].

Verblutungen in die Bauchhöhle bei jüngeren Frauen durch unerkannte Ruptur einer Tubargravidität sind heute sehr selten geworden. Mittermayer [16] erwähnt das in den letzten Jahren gelegentlich vorkommende Hämoperitoneum infolge eines rupturierten Leberzelladenoms, das sich (selten) unter Kontrazeptivaeinnahme entwikkeln kann.

Manchmal wird als Ursache eines unerwarteten Todesfalles eine akute *Pankreasnekrose* gefunden. Wir sahen in 20 Jahren 6 derartige Fälle, in denen die Diagnose durch Ausschluß jeder anderen möglichen Ursache, insbesondere toxikologisch-analytisch, abgesichert worden war. Zweifellos ist davon auszugehen, daß dem Tod jeweils heftige akute Krankheitserscheinungen vorangegangen waren. Dennoch war nur in einem Fall ein Arzt zugezogen worden. Dieser hatte versucht, durch Applikation von Analgetika palliativ zu helfen, mußte aber erleben, daß der Patient innerhalb 1 h unter zunehmender Schocksymptomatik verstarb. Den öfter berichteten Zusammenhang mit Alkoholabusus und – gelegentlich – stumpfen Bauchtraumen demonstriert auch der von Doerr [6] berichtete Fall eines 26jährigen Soldaten. Ätiologie, Pathogenese und Physiologie der akuten Pankreatitis sind in der ausführlichen Monographie von Berger u. Bächler [2] beschrieben.

Bei manchen Totauffindungen alleinstehender Personen in der Wohnung stellt sich als Todesursache eine **diabetische Stoffwechselentgleisung** heraus. Die Häufigkeit solcher Fälle liegt zwischen 1 und 3% der unerwarteten Todesfälle insgesamt. Nach wie vor finden 1,7% aller Diabetiker den Tod in einer hyperglykämischen Stoffwechselentgleisung. Für Jugendliche liegt das Komarisiko 4–7mal höher als bei Erwachsenen; das manifeste Koma soll bei Jugendlichen besonders rasch tödlich enden, wobei als auslösende Faktoren die Erstmanifestation eines Typ-I-Diabetes, akute Infekte, Therapie- und Diätfehler, auch Alkoholabusus eine Rolle spielen [14]. Es ist also leicht möglich, daß der Arzt bei einem solchen Todesfall auf eine leere Anamnese stößt. Auf die Darstellung der diagnostischen Schwierigkeiten bei autoptischer Überprüfung soll hier verzichtet werden; über den Stellenwert der biochemischen Diagnostik informieren die Arbeiten von Kernbach et al. [13, 14].

Fallbeschreibung:

Ein 25jähriger Mann hatte sich eine Woche vor seinem Tod unwohl gefühlt und deshalb in ärztliche Behandlung begeben. Dort wurden ein grippaler Infekt, eine Angina tonsillaris und Brechdurchfall diagnostiziert. Da der Patient große Flüssigkeitsmengen (nach Angaben der Ehefrau bis zu 10 l/Tag) zu sich nahm, plante die Ärztin einen Zuckertest für die folgende Woche. Am Abend des gleichen Tages wurde der Mann jedoch von seiner Frau tot im Bett liegend aufgefunden.

Bei der Sektion ergab sich neben einer Adipositas und Leberverfettung der Verdacht auf Pankreasfibrose. Es bestand eine eitrige Tracheobronchitis; an Niere und Lungen fanden sich Schockzeichen. Im Augenkammerwasser 1,023 mg% Glukose, 24,8 mmol Lactat; im Liquor 41,8 mmol Glukose, 30,3 mmol Lactat. Im Urin 3,421 mg% Glukose, 20,7 mmol Lactat; im Blut 0,25 g‰ Aceton, 0,15 g‰ Isopropanol. Der Traub-Summenwert (Glukose- plus Laktatkonzentration im Liquor) überschritt die ein Coma diabeticum beweisende Grenze von 362 mg% bei weitem, die Acetonkonzentration wies auf die ketoazidotische Form hin. Eine Vergiftung konnte toxikologisch ausgeschlossen werden. Nach diesen Befunden erschien es gerechtfertigt, von seinem Tod im Coma diabeticum zu sprechen. Ein Verfahren gegen die behandelnde Ärztin wurde nicht eingeleitet.

Infektionskrankheiten wären an dieser Stelle eigentlich nicht zu erwähnen, weil sie kaum jemals als Ursache plötzlicher Todesfälle auftreten. Ein isolierter Fall zeigte uns jedoch, wie sich ein unklarer Todesfall trotz ärztlicher Behandlung ereignen kann:

Eine 23jährige Studentin erkrankte nach einer Afrika-Reise fieberhaft. Eine Malariaprophylaxe hatte sie auf Anraten ihres homöopathisch orientierten Hausarztes nicht durchgeführt. Man dachte zunächst an eine fieberhafte Erkältung, die Frau wurde unter Hinzuziehung des Hausarztes von ihrem Freund in einer Wohngemeinschaft gepflegt. Als im Lauf der folgenden Tage das Fieber in Intervallen sehr hoch anstieg und wieder abfiel, erklärte der Arzt auf mehrfache Fragen, ob es sich vielleicht um eine Malaria handeln könnte, er halte eine Diagnose nicht für erforderlich; entscheidend sei die Therapie, die er mit homöopathischen Mitteln durchführte. Er wies auch die Bitte um eine Blutuntersuchung zurück mit dem Hinweis, daß er, falls man ihm nicht uneingeschränkt vertraue, eine Weiterbehandlung ablehne. Die Patientin wurde unter weiteren Fieberanstiegen, bräunlich-zyanotischer Hautverfärbung und Atemnot zunehmend hinfällig; 2 Wochen nach Krankheitsbeginn wurde sie morgens tot im Bett gefunden. Der herbeigerufene Hausarzt nannte als Todesursache eine Erstickung im Brechakt und verständigte selbst die Polizei.

Bei der Sektion fand sich eine Malaria tropica mit Hämolyse und Hämoglobinämie, Lungenemphysem, Lungenödem, verbreitete interstitielle Myokarditis, in den Kapillaren besonders von Herz und Gehirn zahlreiche parasitierte Erythrozyten, Hirnödem; in den Wänden der Arteriolen vielfach typisches Malariapigment, in den Kapillaren und Venen vielfach parasitierte Erythrozyten und Pigmentablagerungen. Der massivste Befund ergab sich an der Leber mit grotesk geschwollenen Kupffer-Sternzellen, vollgestopft mit Malariapigment. Entsprechende spezifische Befunde auch in anderen Organen; besonders in der Milzpulpa, massenhaft Plasmodien in roten Blutkörperchen oder phagozytiert in vergrößerten Makrophagen, das typische Falciparum-Hämozoin fand sich aber auch frei im Gewebe, ebenso im Knochenmark. Schockzeichen der Niere und Lunge, Spulwurmbefall des Dünndarms.

Nach den vom Tropen-Institut Hamburg auch serologisch bestätigten Befunden bestand kein Zweifel an der Diagnose einer akuten Malaria tropica, welche über zunehmende Hämolyse und fortschreitende Entkräftung zum Tode geführt hatte.

Die mehrfachen Behandlungsfehler des Arztes (Abraten von Malariaprophylaxe, Nichterkennen der Erkrankung und ihrer Gefährlichkeit, Nichtanwendung entsprechender diagnostischer und therapeutischer Maßnahmen, Verkennung des sich ständig verschlechternden Krankheitsbildes, welches den Fall unabhängig von der Diagnose sogar für einen Laien erkennbar zu einem Notfall machte, und Beharren auf der häuslichen, homöopathischen Weiterbehandlung selbst entgegen den wiederholt geäußerten Bedenken aus der Umgebung der Kranken, begründeten im folgenden Strafprozeß die Verurteilung des Arztes wegen fahrlässiger Tötung. Die Behandlungsfehler waren für den Todeseintritt ebenso kausal wie die Malariainfektion selbst; der auch während und nach der Verhandlung völlig einsichtslose Arzt hatte den letalen Verlauf zwar nicht erwartet, er hätte ihn aber bei entsprechender Sorgfalt voraussehen können.

In letzter Zeit ist wiederholt auf die Gefahr „importierter" Malariainfektionen hingewiesen worden; allein von 1981–1988 sind in Deutschland über 5000 Erkrankungen und 150 Todesfälle bekannt geworden [3].

Selbstverständlich gibt es eine große Zahl multifaktoriell begründeter Todesfälle; einschließlich der Differentialdiagnose gegenüber den nichtnatürlichen Todesursachen ist es ein besonderes Anliegen dieses Buches, darauf aufmerksam zu machen, wie wenig geeignet monokausales Denken bei der ärztlichen Bewertung unerwarteter Todesfälle ist. Diesbezüglich sei auch auf das Kap. III/3 verwiesen.

Zuletzt noch ein Wort über die Kategorie *„Sonstige Todesursachen"*, die in älteren Übersichtsarbeiten mit höherem Anteil (bei Weyrich [24] noch 13%), in neueren mit unter 1% [12] rangiert. Es kann nur davon abgeraten werden, sich bei der Feststellung der Todesursache in der Todesbescheinigung in Phantasiebereiche zu begeben, wie sie noch in einer Statistik von 1930 mit 13% valieren: „Seniler Marasmus = Altersschwäche" erscheint hier mit 103 Fällen, „Erschöpfungstod durch mangelnde Nahrungszufuhr" mit 71 Fällen; es gibt Todesursachen (!) wie „Leptomeningitis chronica diffusa", Adipositas, Herzverfettung, Fettleber, chronischer Kehlkopf- und Magendarmkatarrh, „Verseifung des Fettgewebes" etc. Man muß natürlich bedenken, daß die toxikologische Analyse damals weniger eingesetzt wurde und vergleichsweise geringere Möglichkeiten hatte. Man glaubte damals noch ernsthaft an die „Altersschwäche" als Todesursache auch bei 70- bis 80jährigen, während diese Diagnosekategorie in modernen wissenschaftlichen Arbeiten überhaupt nicht mehr auftaucht (allerdings durchaus noch in der Todesursachenliste des statistischen Bundesamtes, die sich auf die Angaben von Ärzten in den Todesbescheinigungen stützt).

Literatur

1. Althoff H (1983) Zur morphologischen Diagnose „akuter Herztod" im jüngeren Lebensalter. Ber Pathol 97: 693–694
2. Beger HG, Büchler M (1987) Acute pancreatitis. Research and clinical management. Springer, Berlin Heidelberg New York Tokyo
3. Bommer W, Christophel EM, Dupont W, Kuhlencord A, Megeryan H (1990) Zur Problematik importierter Malariainfektionen. Med Klin 85: 310–318
4. Boström K, Branefors-Helander P, Fritz H (1967) Acute epiglottitis as cause of sudden death. Dtsch Z Gerichtl Med 61: 53–58
5. Copeland AR (1987) Sudden natural death due to pulmonary thromboembolism in the medical examiners jurisdiction. Med Sci Law 27: 288–293
6. Doerr W (1964) Über den plötzlichen Tod aus natürlicher Ursache bei der Truppe. Wehrmed 4: 109–124
7. Gerling I (1990) Als psychosomatische Erkrankung verkannter Ileus. (Vortrag 21. Jahrestagung Nord-West-Dtsch. AK Dtsch Ges Rechtsmedizin 18/19.5.1990, Düsseldorf
8. Gross R (1983) Der plötzliche unerwartete Tod. Dtsch Ärztebl 80: 34–35
9. Günther D, Gottschalk HD (1986) Epiglottitis acutissima – ein Überraschungsbefund. Krim Forens Wiss 63/64: 209
10. Hecht A, Löffler D (1984) Der akute natürliche Tod im Erwachsenenalter mit besonderer Berücksichtigung der Altersgruppe unter 50 Jahren. Zentralbl Allg Pathol Pathol Anat 129: 127–135
11. Helpern M (1954) Unexpected and sudden natural death. In: Gonzales TA, Vance M, Helpern M, Umberger CJ (eds) Legal medicine, 2nd edn Appleton-Century-Crofts, New York
12. Janssen W, Naeve W (1975) Der plötzliche Tod aus natürlicher Ursache. In: Mueller B (Hrsg) Gerichtliche Medizin, 2. Aufl, Teil 1. Springer, Berlin Heidelberg New York S 248–304
13. Kernbach G, Brinkmann B (1983) Postmortale Pathochemie für die Feststellung der Todesursache „Coma diabeticum". Pathologe 4:235–240
14. Kernbach G, Püschel K, Brinkmann B (1986) Die biochemischen Meßgrößen des Glucosestoffwechsels in Abhängigkeit von der Todesart und postmortalen Einflüssen. Z Rechtsmed 96: 199–213
15. Mißliwetz J, Denk W (1988) Epidemiologie und Statistik des nicht kardial verursachten plötzlichen Todes Erwachsener aus natürlicher Ursache. Beitr Gerichtl Med (Wien) 46: 433–435
16. Mittermayer C (1987) Der Tod ohne mechanische Gewalteinwirkung (natürliche innere und äußere Ursachen). In: Forster B (Hrsg) Praxis der Rechtsmedizin. Thieme, Stuttgart, S 84–61
17. Mojzes L, Földes V (1985) Plötzlicher Tod infolge Influenza-Infektion. In: Walther G, Haffner HT (Hrsg) Festschrift für Horst Leithoff. Kriminalistik, Heidelberg, S 45–55
18. Nadjem H, Lohner M (im Druck) Zur Kasuistik der akuten Epiglottitis. Beitr Gerichtl Med 50

19. Schmidt J, Herrmann O (1978) Orthomyxoviren. In: Wildführ G (Hrsg) Medizinische Mikrobiologie, Immunologie und Epidemiologie. Thieme, Leipzig, S 1641
20. Schneider V, Fehrenbach FJ, Grosse G (1983) Legionellose als Ursache ungeklärter Todesfälle. Beitr Gerichtl Med 41: 81–85
21. Schulz E, Steinmetz C (1976) Plötzlicher natürlicher Tod im Jugend- und Erwachsenenalter. Lebensversicherungsmed. 28: 77–79
22. Schulz E. Hermann G, Metter D (1981) Der plötzliche Tod aus natürlicher Ursache im Vorschul- und Schulalter. MMW 123: 1443–1446
23. Trübenbach T, Töllner U (1989) Akute Epiglottitis bei Kindern. Dtsch Ärztebl 49: 43–47
24. Weyrich G (1932) Statistische Untersuchungen über den plötzlichen Tod aus natürlicher Ursache bei Erwachsenen. Beitr Gerichtl Med (Wien) 12: 146–237
25. Yip DCP, Sein KK, Lung HK (1987) A retrospective study of interstitial pneumonitis („Viral pneumonia") as a cause of sudden and unexpected natural death. Med Sci Law 27: 79–84
26. Zink P (1986) Pathologisch-anatomische Befunde bei plötzlichem unerwartetem Tod von Kindern und Erwachsenen mit Influenza-A-Infektion. Z Rechtsmed 97: 165–184

2. Unerwartete Todesfälle bei Kindern

Der plötzliche und unerwartete Tod bei Säuglingen und Kleinkindern

H. Althoff

Einleitung und Definition

In Anlehnung an die dargestellten Definitionskriterien (vgl. Teil I) sollten Todesfälle in dieser Lebensphase primär als ungeklärt angesehen werden, weil sich auch bei äußerlich fehlenden Hinweisen gelegentlich der Nachweis eines gewaltsamen, d.h. nichtnatürlichen Todes ergibt.

Die relativ große Zahl von Todesfällen in dieser Lebensperiode, ein anscheinend regelhaftes Auftreten im 1. Trimenon sowie der mehr oder weniger unerwartete Todeseintritt haben zu der summarischen Definition „plötzlicher" und/oder „unerwarteter Säuglings- und Kindstod" geführt. International werden diese Fälle heute als „sudden infant death syndrome" (SIDS bzw. SID) bezeichnet.

Bei einer solchen globalen Zuordnung kann der Eindruck entstehen, daß es sich formalgenetisch gesehen um ein bisher noch nicht aufgeklärtes, gleichartiges Krankheitsbild handelt, das den Tod dieser Kinder verursacht.

Mit den nachfolgenden Ausführungen soll diese mehr vordergründig geprägte Einstellung differenziert werden: Die verbreitete Vorstellung, alle diese unerwartet gestorbenen Säuglinge seien vor ihrem Tode gesund gewesen und für das Sterben ließe sich kein ausreichender pathologischer Befund nachweisen, ist sicher falsch.

Analog zu jener großen Todesfallgruppe, in der man Herztodesfälle subsumiert und bei denen man nachweislich sehr differente pathologische Herzbefunde erheben kann, soll gezeigt werden, daß der Tod in dieser frühen Lebensphase auf einem multifaktoriellen Geschehen basieren muß.

Die Behauptung der Unklärbarkeit des Problems hängt damit zusammen, daß es bislang kein sicheres prophylaktisches Konzept gibt, um derartige Todesfälle vorauszusehen oder zu verhindern.

Manche Kinder sterben aus *scheinbar* völliger Gesundheit, bei anderen beobachtet man vor dem Tode lediglich geringe oder „banale" Krankheitssymptome, die nach gängigen Kenntnissen über Krankheitsverläufe kein Sterben ankündigen.

Die Unsicherheit bezüglich der Todesursache ist abhängig von der Untersuchungsintensität dieser Todesfälle, so daß zum Teil keine oder nur geringfügige pathomorphologische Befunde erhoben werden. Unter der vereinfachten Vorstellung, man müsse eine klar definierte Todesursache feststellen, werden Vergleiche mit Obduktionsbefunden des Erwachsenen angestellt. Auch bei diesen bestätigt sich eine solche Erwartungshaltung allerdings in vielen Fällen nicht.

In den letzten Jahren tauchten vielfältige, nicht immer am Todesfall orientierte Hypothesen auf, die zum einen sehr spekulativ geprägt waren, zum anderen bei der heute verstärkten Sensibilität und einem zunehmenden interdisziplinären Interesse an Kindstodesfällen oft einseitig ausgerichtet erschienen.

Als Fazit dieser Überlegungen sollten Kindstodesfälle grundsätzlich obduziert werden, auch wegen der anfänglich angesprochenen Differenzierung: natürlicher oder nichtnatürlicher Tod. Dies gehört vornehmlich zum Aufgabenbereich der Rechtsmedizin.

Mit üblichen Routinemethoden lassen sich diese Todesfälle nicht ausreichend aufklären. Die erhobenen Befunde müssen im Sinne einer funktionellen Morphologie unter Berücksichtigung des Lebensalters und anderer disponierender Faktoren interpretiert werden.

Reaktionen des Umfeldes

Die Eltern tot aufgefundener Kinder reagieren mit Fassungslosigkeit, Betroffenheit, oft auch mit Selbstvorwürfen oder Anschuldigungen gegenüber anderen, z.B. zuvor behandelnden Ärzten. In ihrer verständlichen Hilflosigkeit erwarten sie vom alarmierten Arzt eine erfolgreiche Wiederbelebung. Sie äußern Unverständnis und erwarten, daß der Arzt selbst bei nachweislich sicheren Todeszeichen tätig wird und nicht „nur" den eingetretenen Tod feststellt.

Für Ärzte, die in dieser Funktion kritisch bleiben, gestaltet sich die Entscheidung bezüglich der Deklaration von Todesart und Todesursache schwierig. Fällt diese Entscheidung zugunsten eines natürlichen Todes, muß in der Todesbescheinigung eine Todesursache angegeben werden. Mit der Dokumentation: „plötzlicher Säuglings- oder Kindstod" wird zwar dieser Fall für statistische Zwecke erfaßt, aber nicht bezüglich einer Todesursache.

Entscheidet sich der Arzt gewissenhaft (bei Unkenntnis eines vorausgehenden Krankheitsprozesses) für die Todesart: „nicht aufgeklärt", löst dies behördliche Ermittlungen, d.h. auch eingehende Befragungen der Eltern und etwaiger zuvor behandelnder Ärzte aus. Je nach dem erreichbaren Informationsinhalt dieser Ermittlungen und in Abhängigkeit von einer sensiblen Einstellung der zuständigen Staatsanwaltschaft werden danach Obduktion und weitergehende Untersuchungen veranlaßt.

Wichtig erscheint jedenfalls, daß die Vermutungsdiagnose einer mechanischen Erstickung vermieden wird, weil sie die Eltern belastet.

Die vielschichtige Problemstellung beim Auftreten solcher Todesfälle sei praxisbezogen erläutert: Ein Kind wird morgens, ohne daß die Eltern nachts etwas Auffälliges bemerkt haben, tot im Bettchen aufgefunden. Gleiches kann auch tagsüber etwa Stunden nach der letzten Versorgung des Kindes auftreten. Das Kind hatte sich nach komplikationsloser Schwangerschaft und Geburt ungestört entwickelt. In den letzten Tagen vor dem Tode registrierten die Eltern anscheinend leichte Erkältungssymptome wie Nasenlaufen, evtl. Husten, evtl. mäßiges Fieber. Sie konsultierten einen Kinderarzt, der eine symptomatische Therapie empfahl und nunmehr mit dem unerwarteten Tod dieses Kindes konfrontiert wird.

Wie reagieren die Eltern in einer solchen Situation? Läßt sich nicht nachempfinden, wenn sie entsprechende Vorwürfe äußern, verstärkt dann, wenn es sich um das einzige Kind nach vieljähriger kinderloser Ehe handelt?

Mit noch massiveren Aktionen, evtl. sogar Anzeigen, reagieren Eltern, wenn sich ihr Kind z.b wegen orthopädisch oder chirurgisch zu korrigierender Fehlbildungen in einem Krankenhaus befindet und plötzlich tot aufgefunden wird oder wenn sich der Todesfall in der Obhut von Pflegepersonen (Verwandte, Babysitter) ereignet.

Sie können nicht verstehen, daß keine optimale Betreuung und Überwachung stattgefunden hat, die das unbeobachtete Sterben verhinderte.

Zwar kann der mit solchen Todesfällen konfrontierte Arzt meistens solche Selbstvorwürfe und Anschuldigungen entkräften. Er argumentiert mit den Charakteristika dieser Todesfälle, z.B. daß selbst bei Vorliegen geringfügiger Krankheitssymptome ein solcher fataler Verlauf nicht vorhersehbar und nicht zu verhindern gewesen sei. Vielfach bleibt trotz dieser Darstellung bei kritischer Einstellung ein Wissensdefizit.

Andere Umfeldsituationen werfen zusätzliche Fragen auf: Welche forensischen Konsequenzen entstehen, wenn sich nach der Ermittlungs- und Befundkonstellation unzulängliche, schon als desolat zu bezeichnende, familiäre Verhältnisse darstellen, wenn eindeutige erhebliche Vernachlässigungszeichen bzw. Hinweise auf Mangel- und Fehlernährung vorhanden sind bzw. eine unzureichende Versorgung des Kindes objektivierbar ist; oder wenn ärztliche Konsultationen oder angebotene Vorsorgeuntersuchungen nicht in Anspruch genommen wurden und das Gesundheitsverhalten in der Familie nicht den allgemeinen Maßstäben entspricht?

Sieht der Arzt, der den Tod dieser Kinder feststellt, in dieser teilweisen chaotischen Umfeldsituation eher einen Anlaß, den Tod eines Kindes als ungeklärt zu deklarieren, um damit zur Aufklärung etwaiger Zusammenhänge beizutragen? Dies sollte jedenfalls geschehen, wenn sich klare Anzeichen von Unterernährung, Pflegeschäden oder gar Mißhandlungsspuren ergeben (Abb. 1).

Nach eigenen Erfahrungen ist diese Situation wesentlich häufiger als es in unserer „aufgeklärten zivilisierten Gesellschaft" bekannt ist.

Mit diesen Hinweisen sollte die Inhomogenität der „Vorgeschichte" von Kindstodesfällen und der Entscheidungsspielraum des Arztes „vor Ort" umrissen werden. Der Obduzent steht vor der schwierigen Situation, vor der Obduktion fast nie über eine qualifiziert erhobene Anamnese zu verfügen. Im folgenden werden nur die Fälle mit natürlicher Todesursache behandelt.

Risikofaktoren und Anamnese

Die verallgemeinerte Erklärung und Behauptung, die Kinder seien aus völliger Gesundheit gestorben, erweist sich bei genauer Untersuchung fast immer als falsch.

Eigene eingehende Anamneseerhebungen in 100 betroffenen Familien [2] zeichnen ein anderes Bild. Die meisten Kindesmütter zeigten ein sehr großes Informations- und Mitteilungsbedürfnis. Bei diesen Besuchen ergab sich zudem die Gelegenheit, vor Ort das soziale Umfeld und das sog. Gesundheitsverhalten in den jeweiligen Familien selbst zu beurteilen.

Solche katamnestischen Erhebungen bedeuten einen großen Zeitaufwand, erweisen sich aber als außerordentlich informativ, z.B. bezüglich etwaiger Schwangerschafts- und Geburtskomplikationen sowie zurückliegender oder unmittelbar vor dem Tode beobachteter Auffälligkeiten der Kinder, die allein schon die pauschale Vorstellung einer „völligen" Gesundheit vor dem Tode widerlegen. Sicher verfügen Säuglinge nur über begrenzte Lebensäußerungsmöglichkeiten, so daß die Interpretation etwaiger vorhandener Krankheitssymptome erschwert ist. Die ungestörte

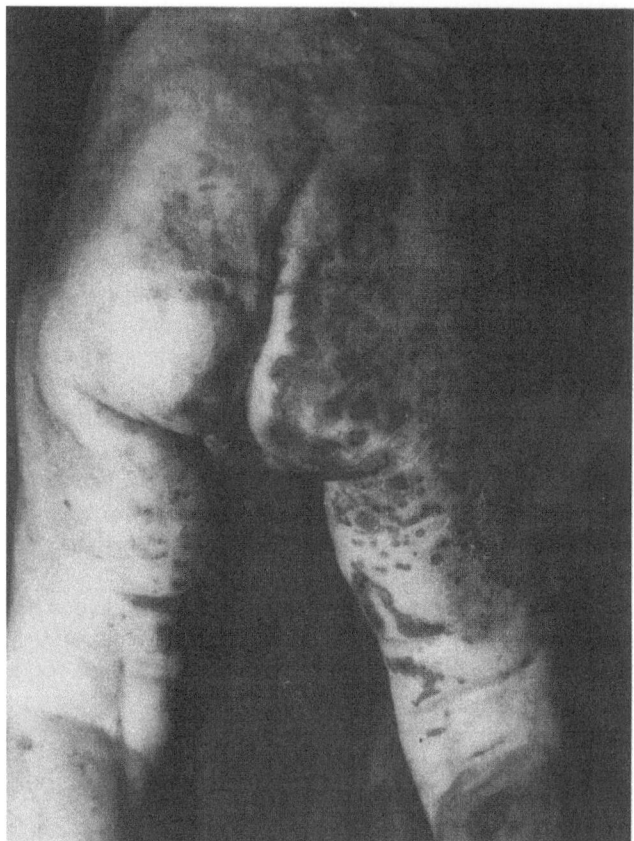

Abb. 1. Säuglingstodesfall mit ausgedehnter sog. Windeldermatitis

Säuglingsentwicklung wird bei uns vordergründig zu sehr an ausreichender Nahrungszufuhr, Gewichtszunahme, am problemlosen Versorgen und ungestörten Schlafen bemessen.

Bemerkenswert bei den eigenen Befragungen erschien, wie häufig von den Eltern die Möglichkeit kostenloser periodischer Säuglingsvorsorgeuntersuchungen nicht in Anspruch genommen wurden, daß „banale" Krankheitssymptome mit übernommenen „Hausmitteln" behandelt und daß nicht selten eine sehr einseitige Ernährung praktiziert wurde.

Bei 6 Familien bestand der Eindruck völliger Verwahrlosung auch anderer noch lebender Kinder.

Etwa 20% der Kinder waren einige Tage vor ihrem Tode durch inzwischen überwundene unspezifische Krankheitssymptome wie Nasenlaufen, schlechtes Trinken, vermehrtes Weinen, Quengeln, gelegentliches Fieber aufgefallen. Akute „Erkältungssymptome" wurden von 40% der betroffenen Mütter bemerkt.

Bei weiteren 20% waren deutlichere Krankheitszeichen wie Fieber, Erbrechen, Durchfall und/oder Husten aufgetreten. Der Anteil der Frühgeborenen betrug 18%, die Wiederholungsfrequenz in derselben Familie 2%.

Apnoephasen während des Schlafes über einen längeren Zeitraum waren den Eltern in keinem Fall aufgefallen, wohl zeitlich begrenzte Atemfunktionsstörungen im Zusammenhang mit „Erkältungskrankheiten".

Wertet man nach Validitätskriterien bezüglich gehäuft zu ermittelnder Risikofaktoren, erweist sich der Anteil mit banalen oder deutlichen Krankheitssymptomen sowie jener nach scheinbar durchgemachten Infekten als recht hoch. Der Faktor Risikokind, z.B. nach Frühgeburt, spielt dagegen rein zahlenmäßig eine untergeordnete Rolle.

Inzidenz und Epidemiologie

Absolute Häufigkeit

Alle in der Literatur genannten Zahlen entsprechen nur groben Schätzungen; in den USA rechnet man mit jährlich 10000–25000 Fällen, in England mit 1500–5000, in den westlichen Bundesländern nach regionalen Untersuchungen mit 1300–2000. Offenbar regionale Abhängigkeiten ergeben sich bezüglich der SIDS-Inzidenz, die mit ca. 2 auf 1000 Lebendgeborene angegeben wird [1, 4, 5, 23, 26, 27, 28].

Anteil an der Säuglingssterblichkeit

Plötzliche Säuglingstodesfälle gehören definitionsmäßig zur Spät- und Nachsterblichkeit. Die Säuglingssterblichkeit wird bekannterweise maßgeblich durch die Früh- bzw. Perinatalsterblichkeit beeinflußt, meistens sind dafür Schwangerschafts- und Geburtskomplikationen maßgeblich. Während in den letzten Jahren die perinatale Mortalität abnahm, ist der Anteil der SIDS-Fälle weitgehend unverändert geblieben, in manchen Regionen sogar angestiegen [18, 29].

Jenseits des 1. Lebensjahres treten plötzliche und unerwartete Todesfälle nur selten auf. Deshalb erscheint die im deutschen Sprachraum gebräuchliche Bezeichnung „plötzlicher Säuglingstod" gerechtfertigt.

Aufgrund von inzwischen 1300 eigenen Untersuchungsfällen ergeben sich ganz deutliche Altersabhängigkeiten, die auch in anderen internationalen größeren Fallstudien deutlich werden (Abb. 2). Etwa 60% dieser Todesfälle ereignen sich in den ersten 4 Lebensmonaten und mehr als 93% im 1. Lebensjahr. Die international übereinstimmende Feststellung einer sehr hohen SIDS-Frequenz in den ersten 4 Lebensmonaten unterstreicht,

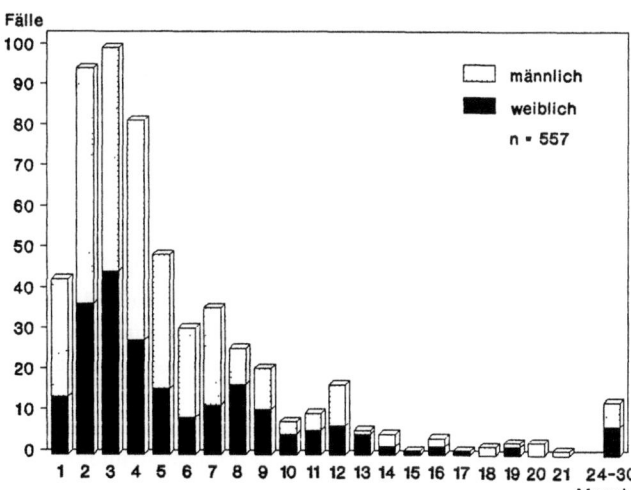

Abb. 2. Alters- und Geschlechtsverteilung des SIDS

daß das plötzliche Sterben von Säuglingen in diesem Lebensalter nicht rein zufällig stattfindet, sondern mit Besonderheiten der Entwicklung zusammenhängen muß.

Bei der Analyse größerer Fallzahlen fällt durchwegs eine deutlich höhere Sterblichkeit bei Jungen auf. Das prozentuale Verhältnis zwischen männlichem und weiblichem Geschlecht beträgt ca. 2/3 zu 1/3. Dies gilt besonders für Todesfälle im 1. Lebenshalbjahr. Für diese geschlechtsspezifische Häufung hat sich bislang keine vernünftige Erklärung finden lassen.

Ferner ist auf jahreszeitliche und damit offensichtlich klimatisch bedingte Abhängigkeiten hinzuweisen.

Wer den Vorzug hat, in einer übersehbaren Region fast alle Kindstodesfälle über viele Jahre zu untersuchen, verfügt über entsprechende verläßliche Verteilungsfrequenzen.

Wertet man diesbezüglich die Jahre 1987–1990 in der Aachener Region aus, so ergeben sich besondere SIDS-Häufungen in den Monaten März, Oktober, November und Dezember. Sehr deutlich davon differieren die Untersuchungszahlen in den sog. Sommermonaten, wobei zwischen den einzelnen Jahren jeweils wohl witterungsabhängig, gewisse Unterschiede zu verzeichnen sind. Repräsentativ für diese Überlegungen ist das Jahr 1989 anzuführen mit einer ungewöhnlich langen gleichbeständigen Sommerwitterungslage.

Während in den 4 Monaten Mai–August nur 4 Todesfälle zur Untersuchung gelangten, war eine viel höhere Frequenz z.B. in den Monaten März und Oktober zu verzeichnen (s. Abb. 3).

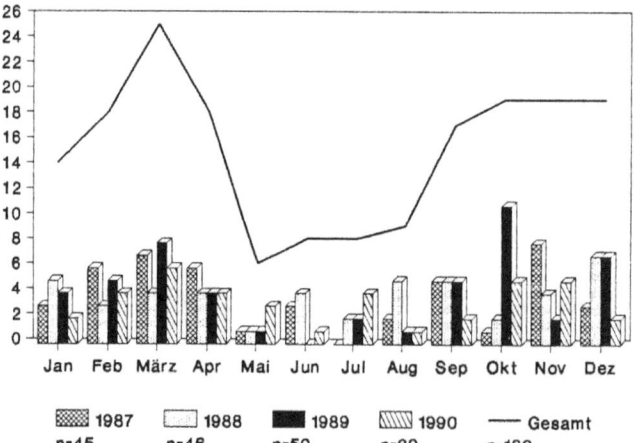

Abb. 3. Jahreszeitliche Verteilung des SIDS

Etwa 40% der von 1985–1990 untersuchten 243 SIDS-Fälle ereigneten sich in einem Zeitabstand von 0–3 Tagen hintereinander, bis zu 3 Fällen am selben Tag.

Diese auffällige Verteilungshäufigkeit kann durchaus regional geprägt sein, da klimatische Bedingungen bzw. Witterungseinflüsse – geographisch gesehen – nicht überall gleichartig ablaufen.

Allein diese Erkenntnisse und die Parallelen zu grippalen Infekten bei Erwachsenen rechtfertigen die Annahme, daß infektepidemiologische Hintergründe vielfach eine Bedeutung haben müssen.

Deutungstheorien

Da es sich beim plötzlichen/unerwarteten Kindstod nicht um ein Phänomen unserer Zeit handelt, wird verständlich, daß in Abhängigkeit vom jeweiligen wissenschaftlichen Erkenntnisstand sowie von Art und Umfang der Untersuchung viele teils spekulative Hypothesen entwickelt wurden. Etwa die mechanische äußere Erstickung durch Aspiration, der sog. Thymustod oder Status thymicolymphaticus, die Otitis media occulta, die Rachitis oder die Kuhmilchallergie.

Vor etwa 20 Jahren entstand die sog. Apnoetheorie, die aus der Schlafforschung entwickelt wurde. Durch Langzeitpolygraphien stellte man bei einigen Kindern überlange Apnoephasen fest und erklärte sie durch Funktionsstörungen im Atemzentrum. Begleitend können Störungen der Herzaktion auftreten. Da einzelne Kinder mit diesen Symptomen später unter dem Bild des SIDS starben, glaubte man, ein generelles Erklärungskonzept gefunden zu haben, indem Säuglinge während des Schlafens plötzlich aufhören zu atmen und deshalb sterben.

Diese Überlegungen waren wegen der pädiatrischen Erkenntnisse naheliegend, daß die Atemregulation während des 1. Lebenshalbjahres noch reifungsbedingte Eigenheiten aufweisen und eine gewisse Labilität der Atemregulation im Schlaf bestehen kann, die sich in Störungen des neuromuskulären Atemantriebs, in irregulären kurzen Atempausen, periodischem Atmen und in längeren Apnoephasen manifestieren kann. Zudem besteht in solchen Phasen eine unzureichende oder auch fehlende Aufwachreaktion. Eine kräftige Stimulation und ggf. Mund-zu-Mund-Beatmung sollen diesen Zustand durchbrechen [9, 10, 11, 14, 15, 23, 24].

Man hat inzwischen erkannt, daß nicht nur *zentrale* Funktionsausfälle verlängerte Apnoephasen bewirken, sondern es obstruktiv bedingte und kombinierte Ursachen gibt. Obstruktiv bedingte verlängerte Apnoephasen wurden öfter bei Säuglingen mit Infekten der oberen Atemwege beobachtet. Nur in den ersten 6 Lebensmonaten sollen Apnoephasen eine praktische Bedeutung gewinnen.

Aus der Apnoetheorie als angeblich entscheidendes Wirkprinzip für das SIDS entwickelte sich die optimistische Vorstellung, man könne Risikokinder rechtzeitig erfassen. Gefährdet erschienen Kinder mit vorausgegangenen überwundenen verlängerten Apnoephasen („near miss event"). Es wurden zum rechtzeitigen Erkennen solcher Atemregulationsstörungen Langzeitpolygraphien propagiert und sog. Heimmonitore entwickelt. Letztere sollten insbesondere den Eltern das Erkennen bedrohlicher Lebensphasen und eine rechtzeitige Intervention erleichtern. Auf das kritische Für und Wider dieser „Therapiemaßnahme" wird zum Schluß weiter eingegangen.

Es ist unstreitig, daß unter Berücksichtigung altersbedingter anatomischer und neurophysiologischer Gegebenheiten zentrale Regulationsstörungen bei jungen Säuglingen eher auftreten können als in anderen Lebensphasen, insbesondere bei ungünstigen oder schädigenden Einflüssen, z.B. nach Frühgeburt, bei Infektionen und toxischen Einwirkungen.

Zentralnervöse Atemregulationsstörungen sollten demnach neben anderen nur als konditionierender Kausalfaktor angesehen werden und nicht als primäre Ursache des Phänomens plötzlicher Kindstod.

Untersuchungsstrategien

Bei eigenen Forschungsaktivitäten in den letzten 26 Jahren bei ca. 1300 derartigen Todesfällen haben sich viele Wege als unökonomische Irrwege herausgestellt. Es entwickelte sich daraus eine eigene Untersuchungsstrategie, die primär *nicht die Suche nach der Todesursache* zum Ziel hatte, sondern die Feststellung eindeutig objektivierbarer von der Norm abweichender Befunde.

Dabei wird nicht übersehen, daß für diese frühe Lebensphase nur unzureichende Normdaten zur Verfügung stehen.

Daneben mußten geeignete Untersuchungsmethoden entwickelt werden [3].

In Kenntnis der pädiatrischen Erfahrung, daß im Säuglingsalter Erkrankungen des Respirations- und Intestinaltraktes gehäuft vorkommen und auch eine bedrohliche Symptomatik auslösen können, richtete sich unser diagnostisches Interesse u.a. bevorzugt auf:
- den gesamten Respirationstrakt mit Einschluß der oberen Atemwege,
- den gesamten Intestinaltrakt,
- das lymphatische System.

Befundkonstellation und deren pathophysiologische Deutung

Es verwundert nicht, daß bei den ziemlich monotypen makroskopischen Organveränderungen wie Hirnödem, Lungenödem, Lungenstauung, Rechtsherzdilatation, petechiale subseröse Blutungen und Aktivierungszeichen des lymphatischen Systems von vielen Untersuchern darin keine ausreichende Todesursache gesehen wird, zumal

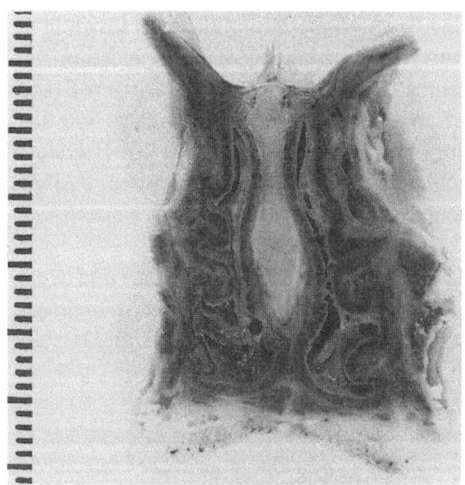
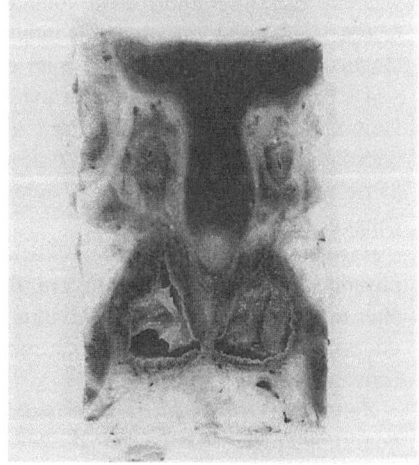

Abb. 4. Längsschnitt durch die vordere und hintere „innere Nase": Weitgehende Verlegung der Nasengänge und Choanen durch Sekret und regurtierten Mageninhalt. Diffuse entzündliche Rötung und Schwellung der Nasenschleimhaut. Lebensalter: 2 Monate

eingehende makroskopische Untersuchungen der Nasen-Rachenregion wegen der etwas aufwendigeren Technik nur von einzelnen Untersuchern praktiziert werden.

Diese unspezifischen makroskopisch generell festzustellenden Organveränderungen sind nur als finale Begleitreaktionen zu verstehen. Sie beweisen lediglich, daß der Todeseintritt nicht perakut reflexartig erfolgt.

Es zeichnet sich aufgrund vieljähriger gleichartiger Befunderhebungen z.B. an ca. 800 Kindstodesfällen folgende objektivierbare Befundkonstellation ab:

Auffällig häufig, bei ca. 75–80%, lassen sich pathomorphologische Befunde eines akuten und/oder subakuten Infektes im Respirationstrakt nachweisen, wobei Intensität, Lokalisation und Begleitkomplikationen sehr unterschiedlich geprägt sein können.

Teilweise handelt es sich um diffuse Entzündungsprozesse in der inneren Nase und im Rachenraum (Abb. 4 und 5) sowie in benachbarten Regionen z.B. den Nasennebenhöhlen, den Mittelohrräumen bzw. den Ohrspeicheldrüsen. Selten sind diffus über das gesamte Respirationssystem ausgebreitete Entzündungsprozesse nachweis-

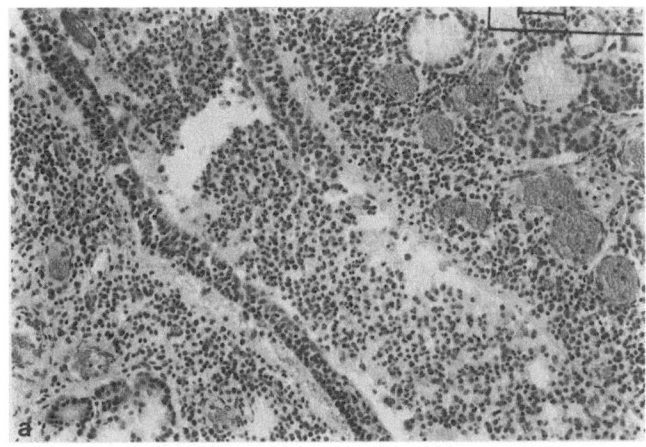

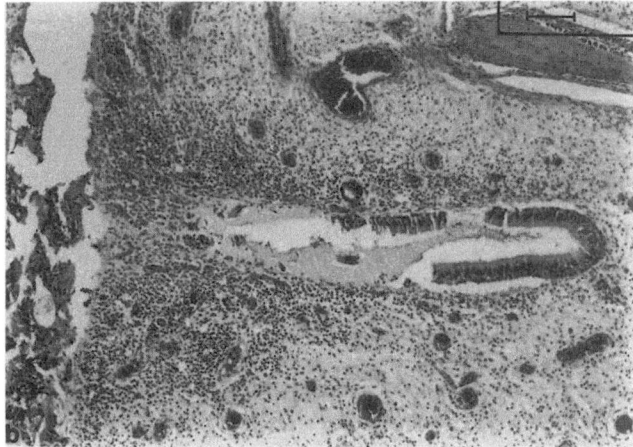

Abb. 5 a,b. Nasen- und Nasennebenhöhlenschleimhaut histologisch: Massive diffuse Entzündungsreaktionen und entzündliches Sekret in den Nasengängen. HE-Färbung mittlere bzw. schwache Vergrößerung. Lebensalter: 3 bzw. 2 Monate

bar. Die von uns praktizierte histologische Untersuchungstechnik der Lunge in Form von Großschnittpräparaten erfaßt herdförmig lokalisierte Entzündungsprozesse besser als die Untersuchung rein zufällig entnommener kleinerer Lungenareale.

Die ergänzenden bakteriologischen Untersuchungen aus dem Respirationstrakt müssen als unbefriedigend eingeschätzt werden, ebenso die serologisch-virologischen, offenbar bedingt auch durch das erst postmortal zu gewinnende Untersuchungsmaterial. Ein eindeutiger Virusnachweis gelingt allerdings mit der in situ Hybridisierung (Abb. 6). So konnte z.B. in den letzten 3 Jahren eine Zytomegalievirusinfektion bei 5% der SIDS-Fälle nachgewiesen werden [7].

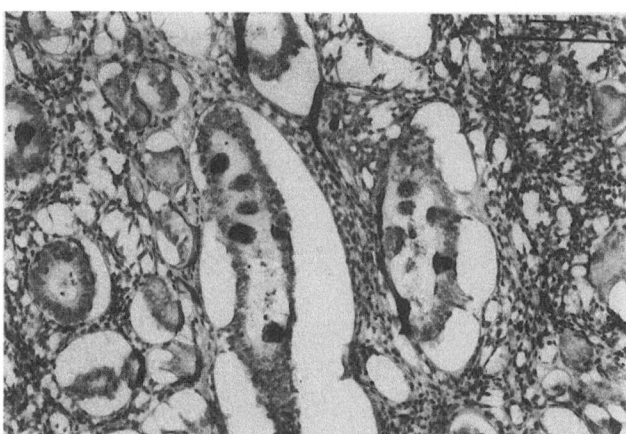

Abb. 6. Parotis histologisch: Spezifischer Zytomegalievirusnachweis durch in-situ-Hybridisierung. Begleitende Sialadenititis. Mittlere Vergrößerung. Lebensalter: 6 Monate

Ergebnisse ergänzender systematischer immunologischer Untersuchungen im Blut besitzen dagegen einen höheren Aussagewert, denn sehr auffällig ist, daß bei den meisten Fällen mit eindeutigem Infektnachweis im Respirationstrakt erhöhte IgE-Konzentrationen festzustellen sind. Vergleichbare immunologische Befunde lassen sich übrigens bei altersgleichen und gleichzeitig stationär behandlungspflichtigen Säuglingen aus derselben Region erheben [17].

Auffällig erniedrigte IgE-Konzentrationen haben dagegen keine generelle Bedeutung. Inwieweit zu niedrige IgA-Konzentrationen einer unzureichenden lokalen Immunantwort entsprechen, muß weiter überprüft werden.

Ätiopathogenetisch und pathophysiologisch sind andere Befunde bisher noch nicht zuverlässig interpretierbar, etwa die Bedeutung vorbestehender Dys- und Atelektasen in der Lunge oder einer subpleural bzw. herdförmig über die Lunge segmental verteilten sog. Pneumocytendesquamation in den Alveolen, ferner zellulär interstitielle Infiltrationen, die Frühstadien einer interstitiellen Pneumonie entsprechen können [8].

Das makroskopische und mikroskopische Befundmuster im Intestinaltrakt ist dagegen recht monoton, meistens unspezifisch, zudem mehrdeutig interpretierbar. Wenn in der unmittelbaren Anamnese vor dem Tode Symptome einer Durchfallerkrankung offensichtlich geworden sind, sind klassische morphologische Infektzeichen selten und kaum von alterstypischen zellulär-immunologischen Reaktionen des reichlich vorhandenen lymphatischen Gewebes in der Darmwand abzugrenzen.

Durchfallerkrankungen sind im Säuglingsalter nicht selten. Sie werden teils enteral infektiös, teils parenteral infektiös, teils alimentär ausgelöst. Die Bedeutung einer Enteropathie oder Dysenterie für den Kindstod wird aber noch sehr unterschiedlich gesehen.

Ergänzende bakteriologische und virologische Untersuchungen können das Informationsdefizit nicht zuverlässig aufklären, um zu entscheiden, ob Symptome einer Dysenterie vor dem Tode bestanden haben.

Wenn allerdings Escherichia-coli-Bakterien mit enteropathogenen Serotypen mikrobiologisch festgestellt werden und daneben auch, etwa in Form von Leberparenchymzellverfettungen, Hinweise einer Malabsorption und Maldigestion vorhanden sind, ist eine enterale Erkrankung retrospektiv diagnostizierbar, die es bei der epikritischen Gesamtbeurteilung zu beachten gilt.

Es gibt also mehr durch respiratorische Infekte geprägte Kindstodesfälle und einige, bei denen entweder isoliert oder zusätzlich die Diagnose einer Enteropathie naheliegt.

Zur Todesursache

Der Nachweis von Atemwegs- oder Intestinalinfekten löst bei klinisch tätigen Ärzten den berechtigten Einwand aus, daß viele Säuglinge und Kleinkinder derartige Infekte folgenlos durchmachen und daran nicht sterben. Dabei wird übersehen, daß nach pädiatrischer Erfahrung auch eine akute Rhinitis für einen jungen Säugling fatale Folgen haben kann.

Eigentlich gilt auch für Erwachsenentodesfälle, daß mit dem Nachweis eines Herzinfarktes zwar eine ausreichende Todesursache festzustellen ist, aber ein Infarktereignis auch überlebt werden kann.

Analog gilt dies auch für plötzliche Kindstodesfälle: Nicht das komplikationslose Überwinden einer Infektion bei den meisten Kindern begrenzt die Interpretationsmöglichkeiten, es sollten objektivierte Befunde pathophysiologisch unter Berücksichtigung dispositioneller Aspekte auch der Alterseigentümlichkeiten, d.h. im Sinne einer funktionellen Morphologie gedeutet werden.

Der Nachweis eines respiratorischen Infekts bei vielen SIDS-Fällen läßt an folgende Begleitreaktionen und Komplikationen denken, die z.T. auch kombiniert den zum Tode führenden Verlauf entscheidend beeinflussen können:

Mechanische Behinderung der Atmung aufgrund obstruktiver Vorgänge im Nasen-Rachenraum oder in peripheren Atemwegen

Je nach Umfang und Art einer Nasen-Racheninfektion können nachweislich die inneren oberen Atemwege zuschwellen. Da jüngere Säuglinge meist „obligatorische Nasenatmer" sind, kann dies bereits entscheidend sein.

Neben entzündungsbedingten Schleimhautreaktionen kann ein zusätzlicher Obstruktionsmechanismus durch vermehrte Schleimsekretionen verursacht werden, ebenso durch regurtierten Mageninhalt.

Bisher wurde diesem Befund wenig Beachtung geschenkt, eher diskutierte man Auswirkungen einer Aspiration, obwohl in der Atemwegsperipherie fast nie entsprechende Befunde vorhanden sind.

Der vieldiskutierte Reflux bei großer Magenfüllung während des Schlafes bei überwiegend praktizierter Bauchlage läßt verständlich werden, warum in den Nasengängen neben Entzündungszeichen und entzündlichem Sekret auch solche „Fremdsubstanzen" nachweisbar sind. Wenn Säuglinge bereits Schwierigkeiten haben, übermäßig wegen des Infekts produziertes Sekret aufgrund ihrer Eigenatmung zu beseitigen, wieviel mehr an „Atemkraft" ist notwendig, um zähviskösen Mageninhalt zu entfernen?

Neuerdings wird diesbezüglich wieder das Problem Bauchlage oder anderer geeigneter Körper- und Kopfpositionen während des Schlafens diskutiert [9, 12, 16, 21].

In der Nase entstandenes „infektiöses" Sekret kann nach Aspiration in periphere Atemwege gelangen und hier etwaige Bronchiolenobstruktionen und/oder periphere Entzündungsprozesse auslösen. Auch durch dieses „lehrbuchhafte Phänomen" sind entsprechende Komplikationen vorstellbar, so z.B. eine Beeinträchtigung der Atmung durch periphere Obstruktionen oder eine Bronchiolitis bzw. Herdpneumonie.

Diese mehr mechanistischen Überlegungen finden ihre Bestätigung in entsprechenden radiologischen, histologischen und morphometrischen Untersuchungen bei vielen Kindstodesfällen [22].

Vorgänge einer systemischen Begleitreaktion

Diese sind u.E. vergleichbar mit dem Frühstadium eines Waterhouse-Friderichsen-Syndroms und damit offensichtlich eng gekoppelt an die vorhandene Immunkompetenz.

Man erkennt in vielen Fällen an den Organen Reaktionsmuster, die auf ein frühes generalisiertes infektiös-toxisches Schocksyndrom hinweisen, insbesondere eine bis in die Peripherie nachweisbare Störung der Mikrozirkulation, ohne jedoch schon typische Mikrothrombosierungen zu finden.

Das Reaktionsterrain und der Umfang einer frühen systemischen Reaktion auf Infektionen ist bisher auch in anderen Altersgruppen noch sehr unzulänglich erforscht. Wird nicht auch bei Erwachsenentodesfällen vergleichbar argumentiert, wenn ausschließlich Befunde einer akuten Virusinfektion des Respirationstrakts vorliegen?

Besonders im jugendlichen Alter postuliert man dann Reaktionen auf virale „Toxine" und geht von der Annahme einer besonders ungünstigen Disposition aus.

Auch für SIDS-Fälle, die durch respiratorische Infekte bzw. „enteropathisch" geprägt sind, könnte z.B. die Toxinproduktion Störungen der peripheren Mikrozirkulation auslösen.

Wegen dieser Vorstellungen wird sicher die berechtigte Frage aufkommen, welche objektivierbaren *dispositionellen* Faktoren bei Kindstodesfällen festzustellen sind.

Die bisherigen morphologisch und immunologisch geprägten Untersuchungen haben ergeben, daß das lymphatische System, was die Quantität der Zellausstattung angeht, keine Besonderheiten aufweist. Wohl lassen sich fast regelmäßig deutliche Aktivierungsvorgänge nachweisen, etwa eine Transformation von Lymphozyten in immunkompetente Zellen, so in regionalen Lymphknoten und in der Milz.

Die Quantität dieses Sensibilisierungsprozesses reflektiert zwar eine intensive Auseinandersetzung des Organismus mit entsprechenden Erregern, und die korrelierenden immunologisch nachgewiesenen hohen IgM-Konzentrationen könnten sogar als Beweis für eine adäquate Leistung des zellulären und humoralen Immunsystems angesehen werden, weil IgM-Konzentrationserhöhungen als akute Immunantwort auf unterschiedliche Erregertypen angesehen werden. Sehr unzulänglich sind bislang die Erkenntnisse bezüglich der effektiven Qualität einer Immunreaktion.

Aus der sich häufig anamnestisch darstellenden Situation, daß SIDS-Kinder einen respiratorischen und/oder enteralen Infekt wenige Tage vor ihrem Tode anscheinend überwunden haben, morphologisch sich aber eindeutige Zeichen eines erneut aufgetretenen Infekts darstellen, resultiert die Vorstellung, daß bei diesen Kindern durch den „abgelaufenen" Infekt eine Art „Immunsupression" ausgelöst wurde.

Der akut vor dem Tode erneut aufgetretene Infekt hätte dann ähnliche systemische Reaktionen zur Folge, wie sie vergleichbar beim Waterhouse-Friderichsen-Syndrom ablaufen.

Bei dieser Vorstellung hätte das Kind zwar erfolgreich auf einen einige Tage vorausgehenden Infekt durch zelluläre und humorale Immunreaktionen reagiert, wäre aber wegen einer Insuffizienz der komplexen kaskadenartigen immunologischen Reaktionsabläufe noch nicht wieder in der Lage, bei einem erneuten Infekt durch andere Erreger kompetente Antikörper zu produzieren.

Neuere immunologische Untersuchungen haben diesen Effekt im Tierexperiment nachgewiesen, wenn z.B. das Immunsystem kurzfristig hintereinander durch verschiedene Viren beansprucht wird [30].

Bei postmortalen Untersuchungen besteht allerdings die Schwierigkeit, die einzelnen Phasen der Reaktionsabläufe einer Immunantwort nicht vollständig erfassen zu können.

Trotzdem sehen wir in der Aufklärung dieser Zusammenhänge entscheidende neue Ansätze für die Kindstodforschung.

Erste Erfahrungen wurden bereits mit gentechnologischen Methoden gewonnen, bei denen genetisch bedingte C4-Komplementdeletionen bei einzelnen Fällen nachgewiesen werden konnten [20].

Vielleicht kann dieser Frage besser aus klinisch-pädiatrischer Sicht nachgegangen werden, weil bei lebenden Kindern mit rezidivierenden Infekten bessere Untersuchungsvoraussetzungen bestehen.

Kindstodforschung bedeutet heute also nicht nur die Durchsetzung postmortaler Untersuchungen, sondern stellt eine interdisziplinäre Aufgabe dar.

Gibt es effiziente prophylaktische Strategiekonzepte?

Die in der letzten Zeit sehr kritisch geführte Diskussion über Effektivität und Akzeptanz eines Heimmonitorings [6, 13, 19] übersieht das sehr breite Umfeld- und Befundspektrum bei diesen Todesfällen. Eigentlich basiert die Überlegung einer Überwachung von Säuglingen auf der Hypothese, daß *zentral* ausgelöste Atemfunktionsstörungen ätiopathogenetisch entscheidend sind. Diese Überlegungen könnten bei jenen Kindern zutreffen, die wegen Schwangerschafts- und Geburtskomplikationen als sog. Risikokinder definiert werden. Diese Überwachung kann auch eine sinnvolle diagnostische Ergänzung darstellen, wenn Kinder durch überlange Apnoen in der Vorgeschichte auffällig geworden sind. Große Fallstudien belegen allerdings, daß diese Voraussetzungen nur bei einem recht geringen Anteil der Säuglingstodesfälle vorliegen.

Außerdem haben die meisten der diesbezüglich entwickelten Geräte den Nachteil, daß sie nur zentral ausgelöste Apnoephasen erfassen, nicht jedoch obstruktiv bedingte.

So reduziert sich das Anwendungsspektrum nur auf solche Kinder, die durch eine labile zentrale Atemsteuerung auffällig geworden sind.

Es besteht inzwischen – auch wegen einiger Todesfälle trotz Heimmonitoring – die Erkenntnis, daß die Verordnung eines Monitors das plötzliche Sterben von Kindern nicht sicher verhindern kann. Darauf wird von kritischen Ärzten, die diese Therapiemaßnahme den Eltern empfehlen, ausdrücklich hingewiesen.

Viele Eltern verlassen sich auf die Effizienz solcher Geräte, andere fühlen sich durch gehäufte Fehlalarme so belastet, daß sie eine konsequente Anwendung vernachlässigen. Zudem lernen Kinder, Fehlalarme auszulösen, um eine vermehrte Zuwendung zu erfahren.

Effizienzentscheidend ist ferner, ob bei den Eltern eine intelligenzbedingte Bereitschaft und Kompetenz besteht, im echten Alarmfall jene Maßnahmen zu treffen, von denen man sich ein Überwinden bedrohlicher Atemfunktionsstörungen verspricht.

Bislang ist nicht zuverlässig geklärt, ob nach der Auslösung eines echten Alarms durchgeführte adäquate Wiederbelebungsmaßnahmen einen tatsächlich lebensbedrohlichen Zustand beseitigen, zumal die Frage obstruktiver Prozesse in den oberen Atemwegen bei der Art der Wiederbelebungsmaßnahmen wohl keine Berücksichtigung findet.

Der in der Praxis tätige Kinderarzt steht vor einer schwierigen Entscheidung, wenn Kindeseltern – auch durch entsprechend propagierte Empfehlungen beeinflußt – von ihm die Verordnung eines Heimmonitors erwarten, vielleicht sogar mit dem Hinweis, daß bereits ein Kindstod zuvor in der Familie aufgetreten ist und ein Wiederholungsfall befürchtet wird.

Nach eigenen Feststellungen und auch anderen Studien mit größeren Fallzahlen ist die angeblich hohe Wiederholungsfrequenz nicht zu bestätigen, sie beträgt bei uns ca. 2%.

Generelle Empfehlungen zur Verordnung eines Heimmonitors lassen sich nicht rechtfertigen. Bei Kindern mit eindeutigen Risikofaktoren fällt die Entscheidung leichter, denn hier gibt es im weitesten Sinne eine Indikation. In anderen Fällen hängt es vom Glauben des behandelnden Arztes ab, ob das SIDS mit zentralen Apnoephasen zusammenhängt oder ob er nur dem dringenden Wunsch von Kindeseltern nachkommen möchte.

Es verwundert in diesem Zusammenhang im Rahmen des inzwischen erblühten „Monitor-Business", daß trotz der pädiatrischen Kenntnis über obstruktive Apnoephasen bei respiratorischen Infekten noch keine Überwachungsgeräte entwickelt wurden, die zuverlässig akute obstruktive bzw. kombinierte Apnoephasen erfassen; einige Geräte registrieren dies zwar indirekt über Tachy- und Bradykardiesymptome und geben dann Alarm, aber vielleicht schon zu spät.

Diese geräteabhängigen Interventionsansprüche reflektieren die Tendenz eines wohl inzwischen revidierten generellen monokausalen Deutungskonzepts, während andere wichtige Aspekte vernachlässigt werden, die sich bei eingehenden Anamneseerhebungen vor Ort darstellen; etwa die besondere Betreuungs- und Kontrollbedürftigkeit von Kindern mit rezidivierenden Infekten, gezielte Aufklärungen und Belehrungen von Kindeseltern bezüglich eines optimalen Gesundheitsverhaltens besonders bei „banalen" Krankheitssymptomen und der Anwendung sog. Hausmittel.

In unserer Region (Aachen) ist auffällig, daß sich bei vielen Kindstodesfällen Hinweise auf eine nicht optimale, sehr einseitig ausgerichtete Ernährungsform darstellen, ferner nicht selten abrupte Umstellungen in der Ernährungsweise kurz vor dem Tode stattfanden und Folgen einer Dysenterie mißachtet wurden, des weiteren ein mangelndes Interesse an regelmäßig vorgesehenen kostenlosen Säuglingsvorsorgeuntersuchungen bestand.

Diese nur stichwortartigen Bedingungen aus dem Umfeld vieler Kindstodesfälle und die sicheren infektepidemiologischen Erkenntnisse geben Anlaß, Hausärzte und Pädiater sowie kommunale Einrichtungen auf diese mehr sozialmedizinisch geprägten Aspekte hinzuweisen, um damit einen Anstoß für prophylaktische Konzepte zu geben.

Wegen der SIDS-Altershäufung im 1. Lebenshalbjahr erscheint es unter gesundheitspolitischen Aspekten empfehlenswert, in den ersten 6 Lebensmonaten zeitlich dichter gestaffelte, eingehende und kontrollierte Vorsorgeuntersuchungen von Säuglingen anzubieten und das jeweilige Untersuchungsspektrum zu erweitern.

Man muß nach eigenen Erfahrungen abschließend feststellen, daß viele Kindesmütter von SIDS-Fällen einer sozialmedizinisch geprägten ärztlichen Hilfe und Überwachung ihrer Kinder dringend bedürfen.

Die rechtzeitige Erfassung eindeutiger Risikofaktoren und/oder die Hilfe in ungünstigen Lebenssituationen könnten die weiterhin unverändert hohe Frequenz von plötzlichen Kindstodesfällen reduzieren helfen [25].

Literatur

1. Althoff H (1980) Sudden infant death syndrome. Fischer, Stuttgart
2. Althoff H (1982) Praxisorientierte Erfahrungen über plötzliche Kindstodesfälle. Zentralbl Rechtsmed 24: 79–83
3. Althoff H, Lemke R (1986) Erfolg und Aussagewert systematischer morphologischer Nasen-Rachenuntersuchungen beim SIDS. Beitr Gerichtl Med 44: 219–225
4. Bergman AB, Ray CG, Pomeroy MA, Wahl PW, Beckwith JB (1972) Studies of the sudden infant death syndrome in King County, Washington, III.Epidemiology. Pediatrics 49: 860–870
5. Blok JH (1978) The incidence of sudden infant death syndrome in North Carolina's cities and counties 1972–1974. Am J Public Health 68: 367–373
6. Brandt-Niebelschütz S, Saling E, Saling P, Langner K, Schmitz C (1991) Akzeptanz und Nutzen des Heim-Monitorings. Dtsch Ärztebl 88: 230–234
7. Cremer U, Althoff H (1991) Nachweis und Inzidenz von Zytomegalievirusinfektionen bei plötzlichen Kindstodesfällen (SIDS). Rechtsmedizin 1: 25–28
8. Entrup M, Brinkmann B (1990) Histologische Lungenbefunde beim plötzlichen Kindstod. Z Rechtsmed 103: 425–433
9. Fleming PJ, Gilbert R, Azaz Y, Berry PJ, Rudd PT, Stewart A, Hall E (1990) Interaction between bedding and sleeping position in the sudden infant death syndrome: a population based case-control study. Br Med J 301: 85–90
10. Guilleminault C, Ariagno R, Korobkin R, Coons S, Owen-Boeddiker M, Baldwin R (1981) Sleep parameters and respiratory variables in „near miss" sudden infant death syndrome. Pediatrics 68: 354–360
11. Hoppenbrouwers T, Hodgeman JE, Arakawa K, McGinty DJ, Mason J, Harper RM, Sterman MB (1978) Sleep apnea as part of a sequence of events: a comparison of three months old infants at low and increased risk for SIDS. Neuropädiatrie 9: 320–337
12. Jorch G, Findeisen M, Brinkmann B, Trowitzsch E, Weihrauch B (1991) Bauchlage und plötzlicher Säuglingstod. Dtsch Ärztebl 88: 2343–2346
13. Kahn A, Blum D (1982) Home monitoring of infants considered at risk for the sudden infant death syndrome. Four years' experience (1977–1988). Eur J Pediatr 139: 94–100

14. Kahn A, Rebuffat E, Sottiaux M, Blum D (1989) Infants with an apparent life-threatening event an possible risk for sudden infant death syndrome. In: Andler W, Schläfke ME, Trowitzsch E (eds) Der plötzliche Kindstod. Acron, Berlin New York, pp.114–127
15. Kelly DH, Shannon DC (1982) Sudden infant death syndrome and near sudden infant death syndrome: a review of the literature, 1964 to 1982. Pediat Clin North Am 29: 1241–1261
16. Kleemann WJ, Urban R, Eidam J, Wiechmann B, Tröger HD Die Auffindesituation beim plötzlichen Kindstod. Rechtsmedizin 1: 147–151
17. Lemke R, Althoff H, Sünnemann S (1991) Vergleichende immunologische Untersuchungen von SIDS-Fällen und altersgleichen stationär behandelten Säuglingen. Klin Pädiatr 203: 162–166
18. Mitchell EA (1990) International trends in postneonatal mortality. Arch Dis Child 65: 607–609
19. Nolting HD, Klostermann P, Saternus KS, Schachinger H, Tietze KW (1989) Überwachung von Säuglingen durch Heim-Monitore. Dtsch Ärztebl 86: 683–686
20. Riepert TH, Schneider PM, Wendler C, Mattern R, Althoff H, Horn M, Rittner Ch (1989) Clinical, genetical and epidemiological studies of sudden infant death syndrome (SIDS). In: Andler W, Schläfke ME, Trowitzsch E (Hrsg) Der plötzliche Kindstod. Acron, Berlin New York. S 197–203
21. Saternus K-S, Adam G (1985) Der plötzliche Kindstod. Dtsch med Wschr 110: 297–303
22. Schäfer AT, Lemke R, Althoff H (in press) Airway resistance of the inner nose in SIDS victims. Eur J Pediatr
23. Schwartz PJ, Southall DP, Valdes-Dapena M (1988) The sudden infant death syndrome. Ann NY Acad Sci 533
24. Steinschneider A (1972) Prolonged apnea and the sudden infant death syndrome: clinical and laboratory observations. Pediatrics 50: 646–654
25. Taylor EM, Emery JL (1990) Categories of preventable unexpected infant deaths. Arch Dis Child 65: 535–539
26. Valdes-Dapena MA (1967) Sudden and unexpected death in infancy. A review of world literature 1954–1966. Pediatrics 39: 123–138
27. Valdes-Dapena MA (1980) Sudden infant death syndrome – a review of the medical literature 1974–1979. Pediatrics 66: 597–614
28. Wilske J (1984) Der plötzliche Säuglingstod. Springer, Berlin Heidelberg New York Tokyo
29. Wolf HG, Schäfer RD (1989) Perinatale Mortalität weiter gesunken. Rhein Ärztebl 831–838
30. Zinkernagel RM (1991) Allgemeine immunologische Grundlagen. (Vortrag 75.Tagung Dtsch Ges Pathologie, 22.5.1991, Friedrichshafen)

3. Differentialdiagnose zum nichtnatürlichen Tod

Verdeckte Gewalteinwirkungen

S. BERG

In den vorangegangenen Kapiteln sind die unerwarteten oder unklaren Todesfälle aus natürlicher Ursache, wie sie im Praxisbereich des niedergelassenen Arztes vorkommen, für die verschiedenen Altersstufen nach ihrer Pathogenese beschrieben worden. Im folgenden Abschnitt sollen nun Gesichtspunkte erörtert werden, die dem Arzt bei der Differentialdiagnose gegenüber *nichtnatürlichen* Todesfällen behilflich sein können.

Es kann nicht Aufgabe dieses Buches sein, nach Art der Lehrbücher für Rechtsmedizin [2, 14, 28, 34, 43] die gewaltsamen Todesarten im einzelnen zu beschreiben; vielmehr soll als Hilfe in der Situation des Arztes, der den Schauplatz eines unerwarteten Todesfalles betritt, auf die wesentlichen Merkmale und Besonderheiten jener Fälle hingewiesen werden, in denen der nichtnatürliche Tod eben nicht von vornherein erkennbar ist oder durch Marginalbefunde lediglich vorgetäuscht wird. So wird der Leser unter dem Stichwort „Erstickungen" z.B. den typischen Erhängungsbefund nicht beschrieben finden, ebensowenig wie bei den mechanischen Gewalteinwirkungen Stich- und Beilhiebverletzungen dargestellt sind oder die Charakteristika von Schußverletzungen erklärt werden. Phänomene der Traumatologie sollen nur insoweit Erwähnung finden, als sie eben differentialdiagnostisch gegenüber dem plötzlichen Tod aus natürlicher Ursache von Bedeutung sind.

Sturzverletzungen

Findet sich der Körper des Verstorbenen auf dem Boden liegend in einem Raum der Wohnung, denkt man als Untersucher unwillkürlich eher an einen Sturz und sucht nach Verletzungen, als wenn sich die Leiche im Bett oder auf einem Sofa befindet. Das Gleiche gilt ja, wie schon von Metter erwähnt, von Todesfällen in der Öffentlichkeit. Wichtig ist in jedem Fall – auch bei der Leiche im Bett – eine genaue Untersuchung des Kopfes, auch der behaarten Kopfhaut, weil sich Aufprallverletzungen oft nur als geringfügige Abschürfung der Oberhaut ohne Blutung nach außen oder als tastbare Schwellung bei subkutanem Hämatom darzustellen.

Krauland [21] berichtet über 17 gewaltsame Todesfälle, die bei der Sektion unklarer Todesfälle entdeckt wurden, ohne daß zuvor jemand an das Vorliegen einer Gewalteinwirkung gedacht hätte. Unter Frickes [15] 919 unerwarteten und unklaren Todesfällen Erwachsener im Dezennium 1975–1985 des Göttinger Institutes fanden sich 329 nichtnatürliche Todesursachen; davon waren die meisten Vergiftungen (170), aber auch 82 latente Gewalteinwirkungsfolgen, davon 41 nach kraniozerebralem Trauma. Oft finden sich Platzwunden, teils mit erheblichem, teils auch nur geringerem Blutaustritt.

Für die agonale Platzwunde, wie sie häufig beim Zusammenbrechen eines vom plötzlichen Herztod Betroffenen entsteht, ist die geringe oder fast fehlende Blutung charakteristisch, während vitale Platzwunden der Kopfschwarte in der Regel sehr kräftig bluten; sogar tödliche Verblutungen sind schon beschrieben worden [6, 36]. Andererseits können äußere Verletzungen auch ganz fehlen. Auch durch sorgfältiges Abtasten des Schädels ist oft nicht zu entscheiden, ob es sich nur um eine agonale Sturzverletzung handelt oder ob mit größerer Wahrscheinlichkeit von einem vitalen Trauma auszugehen ist. Man sollte sich im Zweifel aber daran erinnern, wie oft sich doch im weiteren Verlauf tödliche Hirnhautblutungen unter völlig oder fast unverletzter Haut verbergen und daß gerade das epidurale Hämatom fast regelmäßig mit einem beschwerdefreien Intervall einhergeht, so daß der Patient nach dem primären Trauma (meistens durch Sturz im alkoholisierten Zustand) noch aufstehen und nachhause gehen kann.

Während im Normalfall eines Sturzes zu ebener Erde reflektorische Schutzmechanismen ein ungeschütztes Aufschlagen des Kopfes verhindern, schlägt der Schädel des Betrunkenen leichter hart auf. Besonders beim chronischen Alkoholismus findet sich auf eine verlangsamte Nervenleitgeschwindigkeit; die Alkoholwirkung soll auch einen negativen Einfluß auf die Reizübertragung in der Muskelendplatte haben; größere Bedeutung als die Polyneuropathie dürfte für die zahlreichen Stürze der Alkoholiker aber die alkoholische Myopathie haben, der häufige, weitgehend schmerzfreie fortschreitende Muskelschwund, der meist proximal beginnt und die Beine mehr betrifft als die Arme [19]. Für die Weiterentwicklung extra- oder intrazerebraler Blutungen hat dann insbesondere die bei Leberzirrhose selten fehlende erhöhte Blutungsbereitschaft und Verlängerung der Blutungszeit Bedeutung [22].

Im klinischen Bereich ist die „Fehldiagnose Trunkenheit" [13], während in Wirklichkeit ein gedecktes Schädel-Hirn-Trauma mit intrakranieller Blutung vorliegt, vielfach für den vermeidbaren Tod des Patienten verantwortlich; bei der Leichenschau wird die Fehldiagnose natürlicher Tod u.U. zur Ursache von Rechtsnachteilen für die Hinterbliebenen. Ein Beispiel gibt folgender Fall:

Ein 56jähriger Angestellter wird gegen Mittag im Bad seiner Eigentumswohnung auf dem Boden liegend tot aufgefunden, nachdem er zuletzt am Vortag lebend gesehen worden war. Der herbeigerufene Notarzt bescheinigt einen natürlichen Tod, obwohl aus der Anamnese keine gravierenden Erkrankungen bekannt sind. Der inzwischen verständigte Sohn des Verstorbenen bezweifelt, daß es sich um einen natürlichen Tod handelt und verständigt die Polizei.

Sektionsbefund: apfelgroße, zwischen den Haaren nur bei gezielter Suche sichtbare, nicht blutende Exkoriation innerhalb einer tastbaren Schwellung der Kopfhaut. Handtellergroßes Kopfschwartenhämatom, in sagittaler Richtung von okzipital nach links parietotemporal verlaufender Berstungsbruch der Schädelkalotte mit Überkreuzung der A. meningica media und Entwicklung eines handtellergroßen, bis zu 3 cm dicken epiduralen Hämatoms; Rindenprellungsherde und lokale traumatische Markblutungen am rechten Stirn- und Schläfenpol. Lungenödem. Kein Koronarbefund. Fortgeschrittene Fettzirrhose der Leber. Blutalkohol 2,2‰; im Hämatomblut 2,3‰.

Epikrise: Am wahrscheinlichsten erschien ein Sturz auf den Hinterkopf im alkoholisierten Zustand, der wohl zur Bewußtlosigkeit geführt hatte und nur um 2–3h überlebt wurde.

Der Nachweis des nichtnatürlichen Todes hatte zwar keine strafrechtliche, aber doch versicherungsrechtliche Bedeutung.

Anderseits können Verletzungs- und Tatortbefunde den Verdacht eines nichtnatürlichen Todes erwecken, während nach dem Sektionsbefund in Wirklichkeit eine endogene Todesursache vorliegt. Krauland [21] schildert zwei Raubüberfälle, bei denen einmal das Opfer stark blutende Kopfwunden nach Schlägen mit einer Rohrzange aufwies, das andere mit den Handgelenken ans Bett gefesselt tot aufgefunden wurde; in beiden Fällen war nach dem Sektionsbefund die Todesursache aber eine Koronarinsuffizienz bei erheblich vorgeschädigtem Herz, – wobei allerdings davon ausgegangen wurde, daß der Tod ohne die Mißhandlungen nicht zu diesem Zeitpunkt eingetreten wäre.

Sonstige verdeckte Verletzungen

Schußverletzungen

Daß *Schußverletzungen* vorliegen könnten, ohne daß dies am Fundort sogleich erkennbar wird, möchte man kaum für möglich halten. Der folgende Fall zeigt aber, daß unter bestimmten Voraussetzungen auch dies vorkommt:

Ein 69jähriger pensionierter Postbeamter wird am Spätnachmittag im Fernsehzimmer der ehelichen Wohnung auf einer hochklappbaren Sesselliege tot aufgefunden. In den Händen des Toten bemerkt der von der Ehefrau zu Hilfe gerufene Bruder eine Pistole (Sauer u. Sohn Kal. 7.65). Er entfernt die Waffe, angeblich, weil er geglaubt hätte, daß diese nichts mit dem Todesfall zu tun hat. Der die Leichenschau ausführende Arzt, dem dieses Detail nicht mitgeteilt wurde, bescheinigte einen natürlichen Tod, weil er nichts Auffälliges bemerkte und der Verstorbene früher schon einmal über Herzbeschwerden geklagt hatte. Erst der Leichenbestatter entdeckte beim Anheben des Toten Blut in den Kissen unter dem Kopf und verständigte die Polizei, die eine Schußverletzung im Nacken (Abb. 1) feststellte und auf dem Boden neben der Liege eine Patronenhülse fand.

Die gerichtliche Sektion wurde v.a. deshalb veranlaßt, weil man davon ausging, daß es sich um einen Einschuß handelt und womöglich mit Fremdtäterschaft zu rechnen sei. Der Einschuß fand sich jedoch im Bereich der Mundhöhle und zwar im vorderen Teil der Zunge (Abb. 2); weiterer Verlauf des Schußkanals durch Rachenhinterwand und Wirbelsäule, Durchschuß der Medulla oblongata, Ausschuß in der Nackenhaut im Bereich der hinteren Haargrenze (Abb. 2). Bei fest

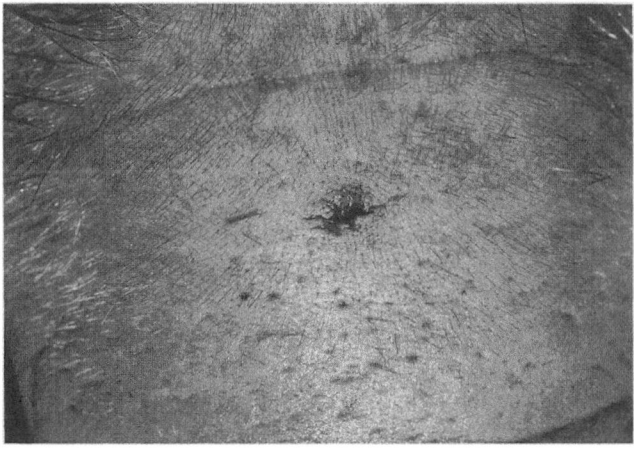

Abb. 1. Suizid durch Mundschuß; verdeckte Ausschußöffnung in der Nackenhaut

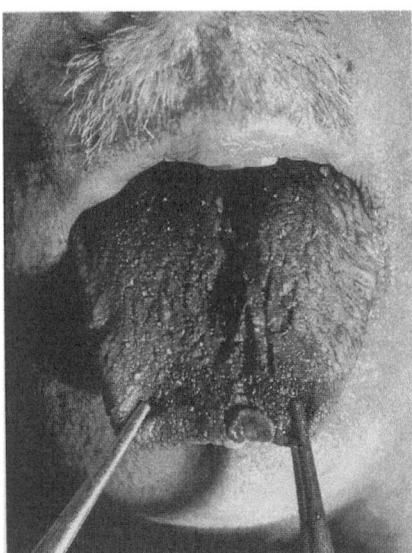

Abb. 2. Suizid durch Mundschuß; äußerlich nichts zu sehen, aber in der Zunge Einschußöffnung mit Pulverschmauchniederschlag

geschlossener Mundöffnung waren keine Schußzeichen von außen wahrnehmbar. Erstickungsblutungen subpleural, keine Blutaspiration; kleinherdig-disseminierte Myokardschwielen bei stenosierender Koronarsklerose der intramuralen Verzweigungen, Herzgewicht 510 g.

Epikrise: Suizid durch Mundschuß. Die Fehldiagnose des Leichenschauers war durch 3 „Risikofaktoren" bedingt: 1) Die Entfernung der Waffe durch die Angehörigen, 2) die vorgefaßte, anamnesebedingte Meinung, daß es sich um einen Herztod handeln werde, 3) aber doch auch: Flüchtigkeit und Unterlassen einer genaueren Untersuchung der Leiche. Ein auch nur geringes Bewegen des Kopfes hätte den Blutaustritt in den Kissen sichtbar gemacht, auch eine Inspektion der Mundhöhle hätte deren Blutfüllung erkennen lassen.

Stichverletzungen

Ähnliches kann sich sogar auch beim Vorliegen von *Stichverletzungen* ereignen. Wir erinnern uns, daß die Todesursache bei Bruststichen nicht nur eine Verblutung nach außen oder innen sein kann, sondern auch eine Herzbeuteltamponade. In solchen Fällen kann der Blutaustritt nach außen gelegentlich sogar so gering bleiben, daß er ganz übersehen wird, wie im folgenden Fall:

Ein jungverheirateter Ehemann findet morgens beim Aufstehen seine Frau tot neben sich im Bett. Sie befindet sich in weitgehender Rückenlage, das Nachthemd ist unter der Decke etwas hochgeschoben, sonst nichts Auffälliges zu bemerken. Der herbeigerufene Arzt verständigt die Polizei, weil ihm der Todesfall rätselhaft erscheint. Beim Abholen der Leiche fallen geringe Blutspuren in den Falten des hochgeschobenen Nachthemdes auf, es findet sich eine isolierte Stichverletzung unter der linken Brust (Abb. 3). Da keine Tatwaffe zu sehen ist, fällt ein Verdacht der Täterschaft auf den Mann; wenig später findet sich aber das zur Selbsttötung benutzte Messer unter das Kopfkissen geschoben.

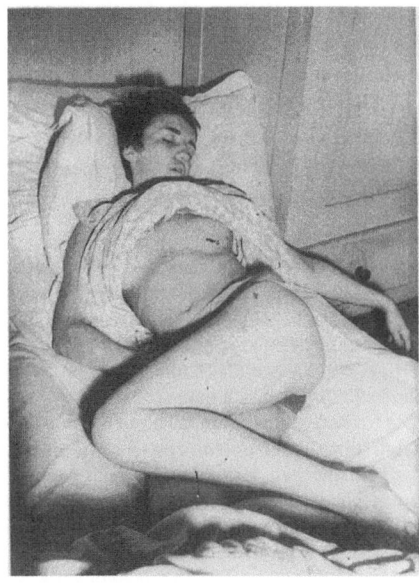

Abb. 3. Suizid durch Herzstich; solitäre Stichwunde an der linken Brustseite ohne Blutung nach außen; Tod durch Herzbeuteltamponade

Stromtod

Sehr viel verständlicher ist es, daß gelegentlich Todesfälle durch *elektrischen Strom* keine wesentlichen Spuren hinterlassen. Trotz zunehmender Elektrifizierung der Haushalte zeigen die Elektrounfälle eher abnehmende Tendenz, was zweifellos auf die technische Perfektionierung der Geräte bzw. die entsprechenden Sicherheitsvorschriften zurückzuführen ist.

In der Monographie von Brinkmann u. Schäfer [11] sind die technischen Voraussetzungen des Elektrounfalls ausführlich beschrieben, auch die Pathophysiologie des Stromtodes ist dort eingehend erörtert. An dieser Stelle sei lediglich erwähnt, daß der Stromtod praktisch immer ein Tod durch Kammerflimmern ist und die Entwicklung von Strommarken an der Haut, je nach Größe der Kontaktfläche, den Widerstandsverhältnissen und der Zeit des Stromflusses, gelegentlich auch ausbleiben kann.

Meistens allerdings sind Strommarken vorhanden und werden lediglich übersehen. Manchmal führt die örtliche Muskelerregung durch den elektrischen Strom dazu, daß ein leitender Haushaltsgegenstand noch von der Hand des Toten festgehalten wird (die Loslaßschwelle liegt bei 10–25 mA; ab etwa 50 mA kommt es zu Herzrhythmusstörungen, Blutdrucksteigerung, Bewußtlosigkeit).

Es ist aber keineswegs der Regelfall, daß eine solche eindeutige Situation angetroffen wird; in vielen Fällen liegt der Tote entfernt von möglicherweise stromführenden Objekten. Schon ein kurzer Stromschlag kann zur Auslösung des Kammerflimmerns ausreichen, wobei die individuellen Verhältnisse eine große Rolle spielen: Katecholamine senken die Flimmerschwelle (10); Schäfer [38] vermutet, daß myokardial geschädigte Herzen, insbesondere solche mit lokalen Nekrosen und klinischer Bereitschaft zu Extrasystolen die gleiche Senkung der Flimmerschwelle aufweisen. So haben sich schon tödliche Unfälle bei 50 V Berührungsspannung ereignet.

Schwarz [41] schildert einen derartigen Unfall, wobei ein 14jähriger Schüler in seinem Zimmer leblos vor dem geöffneten Fenster gefunden wurde; der zunächst rätselhaft erscheinende Fall wurde durch die technische Untersuchung des selbstgebastelten Radioapparates geklärt, der den eisernen Rahmen des Fensterladens, welcher als Antenne diente, beim Einschalten unter Strom setzte. Die gleichzeitige Berührung von Heizkörpern, Wasserhähnen usw. schließt in solchen Fällen den Stromkreis gegen die Erde. Fast immer handelt es sich um Unfälle; jedoch sind auch schon Morde und Selbstmorde mit elektrischem Strom vorgekommen, was für den folgenden Fall zur Diskussion stand:

Eine 34jährige Frau wird von ihrem Ehemann frühmorgens tot im Bett aufgefunden. Sie liegt, lediglich mit einem Slip bekleidet, in Halbseitenlage, das Gesicht in ein Kissen gedrückt. Auf dem Nachttisch verschiedene Schlafmittelpackungen, weshalb der Todesfall als nichtnatürlich gemeldet wird. Da die fehlenden Tabletten aber nach Ansicht eines Apothekers zur Erklärung des Todes nicht ausreichten, kam es zur

Sektion: An beiden Daumen und am linken Zeigefinger fanden sich Pflasterverbände, nach deren Entfernung sich unverkennbare, z.T. tief eingebrannte Strommarken darstellten (Abb. 4). Die toxikologische Untersuchung ergab in Mageninhalt, Blut und Urin die Diudormwirkstoffe Glutethimid, Metaqualon und Chlorprothixen in Konzentrationen, wie sie einer tödlichen Vergiftung entsprechen. Histologisch konnte ein mehrstündiges Überleben der Stromverletzungen nicht ausgeschlossen werden. Weil die vom Ehemann vermuteten technischen Möglichkeiten zur Entstehung der Strommarken am Küchenherd oder durch ein freiliegendes Kupferkabel spektralanalytisch nicht verifiziert werden konnten und er wegen Ehezerrüttung infolge eines homosexuellen Verhältnisses ein Tatmotiv gehabt hätte, erging gegen ihn Haftbefehl. Durch Suizid entzog er sich einer weiteren Klärung des Falles.

Epikrise: Wegen der tödlichen Schlafmittelvergiftung und der für eine Fremdtäterschaft gänzlich atypischen Lage der Strommarken muß man zu der Auffassung kommen, daß es sich um ein Schlafmittelsuizid nach vorangegangenem Selbsttötungsversuch mit elektrischem Strom oder Stromunfall handelte.

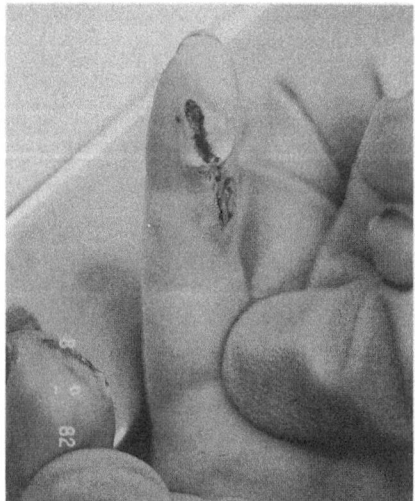

Abb. 4 Strommarke an der Griffläche des Zeigefingers

Erstickungen

Die Erstickungen bieten im Bereich der häuslichen Totauffindung von Personen der verschiedenen Altersklassen gelegentlich für den Untersucher erhebliche Probleme. Mit Recht wird man davon ausgehen, daß eine gewaltsame Erstickung in der Regel äußere Spuren verursacht, die man nicht übersehen kann; zumindest müßte aber die mechanische Erstickungsursache an der Leiche oder am Fundort zu erkennen sein. Das trifft natürlich für das Erhängen auch uneingeschränkt zu, während beim Erdrosseln das Strangwerkzeug fehlen und die Strangfurche manchmal nur sehr schwach entwickelt sein kann. Auch beim Erwürgen wird es immer wieder Fälle geben, in denen die äußeren Würgemale am Hals des Opfers so schwach ausgeprägt sind, daß man sie ohne sehr genaues Zusehen bei entsprechend gerichteter Aufmerksamkeit leicht übersehen kann. Sehr wichtig ist jedenfalls die *Besichtigung der Conjunctiven* nach Zurückziehen wenigstens der Augenunterlider mit dem Finger auf beiden Seiten. Bei den Todesarten Erdrosseln und Erwürgen finden sich hier in jedem typischen Fall feinste punktförmige Blutaustritte (Ecchymosen = Petechialblutungen), – einer der wichtigsten und geradezu pathognomonischen Befunde bei den Strangulationen (der allerdings beim typischen Erhängen fehlt, weil hier nicht nur der venöse Rückfluß, sondern gleichzeitig auch der arterielle Zustrom verhindert ist (Abb. 5).

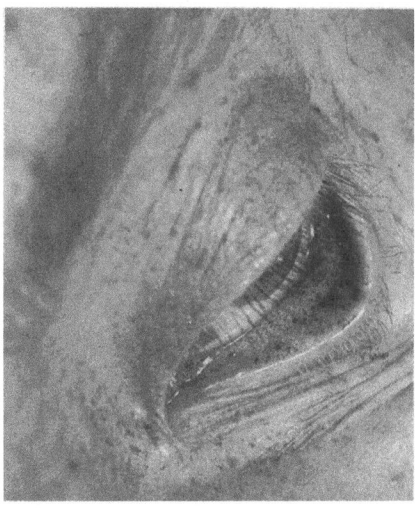

Abb. 5 Petechialblutungen in der Conjunctiva palpebralis bei Tod durch Erwürgen

Die strangulationstypischen Stauungsblutungen in den Bindehäuten sind sehr fein und dichtstehend; Punktblutungen als solche kommen auch bei anderen Todesarten vor [35], sie sind aber meistens vereinzelt und größer. Geserick und Kämpfe haben darauf hingewiesen, daß auch falschnegative Befunde vorkommen, eben weil es sich nicht um Erstickungsblutungen im eigentlichen Sinne handelt; zu erwähnen sind hier die seltenen Fälle von atypischem Erdrosseln und Erwürgen [10], wozu auch der sog. Heringsche Reflextod durch Reizung des Karotissinus zählt (umstritten: vgl. [20]).

Vielfach sind die Stauungsblutungen auch in der Gesichtshaut, besonders in Umgebung der Augen, an der Stirn und hinter den Ohrmuscheln ausgeprägt. – Charakteristisch erscheint folgender Fall, bei dem sich hinter einem unklaren Wohnungstodesfall sogar ein Mord verbarg:

Der Hausarzt wird gegen 21 Uhr in die Wohnung eines nicht verheirateten Paares gerufen, weil die Lebensgefährtin des 50jährigen Mannes diesen tot auf dem Fußboden des Wohnzimmers gefunden habe, nachdem sie ihn angeblich am Vortage gegen 11 Uhr zuletzt lebend gesehen hatte. In der Nacht zuvor sei er nach hochgradigem Alkoholgenuß mehrfach aus dem Bett gefallen; er sei ein Trinker, der zuletzt auch Halluzinationen gehabt habe. Der Arzt stellte einen schon länger zurückliegenden Todeseintritt fest, weil die Leichenstarre bereits voll entwickelt war, konnte sich aber über die Todesursache nicht klar werden.

Sektionsbefund: Multiple subkutane Prellungsblutungen im Gesicht, unter Stirn- und Schläfenhaut, am rechten Ellenbogen und Knie; Quetschungsblutungen der Augenlider beiderseits, in den Bindehäuten der Augen zahlreiche feine Petechialblutungen. Äußerlich am Halse keine Verletzungen, dagegen ausgeprägte innere Würgemale subfaszial und in den Kehlkopfmuskeln, Ringknorpelbruch und Petechialblutungen unter der Kehlkopfschleimhaut, frische Lungenblähung und Rechtsherzerweiterung, subpleurale Erstickungsblutungen, blutarme Milz, flüssiges Blut.

Epikrise: Nach späterem Geständnis war der Mann von seiner Partnerin im Rahmen einer tätlichen Auseinandersetzung am Vormittag des Tages, an dem der Arzt verständigt wurde, erwürgt und am Abend aus der ursprünglichen Rückenlage auf den Bauch gewälzt worden, vermutlich um eine nähere Inspektion zu erschweren. Tatsächlich war eine (unvollständige) Wanderung der Totenflecken noch bei der Obduktion feststellbar.

Von den übrigen Erstickungen sei hier nur noch der sog. *Bolustod* erwähnt. Daß Fremdkörper in die Luftwege geraten und Erstickungsanfälle verursachen, kommt besonders bei Kindern vor. Bei Erwachsenen gerät gelegentlich durch Fehlschlucken, oft bei Alkoholikern, aber auch infolge bulbärer Erkrankungen, ein größerer Nahrungsbrocken vor den Kehlkopfeingang und kann aus eigener Kraft nicht mehr entfernt werden.

Ältere Autoren weisen darauf hin, daß die mechanische Vagusreizung oberhalb der Abgangsstelle des N. laryngeus superior einen reflektorischen Herzstillstand zur Folge haben könne, so daß in vielen Fällen „vielleicht gar keine Erstickung, sondern ein Kehlkopfschock die Todesursache darstellt" [18]. Genaue Untersuchungen an einer größeren Fallzahl [1, 9, 24] haben jedoch gezeigt, daß praktisch immer Zeichen einer den Atemstillstand überdauernden Herztätigkeit und vielfach doch Erstickungszeichen vorhanden sind.

Reanimationsbemühungen nach Freimachen der Luftwege sind in jedem frischen Fall angezeigt.

Vergiftungen

Unzweifelhaft stellen die *Vergiftungen* den größten Anteil unter den Todesursachen unerwartet leblos in der Wohnung aufgefundener Personen. Da diese im folgenden Kapitel wissenschaftlich systematisch abgehandelt werden, sollen hier nur wenige Hinweise auf suizidale und unfallmäßige Vergiftungen gegeben werden, die besonders häufig vorkommen und oft verkannt werden.

Auf die Psychologie und Prophylaxe, die Phänomenologie und Statistik des *Suizids* kann an dieser Stelle nicht eingegangen werden; aus der umfangreichen Literatur zu diesem Thema seien hier nur die Arbeiten von Möllhoff u. Mueller [27], Pohlmeier [32] und Reimer [37] genannt. Schwarz [41] gibt eine für unsere spezielle Fragestellung besonders aufschlußreiche und eingehende Darstellung der Gesichtspunkte, die bei der Leichenschau als Hinweis auf eine suizidale Genese des

Todesfalles gelten können, wie die Erhebung der Vorgeschichte von Suizidanten, Indizien spezifischer Art wie Abschiedsbriefe, Vorbereitungshandlungen und Schutzmaßnahmen für die Umgebung, Maßnahmen zur Kaschierung des Selbstmordes oder gar solche, die eine Fremdtäterschaft vortäuschen sollen. Wichtig sind Hinweise auf eine evtl. Motivation, v.a. auch vorangegangene Suizidankündigungen, psychopathologische Auffälligkeiten oder gar psychotische Entwicklungen. Reaktive und endogene Depressionen finden sich bekanntlich oft im Vorfeld eines Selbstmordes.

Das Vorhandensein von Arzneimittelpackungen, Gläsern mit Substanzresten oder Packungen von Rattengift, Pflanzenschutzmitteln oder Herbiziden gibt zuweilen entscheidende Hinweise. Es kann natürlich nicht Aufgabe des Arztes sein, genauere Ermittlungen dieser Art anzustellen; das obliegt jedenfalls der Polizei, die aufgrund der Annahme eines nichtnatürlichen Todes (auch bei Suizid) zu verständigen ist (vgl. Kap. III/4, Beitrag Berg). Dies ist u.a. auch deshalb wichtig, weil manchmal auch Tötungen durch fremde Hand als Selbstmord getarnt werden.

Suizide durch Kohlenmonoxid (CO) erfolgten früher häufig durch Einatmen von Stadtgas und sind seit dessen Entgiftung bzw. Ersatz durch Erdgas selten geworden. Bei Auffindung eines Toten in der Garage seiner Wohnung ist allerdings an Selbstmord durch Einatmen von Auspuffgasen zu denken.

Der CO-Gehalt der Motorabgase kann bei unbelastetem Motor 10% erreichen, die endliche Raumkonzentration hängt natürlich von der Laufzeit des Motors, der Garagengröße und der Abdichtung durch Tore und Fenster ab; Vergiftungen wurden auch schon bei teilgeöffnetem Tor beobachtet. Das Eingeschaltetsein der Zündung ist keine unabdingbare Forderung, weil der Suizidant diese selbst ausgeschaltet haben kann, bevor die Bewußtlosigkeit eintrat. Öfters werden dissimilatorische Positionen eingenommen, die an einen Unfall denken lassen sollen.

Wird ein Vergifteter bewußtlos, noch lebend angetroffen, muß er sofort der Intensivbehandlung zugeführt werden, weil O_2-Beatmung eine raschere CO-Elimination bewirkt und die für den O_2-Transport aktuell zur Verfügung stehende Hämoglobinmenge über das weitere Schicksal des Vergifteten entscheidet. Wir hatten einen Fall zu begutachten (Az 26/82), in dem gegen einen Arzt ein Verfahren wegen fahrlässiger bzw. dolöser Tötung eröffnet wurde, weil er seine CO-vergiftete, bewußtlose Frau aus der Garage lediglich in Frischluftatmosphäre verbracht hatte, anstatt sie ins Krankenhaus einzuweisen.

Viel häufiger sind demgegenüber CO-Unfälle in den Wohnräumen. Man sollte immer daran denken, daß jede Form der unvollständigen Verbrennung außer CO_2 auch CO entstehen läßt, so daß auch bei Erdgas- und Propanheizgeräten tödliche Vergiftungen vorkommen können, besonders wenn der Abzug nicht funktioniert oder eine zu gute Abdichtung des Raumes beim Brennen der Gasflammen relativen O_2-Mangel herbeiführt.

Von Bedeutung sind darüber hinaus bei Dauerbrandöfen alter Art die Abzugsverhältnisse. Gerade in der Übergangszeit kommt es vor, daß unvermutete Erwärmung der Dachboden- oder Außenatmosphäre (Sonnenbestrahlung des Daches, Fönwetterlage [3] die Abgasbeförderung von „mit Schwachlast gefahrenen" Zimmeröfen im Schornstein durch mangelnden Zug oder gar Zugumkehr behindert, sodaß CO-haltige Rauchgase in andere Wohnungen austreten, deren (nichtbeheizte) Öfen an den gleichen Kamin angeschlossen sind.

Sind mehrere Personen von der Vergiftung betroffen, von denen eine möglicherweise überlebt, während die andere von einer tödlichen Vergiftung betroffen wurde, so ist damit zu rechnen, daß bei dem Überlebenden Erinnerungsstörungen und Verwirrtheit zu irreführenden Angaben führen. Erbrechen, auch Kotabgang bei CO-Vergifteten geben oft Anlaß zu der irrtümlichen Annahme einer Lebensmittelvergiftung.

Ein 26jähriger Buchdrucker findet gegen Mitternacht seine 23jährige Frau tot im Bett und verständigt die Polizei. Bei der Befragung zeigt er keinerlei Auffälligkeiten, macht aber wechselnde Angaben und verwickelt sich zunehmend in Widersprüche; während er zunächst ganz klar vorträgt, daß er seine Frau noch am Abend des betreffenden Tages gesund angetroffen habe (während die Leichenerscheinungen einen Todeseintritt vor mindestens 30–40 h auswiesen), erklärt er später, daß er seiner Meinung nach fast 2 Tage fest geschlafen haben müsse, danach habe er die Tote neben sich gar nicht bemerkt. Auf solche Weise in den Verdacht geraten, daß er mit dem Tod seiner Frau etwas zu tun gehabt haben müsse, wurde er in Haft genommen. Bei der Sektion fand sich nun aber als Todesursache eine CO-Vergiftung. Im Zuge der Ermittlungen stellte sich weiter heraus, daß der Mann selbst schon vor 3 Tagen wegen unerklärlicher Müdigkeit und Zusammenbrechens einen Arzt konsultiert hatte; am nächsten Tag hatte auch die Ehefrau über Übelkeit und Brechreiz geklagt. An das Schlafzimmer grenzte das Badezimmer an, in welchem eine Gastherme unmittelbar an den Schornstein angeschlossen war; sie versorgte die Etagenheizung und den Haushalt mit Warmwasser. Es stellte sich heraus, daß das Abgasventil der Therme nicht öffnete und die Lamellen versottet waren; hierdurch erreichte die CO-Bildung den 300fachen Wert gegenüber der normalen Funktion.

In seltenen Fällen kommt es auch vor, daß eine beteiligte Person, weil sie sich an dem Unfall irgendwie schuldig fühlt, die Auffindungssituation nachträglich verändert, so daß der Leichenschauer, der bereit wäre, wegen der hellroten Totenflecken an eine CO-Vergiftung zu denken, dadurch irregeführt wird, daß mit bestem Willen keine CO-Quelle zu finden ist:

Ein 20jähriger Bundeswehrsoldat, der am Wochenende zu Besuch bei seinen Eltern ist, wird im Baderaum vor der Toilette am Boden liegend tot aufgefunden. Der herbeigerufene Hausarzt konnte noch keinen sicheren Todeseintritt feststellen und veranlaßte sofortige Klinikeinlieferung; bei der Aufnahme war der junge Mann aber tot. Bei der Sektion fand sich als Todesursache eine CO-Vergiftung (CO-Hb 70%). Die Fundortbesichtigung durch die Kripo ergab keinen Anhalt für eine CO-Quelle; der Raum war ungeheizt (trotz winterlicher Temperaturen), ein Gasrohrbruch konnte ausgeschlossen werden. Erst nach eingehenden technischen Untersuchungen, nach deren negativem Ergebnis sogar die Sektionsdiagnose noch in Zweifel gezogen worden war und weiteren, insistierenden Vernehmungen von Zeugen und Angehörigen stellte sich heraus, daß der Vater des Toten einen Eimer mit glühenden Holzkohlen in das Bad gestellt und nach dem Unfall wieder entfernt hatte, vermutlich, weil sich schon früher einmal ein Ohnmachtsanfall bei solcher Gelegenheit ereignet hatte.

Aus den geschilderten Fällen folgt in erster Linie, daß man als Arzt praktisch immer an die verschiedenen Möglichkeiten der CO-Vergiftung denken muß. Die Diagnose ist leicht, wenn eine gleichmäßige Hellrotfärbung der Totenflecken vorliegt. Da sich diese aber auch bei längerer Kälteeinwirkung (teilweise) hellrot umfärben können und andererseits auch die CO-Färbung nicht immer eindeutig feststellbar ist (zumal, wenn der CO-Hb-Spiegel infolge gleichzeitigen O_2-Mangels oder weiterer endo- oder exogener Noxen nur geringere Werte erreicht hat), wird man sich, gerade bei ungeklärten Todesfällen jüngerer Menschen, zweckmäßigerweise zu der Todesartdiagnose „ungeklärt" entschließen. Eventuell kann eine postmortale Blutprobe einer toxikologischen Vorabuntersuchung zugeführt werden.

Tod in der Badewanne

Todesfälle in der Badewanne stellen insofern eine Besonderheit dar, als hier nichtnatürliche Todesursachen sogar häufiger vorkommen als Todesfälle aus natürlicher Ursache. In Frickes [15] Material stehen 19 Fällen von CO-Vergiftung oder Ertrinken nach Angiftung mit CO oder Schlafmitteln und Stromtod 13 Fälle mit natürlichen Todesursachen oder Kombination innerer Ursachen mit einer exogenen Noxe gegenüber.

Während bei den nichtnatürlichen Todesursachen früher die CO-Vergiftungen überwogen, trifft dies in den letzten Jahren in zunehmendem Maß für die Stromtodesfälle zu. Schon in der Zusammenstellung von Mätzler [25] wird deutlich, daß es eine große Zahl von Problemfällen gibt, bei denen (trotz intensiver Ermittlungen der Kriminalpolizei) die Entscheidung, ob es sich um Unfall, Suizid oder Tötung durch fremde Hand handelte, nicht möglich war.

Das häufigste Mittel zum Einleiten des elektrischen Stroms ist der Fön; aber auch Elektrogeräte anderer Art werden zusammen mit der Leiche im Wasser gefunden, wie Heizstrahler, Bügeleisen, Tischlampen, Rasierapparate usw.

Bonte u. Sprung [8] fanden unter 48 Fällen von Stromtod in der Badewanne 19, die als Suizide abgesichert werden konnten. Trübner [45, 46] fand bei der Auswertung von 245 Todesfällen in der Badewanne 66 natürliche Todesfälle, 39 Unfälle, 76 Suizide, 13 Tötungsdelikte und 51 Todesfälle nichtnatürlicher Ursache, die nicht in einer dieser Richtungen eingeordnet werden konnten. Etwa 52% aller Badewannentoten waren alkoholisiert gewesen. Der Anteil der Stromtodesfälle betrug 30%; in rund 40% der Fälle waren Ertrinkungsbefunde zu erheben.

Unter diesen Voraussetzungen dürfte es sich empfehlen, jeden Fall von Tod in der Badewanne bei der Leichenschau als ungeklärt zu kennzeichnen. Liegen sichere Todeszeichen vor, sollte der Schauplatz unverändert gelassen werden, abgesehen davon, daß das Zuleitungskabel von Elektrogeräten aus der Steckdose genommen wird und man die Polizei verständigt. Insbesondere sollte das Badewasser nicht abgelassen werden, weil durch seine Untersuchung auf elektrolytische Metallabscheidungen Hinweise auf den stromführenden Leiter und die Dauer der Stromeinwirkung gewonnen werden können [7, 42]. Der Nachweis von Strommarken an der Leiche setzt eine genaue Untersuchung voraus, die besser auf einen späteren Zeitpunkt verschoben wird. Nach den bisherigen Erfahrungen werden auch nur in 40–50% der Fälle Strommarken gefunden [8, 17, 33, 39, 45, 46].

Autoerotische Unfälle

Im Adoleszentenalter, aber auch bei erwachsenen Männern kommt es, wenn auch selten, vor, daß abwegige Sexualpraktiken ungewollt zum Tode führen. Meist ist aus der Auffindungssituation zu erkennen, daß es sich um eine nichtnatürliche Todesursache handelt; der Arzt sollte aber über derartige Fälle Bescheid wissen, damit der betreffende Todesfall nicht unzutreffenderweise als Suizid kategorisiert wird.

Naeve u. Wittram [29] haben in einem monographischen Überblick aller bisher publizierten Todesfälle in autoerotischer Fundsituation die Bedeutung der häufig erkennbaren masochistischen Veranlagung hervorgehoben. Daß bei solchen Menschen

Angst und Schmerzen in die Sexualsphäre irradiieren oder jedenfalls subjektiv als luststeigernd empfunden werden, ist aus der Sexualpathologie ja schon länger bekannt ([40] u.a.). Die vielfältigen und oft komplizierten Konstruktionen zur Kreation derartiger Beklemmungs- und Leidensituationen im Zuge der masochistischen Perversion gipfeln oft in der Herbeiführung eines Sauerstoffmangelzustandes, wodurch denn auch in der Regel der tödliche Ausgang bewirkt wird.

Aus der belletristischen Verarbeitung von Hinrichtungserfahrungen und solchen aus der Bordellpraxis weiß man, daß bei Strangulationen oft Erektion und Samenabgang zu beobachten sind; das Gleiche gilt für die Hyperkapnie bei CO_2-Vergiftung. Auch die Verwandtschaft dieser Kopplungen mit fetischistischen Tendenzen ist oft nicht zu übersehen. Ein literaturgängiges Beispiel ist „L'étrange mort du Duc de Bourbon", neuerdings beschrieben von Claude Berger [5].

Meistens handelt es sich um Erhängungsunfälle, wobei Arrangements im Strangverlauf, die eine Dosierung des Schlingenzuges ermöglichen sollen, erkennbar sind; oft fällt eine pornographische oder fetischistische Staffage ins Auge. Nicht selten handelt es sich auch um Erstickungen im Plastikbeutel mit oder ohne Einsatz narkotisch wirkender Agentien.

Die erwähnten Vorkommnisse betreffen ausschließlich das männliche Geschlecht. Bei Frauen führen gelegentlich masturbatorische Praktiken zum plötzlichen Tod aus natürlicher Ursache (z.B. durch Aneurysmaruptur im Rahmen der Blutdrucksteigerung) oder zu einem unklaren Todesgeschehen, wenn aus Scham die Zuziehung eines Arztes unterlassen wird; so fanden wir (O 313/80) bei einer 64jährigen Frau als Todesursache eine eitrige Peritonitis nach Sigmoid-Perforation mit einer 20 cm langen Wachskerze, die sich in der Bauchhöhle vorfand.

Ganz selten sind Vergiftungen als autoerotischer Unfall.

Wir beobachteten eine E 605-Vergiftung als Todesursache bei einem 26jährigen Masochisten, wobei die Fundsituation und Umstände des Falles einen Suizid ausschlossen [4]. Trotz niedriger Dosierung hatte das Gift, bei wiederholter Anwendung, durch kumulative Erniedrigung des Cholinesterasespiegels schon mit einem Bruchteil der normalerweise tödlichen Dosis zum Tod geführt. Offenbar hatten der typische Bronchospasmus mit Erstickungsgefühl und die Auslösung von Angstgefühlen in diesem Extremfall von Masochismus als autoerotisches Stimulans gedient.

In einem weiteren Fall diente ein anästhesiologisches Spezifikum (Fentanyl) bei i.v.-Injektion einer subletalen Dosis, wiederum durch Herbeiführung einer Angst- und Sauerstoffmangelsituation am Rande der Atemlähmung, zur Luststeigerung bei autoerotischen Handlungen; Überdosierung und/oder zu schnelle Injektion führten zum Tod des betreffenden Kollegen.

Der Anwendungsbereich dieses synthetischen Morphinderivates mit starker analgetischer Wirkung von kurzer Dauer liegt u.a. in der Neuroleptanalgesie. Die starke atemdepressive Nebenwirkung hat schon zu Todesfällen in der postnarkotischen Phase geführt, die mit einem erhöhten Reboundphänomen erklärt wird [30].

Nichtnatürlicher Tod im Säuglingsalter

Im vorangehenden Abschnitt über natürliche Todesfälle im Säuglingsalter sind zwar Pflegeschäden erwähnt, aber noch nicht die Differentialdiagnose gegenüber Tötungsdelikten. Glücklicherweise sind Fälle von Gewalt gegen Säuglinge selten. Das enthebt den Arzt jedoch nicht der Verpflichtung, bei unerwarteten Todesfällen aufmerksam zu sein, ebenso wie er ja auch im späteren Kindesalter die nötige Sensibilität gegenüber Fällen von Kindesmißhandlung bewahren muß.

Trube-Becker [44] hat eine große Zahl von Gewaltdelikten auch gegenüber Säuglingen veröffentlicht, wobei von Schlägen über Schädelbrüche bis zu Bißwunden, Verbrühungen und Genitalverletzungen alle Einzelheiten der Traumatologie vorkommen. Verletzungen müssen nicht immer offensichtlich sein; das gilt besonders für die Erstickungen. Strangulationen und Würgen (Abb. 6) sind sehr selten; öfter kommt eine Abdeckung mit weichem Material vor. Auch hier sind Petechialblutungen in der Gesichtshaut oder konjunctivale Ecchymosen differentialdiagnostisch von Bedeutung. Bekannt sind unfallmäßige Erstickungen zwischen den Stangen von Paidibettchen und in Haltegurten [31].

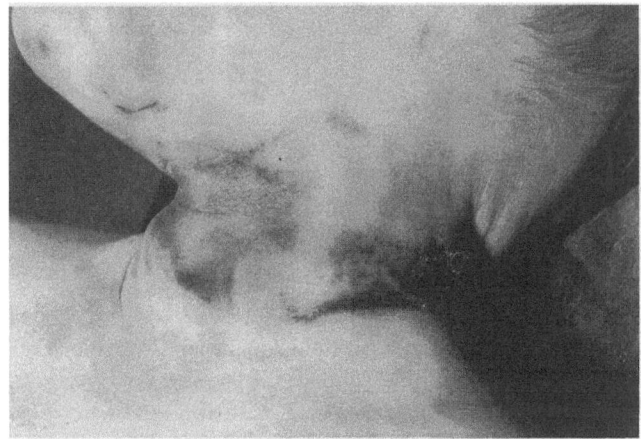

Abb. 6. Würge- und Drosselmarken am Hals eines Säuglings; Tat einer geisteskranken Babysitterin

Beim Säuglingstod aus natürlicher Ursache lehrt die Erfahrung, daß sich ältere Kinder manchmal agonal noch herumwälzen und mit dem Gesicht in den Kissen tot aufgefunden werden; jüngere Säuglinge waren aber meist in Bauchlage gebettet. Finden sich dann noch Totenflecken im Gesicht, so wird dies leicht mit einer vitalen Zyanose verwechselt und zu Unrecht die Diagnose „Erstickung in den Kissen" gestellt. Eine solche gibt es nur in besonderen Fällen unter entsprechenden Voraussetzungen (voluminöse, zu weiche Kissen). Ebenso ist eine Erstickung im Brechakt eher selten; das Vorhandensein von etwas Mageninhalt auf dem Kissen oder im Mund ist meist ein agonaler Nebenbefund.

Sehr schwierig ist die Bewertung von Pflegeschäden. Ein Windelekzem ist noch keine Todesursache, kann aber doch Ausdruck mangelhafter Pflege sein, die ebenso wie ungenügendes Warmhalten, Unter- oder Fehlernährung zu disponierenden Faktoren für einen tödlichen Atemwegsinfekt werden können. Andererseits ist zu bedenken, daß sich 95% aller tödlichen Atemwegsinfekte bei gut gepflegten und ernährten Kindern finden. Jedenfalls aber sollte der Arzt keinen jener Fälle effektiver Unterernährung übersehen, wie sie auch heute noch gelegentlich vorkommen (Abb. 7).

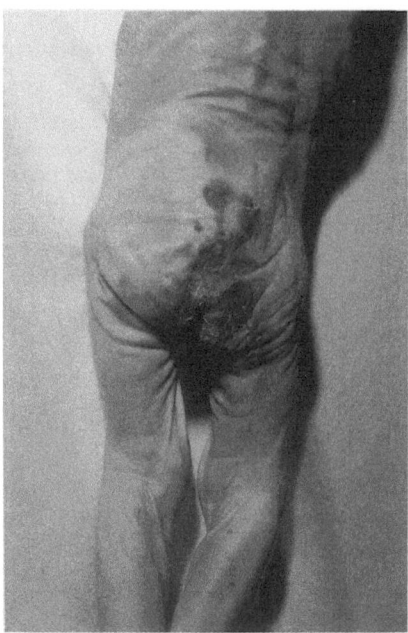

Abb. 7. Tod eines Säuglings infolge absichtlicher Unterernährung durch die Mutter. Hochgradige Atrophie von Muskulatur und Unterhautfettgewebe mit Hautfaltenbildung; erodiertes Windelekzem und Dekubitalgeschwüre

In den meisten dieser z.T. ganz unglaublichen Fälle spielt die früher häufigere, unabsichtliche Fehlernährung (infolge der bequemen Verwendbarkeit konfektionierter Säuglingsnahrung) eine geringere Rolle als schlichtes Hungernlassen des Kindes. Derartige Kausalitätserwägungen sind allerdings Gegenstand einer späteren Begutachtung; ad hoc wichtig für den untersuchenden Arzt ist die Diagnose der oft extremen Unterernährung als mögliche Todesursache und deren Wertung als Verdachtsfall eines nichtnatürlichen Todes. Erst aufgrund einer genauen Anamnese und der Autopsie mit den nötigen (auch immunologischen) Folgeuntersuchungen kann über den Ausschluß eines möglicherweise interferierenden Malabsorptionssyndroms entschieden werden [23].

Literatur

1. Althoff H, Dotzauer G (1976) Zur Problematik des Bolustodes. Z Rechtsmed 78: 197–213
2. Berg S (1984) Grundriß der Rechtsmedizin, 12. Aufl. Müller & Steinicke, München
3. Berg S, Schöntag A (1962) Fehler im Kaminbau und Fönwetterlage als Ursache tödlicher Kohlenoxydvergiftungen. Arch Kriminal 130: 61–71
4. Berg S, Döring G, Kampmann H (1979) E 605 – Vergiftung als autoerotischer Unfall. Arch Kriminal 163: 25–34
5. Berger C (1990) L'étrange mort du Duc de Bourbon. Presses de la Cité Poche
6. Betz P, Penning R, Vock R (1991) Zur Kasuistik des ungewöhnlichen Verblutungstodes. Arch Kriminal 187: 154–162
7. Böhm E (1982) Problemfall: Tod in der Badewanne – Stromtod? Kriminalistik 15–19
8. Bonte W, Sprung R, Huckenbeck W (1986) Probleme bei Beurteilung von Stromtodesfällen in der Badewanne. Rechtsmed 97: 7–19

9. Bratzke H, Penning R (1990) Bolustod – Ersticken oder Vagusreflex? In: Brinkmann B, Püschel K (Hrsg) Ersticken. Springer, Berlin Heidelberg New York Tokyo
10. Brinkmann B, Koops E, Wischhusen F, Kleiber M (1981) Halskompression und arterielle Obstruktion. Z Rechtsmed 87: 59–73
11. Brinkmann K, Schaefer H (1982) Der Elektrounfall. Springer, Berlin Heidelberg New York
12. Buntenkötter S (1980) Experimentelle Untersuchungen zur Beeinflussung der elektrischen Herzkammer-Flimmerschwelle durch Antiarrhythmika und Katecholamine. Enke, Stuttgart
13. Dotzauer G (1968) Fehldiagnose Trunkenheit. Schattauer, Stuttgart
14. Forster B (Hrsg) (1987) Praxis der Rechtsmedizin. Thieme, Stuttgart
15. Fricke T (1990) Die forensische Differentialdiagnose unerwarteter und unklarer Todesfälle. Med. Dissertation, Universität Göttingen
16. Geserick G, Kämpfe U (1990) Zur Bedeutung von Stauungsblutungen bei der gewaltsamen Asphyxie. In: Brinkmann B, Püschel K (Hrsg) Ersticken. Springer, Berlin Heidelberg New York Tokyo
17. Gilg T (1988) Zum Stromtod in der Badewanne. In: Bauer G (Hrsg) Gerichtsmedizin. Deuticke, Wien, S 79–84
18. Haberda A (1923) Eduard v. Hofmanns Lehrbuch der gerichtlichen Medizin, 10. Aufl. Urban & Schwarzenberg, Berlin Wien
19. Hartmann H (1987) Alkoholwirkung: Pharmakodynamik. In: Mallach HJ, Hartmann H, Schmidt V (Hrsg) Alkoholwirkung beim Menschen. Thieme, Stuttgart New York, S 70–99
20. Kleemann WJ, Urban R, Graf U, Tröger HD (1990) Kann ein Griff an den Hals zum reflektorischen Herztod führen? In: Brinkmann B, Püschel K (Hrsg) Ersticken. Springer, Berlin, Heidelberg New York Tokyo
21. Krauland W (1973) Der plötzliche Tod als diagnostisches Problem. Dtsch Ärztebl 70: 475–480
22. Krauland W (1982) Verletzungen der intrakraniellen Schlagadern. Springer, Berlin, Heidelberg New York
23. Madea B, Henßge C, Berghaus G (1991) Fahrlässige Tötung eines Säuglings durch Fehlernährung. Zentralbl Rechtsmed 36: 154
24. Mallach HJ, Oehmichen M (1982) Bolustod: Reflextod oder Erstickung? Beitr Gerichtl Med 40: 473–484
25. Mätzler A (1981) Der Tod in der Badewanne. Kriminalistik 372–378, 432–437
26. Metter D (1979) Ereignisortsituationen bei plötzlichen natürlichen Todesfällen. Lebensversicherungsmed 31: 135–137
27. Möllhoff G, Mueller B (1975) Suizid, Selbstverletzungen. In: Mueller B (Hrsg) Lehrbuch der gerichtlichen Medizin, 2. Aufl. Springer, Berlin, Heidelberg New York
28. Mueller B (1975) Lehrbuch der gerichtlichen Medizin, 2. Aufl. Springer, Berlin, Heidelberg New York
29. Naeve W, Wittram S (1977) Tödliche autoerotische Unfälle. Verlag Versicherungswirtschaft, Karlsruhe
30. Oehmichen M, Pedal I, Schmidt V (1991) Postoperativer Narkosezwischenfall als Folge des Fentanyl-Rebound-Phänomens. In: Schütz H, Kaatsch HJ, Thomsen H (Hrsg) Medizinrecht-Psychopathologie-Rechtsmedizin, Springer, Berlin, Heidelberg New York Tokyo, S 497–504
31. Patzelt D, Philipp K, Correns A (1990) Strangulations-Unfälle im Säuglings- und Kleinkindesalter. In: Brinkmann B, Püschel K (Hrsg) Ersticken. Springer, Berlin, Heidelberg New York Tokyo
32. Pohlmeier H (1978) Depression und Selbstmord, 2. Aufl. Keil, Bonn
33. Püschel K, Hülsken H, Brinkmann B (1985) Stromtodesfälle in der Badewanne. Arch Kriminol 176: 96–100
34. Prokop O, Göhler W (1975) Lehrbuch der gerichtlichen Medizin, 3. Aufl. Volk & Gesundheit, Berlin
35. Prokop O, Wabnitz R (1970) Vorkommen von Bindehautblutungen bei Lebenden und Toten. Z Rechtsmed 67: 249–257
36. Püschel K, Koops K, Lignitz E (1988) Ungewöhnliche Verblutungstodesfälle. Kriminal Forens Wiss 67,69/70: 100–103

37. Reimer C (1982) Suizid, Ergebnisse und Therapie. Springer, Berlin, Heidelberg New York
38. Schäfer H (1982) Allgemeine physiologische Theorie des elektrischen Herztodes. In: Brinkmann K, Schäfer H (Hrsg) Der Elektrounfall. Springer, Berlin, Heidelberg New York, S 171–202
39. Schneider V (1985) Der Elektrotod in der Badewanne. Arch Kriminol 176: 89–95
40. Schwarz F (1932) Tödliche Unfälle als Folge perverser Neigungen. Dtsch Z Gesamte gerichtl Med 19: 85–91
41. Schwarz F (1970) Der außergewöhnliche Todesfall. Enke, Stuttgart, S 139
42. Schwerd W (1959) Über die Ausbildung von Strommarken bei der Einwirkung von Elektrizität im Wasser. Dtsch Z gerichtl Med 49: 218–223
43. Schwerd W (1992) Rechtsmedizin, 5. Aufl. Deutscher Ärzte-Verlag, Köln
44. Trube-Becker E (1982) Gewalt gegen das Kind. Kriminalistik, Heidelberg
45. Trübner K (1989) Todesfälle in der Badewanne. Med. Dissertation, Universität Hamburg
46. Trübner K, Püschel K (1990) Todesfälle in der Badewanne. Arch Kriminol 188: 35–46

Vergiftungen

A. SCHMOLDT, K. PÜSCHEL

Einleitung

Nach offiziellen Statistiken ereignen sich pro Jahr ca. 4000–6000 tödliche Vergiftungen in der Bundesrepublik. Sie geschehen ganz überwiegend in suizidaler Absicht (70–90%). Akzidentelle Vergiftungen, die den Betroffenen keine Zeit mehr lassen, sich zu retten oder Hilfe zu holen, sind schon als Ausnahmen einzustufen und beruhen zumeist auf CO (bei defekten Brennstellen, gestörtem Abzug sowie Wohnungsbränden) oder irrtümlicher Einahme von Pflanzenschutzmitteln. Noch seltener sind homizidale Vergiftungen.

Wie hoch die tatsächlichen Zahlen an Vergiftungen sind, ist jedoch unbekannt. Lediglich bei den akzidentellen Intoxikationen dürfte die Aufklärungsrate sehr hoch sein, da hier Angehörige, Versicherungsgesellschaften, Berufsgenossenschaften u.a. interessiert sind. Sowohl bei den Suiziden als auch bei den Homiziden muß mit einer beträchtlichen Dunkelziffer gerechnet werden. Bei den Suiziden dürften Hausärzte leicht geneigt sein, den Verdacht auf Selbstmord bei einem Schwerstkranken mit Rücksicht auf z.B. die Angehörigen nicht zu vermerken oder gar nicht erst aufkommen zu lassen, indem sie entsprechende Nachforschungen (bewußt) unterlassen, oder in anderen Fällen den plausibel klingenden Angaben zum Todesgeschehen vertrauen. Über die Dunkelziffer bei Homiziden wird viel spekuliert. Es gibt nur sehr wenige aufgeklärte Fälle [6], da alles getan wird, um einen Verdacht nicht aufkommen zu lassen und Gifte einzusetzen, die sich nur schwer nachweisen lassen, bei routinemäßigen chemisch-toxikologischen Untersuchungen nicht auffallen oder sich nicht als homizidal beweisen lassen.

Eine häufige Ursache von Vergiftungen stellt nach wie vor der Trinkalkohol dar, insbesondere auch in Kombination mit Hypnotika, Psychopharmaka und Heroin. Die besondere Problematik von Alkoholintoxikationen wird im Beitrag Berg/Fricke (S. 146) behandelt.

In den letzten Jahren ist mit den Rauschgifttodesfällen eine neue Gruppe hinzugekommen, die wohl zwischen suizidal und akzidentell eingruppiert werden müßte. Diese Todesfälle werden im Kapitel über den Drogentod (s. Beitrag Püschel/Schmoldt, S. 124) behandelt. Auch bei diesen Todesfällen gibt es eine erhebliche Dunkelziffer, denn sie werden überwiegend nur dann toxikologisch untersucht, wenn die Personen bereits zuvor bei der Polizei als Abhängige registriert waren. Die Angehörigen könnten ein verständliches Interesse daran haben, die bestandene Drogenabhängigkeit zu verheimlichen und deshalb den Todesfall als natürlichen Tod darzustellen.

Hieraus ergibt sich für den untersuchenden Arzt, den Angaben der Angehörigen, Freunde oder Bekannten nicht immer unkritisch zu vertrauen.

Hinweise auf eine Intoxikation aus den Umständen des Todes und der Vorgeschichte

Eine Intoxikation sollte stets mit in Erwägung gezogen werden bei:

- jungen, bisher gesunden Menschen,
- Kindern ohne bekannte schwere Vorerkrankung,
- gleichzeitiger Erkrankung mehrerer Personen bzw. Miterkrankung bzw. Todesfall bei Haustieren,
- depressiven Patienten,
- Demenz oder schweren psychiatrischen Erkrankungen,
- Drogenabhängigen,
- Personen, an deren Ableben andere ein großes Interesse haben könnten (Angehörige, die evtl. zur Last gefallen sind, reiche Erblasser oder hoch Lebensversicherte, persönliche Feinde, Mitwisser, Nebenbuhler, Rivalen u.a.),
- Personen, die Zugang zu Giften haben (Chemiker, Biologen, Ärzte, Krankenschwestern, Drogisten, Fotografen, Goldschmiede usw.).

Auch bei klar erkennbaren Todesfällen durch äußere Gewalteinwirkung stellt sich forensisch wie versicherungsmedizinisch häufig die Frage nach einer zusätzlichen oder dem Geschehen zugrundeliegenden Beeinflussung durch Medikamente oder Drogen (Narkotika, Halluzinogene, „K.O.-Tropfen", Alkohol), CO, CO_2 usw.

Abgesehen von möglichen Täuschungsmanövern sind die Angaben aus dem sozialen Umfeld des Toten selbstverständlich von großer Bedeutung für die Leichenschau und mögliche weitere Untersuchungen. Anamnestische Angaben über kurz vor dem Tode aufgetretene Krankheitserscheinungen können oftmals bereits zur Verdachtsdiagnose einer Intoxikation führen und richtungsweisend für anzustellende toxikologische Untersuchungen sein. Hierzu empfiehlt es sich, neben Fragen nach Vorerkrankungen, Arzneimittelgebrauch, Alkohol- und Drogenabusus sowie beruflicher Tätigkeit ggf. auch gezielt nach bestimmten Intoxikationen zu fragen (vgl. Tabelle 1, in der die häufigsten tödlichen Intoxikationen aufgelistet sind). Leider fehlen in den offiziellen Statistiken Angaben über die sehr oft festgestellten Mischintoxikationen [2, 4]. Über Interaktionen verschiedener Medikamente unterrichtet der folgende Beitrag von Biollaz et al. (S. 135).

Die Tabelle zeigt ferner, wie hoch der Anteil der sonstigen und „nicht näher bezeichneten Stoffe" ist. Dies ist oft eine Folge nicht veranlaßter weitergehender Untersuchungen. Im Interesse des Erkennens von möglichen Vergiftungen und der weiteren Risikominimierung von Chemikalien erscheint es aber geboten, diese Verdachtsfälle weiter abzuklären. Bereits unter diesem Gesichtspunkt fühlt sich die Toxikologie der Rechtsmedizin als Partner des Arztes verpflichtet, mögliche Intoxikationsursachen aufzudecken und meldepflichtige (!) Fälle für das Bundesgesundheitsamt auswertbar aufzuarbeiten.

Hinweisende Fragen bezüglich einer eventuellen Intoxikation könnten z.B. in Stichworten zielen auf:

- einen plötzlichen Zusammenbruch und sofortigen Eintritt des Todes,
- epileptiforme Krämpfe,
- Dyspnoe,
- Tiefschlaf und langfristiges Koma,
- Diarrhö,
- Fieber,
- Blutungen,

- Agitiertheit,
- Pupillenweite,
- Apnoephasen („Schnarchen"),
- profuse Sekretion der Konjunktiven und Schleimhäute, Salivation.

Die im letzten Abschnitt als Anhang aufgeführten Symptome und Anhaltspunkte für tödliche Intoxikationen können als weitere Hinweise für die Diagnostik dienen.

Tabelle 1. Todesfälle durch Intoxikationen. Relativverteilung der Ursachen in Prozent (n = 3815)[a]

Arzneistoffe	[%]	Medizinisch nicht gebräuchliche Stoffe	[%]
Opiate – Heroin – Dihydrocodein – Codein – Pentazocin, Pethidin – Levomethadon	16,5 (15,1)	Kohlenmonoxid (inkl. Brände)	22,7
		Ethanol	2,9
		Andere Alkohole – Methanol	0,9
Hypnotika – Barbiturate – Antihistaminika – Benzodiazepine	10,8	– Ethylenglykol	
		Gase, Dämpfe, Rauch	2,6
Psychopharmaka – Antidepressiva – Neuroleptika – Benzodiazepine	1,5	Ätzende Stoffe – Säuren – Laugen – Phenole	0,8
Herz-Kreislauf-Pharmaka – Herzglykoside – β-Rezeptorblocker – Kalziumantagonisten – Antiarrhythmika	2,1	Lösemittel – Chlorkohlenwasserstoffe – Ester, Äther	0,2
Analgetika, Antipyretika – Salizylate – Pyrazolone – Paracetamol	1,1	Erdölprodukte – Benzine – Petroleum	0,1
Antikoagulantien	0,6	Nicht näher bezeichnete Stoffe und Sonstige	11,3
Kokain	0,3	– Organophosphate – Carbamate – andere Biozide	
Sonstige und nicht benannte Arzneistoffe – Chloroquin – Theophyllin – Carbamazepin	25,6	– Zyanid – Pflanzen, Pilze – Thallium – Arsen	

[a] Die Zahlenangaben stützen sich auf Daten des Statistischen Bundesamtes für das Jahr 1988 und berücksichtigen nicht die Alkoholabhängigkeit. Die Todesfälle durch Heroin basieren auf Angaben des Bundeskriminalamtes.
Die Reihenfolge der Untergruppen ergibt sich z.T. aus eigenen Beobachtungen tödlicher und überlebter Intoxikationen.

Hinweise auf Intoxikationen bei der Leichenschau

In der überwiegenden Zahl der Vergiftungen verläuft die äußere Leichenschau ergebnislos. Andererseits schließt der äußere Aspekt allein eine Vergiftung natürlich niemals aus. Bei sorgfältiger Untersuchung ergeben sich gelegentlich aber doch entscheidende oder richtungweisende Befunde für die schnelle Abklärung und gezielte chemisch-toxikologische Untersuchung.

Farbe der Totenflecken

Hoch charakteristisch sind die hellroten Totenflecken bei einer CO-Vergiftung, die im Gegensatz zu denen bei Kälteeinwirkung nicht nur Teilbereiche, sondern die Gesamtpartie sowie auch die Nagelbetten der Finger und Zehen betreffen. Kirschrot (besser johannisbeerfarben) können die Totenflecken auch bei Zyanidvergiftung sein. Eine schmutziggraue bis bräunliche Farbe zeigen Totenflecken bei Vergiftung mit Methämoglobinbildnern (Nitrite, Nitrate, Chinone, Chlorat). Bei intra vitam aufgetretener Hämolyse sind die Totenflecken eher kupferfarben.

Hautveränderungen

Ikterische Verfärbungen können auf eine längere Überlebenszeit nach Pilzvergiftungen, einigen Lösemitteln [Chloroform, Tetrachlorkohlenstoff (höchst selten, da i. allg. nicht im Handel erhältlich), Perchlorethylen], Paracetamol u.a. hinweisen.

Ausgeprägte Zeichen der Exsikkose mit Abmagerung und halonierten Augen deuten auf Vergiftungen mit schwerer Diarrhö hin (z.B. Arsenik).

Hautblasen über Fußknöcheln, Kniescheiben, Ellenbogen, Darmbeinstachel oder auch Fußsohlen kommen gelegentlich bei Schlafmittelvergiftungen vor [5, 7].

Scharlach- oder masernartige Exantheme können bei Atropin- und Chininvergiftungen sowie nach Jod- und Brompräparatvergiftungen vorkommen [3].

Die sorgfältige Suche nach Injektionsstellen über den Venen ist bei der Häufigkeit der Herointodesfälle heute bereits Routine. Insulininjektionen (Krankenschwestern, Diabetiker) werden hingegen meistens intramuskulär verabfolgt.

Auffälligkeiten der Mundhöhle und Abrinnspuren

Erbrochenes Material oder auch nicht verschluckte Tablettenreste in der Mundhöhle oder in Abrinnspuren geben Hinweise auf Tablettenintoxikationen oder anhand der blauen oder roten Warnfarben auf Pflanzenschutzmittel und Rodentizide.

Verätzungen durch konzentrierte Säuren (weißlich: Salzsäure, Essigsäure, Trichloressigsäure; gelblich: Salpetersäure; braun-schwarz: Schwefelsäure) oder ödematös glasig-rötliche Nekrosen nach Laugen (Kalilauge, Natronlauge, Salmiakgeist) sind bei tödlichen Verläufen kaum zu übersehen. Eine Beibringung von fremder Hand deutet sich durch entsprechende Verätzungen (Abrinnspuren) im Gesicht und am Hals an.

Auch die Nasenöffnungen bedürfen einer Inspektion, da bei Sniefen von Kokain und Heroin hier zuweilen noch Partikel aufzufinden sind.

Pupillenweite

Postmortal erhaltene, bleibende Miosis ist häufiger nach Vergiftung mit Phosphorsäureestern, weniger nach solcher mit Opiaten zu erwarten. Gleiches gilt für die Mydriasis nach Atropin oder nach atropinartig wirkenden Giften.

Kopfhaare

Ein wichtiges Zeichen für eine, ja auch in tödlichen Fällen subchronisch verlaufende Thalliumvergiftung besteht in der leichten Ausziehbarkeit oder dem bereits eingetretenen diffusen bis büschelweisen Haarverlust. Dies gilt auch für andere Metallintoxikationen inkl. Arsen und kommt bekantlich auch im Rahmen einer Zytostatikabehandlung vor.

Gerüche

Obgleich die Feststellung von Gerüchen bei eingetretener Fäulnis schwierig sein kann, liefern sie, insbesondere bei entsprechender Erfahrung, manchmal wichtige Hinweise auf die Intoxikationsursache, wie z.B. Geruch nach Benzin, Chloroform, Essigester, Aceton usw. Organische Phosphorsäureester haben in der Regel einen knoblauchähnlichen, scharfen Geruch. Ähnlich wie Blausäure riecht auch Nitrobenzol und Benzaldehyd. Auf die Gerüche sollte wegen der schnellen Adaption bereits bei Betreten der Räumlichkeiten geachtet werden! Eine Intensivierung des Geruchs läßt sich in der Regel durch Thoraxkompression erzielen. Bei Schnüffelstoffintoxikationen ist auch die Kleidung auf Geruch zu prüfen.

Untersuchung der Hände

Insbesondere bei Suiziden lassen sich manchmal noch Pulver- oder Flüssigkeitsrückstände an den Händen feststellen. Rauschgifte lassen sich gelegentlich nach Abreiben mit alkoholgetränktem Tupfer nachweisen. Als Hinweiszeichen auf Suizidversuche können „Pulsaderschnitte" bzw. entsprechende Narben dienen.

Prüfung der Exkremente

Wertvolle Hinweise auf Intoxikationen bieten ferner die Exkremente. Dunkelbrauner Urin deutet auf Methämoglobinbildner hin; heller, rot gefärbter Urin auf hämolytisch wirksame Substanzen. Blutiger Urin kann ebenfalls Hinweis auf Gerinnungsstörungen sein.

Diarrhö findet sich bei Vergiftungen mit Arsenverbindungen, Cholinesteraseinhibitoren (bei längerer Überlebenszeit), Herzglykosiden, Spülmittelaufnahme usw.

Kein Abgang von Urin oder Stuhl (auch nicht präfinal) ist zu erwarten bei Intoxikationen mit Schlafmitteln, Opiaten Psychopharmaka. Nicht unerwähnt bleiben soll auch die Möglichkeit des „Bodypacking", wobei Rauschgiftpäckchen in Anal- und Vaginalöffnungen versteckt bzw. verschluckt und im Darm transportiert wurden.

Asservierung

Bei Todesfällen in der Wohnung ist es für den späteren Nachweis von Intoxikationen außerordentlich hilfreich, nach Tablettenresten, Arzneimittelverpackungen, verdächtigen Trinkgefäßen, Fixerutensilien, Verpackungsmaterial und Behältnissen von z.B. Pflanzenschutzmitteln, Flüssigkeiten aus dem Bereich der Hobbywerkstatt (z.B. Nitroverdünner, Abbeizer, Klebstoffverdünner), der Garage (Frostschutzmittel, Bremsflüssigkeit) oder auch des Haushalts (Toilettenreiniger, Fleckentfernungsmittel u.ä.) zu sehen. Anzuraten ist stets ein Blick in die „Hausapotheke". Häufig findet man entsprechende Behältnisse auch bereits leer im Ascheimer.

Typische Verläufe tödlicher Intoxikationen

Typische Intoxikationskennzeichen, die ggf. anamnestisch von Bedeutung sein können, sind für häufige Intoxikationen in Stichworten im folgenden zusammengestellt. Selbstverständlich sind sie selten bereits für sich allein beweisend und können auch im Rahmen natürlicher Todesfälle auftreten; sie bieten jedoch Orientierungshilfen. Auf Hinweiszeichen, die sich bei der Obduktion ergeben und auf Fragen der toxikologischen Bewertung wird dabei bewußt verzichtet; entsprechendes Fachwissen zu vermitteln, kann nicht Zweck dieses Kapitels sein.

Arzneimittel

Hypnotika
Tödliche Schlafmittelintoxikationen führen in der Regel erst nach vielen Stunden in tiefen Narkosestadien zum Tode. Die Toten werden ganz überwiegend im Bett aufgefunden. Präfinales Erbrechen bzw. eine Aspiration ist nicht die Regel, zumal wenn die Hypnotika Antihistaminika und/oder Phenothiazine enthalten. Schlafmittelexantheme sind Hinweise, kommen jedoch ebenso wie Hautblasen nicht regelhaft vor.

Psychopharmaka
Trizyklische Antidepressiva und Phenothiazine haben neben den sedativen Eigenschaften u.a. auch atropin- bzw. scopolaminartige Wirkungen: zerebrale Krampfanfälle, Tachyarrhythmien, Mydriasis, „Pulslosigkeit" (Hypotonie) und tiefes Koma sind typische Zeichen.

β-Rezeptorblocker
Tödliche Intoxikationen sind selten. Extreme Pulsverlangsamung und Symptomatiken wie bei einer kardiovaskulären Insuffizienz sind die Hauptmerkmale. Ein tiefes Koma tritt häufig nicht auf.

Kalziumantagonisten
Initial besteht nur Somnolenz. Kalziumantagonisten vom Verapamiltyp und Diltiazem können noch nach Stunden plötzlich durch AV-Block zum Tode führen.

Paracetamol

Paracetamolintoxikationen mit mehr als 6–8 g verlaufen tödlich infolge ihrer Hepatotoxizität, so daß nach 1–2 Tagen Symptome eines hepatischen Komas obligat sind. Zusätzliche Auslösung eines Reye-Syndroms ist fraglich.

Digitalisglykoside

Das Bewußtsein bleibt lange Zeit erhalten. Nausea, Vomitus, Arrhythmien können viele Stunden bestehen, ehe der Tod durch Kammerarrhythmie eintritt.

Chloroquin

Zunehmend häufige Todesfälle geschehen mit Cloroquin infolge der Vergabe durch Sterbehilfeorganisationen. Tod durch akute Myokardinsuffizienz und Arrhythmie. Die Einnahme erfolgt zumeist zusammen mit antiemetisch wirkenden Antihistaminika oder Phenothiazinen, so daß das sonst typische Erbrechen unterbleibt. Überlebenszeiten betrugen zumeist weniger als 2–3 h, oft nur 30 min – 1 h. Auch Mordfälle sind vorgekommen.

Haushaltschemikalien

Tödliche akzidentelle Intoxikationen durch Haushaltschemikalien sind heute selbst bei Kindern höchst selten. Todesfälle sind nur bei längere Zeit unbeaufsichtigten Kindern oder hilflosen Personen zu erwarten. Sie treten oftmals durch Aspiration von erbrochenem Material auf. Die größten Gefahren gehen von den stark alkalischen Abfluß- und Herdreinigern aus.

Säuren

Salzsäure, Salpetersäure, Essigsäure bewirken Verätzungen der Schleimhäute mit schweren Schmerzen, bei Erbrechen besteht die Gefahr der Aspiration. Todesfälle entstehen durch Penetration und Perforation von Ösophagus oder Magen, evtl. auch initial durch Laryngospasmus.

Laugen

Das Verschlucken von Natron- oder Kalilauge (Abflußreiniger, Herdreiniger) sowie konzentrierter Ammoniaklösungen (Salmiakgeist) führen zu schweren und äußerst schmerzhaften Kolliquationsnekrosen. Tödliche Verläufe entstehen durch die Penetration der Schleimhäute. Keine Bewußtlosigkeit. Schneller Todeseintritt bei Ingestion von Ammoniak wegen der gesteigerten Diffusion des relativ lipophilen Ammoniaks und wegen seines hohen Dampfdrucks. Schneller Todeseintritt infolge eines Glottisödems möglich.

Chlorat

Früher als Toilettenreiniger und als Unkrautvernichtungsmittel in Gebrauch. Frühzeitige Methämoglobinbildung und Hämolyse führen zu Dyspnoe, Nierenversagen, Hautverfärbung, Krämpfen.

Lösemittel

Todesfälle durch Lösemittel kommen v.a. vor, wenn Jugendliche sie als Schnüffelstoffe mißbrauchen und narkotische Mengen konsumieren. Durch Rückatmung in Plastikbeutel entsteht häufig zusätzlich O_2-Mangel. Todesfälle treten insbesondere auf, wenn der Plastikbeutel eng anliegt. Bei halogenierten Kohlenwasserstoffen (Chloroform, Dichlormethan, Tri- und Perchlorethylen) ist außerdem mit tödlichen Arrhythmien zu rechnen infolge der Sensibilisierung des Reizleitungssystems. Die Überlebenszeit nach letaler Dosierung ist zumeist kurz. Eine tödliche Leberdystrophie kommt kaum noch vor (da Tetrachlorkohlenstoff nicht mehr erhältlich ist), die Latenzzeit würde in einem solchen Fall jedoch über 12 h betragen.

Insektizide

Phosphorsäureester und Carbamate

Tödliche Intoxikationen kommen u.a. durch Phosphorsäureester und Carbamate vor. Bei Ingestion dieser Acetylcholinesterasehemmer fehlen selten erbrochenes Material in der Mundhöhle und Abrinnspuren. Fast alle Präparate enthalten heute die Warnfarbe blau, seltener rot. Der Geruch der Handelspräparate ist zumeist knoblauch- oder lauchartig, ferner ist auch Geruch des Lösemittels bemerkbar (Chlorbenzol). Die Überlebenszeit tödlicher Intoxikationen ist variabel und beträgt zwischen 20 min bis mehreren Stunden. Hypersekretion der Schleimhäute, Bronchorrhö, Dyspnoe, Koliken, Diarrhö, Harnabgang, Miosis, Lungenödem, zerebrale Krämpfe sind typische Vergiftungszeichen.

Lindan

Lindan ist das γ-Isomere des Hexachlorcyclohexans (γ-HCH). Es ist das einzige noch erlaubte Organochlorinsektizid. Todesfälle sind extrem selten. Krampfanfälle (frühzeitig und rezidivierend), Ikterus, Nierenschädigung sind hier von Bedeutung.

Pyrethroide

Todesfälle durch Pyrethroide, einer heute weit verbreiteten Gruppe von Insektiziden, kommen praktisch nicht vor.

Methanol

Häufiger traten in letzter Zeit Gruppenvergiftungen durch verfälschte Genuß- und Arzneimittel in Erscheinung, die z.T. heftige Symptome durch den Metaboliten Formaldehyd hervorrufen. Sie treten frühestens nach mehreren Stunden auf. Intoxikationen kommen gelegentlich bei Alkoholikern vor; diese verlaufen vielfach milder: Infolge Abbauhemmung bei Ethanolkonzentrationen bis hinunter auf 0,4% ist zunächst mit keinen erheblichen Auffälligkeiten zu rechnen. In Abwesenheit von Ethanol bildet sich dann im Verlauf von Stunden neuerliche Trunkenheit aus. Die Symptomatik verschlimmert sich mit Sehstörungen, Zeichen der Azidose, Koma; kein Agitationsstadium. Bei methanolhaltigen Lösemittelgemischen können Mischbilder auftreten, die z.B. durch die anfangs stärker hervortretenden narkotischen Eigenschaften von Isopropanol, Aceton oder Essigester hervorgerufen werden.

Ethylenglykol

Das als Frostschutzmittel gebrauchte Ethylenglykol wird zuweilen ebenfalls von Alkoholikern im Rauschzustand akzidentell eingenommen, z.T. jedoch auch zu Suizidzwecken. Nach anfänglichen allenfalls milden Berauschungsstadien trübt sich das Bewußtsein der Patienten ein. Die nephrotoxischen Stoffwechselprodukte führen zu Azidose und Nierenversagen.

Kohlenmonoxid

Kohlenmonoxid-(CO-)Intoxikationen führen bei hohen Konzentrationen der Raumluft zu plötzlich einsetzendem Bewußtseinsverlust und Krämpfen nach nur wenigen Atemzügen. Der Tod kann innerhalb kürzester Zeit eintreten. Bei geringeren Raumluftkonzentrationen beginnt die Intoxikationssymptomatik mit Kopfschmerzen, Ohrensausen, Schwindel, Tachykardie. Später sind Sehstörungen, Verwirrtheitszustände und Muskelschwäche zu beobachten. Starke Bewußtseinseinschränkungen treten ab Konzentrationen von 45–55% CO-Hb auf, der Tod bei Konzentrationen von 60–80% CO-Hb.

In der Vorgeschichte zu tödlichen Intoxikationen erfährt man nicht selten von vorangegangenen subletalen Vergiftungen mit ärztlicher Behandlung durch Neurologen, Psychiater und HNO-Ärzte.

Die Hautverfärbung muß nicht typisch kirschrot sein, da der Gehalt an reduziertem Hämoglobin oft hoch ist und deshalb eine zyanotische Verfärbung hinzutritt.

Die früher häufigen Suizide mit „Stadtgas" sind seit dessen Ersatz durch CO-freies Erdgas völlig verschwunden; häufig sind jedoch noch suizidale und unfallbedingte Intoxikationen durch Kfz-Auspuffgase. Außer bei Bränden ist mit CO auch bei Verpuffungen (z.B. Implosion von Fernsehbildröhren) und bei unvollständiger Verbrennung (die schon bei mäßig herabgesetztem O_2-Gehalt der Raumluft eintritt) zu rechnen, häufig beim Betrieb von Gasboilern (Badezimmer) oder Gasbrennern (z.B. Campingwagen, Sauna), besonders bei schlechter Belüftung der Räumlichkeiten oder wenn entsprechende Abzüge oder Schornsteine nicht funktionieren (z.B. Inversionswitterungslagen).

Fallbeispiel:
Ein besonders tragischer Fall ereignete sich in einer Hamburger Gaststätte, in der der Koch seine Unterkunft in der Nähe der Küche hatte. Er wurde bei laufender Gasheizung morgens tot im Bett aufgefunden. Zu der Zeit herrschte eine inverse Wetterlage. Der Besitzer erinnerte sich, daß der Vorgänger des Kochs ebenfalls tot im Bett aufgefunden wurde. Die damalige Attestierung eines natürlichen Todes wurde nach Exhumierung revidiert, denn auch der Vorgänger war einer CO-Intoxikation erlegen. Ursache war ein falsch installiertes Abluftsystem.

Zyanid

Die sehr flüchtige Blausäure führt per Inhalation schon nach wenigen Atemzügen schlagartig zum Tode. Auch nach Einnahme von Kaliumzyanid („Zyankali") wird durch die Magensalzsäure sehr schnell genügend Blausäure freigesetzt, um in wenigen Minuten den Tod herbeizuführen. Final können noch zerebrale Krämpfe auftreten.

Nur bei guter Magenfüllung und alkalischem pH-Wert des Mageninhalts kann ein protrahierter Vergiftungsverlauf mit etwa 1stündiger Überlebenszeit vorkommen. Es treten Schwindelgefühl, Hautrötung, Sehstörung, Herzbeschwerden, Koma, Tachykardie und Krämpfe auf.

Bei Bränden ist neben der Bildung von CO, besonders bei Verbrennung von Kunststoffen, auch mit der Entstehung von Blausäuredämpfen zu rechnen.

Kohlendioxid

Kohlendioxid (CO_2) entsteht gewöhnlich höchstens bei Gärungsprozessen (Hefefabriken, Weinkellereien, Heusilos). Ausströmendes CO_2 aus Gasleitungen von Gaststätten mit Bierausschank kann sich in entsprechenden Kellerräumen zu toxischen Konzentrationen anreichern. Luftkonzentrationen von mehr als 10% führen zu Ataxie, epileptiformen Krämpfen, Blutdruckabfall und Bewußtlosigkeit. Ein apoplektiformer Verlauf ist ab 18% CO_2 in der Raumluft zu erwarten. Bekanntlich reichert sich das CO_2 infolge seiner höheren Dichte auf dem Boden an.

Intoxikationen mit pflanzlichen Giften

Allenfalls akzidentelle Intoxikationen mit atropinartig wirkenden Alkaloiden aus Solanaceen (Nachtschattengewächsen) (Tollkirsche, Bittersüß), Colchicin (Alkaloid aus der Herbstzeitlose) und Blättern von Pflanzen mit Gehalt an Herzglykosiden (Maiglöckchen, Oleander, Fingerhut). Tödliche Intoxikationen kommen auch bei Kindern praktisch nicht vor.

Pilzintoxikationen

Intoxikationen mit Knollenblätterpilzen und, erheblich seltener, Frühjahrslorchel (Gyromitra) wirken tödlich über die schwere Leberschädigung nach vorangegangenem Brechdurchfall.

Vergiftungen durch Pilze mit muskarinartigen Wirkungen (Inozybearten, Satanspilz, Trichterlinge, Speitäubling) und atropinartigen Wirkungen (Fliegen- und Pantherpilze) verlaufen hingegen nur in seltensten Fällen tödlich.

Literatur

1. Bermann H, Dehler B (1980) Exogene Intoxikationen in den Jahren 1964 und 1974. Eine analytische Studie stationärer Behandlungsfälle anhand der Unterlagen von sieben Berliner bezirklichen Krankenhäusern und des statistischen Landesamtes von West-Berlin. Dissertation, Freie Universität Berlin
2. Clarmann M von (1977) Diagnostik in der Klinischen Toxikologie, Bedeutung und Möglichkeiten zu ihrer Verbesserung. Habilitationsschrift, TU München
3. Dirnhofer R (1986) Vergiftung und Totenbeschau. Ther Umsch 43: 321–325
4. Fabricius W, Radetzki B (1981) Abschlußbericht zum Forschungsvorhaben „Untersuchungen zur Auswertung bereits dokumentierten Datenmaterials über Vergiftungsfälle und die Stoffe und Zubereitungen, die bei Bedarfsgegenständen zur Vergiftung führten." Bundesgesundheitsamt, Berlin

5. Geldmacher von Mallinckrodt M, Zober A, Dumbach J et al. (1976) Todesfälle durch kombinierte Wirkung von Alkohol und Medikamenten. Z Rechtsmed 78: 97–120
6. Klöppel A, Weiler G (1985) Unerkannte Intoxikationen und ihre Fehldeutungen. MMW 127/6: 96–97
7. Maresch W (1983) Angewandte Gerichtsmedizin. Urban & Schwarzenberg, Wien München Baltimore

Drogentodesfälle

K. Püschel, A. Schmoldt

Einleitung

Der Drogentod ist die fatale Konsequenz der Rauschgiftabhängigkeit. Der Begriff „Drogentod" (Rauschgifttodesfall) stellt dabei keine diagnostische Entität dar. Dieser Tod kann sehr verschiedene Gesichter haben. Der Ablauf des Sterbens hängt ab von der konsumierten Droge (zumeist handelt es sich um die „harte Droge" Heroin), von der Konsumart (zumeist i.v.- Applikation, sog. „fixen"), von der Dosierung (z.B. in Abhängigkeit vom Reinheitsgrad des injizierten „Stoffs"), von der individuellen Disposition des Abhängigen (z.B. aufgrund vorangegangener Abstinenz, beim Zusammenwirken mit anderen zentral wirksamen Substanzen wie z.B. Alkohol und Medikamenten, Stichwort „Polytoxikomanie", u.U. auch wegen Begleitkrankheiten), schließlich auch von evtl. Hilfsmaßnahmen durch andere Abhängige bzw. von ärztlicher Seite [1, 3, 6].

Üblicherweise verbindet man mit einem Drogentod das Klischee eines Todesfalls auf der Bahnhofstoilette, Spritze in der Vene, Staubinde am Arm. Die rechtsmedizinischen Erfahrungen zeigen jedoch, daß eine einseitige Erwartungshaltung bezüglich der äußeren Erscheinung von Süchtigen sowie der Umstände des Todes zu schwerwiegenden Fehleinschätzungen führen kann. Auch bei unauffälligen äußeren Umständen des Todes (z.B. geordnete Familienverhältnisse, tot aufgefunden im Bett) kann ein Drogentod vorliegen, der vertuscht werden sollte bzw. bei dem die Abhängigkeit des Verstorbenen auch seinen nächsten Angehörigen zu Lebzeiten nicht bekannt war.

Das öffentliche Interesse an Rauschgifttodesfällen ist groß. Die Statistik der Drogentoten wird von den Medien genau registriert. Die Drogentoten sind ein wichtiger Gradmesser für das Ausmaß und den Wandel des Mißbrauchs und die damit zusammenhängenden Folgen. Die Todesfälle werden nicht zu Unrecht auch als Parameter für die Effektivität von Drogenkontrollprogrammen, Therapiemaßnahmen und präventiven Arzneiverschreibungspraktiken angesehen.

Die zunehmende Zahl der Drogentoten sowie eine wachsende Bedeutung der Drogenabhängigkeit und ihrer Folgeerscheinungen für die ärztliche Tätigkeit hat in den letzten Jahren zu einer geradezu dramatischen Aktualisierung der Thematik auch innerhalb der Ärzteschaft geführt. Es ist zu prognostizieren, daß nicht nur für die mit der Behandlung der Drogenabhängigkeit befaßten Spezialisten, sondern für alle Ärzte in den kommenden Jahren mit Drogenproblemen zusammenhängende Fragestellungen in der täglichen Praxis zunehmen werden. Im Zusammenhang mit plötzlichen unerwarteten Todesfällen junger Menschen unter 40 Jahren sollte stets auch die Frage eines Drogenkonsums überprüft werden.

Begriffsdefinition „Drogentod"

In der Bundesrepublik Deutschland werden seit etwa 20 Jahren die Drogentoten vom Bundeskriminalamt (BKA) in Wiesbaden zentral registriert. In der Öffentlichkeit sowie insbesondere in der Ärzteschaft ist nicht allgemein bekannt, daß die Definition relativ weit gefaßt ist.

Als Drogentodesfälle gelten:

- Todesfälle infolge beabsichtigter oder unbeabsichtigter Überdosierung (sog. „goldener Schuß").
- Todesfälle infolge langzeitigen Mißbrauchs (z.b. durch Hepatitis, Leberzirrhose, Endokarditis, Aids).
- Selbsttötungen jeder Art Art aus Verzweiflung über die Lebensumstände oder unter Einwirkung von Entzugserscheinungen.
- Tödliche Unfälle unter Drogeneinfluß stehender Personen (z.b. Sturz aus der Höhe, Tod durch Wohnungsbrand).

Diese weitgefaßte Definition des Drogentodes muß man kennen und in alle Beurteilungen zum Ausmaß der Drogenproblematik mit einbeziehen. Kritisch zu werten sind deshalb nicht selten schon regionale Vergleiche innerhalb der Bundesrepublik, weil erfahrungsgemäß die Rauschgifttodesfälle nicht nach einheitlichen Kriterien untersucht werden [1, 6].

An dieser Stelle sollen nur die Todesfälle behandelt werden, die sich in den letzten Jahren infolge unbeabsichtigter oder (viel seltener) beabsichtigter Überdosierung von Heroin ereignet haben.

Die Höhe der tödlichen Heroindosis variiert stark; bei Drogentoten werden häufig ziemlich niedrige Wirkstoffkonzentrationen in Blut und Urin gefunden, die von anderen Drogenkonsumenten ohne Komplikation vertragen werden. Der Begriff „Überdosis" ist also relativ und hängt von der aktuellen Toleranz des Abhängigen ab. Zu Todesfällen kommt es häufig nach Perioden der Drogenabstinenz (z.B. nach Gefängnisaufenthalt oder Therapieabbruch), durch Zusammenwirken mit anderen zentralwirksamen Substanzen, wie z.B. Alkohol und Medikamenten, oder wenn der Reinheitsgrad des injizierten „Stoffs" viel höher als üblich ist.

Klassifikation der Drogen

Illegale Drogen werden in der BRD durch das Betäubungsmittelgesetz (BtmG) ausgegrenzt; *Betäubungsmittel* ist ein reiner Rechtsbegriff für eine Reihe pharmakologisch sehr unterschiedlicher Wirkstoffe. Nach dem BtmG sind unter Betäubungsmitteln sämtliche Substanzen zu verstehen, die in den Anlagen I, II und III zu § 1 Abs. 1 des BtmG aufgeführt sind.
- In der *Anlage I* sind illegale, nicht verkehrsfähige Substanzen genannt. Dazu zählen z.B. das Diamorphin (Heroin) und Cannabis.
- Die Anlage II enthält legale, verkehrsfähige, aber nicht verschreibungsfähige Betäubungsmittel (z.B. Methadon).
- In der Anlage III sind verkehrsfähige und verschreibungsfähige Betäubungsmittel genannt. Dazu zählen z.B. das Methaqualon, Fenetyllin, Morphin und Levomethadon.

Im Gesetz werden nicht nur die harten und weichen Drogen im engeren Sinne der Drogenszene erfaßt, sondern auch viele andere Stoffe mit Abhängigkeitspotential. Nicht erfaßt werden die sog. „Designerdrogen", die allerdings in der Bundesrepublik Deutschland bisher praktisch noch keine größere Rolle spielen.

Die Bedeutung der Drogen in der Rauschgiftszene läßt sich auch an den Mengen erkennen, die von der Polizei beschlagnahmt wurden. Die veröffentlichte Sicherstellungsstatistik zeigt, daß
- die Sicherstellung von Cannabisprodukten nach wie vor hoch liegt,
- die beschlagnahmten Heroinmengen weiter steigen,
- bei Kokain eine Zunahme zu verzeichnen ist,
- der Trend zu synthetischen Drogen ebenfalls steigend ist, wobei Amphetamin und Amphetaminderivate die größte Rolle spielen.

In den kommenden Jahren ist analog zu den Entwicklungen in den USA eine weitere Zunahme des Kokainproblems zu erwarten. Die in den USA weit verbreitete Kokainzubereitung „Crack" spielt in der BRD z.Z. noch keine Rolle. Stattdessen wird Kokain zunehmend als freie Base geraucht.

Epidemiologische Aspekte

Es wird geschätzt, daß in der Bundesrepublik heute etwa 80000–100000 Personen Drogen i.v. konsumieren. Besonders beunruhigend ist, daß seit 1987 die Zahl der Neueinsteiger bzw. Erstkonsumenten harter Drogen steil zugenommen hat:

Während die Polizei in Hamburg z.B. früher jährlich etwa 150 neue Drogenabhängige registrierte, sind es jetzt über 1000; davon konsumieren etwa 90% Heroin und 10% Kokain.

Die Statistik des BKA zeigt einen etwa gleichmäßigen Anstieg der Todesfälle bis zum Jahre 1979, in dem mehr als 600 Drogentote registriert wurden. Danach kam es zu einem Abfall auf jährlich 300–500 Tote. Seit 1987 ist wieder ein deutlicher Anstieg festzustellen. Im Jahr 1989 wurden 981 Rauschgifttodesfälle registriert, 1990 waren es 1478 Tote (s. Abb. 1) und 1991 wird mit etwa

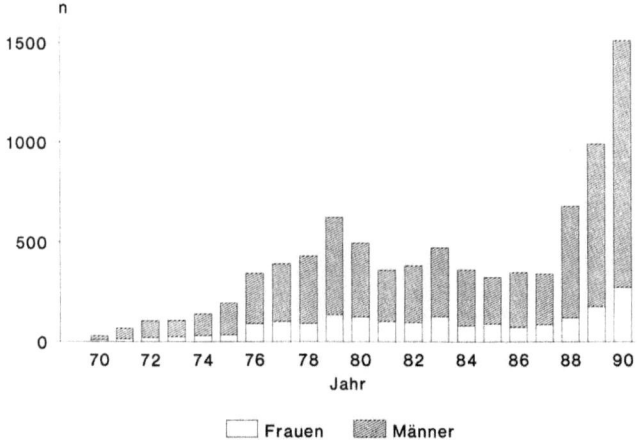

Abb. 1 Entwicklung bei den Rauschgifttoten in der Bundesrepublik Deutschland 1970–1990

2000 gerechnet. Relativ am stärksten belastet sind die Stadtstaaten Berlin, Hamburg und Bremen. Die BRD hatte 1990 die meisten Drogentoten von allen westeuropäischen Ländern. Die Mortalität infolge Drogenkonsums ist allerdings in einigen kleinen Ländern noch deutlich höher als in der BRD (z.B. Schweiz, Dänemark).

Das Geschlechtsverhältnis zeigt ein deutliches Überwiegen der Männer; das durchschnittliche Lebensalter der Drogentoten ist in den vergangenen 2 Jahrzehnten deutlich angestiegen, von etwa 25 auf 30 Jahre. In neuerer Zeit ist die Tendenz wieder etwas fallend.

Etwa 1/3 der infolge von Drogenkonsum Verstorbenen war zu Lebzeiten nicht als Drogenkonsument polizeilich bekannt (Anteil der bis zum Tod nicht auffällig gewordenen Fixer in den letzten Jahren eher noch zunehmend). Es ist also mit einer nicht unerheblichen Dunkelziffer zu rechnen, die nur durch eine besonders sorgfältige äußere Leichenschau sowie kritisches Ausfüllen der Todesbescheinigung aufgedeckt werden kann. Drogentote bzw. entsprechende Verdachtsfälle werden häufig gerichtlichen Sektionen zugeführt. Regional findet sich allerdings eine unterschiedliche Sektionsfrequenz. In Hamburg beträgt diese nahezu 100%; dabei handelt es sich in etwa 90% der Fälle um Legalsektionen (in den letzten beiden Jahren ca. 25% aller gerichtlichen Sektionen), der Rest verteilt sich auf klinische Obduktionen und Verwaltungssektionen.

Bezieht man die Anzahl der Drogentoten auf die entsprechende Altersgruppe zwischen 20 und 40 Jahren, so zählt der Drogentod neben den tödlichen Unfällen und Suiziden zu den häufigsten Todesursachen.

Auffindungssituation der Verstorbenen

Die Feststellung eines Rauschgifttodesfalles hat u.U. erhebliche kriminalistische und juristische Konsequenzen und ist auch bedeutsam unter präventivmedizinischen Aspekten. Der ärztliche Leichenschauer sollte deswegen alle Anzeichen, die auf einen Rauschgifttodesfall hinweisen könnten, gezielt überprüfen. Hierzu ist bei der Untersuchung von verstorbenen jungen Menschen unter 40 Jahren stets die sorgfältige Beachtung der Umgebung des Leichnams erforderlich, wo sich u.U. Betäubungsmittel bzw. entsprechendes Verpackungsmaterial (Papierbriefchen, Silberpapier) sowie sog. „Fixerutensilien" finden (s. Abb. 2). Es handelt sich beispielsweise um Staubinden, Injektionsspritzen, angerußte Löffel (zum Aufkochen des Heroins), Kerzen, Feuerzeug, Ascorbinsäure bzw. Zitronensaft (zum Ansäuern der Heroinlösung), Briefwaage sowie weitere Drogen und Medikamente (insbesondere Ersatzdrogen wie Dihydrocodein, Barbiturate und Benzodiazepine). Bei anderen Konsumformen (z.B. Sniefen, Inhalation) sind noch weitere Utensilien zu erwarten: z.B. spezielle Pfeifen, mit Drogen imprägnierte Zigaretten, Trichter, Röhrchen, Spiegel bzw. Metallplatten (zum Zurechtlegen des Kokains beim Sniefen).

Bei etwa einem Drittel bis zur Hälfte aller Rauschgifttodesfälle befinden sich die benutzten Utensilien (s. oben) in unmittelbarer Nähe des Verstorbenen, so daß sich der Verdacht des i.v.- Drogenkonsums geradezu aufdrängt. Natürlich wird der Arzt im Rahmen der Leichenschau keine umfangreiche „Durchsuchung" der Räumlichkeiten vornehmen, in denen sich der Todesfall ereignet hat. Ausdrücklich anzuraten ist allerdings ein orientierender Blick auch in die Küche und in das Badezimmer sowie in hier befindliche Abfalleimer.

Viele Fixer versterben in der eigenen Wohnung (s. Abb. 3), teilweise im Bett liegend, teilweise auch irgendwo sitzend oder zusammengesunken, z.B. im Badezimmer. Etwa die Hälfte stirbt außerhalb des Wohnbereichs, z.B. häufig im Bereich öffentlicher Toiletten, Parks, in Hotels, teils auch im Gefängnis bzw. im Krankenhaus, wo sie sterbend eingeliefert wurden [2, 3, 7].

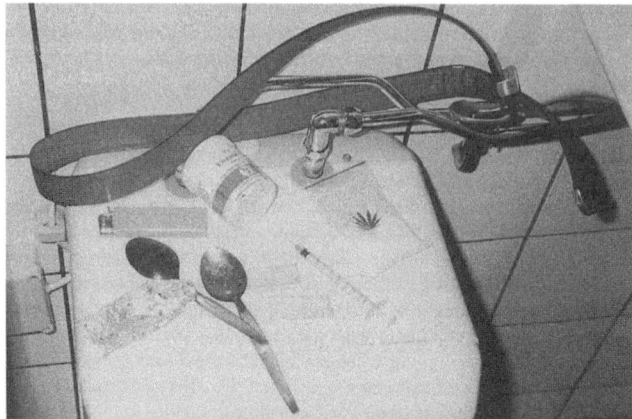

Abb. 2. Utensilien, die man bei Drogenkonsumenten häufig vorfinden kann: Gürtel zum Stauen der Venen, Löffel (unten angerußt) zum Erhitzen des Heroins, Feuerzeug, verschiedene „Briefchen", Vitamin C zum Ansäuern der Heroinlösung

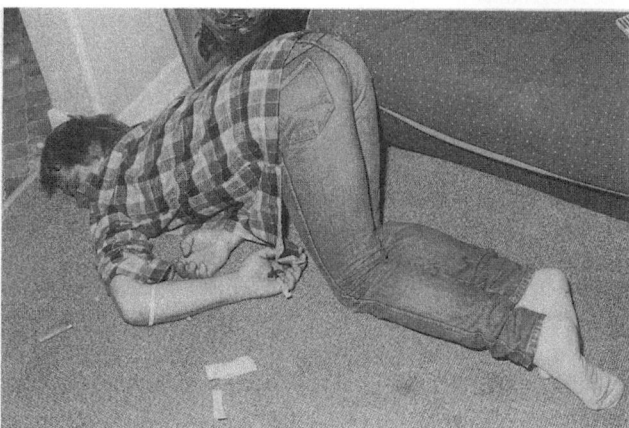

Abb. 3. Auffindesituation eines Drogentoten, der sterbend vom Sofa gefallen ist; in der Umgebung des Leichnams „Fixerutensilien"; die Spitze der Spritze ist hier beim Sturz vom Sofa zufällig in die Hohlhand geraten

Rauschgifttodesfälle werden nicht selten von anderen (Mitfixer, Bekannte) kaschiert. Beispielsweise werden alle Spuren, die auf Drogenkonsum hinweisen könnten, systematisch verwischt; der Leichnam wird in eine vergleichsweise unauffällige Auffindungssituation gebracht, z.B. ins Bett gelegt; andererseits werden die Toten teilweise auch noch wegtransportiert und fernab vom Sterbeort „abgelegt". Hingewiesen sei darauf, daß in Einzelfällen auch versucht wurde, durch bereitgelegte Fixerutensilien falsche Spuren zu legen, beispielsweise, um nach einem Tötungsdelikt eine Selbsttötung bzw. einen Unglücksfall durch Überdosierung von Heroin vorzutäuschen.

Es ist bei Drogentoten bekanntermaßen nur sehr schwer abzugrenzen, ob es sich um einen unbeabsichtigten unfallartigen Ablauf handelt, oder um einen beabsichtigten Suizid bzw. eine bewußt in Kauf genommene Überdosierung. Die diesbezügliche Analyse der uns vorliegenden Informationen zur Vorgeschichte und zur Auffindungssituation ergab eine Suizidrate von etwa 10–20%, bezogen auf alle registrierten Rauschgifttodesfälle.

Befunde der äußeren Leichenschau

Die Verstorbenen befinden sich nicht selten im Zustand bereits deutlicher Leichenfäulnis. Die längere Leichenliegezeit bis zur Auffindung der Verstorbenen ist ein indirekter Hinweis auf den Verlust sozialer Kontakte und Bindungen. Zum Teil wurde die Wohnung erst mehrere Tage nach dem letzten Lebenszeichen geöffnet, weil schließlich Verwesungsgeruch nach außen gedrungen war. Der Nachweis von Nadeleinstichstellen ist richtungweisend, jedoch keineswegs immer obligatorisch.

Immerhin finden sich bei gezielter Überprüfung in etwa 80–90% der Fälle unterschiedlich alte Einstiche, zumeist in den Ellenbeugen und an den Unterarmen, z.T. auch an den Händen, Füßen und Unterschenkeln. Sie sind häufig in typischer Weise „straßenförmig" hintereinander aufgereiht (s. Abb. 4). In 10–20% der Fälle sind auch bei genauer Inspektion des Leichnams keine Nadeleinstichstellen nachweisbar. Zu denken ist an eine nasale oder inhalative Drogenapplikation. Außerdem werden von den Abhängigen vermehrt sehr feine Spritzbestecke (z.B. Insulinspritzen) verwendet, bei deren Gebrauch Nadeleinstichstellen auch bei wiederholten Injektionen nur schwer nachweisbar sind. In der Literatur immer wieder erwähnte ungewöhnliche Einstichstellen (z.B. Zunge, Penis, Leistenregion) stellen nach unserer Erfahrung extreme Raritäten dar.

Die für einen Opiatkonsum typische Miosis bzw. die Mydriasis nach Amphetaminen ist postmortal nur bei kurzer Leichenliegezeit beurteilbar. Typisch sind gewisse Zeichen der Vernachlässigung (ungepflegtes Äußeres, z.T. Abmagerung). Häufig besteht ein schlechter Zahnstatus bzw. Gebißbefund mit ausgedehnter Karies. Ein beträchtlicher Teil der Abhängigen stammt aus ungünstigem sozialen Milieu oder ist dahin infolge der Abhängigkeit abgeglitten. Viele sind vorbestraft, z.T. mit Haftstrafen. Bei diesen Drogenabhängigen findet man gehäuft Tätowierungen (s. Abb. 5), z.T. auch mit Motiven, die auf den Drogenkonsum hinweisen (z.B. Cannabisblatt oder Spritzen als Tätowierung). Zumeist handelt es sich allerdings um Tätowierungen ohne direkten Bezug zur Drogenszene (z.B. Schmucktätowierungen, Symbole der Gewalt, pornografische Motive oder auch „Knasttätowierungen").

Andererseits ist zu betonen, daß die äußere Leichenschau u.U. überhaupt keine konkreten Hinweiszeichen auf einen Drogenkonsum ergeben muß (z.B. nach Sniefen bzw. Schnupfen oder Rauchen). Drogenkonsum gibt es auch in den „besseren Kreisen" der Gesellschaft und gerade hier besteht häufig ein besonderes Interesse an einer Vertuschung der wahren Todesursache. Es ist deshalb ausdrücklich davor zu warnen, bei Todesfällen junger Menschen, deren Krankheitsvorgeschichte man nicht lückenlos kennt, einen natürlichen Tod zu bescheinigen.

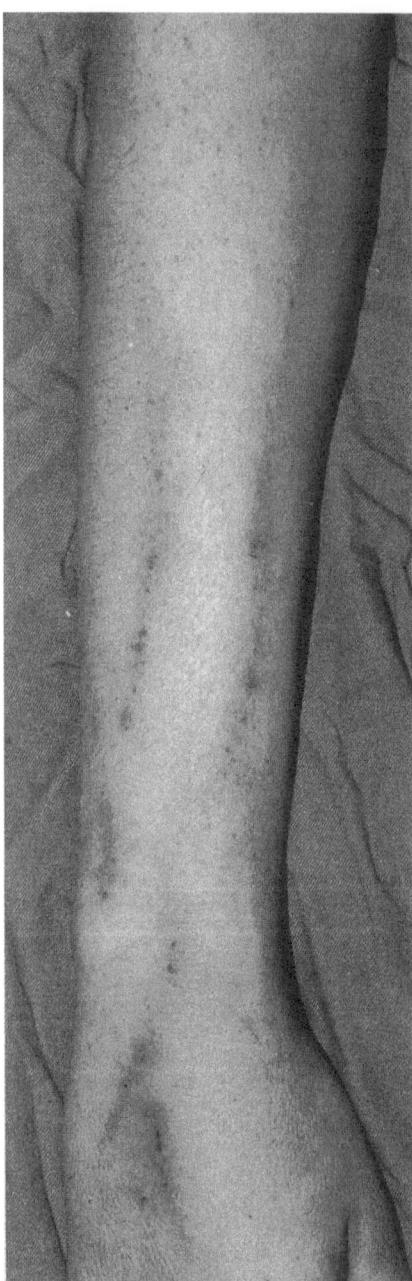

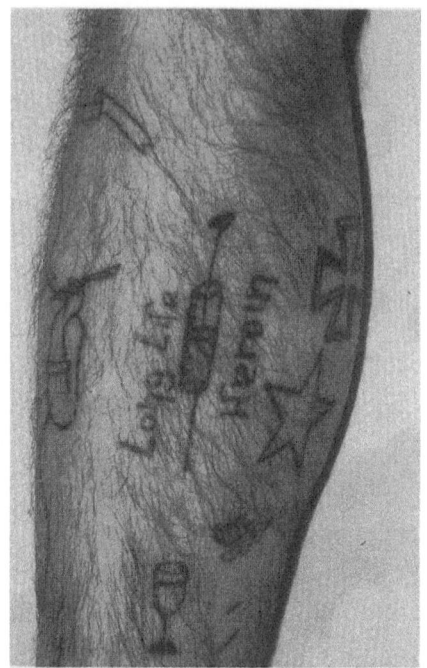

Abb. 5. Tätowierung bei einem „Fixer" (am Unterschenkel)

Abb. 4. Typische hintereinander aufgereihte Nadeleinstichstellen am Unterarm und am Handrücken

Obduktionsbefunde und Histologie

Die bei der Obduktion festgestellten Hinweiszeichen auf eine Intoxikation sind unspezifisch: Hirnödem, Hyperämie und Ödem der Lunge sowie Ektasie der Harnblase. Bei stundenlangem Koma entsteht häufig noch eine Pneumonie. Hyperplastische Lymphknoten sowie eine Milzhyperplasie sind ein regelmäßiger Befund (auch ohne HIV-Infektion!).

Histologische Untersuchungen müssen in jedem Drogentodesfall erfolgen, um das Ausmaß der Begleiterkrankungen und ihre Bedeutung für den fatalen Ausgang abzuklären [5]. Der Nachweis von Fremdkörpergranulomen hat eine besondere diagnostische Signifikanz; sie sind eine Wegspur des i.v.-Drogenkonsums und bei etwa 50% der Rauschgifttoten im Bereich von Injektionsstellen sowie im Lungengewebe nachweisbar. Entzündliche Leberveränderungen bestehen bei 70–80% der Drogentoten. Dabei handelt es sich überwiegend um unspezifisch-reaktive und chronische Leberentzündungen. Keineswegs liegt immer eine Hepatitis B vor, sondern häufig auch eine Non-A-non-B-Hepatitis, eine Begleithepatitis bei anderen Infekten oder eine nutritiv-toxische Hepatitis. In der Herzmuskulatur fanden wir in etwa 10% der Fälle degenerative und entzündliche Veränderungen.

Chemisch-toxikologische Befunde

Toxikologische Untersuchungen sind bei allen fraglichen Drogentoten unverzichtbar und zumeist entscheidend bezüglich der Todesursachenbewertung. Der Bereich der gefundenen Morphinkonzentration im Leichenblut variiert stark. Die Meßwerte hängen einerseits vom Ausmaß der Gewöhnung bzw. der applizierten Dosis ab, andererseits natürlich auch von der Überlebenszeit zwischen Drogeninjektion und Herz-Kreislauf-Stillstand. Die Extremwerte liegen zwischen 0,05 und 4,0 µg/ml Blut. Die Diagnose „Tod durch Heroin" kann nicht allein aufgrund der Opiatkonzentrationen im Blut gestellt werden (vgl. „Definition"). Zu beachten ist, daß die weitverbreiteten Schnell- und Screening-Tests (z.B. Emit) nur zur ersten groben Orientierung geeignet sind. Die Entscheidung bezüglich invasiver therapeutischer Maßnahmen bzw. die forensische Absicherung bedarf differenzierte Untersuchungsmethoden (insbesondere Gaschromatographie, Massenspektrometrie). Letztlich hat die Bewertung jedes Einzelfalles in enger Kooperation zwischen Morphologen und Toxikologen zu erfolgen.

Der Anteil von Intoxikationen im Zusammenhang mit dem Konsum von Heroin hat in den letzten Jahren ständig zugenommen. Im Jahre 1989 lag er bei über 90% (es handelt sich hierbei z.T. um Mischintoxikationen, insbesondere mit Alkohol, Barbituraten und Benzodiazepinen). Todesfälle durch Kokain sind sehr selten. Spezielle Untersuchungen und Asservierungen erfordert der Nachweis von Opiaten in der Nasenschleimhaut (zum Nachweis der nasalen Applikation) und in den Haaren (bei chronischem Mißbrauch Ablagerung in den Haaren von der Wurzel bis zur Spitze). Gewisse Rückschlüsse auf den zeitlichen Ablauf der Drogenanamnese und die früher konsumierten Drogen sind dadurch möglich.

Blutalkoholbestimmungen werden bei der Obduktion von Rauschgifttoten stets durchgeführt. In ca. 50% unserer Fälle war der Blutalkoholbefund negativ, bei 20% lag die Blutalkoholkonzentration über 1,0‰, selten über 2‰.

HIV-Infektion – Aids – seuchenhygienische Aspekte

Intravenös Drogenabhängige gehören bekanntlich zu den Hochrisikogruppen bezüglich einer HIV-1-Infektion. Die Untersuchung des HIV-Status des Leichnams dient der umfassenden Todesursachenklärung, insbesondere bei ätiologisch unklaren Infektionen und Tumoren, als Hinweis auf die Motivlage bei Suiziden und Tötungsdelikten, zur Vorsorge bezüglich Infektionsgefährdung, Mitarbeiterschutz, Desinfektion und Hygiene.

Die HIV-1-Prävalenz bei Drogentoten ist regional unterschiedlich (s. Tabelle 1 und 2); sie liegt durchschnittlich bei etwa 20% und ist in den letzten Jahren entgegen früherer Prognosen nicht mehr angestiegen [4].

Tabelle 1. HIV-1-Prävalenz bei Drogentoten in verschiedenen Großstädten der BRD (Durchschnittswerte, Untersuchungszeitraum 1985 – 1990)

Städte	Anzahl gesamt getestet	Davon HIV-positiv	Männlich	Davon HIV-positiv	Weiblich	Davon HIV-positiv
Berlin	282	101 (36%)	200	60 (30%)	82	41 (50%)
Hamburg	244	28 (11%)	199	19 (10%)	45	9 (20%)
Bremen	95	19 (20%)	77	15 (19%)	18	4 (22%)
Köln	47	6 (13%)	39	3 (8%)	8	3 (38%)
Frankfurt	293	66 (23%)	227	45 (20%)	66	21 (32%)
München	165	29 (18%)	130	22 (17%)	35	7 (20%)

Tabelle 2. Entwicklung der HIV-1-Prävalenz bei Drogentoten in der BRD von 1985–1989 (gesammelte Daten aus 14 Städten)

Jahr	Anzahl gesamt getestet	Davon HIV-positiv	Männlich	Davon HIV-positiv	Weiblich	Davon HIV-positiv
1985	82	24 (29%)	52	10 (19%)	30	14 (47%)
1986	136	40 (29%)	106	27 (25%)	30	13 (43%)
1987	234	63 (27%)	182	42 (23%)	52	21 (40%)
1988	364	80 (22%)	287	54 (19%)	77	26 (34%)
1989	542	69 (13%)	438	51 (12%)	104	18 (17%)
Gesamt	1358	276 (20%)	1065	184 (17%)	293	92 (31%)

Für den im Rahmen der Leichenschau tätig werdenden Arzt ist durch den Umgang mit dem Körper eines HIV-Infizierten keine besondere Infektionsgefahr gegeben. Es sind die gleichen hygienischen Grundregeln anzuwenden, die sich bei der Prophylaxe der Hepatitis B als relativ sicher erwiesen haben. Einmalhandschuhe für die körperliche Untersuchung im Rahmen der Leichenschau sind anzuraten. Hinzuweisen ist darauf, daß sich in den Kleidungsstücken bei Drogentoten Fixerutensilien befinden können, z.B. eine Injektionsspritze. Wegen der Verletzungsgefahr ist bei der Untersuchung eines Verstorbenen bzw. seiner Kleidung Vorsicht anzuraten. Bisher ist unseres Wissens bei keiner HIV-Infektion der Verdacht geäußert worden, diese sei durch die Tätigkeit im Obduktionssaal oder durch die Tätigkeit als Leichenschauarzt entstanden.

Prävention und Hilfe in Notfällen

Unter präventiven Aspekten ist bedeutsam, daß der Todeseintritt in einer Reihe von Fällen offensichtlich nicht akut im Rahmen einer Atemlähmung geschieht, sondern daß eine mehrstündige Sterbephase im komatösen Zustand entsteht. Hierfür sprechen einerseits die Konzentrationsverhältnisse der nachgewiesenen Drogen und ihrer Metaboliten in den verschiedenen Körperflüssigkeiten und Organen; andererseits wird dieses auch belegt durch die vorgefundenen morphologischen Veränderungen (Zeichen eines protrahierten Schockgeschehens, Entwicklung einer eitrigen Bronchitis sowie einer Bronchopneumie). Nach den Erkenntnissen der Polizei geht bei mehr als der Hälfte der Drogentodesfälle ein gemeinsamer Rauschgiftkonsum voraus. Die „Mitfixer" versuchen dann – zumeist völlig insuffiziente – Erste-Hilfe-Maßnahmen (z.B. das Einflößen oder die Injektion von Kochsalzlösungen). Wenn überhaupt, wird ein Notarzt erst viel zu spät verständigt, da die Beteiligten eine eigene Strafverfolgung befürchten. Dies berücksichtigend, haben Polizei und Staatsanwaltschaft zu verstehen gegeben, daß weniger daran gelegen ist, unbedingt eine Strafverfolgung aller Beteiligten durchzusetzen, sondern daß die Gefahrenabwehr im Vordergrund zu stehen hat.

Die von uns in einer Pilotstudie für das Gesundheitsministerium durchgeführte Untersuchung zur Prävention von Rauschgifttodesfällen hat ergeben, daß bei einer Reihe von Drogentoten der fatale Ablauf vermeidbar gewesen wäre. Stark risikoerhöhend wirkt sich die Kombination mit Hypnotika, Kodein oder Alkohol aus. Gefährlich wird es für die Fixer auch, sobald gewisse Abstinenzperioden vorbestehen (z.B. im Zusammenhang mit einem Therapieabbruch oder einer Gefängnisstrafe); für den Abhängigen ist die frühere Konsumeinheit dann u.U. eine relative Überdosis. Wenn gemeinsam Drogen konsumiert werden, sollte bei Anzeichen einer Überdosierung schnellstmöglich von den Anwesenden Erste Hilfe gerufen werden; aus notärztlicher Sicht sind sehr effiziente therapeutische Maßnahmen beim Drogennotfall möglich. Allgemein steigt das Risiko des Drogentodes mit zunehmendem Verlust sozialer Anbindungen sowie zunehmendem Kontrollverlust beim Abhängigen selbst. Hier gibt es eine Reihe von Ansatzpunkten für präventive Maßnahmen.

Literatur

1. Janssen W, Trübner K, Püschel K (1989) Death caused by drug addiction: a review of the experiences in Hamburg and the situation in the Federal Republic of Germany in comparison with the literature. Forensic Sci Int 43: 223–237
2. Klatt EC, Mills NZ, Noguchi TT (1990) Causes of death in hospitalized intravenous drug abusers. J Forensic Sci 35/5: 1143–1148
3. Püschel K (1991) Drogentote. Entwicklung bei den Rauschgifttodesfällen am Beispiel Essen. Rhein Ärztebl 45 (5): 179–184

4. Püschel K, Mohsenian F, Bornemann R et al (1990) HIV-1-Prävalenz bei Drogentoten in verschiedenen Großstädten der Bundesrepublik Deutschland und in Westberlin zwischen 1985 und 1988. Z Rechtsmed 103: 407–414
5. Robin S, Michelson JB (1988) Illustrated handbook of drug abuse. Recognition and diagnosis. Year Book Medical Publishers, Chicago London Boca Raton
6. Staak M (Hrsg) (1988) Betäubungsmittelmißbrauch. Springer, Berlin Heidelberg New York Tokyo
7. Wessel J (1987) Epidemiologische Aspekte bei Drogentodesfällen. Suchtgefahren 33: 47–56

Arzneimittelbedingte Todesfälle

J. Biollaz, J. Nussberger, J.-L. Schelling

Einführung

Die Chemotherapie hat ungeahnte Behandlungserfolge mit sich gebracht für früher unheilbare Krankheiten, gleichzeitig aber auch Arzneimittelunfälle, die tödlich sein können. Der ungezügelte Drang hin zu hochwirksamen Heilmitteln ohne Rücksicht auf vernünftige therapeutische Breiten und Verträglichkeit zeugt von mangelnder Wissenschaftlichkeit in Forschung und klinischer Praxis [33].

Selbstverständlich darf das Risiko einer Behandlung nie jenes der zu behandelnden Krankheit übersteigen. Andererseits dürfen wir nicht Arzneimittel auf dem Altar der Sicherheit opfern ohne ihre Wirksamkeit zu bedenken, nur weil sie gefährlich sein können. Die Entdeckung, daß reines O_2 bei Neugeborenen eine retrolentale Fibroplasie bewirken kann, führte nach 1953 zu übertriebener Ablehnung jeglicher O_2-Behandlung und verursachte so zahlreiche Todesfälle durch Ersticken. Es wurde berechnet, daß in den 20 Jahren nach dieser Entdeckung die übertriebene Einschränkung der O_2-Behandlung in England und Wales ungefähr 20000 Neugeborenen das Leben gekostet hat, und daß mehr als 180000 Neugeborene in den USA deswegen erstickt sind [3, 9].

Häufigkeit der Arzneimittelunfälle

Um das Risiko einer Arzneimittelbehandlung zu ermessen, müßte man das Auftreten (Inzidenz) jeder Nebenwirkung bei der behandelten Bevölkerung mit der entsprechenden Häufigkeit in einer unbehandelten Bevölkerung vergleichen. Vergleichende Untersuchungen dieser Art sind in beschränktem Rahmen durchgeführt worden, aber die tatsächliche, wahrscheinlich geringe, Häufigkeit schwerer oder tödlicher Arzneimittelunfälle wurde nur sehr selten genügend abgeklärt. Die Bedeutung der Arzneimittelunfälle außerhalb der Krankenhäuser wird deutlich, wenn man die Gründe aufschlüsselt, die zu Einweisungen ins Krankenhaus führen [32]: Arzneimittelunfälle stehen für 4–7% der intern-medizinisch bedingten Aufnahmen ins Krankenhaus. Arzneimittel töten einen von tausend Kranken in medizinischen Krankenhausabteilungen [5, 37], jedoch 4mal so viele in den Wiederbelebungszentren [1, 6].

Zu Arzneimittelzwischenfällen kommt es in 1–9% der Krankenhausaufenthalte. In einer älteren Untersuchung bei 9557 Krankenhausinsassen wurden 98 Arzneimittelunfälle (1%) beschrieben, wovon 7 tödlich verliefen [34]. In einer prospektiven Untersuchung bei 1014 Kranken eines amerikanischen Vorstadtkrankenhauses wurden 14 schwere Arzneimittelunfälle (1,4%) einschließlich 4 Todesfälle beschrieben [39]. Neulich wurden auf der allgemeinmedizinischen Abteilung eines amerikanischen Universitätskrankenhauses 815 Kranke untersucht: von diesen zeigten 76, das heißt 9%, schwere Arzneimittelfolgen, an denen jeder fünfte starb. Arzneimittel verursachen ungefähr 0,9 von 1000 Todesfällen im Nordosten der USA und 1,4 von 1000 Todesfällen in Neuseeland [37].

Man bleibe sich immerhin bewußt, daß die Zahl der Todesfälle, die auf Arzneimittel zurückzuführen sind, wahrscheinlich unterschätzt wird [30]. Um sich davon zu überzeugen, braucht man sich nur die Todesfälle zu vergegenwärtigen, die übertriebener

Aerosolgebrauch zur Atemwegserweiterung bewirkt [21], oder die tödlichen Thromboembolien nach hochdosierten Schwangerschaftsverhütungsmitteln [2]. Für die Unterschätzung gibt es viele Gründe: Einige sind methodischer Art: die Statistiken sind oft lückenhaft und es gibt zahlreiche Unklarheiten bezüglich der Kausalität, d.h. der Beziehung zwischen der Einnahme eines Arzneimittels und dem Ereignis beim Schwerkranken. Andere Unterschätzungsgründe sind auf den überlasteten Arzt zurückzuführen oder auf die Unsicherheit darüber, wer eigentlich einen Arzneimittelunfall zu melden hat (ist es im Krankenhaus der Assistenzarzt, der Oberarzt, der klinische Pharmakologe oder der beigezogene Ratgeber?). Im übrigen ist das eingegangene Risiko oft – zum mindesten vermeintlich – bekannt. Schließlich ist es möglich, daß der Arzt um sein Ansehen bangt, wenn die Öffentlichkeit seine Unwissenheit erführe oder über seine ungenügende medizinische Nachbehandlung unterrichtet würde, oder aber er fürchtet gerichtliche Folgen (Kunstfehler, Malpratice, Aventure thérapeutique). Ein unerwarteter Todesfall aufgrund eines Arzneimittelzwischenfalls ist eine erschütternde Erfahrung, die mit Schuldgefühlen einhergeht, und die der Arzt so schnell wie möglich zu vergessen sucht. Das Wissen um seine Verantwortlichkeit, sei sie auch noch so gering, wird es ihm oft verunmöglichen, der Familie Trost zu spenden, was zusätzliche Schwierigkeiten schafft. Noch mehr Mut als zur Meldung an die Behörden braucht es für die Veröffentlichung tödlicher Arzneimittelunfälle. Es ist deshalb leicht verständlich, weshalb die schriftlichen Berichte über tödliche Arzneimittelunfälle nur die Spitze eines Eisbergs darstellen.

Behandlungsrisiko

Zunächst müssen wir Behandlungsfehler und Nachlässigkeit abgrenzen von der unerwünschten Wirkung im eigentlichen Sinn, die bei kunstgerechter Verwendung eines Arzneimittels auftritt. Das Behandlungsrisiko entspricht der Gesamtheit der möglichen Nebenwirkungen, die bei üblicher kunstgerechter Behandlung auftreten können. Man kann wohl nicht nur den Nutzen einer Behandlung beibehalten und gleichzeitig das Behandlungsrisiko gänzlich ausmerzen, aber man sollte dies wenigstens anstreben.

Jeder Arzt sollte das Behandlungsrisiko kennen und sehr genau abwägen, welche Mittel er einsetzen will, um einer Krankheit vorzubeugen oder sie zu heilen. Zu diesem Zweck muß er sich bemühen, Personen mit erhöhtem Behandlungsrisiko festzustellen, d.h. jene, die empfindlicher auf angriffige Arzneimittel ansprechen, sei es wegen ihrer Grunderkrankung oder sei es wegen krankhafter Begleitumstände; auch erbliche Veranlagung zur Überempfindlichkeit (Pharmakogenetik) oder begünstigende Umstände wie hohes Alter oder Begleitarzneien müssen beachtet werden. Das Verhältnis zwischen Risiko und Nutzen (Nebenwirkungen/Hauptwirksamkeit) muß aufmerksam und streng beurteilt werden. Dies erheischt eine klare Anzeigestellung (Indikation), eine im einzelnen angepaßte Dosierung, Kenntnis der Gegenanzeigen (Kontraindikationen), einwandfreie Verschreibung sowie verständliche und vollständige Aufklärung des Kranken.

Dennoch kann ein Arzneimittelunfall vorkommen, selbst wenn eine Verschreibung weder ungeschickt noch unüberlegt und auch nicht massiv oder unangepaßt ist. Es gibt eine Grenze für die Absehbarkeit von Verwicklungen und für die Anpassung einer Behandlung, weil sehr viele Gegebenheiten zu berücksichtigen sind, die sowohl den Kranken (physische und biochemische Eigenheiten) als auch die Krankheit und das Arzneimittel betreffen (physikalisch-chemische und kinetische Eigenheiten).

Behandlungsfehler und Nachlässigkeit

Das Arzneimittel ist häufiger Mittäter als Hauptschuldiger bei Arzneimittelunfällen. Üblicherweise versagt der Verschreiber, weil er den Behandlungsvorgang nicht kennt oder ihn nicht beherrscht. Arzneimittelunfälle können in Behandlungsfehlern wurzeln bei:
- Nichtbeachtung von Kontraindikationen und Anwendungseinschränkungen;
- Vernachlässigung der Grunderkrankung, aus der das behandlungsbedürftige Leiden erwächst;
- ungeeigneter Indikation für ein bestimmtes Arzneimittel;
- Verschreibung übertriebener Mengen, die dem Kranken nicht angepaßt sind;
- Paarung mit anderen Arzneimitteln unter Inkaufnahme gefährlichen Zusammenwirkens (Interaktion).

Nachlässigkeit spielt in folgenden Fällen eine Rolle:
- unleserliche oder überladene Verschreibung, die mangelhaft gelesen und schließlich schlecht ausgeführt wird, was zu fehlerhafter Zuteilung von Arzneimitteln führt [10, 20, 38];
- Verschreibungsirrtum (Ein Allgemeinarzt unterzeichnet einen Verschreibungszettel, der von seiner Gehilfin ausgefüllt worden ist. Er verschreibt dabei Gerinnungshemmer, z.B. Warfarin, zu 5 mg statt wie bisher zu 1 mg. Dieser Irrtum führt zum Tod des Behandelten [36]);
- ungenügende Aufklärung des Kranken: Fehlende oder ungenügende Warnung vor gefährlichem Zusammenwirken von Arzneimitteln und Nahrungsmitteln (Tödliche Hirnblutung bei Käsegenuß nach Behandlungsbeginn mit Monoaminoxidasehemmer [35]);
- Nichtberücksichtigung der Höchstdosis (Tödliche Kolchizinvergiftung);
- irrtümliche Verabreichung (durch Arzt, Pflegepersonal oder Kranke) (i.v. statt intramuskuläre Verabreichung; Verwechslung ähnlich aussehender Tabletten; irrtümliche Einspritzung intrathekal [41]. Irrtümer der Kranken selbst sind nicht zu unterschätzen, irren sich doch 25–50% der Kranken bei der Selbstverabreichung einwandfrei verschriebener Arzneimittel [4];
- unvollständige Krankengeschichte infolge ärztlichen Versäumnisses (verpaßte Arzneimittelallergie) [8] oder absichtliches Verschweigen von Kenntnissen durch den Kranken [11];
- Fehldiagnose oder Fehlbehandlung: Kreislaufversagen infolge O_2-Mangels nach neuroleptisch behandelter Überaktivität;
- Verpackungs- oder Beschriftungsmangel.

Arzneimittelunfall

Unter Arzneimittelunfällen oder Arzneimittelzwischenfällen im engeren Sinn versteht man das Auftreten unerwünschter (Neben-)Wirkungen, die vollständig oder teilweise durch Arzneimittel verursacht sind. Der Begriff „unerwünschte Wirkung" bedeutet soviel wie „schädliches oder ungewolltes Ansprechen auf die Verabreichung eines Arzneimittels zu diagnostischen, prophylaktischen oder therapeutischen Zwekken". Die Einnahme einer Überdosis eines Arzneimittels in selbstmörderischer Absicht gehört nicht dazu.

Der Begriff „Arzneimittelinteraktion" bedeutet eine Veränderung einer Arzneimittelwirkung infolge Verabreichung eines anderen Arzneimittels oder eines Nahrungsmittels. Diese Interaktion kann Haupt- oder Nebenwirkungen einer oder beider Arzneimittel verstärken oder aber neue Nebenwirkungen hervorrufen; im entgegengesetzten Fall, wenn die Interaktion die Wirkung einer Behandlung abschwächt, spricht man nicht mehr von einem Arzneimittelunfall im engeren Sinn. Eine Arzneimittelinteraktion kann pharmakokinetisch bedingt sein (veränderte Aufnahme, Verteilung, Stoffwechselumbau und -abbau oder Ausscheidung eines Arzneimittels) oder aber pharmakodynamisch (beispielsweise Interaktion zwischen Rezeptoragonisten und -antagonisten).

Differentialdiagnose und Anrechenbarkeit (die Frage der Ursächlichkeit)

Nach Syphilis und Tuberkulose sind heute die Arzneimittel die großen Nachahmer von Krankheiten. Die meisten Arzneimittelunfälle erscheinen unter Zeichen und Befunden, die aus der medizinischen Krankheitslehre bekannt sind. Nur in Ausnahmefällen ist ein Arzneimittelunfall typisch und als solcher zu erkennen. Die Differentialdiagnose der meisten Krankheitsbilder muß den Arzneimittelunfall einschließen, sei es als Alleinursache oder als Begleitumstand.

Die Differentialdiagnose wird natürlich vom niedergelassenen Arzt, der seinen Kranken behandelt, weniger eingehend überprüft als vom klinischen Pharmakologen, der die eigentliche Rolle des Arzneimittels abklärt, oder vom Gesetzeshüter, der die Verantwortlichkeit des Arztes feststellt. Im Unterschied zum Strafrecht darf für ein Arzneimittel nicht zunächst einmal die „Unbeteiligtheit" angenommen werden. Eine Nebenwirkung darf nur ausgeschlossen werden, wenn alle bekannten Tatsachen abgewogen sind und eine andere endgültige Diagnose feststeht.

Die Differentialdiagnose eines Arzneimittelunfalls stützt sich auf:
1. das übliche wohlbeschriebene Vorgehen der medizinischen Diagnostik [13];
2. eine systematische Aufschlüsselung (Entscheidungsanalyse), die zum Entschluß führt trotz Unsicherheiten [47];
3. das Vorgehen nach Bayes, das eine nachträgliche Wahrscheinlichkeitsrechnung erlaubt [18].

Der Begriff der Anrechenbarkeit stammt aus der medizinischen Differentialdiagnostik. Er wird hier auf die unerwünschten Wirkungen angewandt. Der ursächliche Zusammenhang zwischen Arzneimitteleinnahme und fraglicher Wirkung wird erwogen: Man schlüsselt die Befunde gemäß einem bestimmten Verfahren auf, um die Wahrscheinlichkeit eines Zusammenhanges festzulegen.

Um dies tun zu können, sind 3 Schritte notwendig: Man erhebt die Befunde, wertet sie aus und folgert schließlich, inwiefern eine unerwünschte Wirkung einem Arzneimittel anzurechnen ist.
Folgende 3 Fragen sind zu beantworten:
a) Ist die unerwünschte Wirkung auf Arzneimittel zurückzuführen?
b) Wenn ja, welche Arzneimittel kommen in Frage?
c) Im Todesfall: ist der Tod auf die unerwünschte Arzneimittelwirkung zurückzuführen?

Zahlreiche Verfahren zur Festlegung der Anrechenbarkeit sind beschrieben worden. 22 solche Verfahren sind im Werk von Stephens [46] auf ihre Vorteile hin untersucht worden. Für die tödlichen Arzneimittelunfälle zeigt die Abb. 1 den Kausalitätsalgorithmus von Dr. A. Raskin.

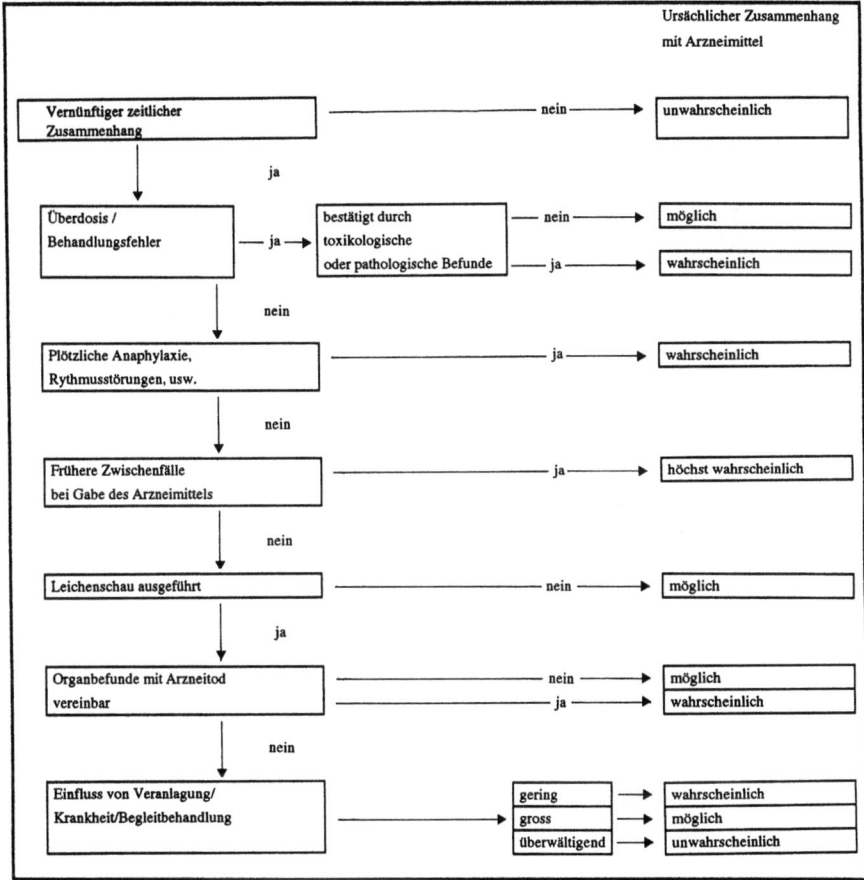

Abb. 1. Raskin-Kausalitätsalgorithmus; Vorgehen zur Festlegung eines ursächlichen Zusammenhangs zwischen Arzneimittel und Todesfall

Ein möglicherweise arzneimittelbedingter Todesfall kann zu einem Zeitpunkt eintreten, da ein Ableben ohnehin voraussehbar ist, beispielsweise in Anbetracht des Schweregrades eines Zustands oder seines Verlaufs. Unter diesen Umständen ist es viel weniger wahrscheinlich, daß ein Arzneimittel als Todesursache vermutet wird, und ebensowenig wahrscheinlich ist es, daß eine solche Vermutung festgehalten würde. Andererseits verschleiert ein Ableben – v.a. unter der Behandlung – die Anrechenbarkeit, weil es nicht mehr möglich ist, den Verlauf einer krankhaften Erscheinung nach Absetzen der Behandlung zu beobachten. Ein erneutes Aussetzen gegenüber dem Arzneimittel („rechallenge") als Entscheidungsgrundlage ist ja nicht mehr möglich. Der Fall bleibt zweifelhaft, weil ungenügend abgesichert. Zahlreiche Fachleute nehmen diese Haltung ein gegenüber Abklärungen, die sie gemessen an ihren wissenschaftlichen Kenntnissen als ungenügend betrachten. Es ist daher sehr einfach, die in Kauf genommenen Gefahren einer Arzneimittelbehandlung im nachhinein herunterzuspielen.

Obwohl die Möglichkeiten von Arzneimittelinteraktionen wegen der vielen Arzneimittel auf dem Markt heute fast unbegrenzt sind, gibt es nur einige wenige Interaktionen, die so gravierend sind, daß sie das Leben des Kranken aufs Spiel setzen. Arzneimittelinteraktionen sind lediglich zusätzliche Spielformen des Ansprechens auf ein Arzneimittel. Es ist meistens schwierig zu beweisen, daß eine Arzneimittelinteraktion einen Todesfall verursacht hat. Ein solches Beispiel lieferte die Untersuchung des Zusammenwirkens von Chloralhydrat mit dem oral wirksamen Gerinnungshemmer Warfarin. Diese Interaktion kann tödlich sein [29]. Trotzdem konnte eine verstärkte Gerinnungshemmung nur bei 22 von 237 prospektiv untersuchten Behandlungen nachgewiesen werden.

Tödliche Arzneimittelwirkungen

Tödliche Wirkungen können alle Organe oder Organsysteme betreffen. In einer alten Untersuchung [24] von 827 Autopsien in den USA wurden 220 tödliche Arzneimittelwirkungen wie folgt aufgeschlüsselt:

1. Anaphylaxie (23%) (die Plötzlichkeit des Geschehens, der zeitliche Zusammenhang und das Krankheitsbild erleichtern Erkennung und Anrechnung),
2. Leberbefall (21%),
3. Blutveränderungen (18%),
4. Nierenstörungen (12%),
5. nichtanaphylaktische akute Arzneimittelvergiftung (7%),
6. Blutungsneigung ohne Blutveränderungen (3%).

Dieselbe Untersuchung ordnete die Arzneimittelklassen nach der Häufigkeit, mit der sie tödliche Zwischenfälle verursacht hatten:
1. Antibiotika (35%),
2. Anästhetika (19%),
3. Kortikosteroide und Analgetika (13%),
4. Beruhigungsmittel (8%),
5. Diagnostika (5%),
6. Zytostatika (5%),
7. Gerinnungshemmer (3%),
8. Antiepileptika (2%).

Derart ausgedehnte Untersuchungen, die Arzneimittelzwischenfälle nicht nur in klinischer und biochemischer Hinsicht, sondern auch in bezug auf Organveränderungen abklären, gibt es in Europa leider nicht. Solche Angaben wären nützlich, um Begleitumstände aufzudecken, die Arzneimittelzwischenfälle entstehen lassen. Man könnte damit möglicherweise diese Begleitumstände verbessern.

Lebensbedrohliche Arzneimittelwirkungen

Zur Klasse der möglicherweise todbringenden Arzneimittel sollte man heute auch die *Antiarrhythmika* zählen, die alle eben jene lebensbedrohende Störung heraufbeschwören können, die sie eigentlich verhindern sollten. Das Ergebnis einer neueren Untersuchung hat den medizinischen Betreuern das Wagnis derartiger Behandlungen in Erinnerung gerufen [7].

Die *β-mimetischen Bronchodilatatoren*, die in Aeroslform zur Asthmabehandlung eingesetzt werden, gehören ebenfalls und seit mehr als 30 Jahren zu den überwachungsbedürftigen Arzneimittelklassen. In den 60er Jahren hat eine Häufung plötzlicher Todesfälle bei Leuten, die Druckluftaerosole zur Atemwegserweiterung brauchten [42], ebenso wie eine zweite solche Epidemie in den 70er Jahren [25] einen Meinungsstreit ausbrechen lassen, weil die Rolle des Arzneimittels als Giftstoff nicht endgültig bewiesen war. Es ist nicht ausgeschlossen, daß zahlreiche dieser Todesfälle eintraten, weil ungenügende Behandlungsmaßnahmen ergriffen wurden zu dem Zeitpunkt, da sich die Betroffenen in einem Asthmazustand befanden, der nicht auf die erwähnten Arzneimittel ansprach [14].

Das Wagnis gewisser Behandlungsarten ist nicht immer offenkundig. So werden die Verschlimmerung und die mögliche Häufung akuter anaphylaktischer Erscheinungen bei Kranken, die mit *β-Rezeptorhemmern* behandelt werden, noch häufig verkannt. Bei diesen Leuten kann eine Anaphylaxie nach Insektenstichen, Einnahme von Nahrungs- oder Arzneimitteln, nach Einspritzung von Kontrastmitteln, Antiserum oder Antigenen einer Impfung, schwer und verlängert verlaufen und der üblichen Behandlung widerstehen, weil eben die ß-Rezeptoren gesperrt sind; Stephens berichtete über 2 entsprechende Todesfälle [46]; (vgl. auch Kap. III/1: Beitrag Schneider/ Kunkel, S. 62).

Das Risiko der Behandlungen mit *Neuroleptika* ist wohlbekannt [48], weniger jenes von Seiten der *Phenothiazine*, die verschreibungsfrei an Kinder abgegeben werden als Beruhigungs- und Hustenmittel [27, 28].

Zusammenwirken von Arzneimitteln (Interaktion)

Die schlimmste Arzneimittelinteraktion ist jene, die die Ausscheidung eines Stoffes von geringer Behandlungsbreite verzögert. Deshalb müssen alle Enzymhemmer als mögliche Quellen von Schwierigkeiten angesehen werden. Einige dieser Enzymhemmer sind in der folgenden Übersicht zusammengestellt.

Hemmstoffe für den menschlichen Stoffwechsel:

- Allopurinol
- Amitriptylin
- Äthanol
- Äthinyl-Östradol + d,l-Norgesterol
- Chloramphenicol
- Cimetidin
- Delta-9-tetrahydrocannabinol
- Dicumarol
- Disulfiram
- Isoniazid
- Ketoconazol
- L-Dopa
- Makrolidantibiotika
- Methyldopa
- Metoprolol
- Metronidazol
- Monoaminoxidasehemmer
- Nadolol
- Noräthynodril + Mestranol
- Phenylbutazon
- Propranolol
- Sulfinpyrazon
- Sulphaphenazol
- Thiabendazol
- Thioridazin
- Trimethoprimsulfamethoxazol
- Valproinsäure

Auch bei den H_2-Antihistaminika sind die Nebenwirkungen weniger gefährlich als ihre möglichen Interaktionen: Verhinderung oder Einschränkung der Aufnahme lebenswichtiger Heilmittel aus den Verdauungswegen (z.B. Hemmung der Ketokonazolaufnahme); Hemmung in den Lebermikrosomen (Zytochrom P450), eine Hemmung, die nicht über die Sperrung der H_2-Bindungsstellen zustande kommt, sondern mit dem chemischen Bau gewisser Moleküle zusammenhängt. Eine Hemmung des oxidativen Um- und Abbaus zahlreicher Arzneimittel wurde bei Cimetidinverabreichung beobachtet, was zu giftigen Anhäufungen von Stoffen wie den oral wirksamen Gerinnungshemmern, β-Rezeptorhemmern, Antikonvulsiva, Benzodiazepinen und Xanthinen führen kann.

Überdies werden gewisse H_2-Hemmer im Nierentubulus ausgeschieden und treten damit in Wettbewerb mit anderen Arzneimitteln, die diese Kationentransportmechanismen benützen: Damit vermindert sich deren Ausscheidung durch die Nieren und ihre Anhäufung im Plasma kann giftig werden (Cimetidin oder Ranitidin zusammen mit Procainamid oder Chinidin).

Beispiel fraglicher Anrechenbarkeit

Kürzlich wurde in unserem Krankenhaus ein 6monatiger Säugling mit undifferenziertem paratestikulärem Sarkom im Abstand von 2 Wochen 2 Halothannarkosen unterworfen und 2 Chemotherapiekuren wurden durchgeführt (Aktinomycin D und Vincristin). Am Tag nach der zweiten Vincristinkur (6 Tage nach der zweiten Narkose) wurde das Kind notfallmässig im Schockzustand ins Krankenhaus aufgenommen. Man fand eine große Leber und eine ausgedehnte Auflösung der Leberzellen. Das Leberversagen verschlimmerte sich, es kam bald ein Nierenversagen hinzu sowie eine ausgebreitete Gerinnung in den Blutgefäßen (disseminierte intravaskuläre Gerinnung) und der Herz-Kreislauf-Zustand wurde unbeständig. Das Kind starb 4 Tage später.

Das Halothan kann Leberzellnekrosen hervorrufen, v.a. wenn es wiederholt verabreicht wird [22, 23]. Das Aktinomycin ist bekanntlich giftig für Leber und Nieren. Das Vincristin ist nicht in erhöhtem Maße leberschädlich.

Muß der Einsatz von Halothan für 2 Narkosen im Abstand von 2 Wochen als Nachlässigkeit oder Irrtum eingestuft werden? Gehört die Leberzellnekrose im Zusammenhang mit der Aktinomycinbehandlung zum Behandlungsrisiko? Ist dieser Arzneimittelunfall einem Zusammenwirken von Halothannarkose und Chemotherapie zuzuschreiben [17, 43]?

Schlußfolgerungen

Tödliche Arzneimittelunfälle kommen vor. Ihre fortwährende Unterschätzung verleitet dazu, Arzneimittel auf dem Markt zu belassen, deren Gefährlichkeit zu groß ist im Vergleich zu ihrem Nutzen. Dies bezeugt der späte Rückzug zahlreicher Arzneimittel vom Markt, manchmal erst nach sehr langem Gebrauch (vgl. gewisse schmerzlindernde Pyrazole und nichtsteroidale Entzündungshemmer).

Die meisten Störungen, die bei schweren oder gar tödlichen Arzneimittelunfällen auftreten, lassen sich nicht von solchen unterscheiden, die auch in Abwesenheit eines Arzneimittels vorkommen. Deshalb muß ein umfangreiches Verdachtsregister für alle Arzneimittel geführt werden ohne deshalb einem therapeutischen Nihilismus zu verfallen.

Dem Arzt ziemt eine rührige Rolle im Suchen, Aufspüren und Melden an die Gesundheitsbehörden von jeglichem Arzneimittelzwischenfall, sei er nun tödlich oder nicht. Um dies tun zu können, muß er zu erwartende und mögliche Wirkungen der Arzneimittel, die er verschreibt, gut kennen. Er braucht einen offenen Geist, um fähig zu sein, beim Auftreten mehr oder weniger gewohnter Wirkungen sowohl die eingesetzten Arzneimittel als auch die behandelte Krankheit im Auge zu behalten. Selbstverständlich ist dabei eine angemessene Beobachtung des Kranken unabdingbar.

Literatur

1. Auzépy PH, Durocher A, Gay R et al. (1979) Accidents médicamenteux graves chez l'adulte: incidence actuelle dans le recrutement des unités de réanimation. Nouv Presse Med 8: 1315–1318
2. Beral V et al. (1985) Mortality among oral contraceptive users. Lancet II: 727–731.
3. Bolton DPG, Cross KW (1974) Further observations on cost of preventing retrolental fibroplasia. LancetI: 445–448
4. Bureau of the Census (1986) Statistical abstracts of the United States, 106th edn. Washington DC
5. Caranasos GJ, Stewart RB, Cluff LE (1974) Drug-induced illness leading to hospitalization. JAMA 228: 713–717
6. Carpentier F, Mingat J, Canonica JN et al. (1986) Etude des accidents thérapeutiques médicamenteux dans un service d'urgences médicales. Thérapie 41: 353–356
7. CAST (1989) The cardiac arrhythmia suppression trial investigators (1989). Preliminary report: effect of encainide and flecainide on mortality in a randomized trial of arrhythmia suppression after myocardial infarction. N Engl J Med 321: 406–412

8. Chib Keow (1967) Government of Malaysia.
9. Cross KW (1973) Cost of preventing retrolental fibroplasia. Lancet II: 954–956
10. Crowson TW, Kriel RL (1980) Hypoglycemia from the inadvertent use of oral hypoglycemic agents. Ann Intern Med 92: 134
11. Darragh A, Kenny M, Lambe R, Brick I (1985) Sudden death of a volunteer. Lancet I: 93–94
12. Dukes MNG (1988) Meyler's side effects of drugs. An encyclopedia of adverse reactions and interactions, 11th edn. Elsevier, Amsterdam
13. Eddy DM, Clanton CH (1982) The art of diagnosis. N Engl J Med 306: 1263–1268
14. Elwood JM (1989) Prescribed fenoterol and deaths from asthma in New Zealand: 2nd report. Department of Preventive and Social Medicine, University of Otago Dunedin
15. Fine SN, Eisdorfer RM, Miskovitz PF, Jacobson IM (1990) Losec or lasix? N Engl J Med 322: 1674
16. Girdwood RH (1974) Deaths after taking medicaments. Br Med J I: 501–504
17. Gounot R, Perret-Poulat H, Métafiot H, Pouyau G, Freycon F, Cottier M, Ollagnier M (1984) Hépatite postanesthésique. Responsabilité de l'association halothane-antimitotiques. Ann Fr Anesth Réanim 3: 212–215
18. Hall GH (1967) The clinical application of Bayes' theorem. Lancet II: 555–557
19. Hooper PL, Tello RJ, Burstein PJ, Abrams RS (1990) Pseudoinsulinoma – the diamox-diabinese switch. N Engl J Med 323: 488
20. Huseby JS, Anderson P (1991) Confusion about drug names. N Engl J Med 325: 588
21. Inman WHW, Adelstein AM (1969) Rise and fall of asthma mortality in England and Wales in relation to pressurised aerosols. Lancet II: 279–285
22. Inman WHW, Mushin WW (1974) Jaundice after repeated exposure to halothane: an analysis of reports to the Committee on Safety of Medicines. Br Med J I: 5–10
23. Inman WHW, Mushin WW (1978) Jaundice after repeated exposure to halothane: a further analysis. Br Med J II: 1455–1456
24. Irey NS (1976) Adverse drug reactions and death. A review of 827 cases. JAMA 236: 575–578
25. Jackson R, Beaglehole R, Rea HH, Sutherland DC (1982) Mortality from asthma: a new epidemic in New Zealand. BR Med J 285: 771–774
26. Jick H, Miettinen OS, Shapiro S et al. (1970) Comprehensive drug surveillance. JAMA 213: 1455–1460
27. Khan A, Blum D (1982) Phenothiazines and sudden infant death syndrome. Pediatrics 70: 75–78
28. Khan A, Blum D (1985) Phenothiazine-induced sleep apneas in normal infants. Pediatrics 75: 844–847
29. Koch-Weser J (1973) Hemorrhagic reactions and drug interactions in 500 warfarin-treated patients. Clin Pharmacol Ther 14: 139–146
30. Koch-Weser J (1974) Fatal reactions to drug therapy. N Engl J Med 291: 302–303
31. Kurth MC, Langston JW, Tetrud JW (1990) „Stelazine" vs. „selegiline" – a hazard in prescription writing. N Engl J Med 323: 1776
32. Lakshmanan MC, Hershey CO, Breslau D (1986) Hospital admissions caused by iatrogenic disease. Arch Intern Med 146: 1931–1934
33. Lasagna L (1989) Pharmacometry in man: the state of the art. In: Lasagna L, Erill S, Naranjo CA (eds) Dose-response relationships in clinical pharmacology. Excerpta Medica, Amsterdam, pp 1–10
34. MacDonald MG, MacKay BR (1964) Adverse drug reactions. JAMA 190: 1071–1074
35. Medical defence Union Annual Report (1971) p 47 (London)
36. Medical protection Society Annual Report (1978) p 37 (London)
37. Meyer PJ (1985) Alkohol, Alkoholismus und Arzneimittel. Schweiz Med Wochenschr 115: 1792–1803
38. Porter J, Jick H (1977) Drug-related deaths among medical in-patients. JAMA 237: 879
39. Raab EL (1979) Substitution of acetohexamide for acetazolamide. Am J Ophtalmol 87: 848–849
40. Schimmel E (1964) The hazards of hospitalization. Ann Intern Med 60: 100
41. Shukla S et al. (1984) Syncope and sudden unexpected death attributed to carbamazepine in a 20 years old epileptic. Am J Psychol 141: 1604–1606

42. Slyter H, Liwnicz B, Herrick MK, Mason R (1980) Fatal myeloencephalopathy caused by intrathecal vincristine. Neurology 30/8: 867–871
43. Speizer FE, Doll R, Heaf P (1968) Observations on recent increase in mortality from asthma. Br Med J I: 335–339
44. Spiegel RJ, Pizzo PA, Fantone JC, Zimmerman HJ (1980) Fatal hepatic necrosis after high-dose chemotherapy following haloalkane anesthesia. Cancer Treat Rep 64: 1023–1029
45. Steel K, Gertman PM, Crescenzi C, Anderson J (1981) Iatrogenic illness on a general medical service at a university hospital. N Engl J Med 304: 638
46. Stephens MDB (1988) The detection of a new adverse drug reactions, 2nd edn. Stockton, New York 366 p.p
47. Toogwood JH (1987) Beta-blocker therapy and the risk of anaphylaxis. Can Med Assoc J 136: 929–933
48. Ziporyn T (1983) Medical decision making: analysing options in the face of uncertainty. JAMA 249: 2133–2141
49. Zugibe FT (1980) Sudden death related to the use of psychotropic drugs. Leg Med: 75–90

Kombinierte Ursachen und Alkohol

S. Berg, T. Fricke

Unter 1197 unerwarteten und unklaren Todesfällen des Göttinger Institutes für Rechtsmedizin fanden sich 143 (rund 12%), bei denen der Tod auf ein Zusammenwirken endo- und exogener Noxen zurückzuführen war. In diesen Fällen ist der Tod als Summationsphänomen im Sinne von Becker et al. [6] aufzufassen: es handelt sich um pathophysiologische und pathochemische Vorgänge, von denen jeder für sich allein den Todeseintritt nicht erklären könnte, deren Zusammenwirken bei Ausschluß anderer Mechanismen aber als Todesursache in Anspruch genommen werden kann. Auch Leiss [26] sagt (in anderem Zusammenhang): „Das Problem der Todesursache kann nicht durch monokausale Betrachtungsweise bewältigt werden."

Die hier angesprochene Gruppe von Todesfällen ist nicht gleichzusetzen mit jenen plötzlichen, natürlichen Todesfällen, von denen Lochte [27] und Kolisko [24] sagten, bei ihnen sei „meistens" eine innere und äußere „Gelegenheitsursache" für den unerwarteten Exitus letalis verantwortlich, fast immer jedoch „die eigentümliche persönliche Beschaffenheit", also das vorbestehende Leiden, „der wesentliche Kausalfaktor für den tödlichen Ausgang". Dieser Aspekt gilt bei epidemiologischer Betrachtung des plötzlichen Herztodes heute weitgehend noch in gleicher Weise. Aus allen Statistiken (z.B. [14, 25, 54]) ist ersichtlich, daß ca. 80% der unerwarteten Herztodesfälle sich während der Ruhe oder bei alltäglicher Bewegung ereignen und nur etwa 10% bei gelegentlicher körperlicher Anstrengung oder seelischer Erregung. Vielfach sind die äußeren Anlässe auch banaler Natur, wie etwa die Blutdrucksteigerung durch Bauchpresse bei Defäkation. Doerr [13] schildert als frühes Beispiel hierfür den Tod König Georg II von England im Jahre 1760 (Sektionsbericht von F. Nicholls an den Präsidenten der Royal Society in London).

In unserer heutigen Praxis gibt es, wie noch zu zeigen sein wird, aber doch viele Fälle, bei denen dem äußeren Einfluß ein höherer, u.U. rechtlich relevanter Stellenwert zukommt. Der statistische Aspekt nutzt dann wenig für die Begutachtung des Einzelfalles.

Mit den verschiedenen in Frage kommenden Kombinationen endogener und exogener Teilursachen beschäftigen sich zahlreiche Einzelarbeiten, wobei in neuerer Zeit zunehmend der Einfluß von Alkoholisierung und Medikamentenwirkung auf vorbestehende innere Krankheiten erörtert wurde; eine Auswahl einschlägiger Publikationen gibt Tabelle 1.

Eine akute Alkoholisierung kann als wesentliche Teilursache neben vorbestehenden Organschäden oder akuten Erkrankungen zum Tode führen (z.B. [33, 50, 53]). Eine zu vermutende Wirkungskombination mit akuten Atemwegsinfekten und anderen Vorerkrankungen beobachteten wir in 49 Fällen; die Blutalkoholkonzentrationen lagen dann meist nur zwischen 2 und 3‰.

In weiteren 98 Fällen wirkte eine höhergradige Alkoholisierung als alleinige (57 Fälle) *oder mit Medikamentenwirkung kombinierte (41 Fälle)* Todesursache, in 60 Fällen fand sich eine kausale Kombination der Alkoholisierung mit äußeren Einwirkungen (Ertrinken, Unterkühlung, Schädel-Hirn-Traumen). Wiese et al. [53] beziffern den An-

Tabelle 1. Publikationen endogener und exogener Teilursachen unerwarteter Todesfälle

Alkohol	Medikamente	Belastungen (ohne Sport) somatische	emotionale
Althoff 1980 [1]	Geldmacher-v. Mallinckrodt et al. 1976 [17]	Becker et al. 1977 [6]	Cobb u. Weaver 1986 [12]
Alyakritskaya 1961 [2]	Anter 1979 [3]	Doerr 1964, [13]	Eliot u. Buell 1985 [16]
Bschor [9, 10] 1961–1968	Baur et al. 1982 [4]	Dotzauer u. Naeve 1956 [14]	Janssen 1974 [2]
Kerde et al. 1978 [23]	Penttilä 1986	Drese 1981 [15]	Krauland 1972 [25]
Mallach 1987 [28]	Mallach 1987 [28]	Janssen 1974 [21] Krauland 1972 [25]	Missliwetz u. Kmen 1985 [31]
Ogbuihi 1989 [34]	Biollaz, Nussberger, Schelling 1992, in Kap III,3 dieses Buches	Maron et al. 1986 [29]	Penners et al. 1986 [35]
Nowak et al. 1986 [33]		Naeve u. Krause 1982 [32]	Siltanen 1987 [47]
Penttilä 1988 [36, 37]		Schäfer 1988 [41]	Stumpfe 1973 [48]
Reh et al. 1987 [38]		Schmitt 1972 [43]	
Treese 1983 [50]		Thierfelder 1988 [49]	

teil „alkohol-assoziierter" Todesfälle bei den Drogen-, Medikamenten- und CO-Vergiftungen mit 29%.

Die *tödliche Alkoholvergiftung* in reiner Form tritt also prozentual zurück gegenüber den kombinierten und jenen Fällen gewaltsamen Todes, in denen die Alkoholeinwirkung für den Unfall kausal war. Das ist auch nicht verwunderlich, wenn man die pharmakologischen Wirkungen des Alkohols in höherer Dosierung (vgl. u.a. [7, 28]) bedenkt: Nach kurzem Exzitationsstadium mit den bekannten Symptomen der Euphorie, Enthemmung, psychomotorischen und -sensorischen Störungen (BAK 0,5–1,5 g‰) kommt es rasch zur Prävalenz lähmender und narkotischer Effekte mit Koordinations-, Gleichgewichts- und Artikulationsstörungen (1,5–2,5‰), später, besonders bei rascher Anflutung, zu vasomotorischer und Atemlähmung (3–5‰). Da im Übergangsstadium von Exzitation und Lähmung häufig Erbrechen hinzutritt, ist bei bewußtlosen Alkoholisierten für den Arzt stets die höchste Alarmstufe gegeben, weil mit Erstickung im Brechakt und bei weiterer Vertiefung der Narkose mit Atemlähmung zu rechnen ist, ganz abgesehen davon, daß außerdem ein gedecktes Schädel-Hirn-Trauma als Sturzfolge vorliegen könnte (vgl. Kap. III/3: Beitrag Berg S. 97). Intubiert und kreislaufgestützt haben Patienten schon mit BAK von 5–10‰ überlebt.

Die insgesamt 207 Fälle unseres Untersuchungsgutes, bei denen der Alkohol entscheidend zum Todeseintritt beitrug, machten in der Altersgruppe der Erwachsenen 22,5% aller unerwarteten und unklaren Todesfälle aus; das entspricht ungefähr dem Ergebnis von Kerde et al. [23] für die frühere DDR. In einem klinischen Kollektiv plötzlicher natürlicher Todesfälle ergab sich bei Männern ein Anteil von 35% [37].

Fallbeispiel:
Ein Beispiel für zahlreiche ähnliche Abläufe ist folgender Fall, in dem sicher nicht die Alkoholisierung für sich allein, aber wohl auch nicht der Atemwegsinfekt als solcher tödlich gewirkt hätte:

Ein 23jähriger Angestellter wird am Morgen nach reichlichem Alkoholkonsum in der Wohnung eines Bekannten auf dem Sofa liegend tot aufgefunden. Bei beiden war nach Angaben der Kriminalpolizei Medikamentenmißbrauch (Psychopharmaka) bekannt; Verdacht auf Drogenkonsum, Vergiftung, latente Gewalteinwirkung.

Bei der *Sektion* fanden sich eine Tracheobronchitis, ein akutes Lungenemphysem, eine mäßiggradige Fettleber, Erosionen der Magenschleimhaut mit geringfügigem Blutaustritt in den überwiegend flüssigen Mageninhalt. Venöse Hyperämie und aromatischer Geruch der parenchymatösen Organe. Histologisch ergab sich der Befund einer akuten Bronchitis und Peribronchitis mit beginnender Herdpneumonie; geringe Begleitmyokarditis.

Toxikologie: BAK 1,59‰, Urinalkohol 2,27‰. Im Urin 7,5 mg% Abbauprodukte von Benzodiazepinen, keine Betäubungsmittel.

Epikrise: Gewalteinwirkungen, Betäubungsmittelkonsum und eine Vergiftung waren somit auszuschließen. Weder die Alkoholkonzentration noch die toxikologischen oder morphologischen Befunde waren qualitativ und quantitativ geeignet den Tod zu erklären. Nach Ausschluß anderer Ursachen konnte es sich nur um ein Kreislaufversagen bei zusammenwirkender Schädigung durch grippalen Infekt, Alkoholisierung und Valiumwirkung handeln.

Besondere Bedeutung für die Genese unerwarteter und unklarer Todesfälle hat der *chronische Alkoholabusus*. Er führt bekanntlich vielfach zu Organschäden, die als „locus minoris resistentiae" beim Hinzutreten anderer endo- und exogener Noxen die wesentliche Grundlage eines unerwarteten Todes sein können. Clark [11] fand in einem schottischen Kollektiv von 500 Alkoholikern in 22% der Fälle alkoholbezogene Organschäden als Todesursache, neben 26% Traumen und 24% akuten Intoxikationen.

Vermehrte Beachtung wird spätestens seit den Mitteilungen von Bschor [9, 10] der Alkoholmyokardose zuteil. Aus der Zusammenstellung von Reh et al. [38] ergibt sich, daß es sich oft um die Totauffindung depravierter Trinker in der Wohnung handelt, die, zumindest in der letzten Zeit vor ihrem Tod, keinen Arzt konsultiert hatten.

Histologisch stehen feintropfige Verfettung, Vakuolisierung, Ödem, Sarkolyse und Nekrose von Herzmuskelfasern im Vordergrund, in weiter fortgeschrittenen Stadien soll es außer dieser parenchymatösen auch eine mesenchymale Form mit diffuser Myokardfibrose geben. Aufgrund der mehr oder weniger unspezifischen Befunde darf die alkoholtoxische Genese eines Myokardschadens erst nach Ausschluß anderer Ursachen und bei Koinzidenz mit weiteren alkoholtypischen Schäden, besonders der Leber, angenommen werden [18, 19, 34, 38, 40, 45].

Unter den alkoholbezogenen Erkrankungen des Gastrointestinaltraktes haben Verblutungen aus Ösophagusvarizen (2,5% der unerwarteten Todesfälle aus natürlicher Ursache) und das Leberausfallskoma (ca. 1%) als Folge einer fortgeschrittenen Leberzirrhose die größte Bedeutung. Multiple Hämatome infolge hepatogener Gerinnungsstörung (Abb. 1), Blutspuren in der Umgebung der Leiche (Hämatemesis), Sturzverletzungen etc., geben häufig Anlaß für die Vermutung krimineller Umstände im Zusammenhang mit dem Todesfall.

Der chronische Alkoholismus wird als ätiologischer Hauptfaktor für die Auslösung der akuten Pankreatitis verantwortlich gemacht [39]. Gelegentlich sieht man auch tödliche innere Verblutungen aus einer Gastritis ulcerosa, deren akuter Exazerbation auch die Kombination von Alkohol und Prostaglandinsynthetasehemmern (Aspirin, Indometazin) zugrunde liegen kann [20].

Abb. 1. Schichtdifferente Haut- und Schleimhautblutungen im Genitalbereich einer 49jährigen Trinkerin, die in Verbindung mit weiteren Hämatomen an den Extremitäten den Verdacht eines Sexualdelikts erweckten. Auffindungsumstände, Befunde und Todesursache ähnlich wie bei Fall 015/72 in Abb. 2. Die petechialen Intrakutanblutungen erwiesen sich ebenso wie die größeren subkutanen und submukösen Bauchwand- und Labialhämatome als durch eine hepatogene Gerinnungsstörung verursachte (z.T. vielleicht auch durch bagatellöse mechanische Einwirkungen provozierte) Spontanblutungen

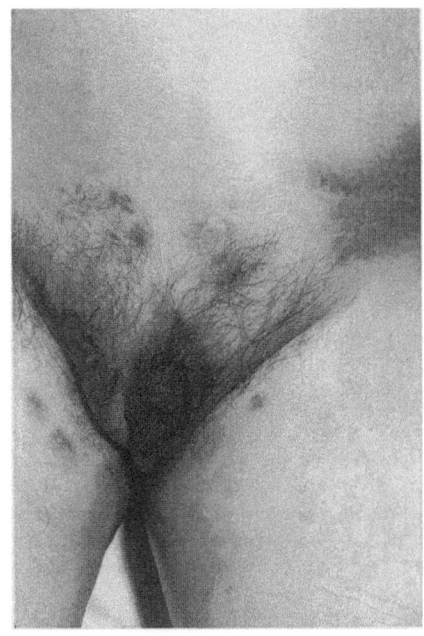

Alkohol bewirkt Gastrinfreisetzung und Stimulation der Säuresekretion. Prostaglandin E_2 reguliert die Magensaftsekretion und übt eine protektive Funktion auf die Magenschleimhaut aus. Durch Stimulation der Prostaglandinproduktion wird die Bildung von Magenulzera gehemmt, umgekehrt fördert eine Hemmung der Prostaglandinsynthese die Ulkusbildung [46, 51]. Erst in neuerer Zeit kann infolge der positiven Wirkungen des H 2-Rezeptorenblockers Cimetidin eine bedeutende Rolle auch des Histamins für die Ulkusentstehung vermutet werden [42].

Demgegenüber dürften neurologische Schäden im Rahmen der plötzlichen Todesfälle kaum eine Rolle spielen. Zu bedenken ist jedoch die Möglichkeit deletärer Stoffwechselentgleisungen im Rahmen eines Entzugsdelirs [19] (vgl. Abb. 2).

Das Fallbeispiel in Abb. 2 zeigt die Vielfalt der Möglichkeiten, die differentialdiagnostisch bedacht werden müssen.

Plötzliche Todesfälle im Zusammenhang mit *akuter physischer Belastung* spielen in der Begutachtungspraxis eine große Rolle, wie sich aus 1301 von Krauland [25] untersuchten Fällen ergibt; von diesen hatten 340 gravierende äußere Anlässe mit möglicher rechtlicher Relevanz (Tabelle 2).

Tabelle 2. Anlässe zum unerwarteten Herztod mit möglicher rechtlicher Relevanz [25]

Anlaß	n
Straßenverkehr	196
Diagnostische und therapeutische Zwischenfälle	49
Schlägerei bzw. Mißhandlung	26
Sexuelle Betätigung	24
Sport	23
Verbaler Streit	15
Versuch der Selbsttötung	7
Gesamt	340

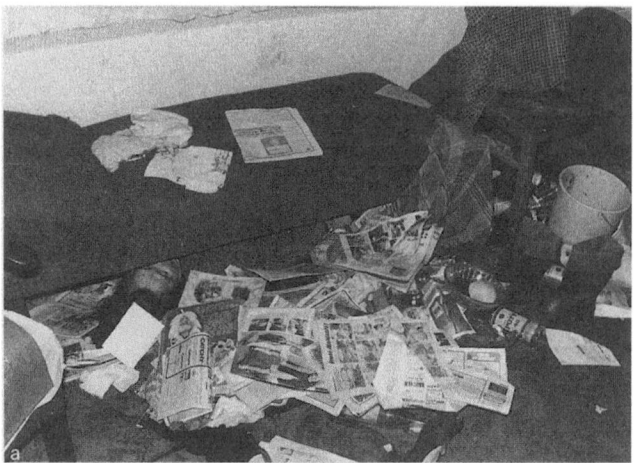
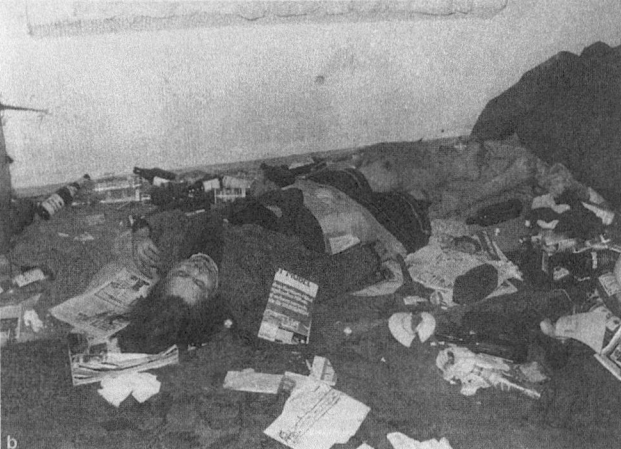

Abb. 2 a,b. Fundsituation der Leiche einer 52jährigen Frau unter ihrer Wohnzimmer-Couch (a) und nach Wegnahme des Möbels (b). Umgebungstemperatur wenig über 0°C. Bei der Sektion Hirnatrophie, Fettleberhepatitis, beginnende Herdpneumonie; Frostbeulen an den Füßen, unbedeutende Hautabschürfungen an Knien und Handrücken. Toxikologie negativ, Blutalkohol 0,3‰, Aceton 6 mg%. Histologisch Schockzeichen an Lunge und Nieren. Todesursache wahrscheinlich Kreislaufversagen im Entzugsdelir und Unterkühlung

Bezüglich der Todesfälle bei sportlicher Betätigung sei auf Kap. IV: Beitrag Schneider (S. 194) verwiesen. Die speziellen versicherungsmedizinischen Aspekte des unerwarteten Todes im Rahmen außergewöhnlicher Anstrengungen am Arbeitsplatz sind im Kap. IV: Beitrag Kampmann u. Kijewski (S. 185) behandelt. Außerhalb dieser Kategorien verzeichneten wir 11 Fälle (1,2%), in denen eine akute körperliche Belastung als auslösende Ursache des Todes in Erscheinung trat. Unter diesen betraf die akute Koronarinsuffizienz ausschließlich Männer jenseits des 30. Lebensjahres; die nichtkoronaren Todesursachen betrafen überwiegend Personen im Alter unter 30 Jahren. Als typisches Beispiel sei folgender Fall besonders erwähnt:

Eine 19jährige Frau geht mit Freundinnen zum Essen und anschließend ins Kino. Nach Ende der Vorstellung versucht man noch, einen Bus zu erreichen, wozu ca. 100 m gelaufen wird. Danach bleibt die 19jährige stehen, faßt sich an die Brust und sagt, daß es ihr schlecht geht; sie bricht zusammen und stirbt. Vorher soll über Krankheitserscheinungen nichts bekannt gewesen sein.

Sektionsbefund: Ausgeprägte linksventrikuläre Myokardhypertrophie, relative Mitralinsuffizienz ohne Klappenbefund. Stauung der parenchymatösen Organe, prall gefüllter Magen. Flüssiges Blut; sonst unauffälliger Befund. Histologisch fand sich eine rheumatische Myokarditis mit blühenden Aschoff-Knötchen, Muskelriesenzellen, Verbreiterung und Durchsetzung des Interstitiums mit Histiozyten und Bindegewebszellen. Ausgedehnte Narbenbezirke; an einer Stelle ein Nodus rheumaticus mit großzellig granuolomatöser Proliferation. Hämorrhagisches Lungenödem, frische Stauung der inneren Organe.

Toxikologie: negativ

Epikrise: Nach Vorgeschichte und Befunden handelte es sich um ein akutes Herzversagen bei schon länger latent bestehender Myokarderkrankung im Zusammenhang mit einer Akutbelastung des Kreislaufs bei gleichzeitiger Verdauungshyperämie.

Doerr [13] diskutiert ebenso wie früher Boemke [8] den wehrmedizinischen Aspekt solcher Todesfälle bei jungen Soldaten und warnt ausdrücklich vor untrainierten Sonderbelastungen.

Vuori et al. [52] belegen die Bedeutung abrupter Temperaturänderungen in der Sauna mit 67 Fällen.

In engem Zusammenhang mit *emotionalen Belastungen* auftretende Todesfälle sind nicht so selten. Streß ist bekanntlich für herzkranke Personen ein Risikofaktor, der auch zum plötzlichen Tod führen kann ([12, 16, 35, 47] u.a.). Außer Frage steht, daß die verschiedenartigsten Emotionen über neurohumorale Reaktionen (insbesondere die sprunghafte Veränderung der Herzdynamik) bei vorgeschädigtem Koronarkreislauf und/oder Myokard den plötzlichen Tod herbeiführen können (vgl. auch Kap. III/1: Beitrag Janssen, S. 27).

Natürlich kommen auch Kombinationen psychischer und somatischer Inanspruchnahme, wie etwa bei sexueller Betätigung, in Betracht [31]. Demgegenüber wird bezweifelt [21, 25], daß organgesunde Menschen allein durch psychische Traumen sterben können. Der (umstrittene) sog. „Voodoo-Tod" [22] und der „psychogene Tod" [48] können hier außer Betracht bleiben, weil es sich nicht um rasch eintretende Todesfälle handelt (vgl. auch Kap. III/1: Beitrag Oehmichen/Gerling, S. 47).

In unserem Material verzeichneten wir 24 Fälle (2,6% der Erwachsenengruppe) mit nachgewiesenem unmittelbaren Zusammenhang mit psychischer Belastung. Auch hier kommt den Erkrankungen des Kranzgefäßsystems überragende Bedeutung als innere Ursache zu; es gibt aber auch Aneurysmarupturen, bei denen eine emotionale Blutdrucksteigerung als auslösender Faktor angesehen werden muß.

Vor der Feststellung eines funktionellen Koronartodes auf psychischer Grundlage müssen nichtnatürliche (Teil-)Ursachen ausgeschlossen werden: Unter unseren Fällen befanden sich 2, in denen ältere Männer beim Versuch, einen Wohnungsbrand zu löschen, einer akuten Koronarinsuffizienz erlagen; hier bestand zunächst der Verdacht einer Rauchgasvergiftung. Bei dem folgenden Todesfall im Rahmen einer tätlichen Auseinandersetzung mußten ein Schädel-Hirn-Trauma oder eine Contusio cordis differentialdiagnostisch aufgeschlossen werden.

Ein 67 Jahre alter Mann gerät mit einem Hausbewohner in Streit, der alkoholisiert nach Hause gekommen war und im Flur gelärmt hatte. Es kommt zu Handgreiflichkeiten und gegenseitigen Schlägen; der Gegner faßt den 67jährigen an der Jacke und stößt ihn mehrfach gegen die Wand. Bei einem neuerlichen Angriff stürzt er schließlich zu Boden und verstirbt.

Sektionsbefund: An Verletzungen lediglich geringfügige Hautunterblutungen an der linken Hand. Zeichen eines Hypertonus mit linksventrikulärer Myokardhypertrophie (Herzgewicht über

500 g). Ausgeprägte allgemeine Arteriosklerose mit stenosierender Koronarsklerose und subtotalem Verschluß des Ramus interventricularis anterior.
Umfangreiche frühere Myokarduntergänge in Vorder- und Hinterwand des linken Ventrikels. Teilstenose und -insuffizienz der Aortenklappe. Chronische Bronchitis, Alterslungenemphysem. Frische Rechtsherzdilatation mit akuter Stauung der parenchymatösen Organe. Hirnödem.
Histologisch stenosierende Koronarsklerose auch der intramuralen Verzweigungen. Chronische Fettleberhepatitis. Ausgeprägte Arteriosklerose der Nieren.
Epikrise: Für eine Contusio cordis gab es keinen Anhalt. Nach Ausschluß einer gewaltsamen Todesursache war ein akutes Herzversagen (Koronarisuffizienz) anzunehmen. Es stellte sich die Frage, welcher Stellenwert der emotionalen und körperlichen Belastung im Rahmen der Auseinandersetzung zukam. Ein Argument für eine anteilige kausale Belastung war der enge zeitliche Zusammenhang zwischen der Auseinandersetzung und dem Todeseintritt. Von größerer Bedeutung waren zweifellos die vorbestehenden schweren Myokardschäden. Der kardiale Befund mit bereits deutlichen Insuffizienzzeichen ließ es möglich erscheinen, daß ein tödliches Herzversagen innerhalb der nächsten Zeit auch ohne besonderen Anlaß hätte eintreten können. Der psychophysischen Belastung war die Bedeutung einer Gelegenheitsursache ohne strafrechtliche Relevanz zuzumessen.

Zum gleichen Ergebnis mußte man auch in dem Fall (0119/77) einer 56jährigen Frau kommen, die bei einem Streit mit Polizeibeamten einem plötzlichen Herzversagen erlag: Die Beamten wollten die Tochter der Frau wegen Verweigerung des Schulbesuchs sistieren und setzten, als die Mutter des Mädchens mit Hausgerät gegen die Polizisten tätlich wurde, die sog. chemische Keule (Tränengassprühgerät) ein. Es lagen mehrere ältere Koronarverschlüsse vor, das Myokard war Schwielendurchsetzt; vorbestehende Insuffizienzzeichen.

Je nach Sachlage kann die gutachtliche Wertung der Kausalkomponenten aber auch zu anderen Ergebnissen führen, wie in dem Beispiel von Schwerd [44] und den im Kap. III/3: Beitrag Berg (S. 97) erwähnten Fällen von Krauland.

Literatur

1. Althoff H (1980) Zur morphologischen Diagnose Myokarditis. Z Rechtsmed 84: 305–318
2. Alyakritskaya AV (1961) Medicolegal significance of intoxication with alcohol in death genesis. Sud Med Ekspert 4: 10–13
3. Anter I (1979) Todesfälle und Komplikationen in Zusammenhang mit Propanidid. Prakt Anästh Wiederbeleb 5: 278–281
4. Baur C, Tröger HD, Liebhardt E (1982) Liposmatosis cordis bei chronischer Schlaf- und Schmerzmitteleinnahme. (XII. Kongreß der Internationalen Akademie für gerichtliche und Soziale Medizin, Wien, 17.05. – 22.05.82; Proceedings, Bd1, S 165–167
5. Baur C, Steinbach T, Liebhardt E (1985) Lipomatosis cordis bei chronischem Alkoholabusus. Beitr Gerichtl Med 43: 409–415
6. Becker V, Brandt G, Brunner P, Kaduk B, Rösch W, Stolte M, Thierauf P (1977) Todesursache als Summationsphänomen. Therapiewoche 27: 8811–8822
7. Berg S (1984) Grundriß der Rechtsmedizin, 12. Aufl. Müller & Steinicke München
8. Boemke F (1947/48) Der plötzliche Tod aus natürlicher Ursache bei Soldaten während des vergangenen Krieges. Frankf Z Pathol 59: 104–142
9. Bschor F (1967) Organschäden bei chronischem Alkoholismus und plötzlichem Tod. Dtsch Z Gesamte Gerichtl Med 59: 227–235
10. Bschor F, Keilbach H (1968) Tödliche Alkoholvergiftung bei chronischen Organschäden. Blutalkohol 5: 16–26
11. Clark JC (1988) Sudden death in the chronic alkoholic. Forensic Sci Int 36: 105–111
12. Cobb LA, Weaver WD (1986) Exercise: A risk for sudden death in patients with coronary heart disease. J Am Coll Cardiol 7: 215–219

13. Doerr W (1964) Über den plötzlichen Tod aus natürlicher Ursache bei der Truppe (Pathologisch-anatomische Erfahrungen). Wehrmed 4: 109–124
14. Dotzauer G, Naeve W (1956) Statistische Erhebungen über den Panoramawandel des akuten Herztodes. Dtsch Z Gesamte Gerichtl Med 45: 30–49
15. Drese G (1981) Histologische Untersuchungen des Myokards nichtnatürlich Verstorbener. Zentralbl Allg Pathol 125: 24–30
16. Eliot RS, Buell JC (1985) Role of emotions and stress in the genesis of sudden death. J Am Coll Cardiol [Suppl 6] 5: 95b–98b
17. Geldmacher-von Mallinckrodt M et al. (1976) Todesfälle durch kombinierte Wirkung von Alkohol und Medikamenten. Z Rechtsmed 78: 97–120
18. Gerlach D, Ohlen WD von (1978) Untersuchungen über die alkoholbedingte Kardiomyopathie. Beitr Gerrichtl Med 36: 359–365
19. Hartmann H (1987) Alkoholwirkung: Pharmakodynamik. In: Mallach HJ, Hartmann H, Schmidt V (Hrsg) Alkoholwirkung beim Menschen. Thieme, Stuttgart
20. Hirvonen J, Huttunen P, Martimo KP, Puurunen J (1983) Combined ulcerogenic effect of ethanol and acetylsalicylic acid on the gastric mucosa of the rat. Z Rechtsmed 90: 239–246
21. Janssen W (1974) Todesfälle im Rahmen emotionaler Belastung. Beitr Gerichtl Med 33: 97–102
22. Jores A (1959) Der Tod des Menschen in psychologischer Sicht. Med Klin 54: 237–241
23. Kerde C, Disse M, Vogt A (1978) Alkohol als alleinige bzw. mitwirkende Todesursache. Krim Forens Wiss 32: 113–118
24. Kolisko A (1913) Plötzlicher Tod aus natürlicher Ursache. In: Dittrich P (Hrsg) Handbuch der ärztlichen Sachverständigentätigkeit, Bd 2. Braumüller, Wien, S 701–1475
25. Krauland W (1972) Forensische Aspekte zum plötzlichen Herztod. Verh Dtsch Ges Inn Med 78: 969–975
26. Leiss J (1982) Die Todesursache unter individual-pathologischen Gesichtspunkten. Dtsch Med Wochenschr 107: 1069–1072
27. Lochte T (1904) Beobachtungen über den plötzlichen Tod aus inneren Ursachen. Vierteljahresschr Gerichtl Med 27: 1–30
28. Mallach HJ (1987) Alkoholvergiftung; Wechselwirkungen zwischen Alkohol und exogenen Wirkstoffen In: Mallach HJ, Hartmann H, Schmidt V (Hrsg) Alkoholeinwirkung beim Menschen. Pathophysiologie, Nachweis, Intoxikation, Wechselwirkungen. Thieme, Stuttgart, S 100–108
29. Maron BJ, Epstein SE, Roberts WC (1986) Causes of sudden death in competitive athletes. J Am Coll Cardiol 7: 204–214
30. Merkel H (1940) Plötzlicher Tod aus natürlicher Ursache. In: Neureiter V et al (Hrsg) Handwörterbuch der gerichtlichen Medizin und naturwissenschaftlichen Kriminalistik. Springer, Berlin, S 576–589
31. Misslivetz J, Kmen A (1985) Der unerwartete natürliche Tod bei sexuellen Handlungen. Beitr Gerichtl Med 43: 433–435
32. Naeve W, Krause J (1982) Der Coronartod und seine rechtsmedizinische Begutachtung im Rahmen der Sozialen Unfallversicherung in der Bundesrepublik Deutschland (XII. Kongreß der Internationalen Akademie für Gerichtliche und Soziale Medizin, Wien, 17.05.–22.05.82; Proceedings, Bd 1, S 11–16
33. Nowak R, Pfenninger E, Sachs M (1986) Auswirkungen einer Kombination von Alkohol und intrakranieller Druckerhöhung auf Hirndruck und Vitalfunktionen. Beitr Gerichtl Med 44: 203–210
34. Ogbuihi S (1989) Zur Pathomorphologie chronischer alkoholassoziierter Myokardveränderungen. Z Rechtsmed 102: 231–239
35. Penners BM, Krämer M, Grüner O (1986) Plötzlicher Herztod nach psychoemotionaler Belastung. Z Rechtsmed 96: 151–157
36. Penttilä A, Karhunen PJ (1988) Die Mortalität aus plötzlichen unerwarteten natürlichen Ursachen bei erwachsenen Männern in Helsinki. Beitr Gerichtl Med 49: 259–266
37. Penttilä A, Karhunen PJ, Ruohonen A, Vuori E (1988) Forensisch-toxikologische Befunde in Fällen plötzlichen unerwarteten Todes bei Männern in Helsinki. Beitr Gerichtl Med: 103–110
38. Reh H, Haarhoff K, Honus S (1987) Plötzlicher Tod bei Alkohol-Kardiomyopathie. Lebensversicherungsmed 39: 89–92

39. Renner IG, Savage WT, Pantoja JL, Renner VJ (1985) Death due to acute pancreatitis. A retrospective analysis of 405 autopsy cases. Dig Dis Sci 30: 1005–1018
40. Riesner K, Janssen W (1978) Alkoholbedingte Kardiomyopathie und plötzlicher Herztod. Beitr Gerichtl Med 36: 351–358
41. Schäfer R (1988) Der plötzliche Tod bei jungen Soldaten aus scheinbar voller Gesundheit. Kasuisitische Beiträge und gutachterliche Würdigung. Med Sachverst 84: 203–207
42. Schauer A, Kunze E (1983) Pathologie des Streßulkus. In: Becker HD (Hrsg) Streßulkus. Thieme, Stuttgart
43. Schmitt HP (1972) Die Bedeutung der chronischen intrakraniellen Raumbeengung für die Ätiologie „ungeklärter" plötzlicher Todesfälle. Beitr Gerichtl Med 30: 294–302
44. Schwerd W (1978) Der plötzliche Tod aus natürlicher Ursache im Erwachsenenalter. Berl Ärztebl 91: 889–897
45. Schwesinger G, Gätke U (1985) Beitrag zur manifesten alkoholischen Kardiomyopathie. Z Gesamte Inn Med 40: 381–383
46. Seegers AJM (1978) Gastric erosions induced by analgetic drug mixtures in the rat. J Pharm Pharmacol 30: 84–87
47. Siltanen P (1987) Stress, coronary disease and coronary death. Ann Clin Res 19: 96–103
48. Stumpfe KD (1973) Der psychogene Tod. Hippokrates, Stuttgart (Schriftenreihe zur Theorie und Praxis der medizinischen Psychologie, Bd 22)
49. Thierfelder J (1988) Zum Problem der Zusammenhangsprüfung des plötzlichen Todes (Sudden Death) des alten Kriegsbeschädigten. Med Sachverständ 84: 52–59
50. Treese N (1983) Alkoholgenuß als Ursache von Synkopen und Herzrhythmusstörungen. Medica 4: 425–427
51. Vane JR (1971) Inhibition of prostaglandin synthesis as a mechanism of action for aspirin-like-drugs. Nature 231: 232
52. Vuori I, Mäkäräinen M, Jääskeläinen A (1978) Sudden death and physical activity. Cardiology 63: 287–304
53. Wiese J, Maxeiner H, Stiebler A (1990) Alkoholassoziierte Todesfälle im rechtsmedizinischen Obduktionsgut der Freien Universität Berlin. Beitr Gerichtl Med (Wien) 48: 535–541
54. Wikland B (1971) Medically unattented fatal cases of ischaemic heart disease in a defined population. Acta Med Scand [Suppl] 524

4. Aufgaben des Arztes bei unklaren Todesfällen

Praktisches Vorgehen bei unerwarteten Todesfällen aus der Sicht des Notarztes

C. Busse, H. Burchardi

Bei den meisten Todesfällen im Rettungsdienst handelt es sich um Patienten mit zunächst unklarer Todesursache. Dies begründet sich aus der Tatsache, daß dem Notarzt nähere Umstände (Alter, Vorgeschichte, soziales Umfeld und zeitliches Eintreten des Kreislaufstillstandes) in der Regel nicht bekannt sind. Trotzdem muß in dieser Situation schnell entschieden werden, ob es sinnvoll ist die Reanimation zu beginnen oder ggf. fortzuführen, um einen irreversiblen hypoxischen Hirnschaden zu vermeiden oder auf eine Therapie zu verzichten, weil die Prognose quo ad vitam infaust ist.

Physiologische Grenzen der Wiederbelebbarkeit des Organismus

Ziel jeglicher Reanimationsmaßnahmen sollte durch kurzfristige Überbrückung die Wiederherstellung der Vitalfunktionen Atmung und Kreislauf ohne gravierende Restschäden sein. Dies ist aber nur möglich, wenn innerhalb weniger Minuten nach einer Anoxie durch Beatmung und äußere Herzdruckmassage ein ausreichender O_2-Transport sichergestellt ist.

Die Anoxietoleranz der einzelnen Gewebe ist unterschiedlich und beträgt je nach Organ wenige Minuten bis einige Stunden. Als grobe Orientierungshilfe für den Notarzt dienen bei der Einschätzung eines möglichen Therapieerfolges die organspezifischen Wiederbelebungszeiten.

Nach Beginn der Anoxie und dem Funktionsausfall des Organs kann eine weitere Unterbrechung der O_2-Zufuhr nur noch eine bestimmte Zeit toleriert werden, ohne daß irreversible Parenchymschäden auftreten. Diese Zeit wird als *Wiederbelebungszeit* definiert und hängt von verschiedenen Faktoren wie Alter, Vorschäden, Temperatur und Stoffwechselintensität ab. Für das Gehirn beträgt die Wiederbelebungszeit unter Normothermie etwa 3–5 min, für das Herz ca. 5–15 min. Sind die Reanimationsmaßnahmen erst nach Ablauf der Wiederbelebungszeit erfolgreich, so muß mit schweren, irreversiblen Organdefekten gerechnet werden. Wird noch vor Ablauf der Wiederbelebungszeit durch geeignete Therapiemaßnahmen die Anoxie beendet, so nehmen die Organsysteme nach einer *Erholungszeit* ihre Tätigkeit wieder auf [10].

Folgerungen für die Praxis der Reanimation

- Mit den Reanimationsmaßnahmen muß sofort nach Feststellung des Kreislauf- und Atemstillstandes ohne Zeitverzögerung begonnen werden.
- Wiederbelebungszeit und Erholungszeit sind organspezifisch und dienen lediglich als grobe Orientierungshilfe, zumal der Zeitpunkt des Beginns der O_2-Unterbrechung selten genau festgelegt werden kann.
- Säuglinge, Kleinkinder und hypotherme Patienten haben eine größere Hypoxietoleranz. Deshalb dürfen besonders bei diesen Patienten die Reanimationsmaßnahmen nicht vorschnell abgebrochen werden.
- Von einem Wiederbelebungsversuch ist abzusehen, wenn eindeutige Zeichen des Individualtodes (*biologischer Tod*) [4] vorhanden sind,
- oder ein irreversibles, schwerwiegendes Grundleiden (z.B. finales Tumorleiden) besteht.

Individualtod

Nach Berg [4] liegt der Individualtod sicher vor, wenn der Herzstillstand länger als eine Stunde zurückliegt und die sicheren Todeszeichen (Totenflecken, Totenstarre oder gar Fäulniserscheinungen) vorhanden sind; ein Therapieversuch ist hier sinnlos und sollte unterbleiben.

Sichere Todeszeichen zu erkennen ist unter rettungsdienstlichen Bedingungen nicht einfach und nur zuverlässig möglich, wenn die Leiche vom Notarzt zeitaufwendig untersucht wird. Diese Zeit steht aber nicht zur Verfügung, weil die Reanimationsmaßnahmen nach Sicherung der Diagnose (Kreislauf- und Atemstillstand) unverzüglich eingeleitet werden müssen.

Deshalb sollte bei der Erstuntersuchung (Kontrolle der Atmung, des Karotispulses und Ableitung des EKG) bereits auf sichere Todeszeichen (Totenflecke im Bereich der abhängigen Partien des Halses; beginnende Starre der Kiefermuskulatur) geachtet werden. Diese einfachen Maßnahmen lassen sich ohne wesentlichen Zeitverlust in die Erstuntersuchung einfügen und verhindern in einigen Fällen einen unsinnigen Therapieversuch (z.B. erzwungene Intubation bei beginnender Totenstarre im Bereich des Unterkiefers).

Ist die Situation nicht eindeutig, weil auch eine Stunde nach dem Beginn des Kreislaufstillstandes (Normothermie vorausgesetzt) nicht immer ein oder mehrere sichere Todeszeichen vorhanden oder sichtbar sind (z.B. bekleideter Patient) und der Notarzt nicht in der Lage ist, den Zeitpunkt des Kreislaufstillstandes (Länge des therapiefreien Intervalls) relativ genau abzuschätzen, so muß mit der Reanimation begonnen werden.

Humantitäre Gründe

Liegt ein gesicherter Kreislaufstillstand vor und ist dem Notarzt bekannt, daß der Patient sich im Finalstadium eines inkurablen Tumorleidens befindet, verbietet sich ein Reanimationsversuch.

Diese Situation ist im Rettungsdienst allerdings sehr selten, da der Notarzt in der Regel keine näheren Kenntnisse von der Vorgeschichte des Patienten und den individuellen Begleitumständen hat.

Diagnose des Atem- und Herz-Kreislauf-Stillstandes und Durchführung der Reanimationsmaßnahmen

Vor Beginn der Reanimation muß der Atem- und Herz-Kreislauf-Stillstand sicher festgestellt werden. Unter rettungsdienstlichen Bedingungen beschränken sich die diagnostischen Möglichkeiten zur Feststellung des klinischen Todes auf das Vorliegen

a der Bewußtlosigkeit (keine Reaktion auf Ansprache und Schmerzreize) und
b die „unsicheren Todeszeichen":
– Pulslosigkeit in den Karotiden (bei Säuglingen und Kleinkindern besser die A. brachialis),
– Atemstillstand (bei freigemachten und freigehaltenen Atemwegen).

Zusätzlich sollte im Rettungsdienst der initiale EKG-Befund (Asystolie oder Kammerflimmern im mobilen Notfall-EKG-Monitor bei maximaler Amplitude) zur Sicherung der Diagnose herangezogen werden.

Liegt ein Kreislauf- und Atemstillstand (klinischer Tod) vor und sind noch keine sicheren Todeszeichen (Individualtod) erkennbar, werden die *Basismaßnahmen* und die *erweiterten Maßnahmen* der Reanimation nach den gültigen Empfehlungen der American Heart Association (AHA) durchgeführt [1, 2, 3, 10, 16].

Basismaßnahmen der kardiopulmonalen Reanimation (KPR)

Beatmung
Sind die Atemwege freigemacht und freigehalten, kann der Patient über eine gewisse Zeit ausreichend mit der Mund-zu-Nase- oder Mund-zu-Mund-Technik beatmet werden. Entscheidend für beide Techniken ist, daß der Mund des Helfers fest über die Nase oder den Mund des Patienten gepresst wird und dadurch ein luftdichter Abschluß erreicht wird. Je nach Beatmungstechnik (Mund-zu-Nase oder Mund-zu-Mund) werden Mund oder Nase des Patienten fest verschlossen. Dann wird die Lunge des Patienten *2mal* beatmet. Die Inspiration sollte langsam über einen Zeitraum von 1–1,5 sec erfolgen. Hierdurch wird die Gefahr einer Gasinsufflation des Magens mit Regurgitations- und Aspirationsfolge verringert. Ein Atemhubvolumen von ca. 800 ml ist für erwachsene Patienten ausreichend. Als Kontrolle sollte während der Inspiration das Heben des Brustkorbes beobachtet und während der Exspiration ein Ausatemgeräusch hörbar sein. Wegen der geringeren Infektionsgefahr durch Speichelkontakt ist die Mund-zu-Nase- der Mund-zu-Mund-Beatmung vorzuziehen.

Unter rettungsdienstlichen Bedingungen wird die Beatmung nach orotrachealer Intubation mit einem Beatmungsbeutel durchgeführt [1, 2, 10].

Herzdruckmassage
Ziel der Herzdruckmassage ist eine arterielle Durchblutung der lebenswichtigen Organe. Um dieses zu erreichen, muß der Patient auf einer harten Unterlage liegen.

Der optimale Druckpunkt wird ermittelt, indem Mittel- und Zeigefinger einer Hand auf das Xiphoid und der Handballen der anderen Hand oberhalb auf das untere Sternumende gelegt wird. Der Druck wird dann mit beiden übereinandergelegten Händen, durchgedrückten Armen und senkrecht über den Händen stehenden Schultern auf das Sternum übertragen. Der erforderlichen Massagedruck richtet sich nach der Elastizität des Brustkorbes. Bei einer effektiven Kompression sollte sich das Brustbein ca. 3,5–5 cm der Wirbelsäule nähern. Druck- und Entlastungsphase müssen gleich lang sein und während der Entlastungsphase sollten die Hände nicht vom Thorax abgehoben werden. Die Kompressionsfrequenz beträgt 80–100/min. Aufgrund neuerer wissenschaftlicher Erkenntnisse muß davon ausgegangen werden, daß ein ausreichender Blutfluß durch die Kombination aus direkter Herzkompression und Thoraxpumpmechanismus zustande kommt [1, 2, 10].

Beatmung und Herzdruckmassage
Beatmung und Herzdruckmassage können von einem Helfer nacheinander (*Ein-Helfer-Methode*) oder von 2 ausgebildeten Helfern im Wechsel (*Zwei-Helfer-Methode*) ausgeführt werden. Bei beiden Techniken wird mit 2 Insufflationen begonnen, gefolgt von 15 Kompressionen bei der Ein-Helfer-Methode und 5 Kompressionen bei der Zwei-Helfer-Methode. Bei der Zwei-Helfer-Methode kann für die Beatmung während der Herzdruckmassage eine Pause gemacht werden.

Bei intubierten Patienten wird mit einer Frequenz von 12–15/min unabhängig von der Herzdruckmassage beatmet (Kombination aus Thoraxpumpmechanismus und direkter Herzkompression) [1, 2, 10].

Präkordialer Faustschlag
Der präkordiale Faustschlag sollte nur ausgeführt werden, wenn unter EKG-Kontrolle ein Kammerflimmern auftritt. Hierbei wird ein Schlag mit der Ulnarkante der Faust aus ca. 20–30 cm Höhe (Länge eines Unterarmes) auf das untere Sternumdrittel gegeben. Gelingt die Rhythmisierung des Herzens nicht, muß mit der Herzdruckmassage begonnen werden [1, 2, 10].

Erweiterte Maßnahmen der kardiopulmonalen Reanimation (KPR)
Der Erfolg einer Reanimation hängt wesentlich davon ab, zu welchem Zeitpunkt mit den erweiterten Maßnahmen begonnen wird. Nur durch die frühzeitige Kombination aus Basismaßnahmen und erweiterten Maßnahmen ist letztendlich eine Stabilisierung der Vitalfunktionen möglich. Deshalb wird unter rettungsdienstlichen Bedingungen nach orotrachealer Intubation und Legen eines peripher-venösen Zuganges eine nach EKG-Befund (Asystolie oder Kammerflimmern) unterschiedliche Pharmako- und Elektrotherapie durchgeführt.

Einen Therapieverlauf nach entsprechenden EKG-Befunden zeigen folgende Übersichten:

EKG-Befund: Asystolie
- **KPR** (Basismaßnahmen),
- **Intubation** (orotracheal; ggfs. endobronchiale Adrenalingabe),
- **Venöser Zugang** (zentraler Venenkatheter nur in Ausnahmefällen),
- **Adrenalin** (Suprarenin) 1–2 mg i.v. oder 2,5 mg endobronchial (verdünnt mit NaCl 0,9%),
- **Wiederholung** (nach EKG-Befund ca. alle 3 min),

- **Atropinsulfat** (Atropin) 1–2 mg i.v. oder 2,5 endobronchial (verdünnt mit NaCl 0,9%),
- **Natriumbikarbonat** 1 mmol/kg KG (frühestens 10 min nach Beginn der Reanimation als Infusion über 10 min),
- **Natriumbikarbonat** Repetitionsdosis 0,5 mmol/kg KG (frühestens 20 min nach Beginn der Reanimation als Infusion über 10 min).

EKG-Befund: Kammerflimmern
- **KPR** (Basismaßnahmen)
- **Defibrillation** mit 200 Joule (ca. 3 J/kg KG)
- **Defibrillation** mit 200–300 Joule
- **Defibrillation** mit 360 Joule (ca. 5 J/kg KG)
- **Adrenalin** (Suprarenin) 1,2 mg i.v. oder 2,5 mg endobronchial
- **Defibrillation** mit 360 Joule
- **Lidocain** (Xylocain) 1,0–1,5 mg/kg KG i.v.
- **Defibrillation** mit 360 Joule
- **Lidocain** (Xylocain) 1,0–1,5 mg/kg KG i.v.
- **Natriumbikarbonat** 1 mmol/kg KG (über 10 min infundieren)

Erfolgskontrolle

Der Erfolg der Reanimation muß ständig durch Kontrolle des EKG, des Karotispulses (Femoralispuls), der Pupillenweite und der Lichtreaktion überprüft werden.

Während der Reanimationsmaßnahmen ist die EKG-Ableitung durch die Impulse der äußeren Herzdruckmassage gestört. Eine zuverlässige Aussage über den aktuellen elektrophysiologischen Funktionszustand des Herzens ist nur in den Pausen der extrathorakalen Herzdruckmassage bei artefaktfreier Ableitung mit maximaler Amplitude sicher möglich [1, 2, 9, 10, 12].

Die Palpation der Karotis- und Femoralispulse während der Herzdruckmassage gibt Auskunft über deren Wirksamkeit. Hierbei muß allerdings bedacht werden, daß die impulsabhängigen Erschütterungen des Körpers während der äußeren Herzdruckmassage einen falsch-positiven Tastbefund vortäuschen können. Eine relativ zuverlässige Aussage über die Wirksamkeit der Herzdruckmassage in bezug auf die zerebrale Reperfusion kann nur dann gemacht werden, wenn unter den Reanimationsmaßnahmen die Pupillen enger werden [7, 10, 11, 16, 17,].

Komplikationen und Behandlung nach einer kardiopulmonalen Reanimation

Neben der weiterhin bestehenden Gefahr eines erneuten Herzstillstandes gehören Frakturen im Bereich der Rippen und des Sternums mit Pneumothorax und Hämatothorax, Zwerchfell-, Milz- und Leberrupturen und die Aspirationspneumonie zu den wichtigsten Behandlungskomplikationen. Deshalb muß jeder Patient nach primär erfolgreicher Reanimation zumindest für einige Tage auf einer Intensivbehandlungsstation beobachtet werden.

Beendigung der Reanimation

Wenn *alle Therapiemaßnahmen regelgerecht* über einen Zeitraum von 20–30 min *ohne Hinweise auf eine Verbesserung der Überlebenswahrscheinlichkeit* (Bewußtlosigkeit, Atemstillstand, weite, lichtstarre Pupillen und Asystolie im EKG) durchgeführt wurden, sollte die Reanimation beendet werden [8, 10, 14]. Bei dieser Entscheidung muß sich der Notarzt immer seiner großen ärztlich-ethischen Verantwortung bewußt sein. Eine Reanimation sollte, zumindest unter präklinischen Bedingungen, auch nach einer längeren Reanimationszeit (> 30 min) nicht abgebrochen werden, wenn ein elektrokardiographisch gesichertes Kammerflimmern vorliegt [13] oder bedingt durch Hypothermie oder Intoxikation der O_2-Bedarf deutlich reduziert ist (dieses gilt besonders für Säuglinge und Kleinkinder) [5, 6, 18].

Rechtliche Aspekte

Hat der Notarzt den Tod eines Patienten festgestellt (EKG-Kontrolle obligat), so hat er die Pflicht, dieses auf einer amtlichen Todesbescheinigung mit Angaben zur Todesursache nach bestem Wissen zu dokumentieren. Da die letztendliche Todesursache bei unbekannten Leichen im Regelfall ungeklärt ist, muß dieses auch auf dem Totenschein angekreuzt werden und die Ermittlungsbehörde von diesem Sachverhalt verständigt werden [4].

Literatur

1. American Heart Association (1980) Standards and guidelines for cardiopulmonary resuscitation (CPR) and emergency cardiac care (ECC). JAMA 244: 453–509
2. American Heart Association (1986) Standards and guidelines for cardiopulmonary resuscitation (CPR) and emergency cardiac care (ECC). JAMA 255: 2841–3044
3. American Heart Association (1974) Standards for cardiopulmonary resuscitation (CPR) and emergency cardiac care (ECC): V. Medicolegal considerations and recommendations. JAMA [Suppl] 227: 864–866
4. Berg S (1988) Feststellung des Todes. In: Burchardi H (Hrsg) Akute Notfälle, Pathophysiologie-Diagnostik-Erstbehandlung. Thieme, Stuttgart New York, S 55–59
5. Boehm R (1978) V. Arbeiten aus dem pharmakologischen Institute der Universität Dorpat: Wiederbelebung nach Vergiftungen und Asphyxie. Arch Exper Pathol Pharmakol 8: 68–101
6. Conn AW, Edmonds JF et al. (1979) Cerebral resuscitation in near drowning. Paediatr Clin North Am 26: 691–701
7. Delooz HP, Lewi J et al. (1989) Early prognostic indices after cardiopulmonary resuscitation (CPR). Resuscitation [Suppl] 17: 149–155
8. Eberle B, Kynast M, Dick W (1986) Reanimation in der Prähospitalphase. Eine Analyse von Überlebensdaten in der Literatur. Notfallmedizin 12: 928–944
9. Ewy GA, Dahl CF et al. (1981) Ventricular fibrillation masquerading as ventricular stillstand. Crit Care Med 9: 841–844
10. Hensel I, Busse C (1988) Kardiopulmonale Wiederbelebung. In: Burchardi H (Hrsg) Akute Notfälle, Pathophysiologie-Diagnostik-Erstbehandlung. Thieme, Stuttgart New York, S 13–37
11. Jørgensen EO, Malchow-Møller A (1981) Cerebral prognostic signs during cardiopulmonary resuscitation. Resuscitation 9: 217–255

12. Kempf FC Josephson ME (1984) Cardiac arrest recorded on ambulatory electrocardiogram. Am J Cardiol 53: 1577–1582
13. Liberthson RR, Nagel EL (1974) Prehospital ventricular defibrillation: Prognosis and follow-up course. N Engl J Med 291: 317–321
14. Myerburg RJ, Estes D et al. (1984) Outcome of resuscitation from bradyarrythmic or asystolic prehospital cardiac arrest. J Am Coll Cardiol 4/6: 1118–1122
15. Pionkowski RS, Thompson BM et al. (1983) Resuscitation time in ventricular fibrillation – a prognostic indicator. Ann Emerg Med 12: 733–738
16. Safar P (1981) Cardiopulmonary cerebral resuscitation. Saunders, Philadelphia Toronto London
17. Steen-Hansen JE, Hansen NN, Vaagenes P, Schreiner B (1988) Pupil size and light reactivity during cardiopulmonary resuscitation: a clinical study. Crit Care Med 16: 69–70
18. Van Hoeyweghen R, Mullie A, Bossaert L et al. (1989) Decision making to cease or to continue cardiopulmonary resuscitation. Resuscitation [Suppl] 17: 137–147

Todesfeststellung und formale Leichenschau

S. BERG

Einleitung

Natürlich wird ein Arzt, der durch die Angehörigen vom Tod eines Patienten erfährt, mehr oder weniger unverzüglich die Wohnung des Verstorbenen aufsuchen. Für seine Einstellung zu dem Fall gibt es mehrere Möglichkeiten:
- Er hat die Nachricht vom letalen Ausgang einer Krankheit bereits erwartet.
- Er wird von der Nachricht vom Tode einer Person, die ihm als Patient bekannt ist, überrascht.
- Es handelt sich um einen Notruf, wobei unsicher ist, ob überhaupt ein Todesfall vorliegt.

Im letzten Fall wird und muß er den Patienten sofort und so schnell wie möglich aufsuchen. Die Entscheidung, ob Reanimationsmaßnahmen zu ergreifen sind, muß in Sekundenschnelle fallen.

Im Rettungsdienst Erfahrene (vgl. den vorhergehenden Beitrag von Busse und Buchardi) empfehlen als erstes die Ertastung des Karotispulses bei gleichzeitiger Inspektion der Pupillen. Sind die Pupillen weit bei fehlendem Puls, wird man, je nach Ausrüstung mit EKG-Gerät oder Stethoskop weiter nach bestehenden Herzaktionen forschen. Die Einleitung von Reanimationsmaßnahmen ist schließlich davon abhängig zu machen, ob nicht etwa schon sichere Todeszeichen vorhanden sind, zu deren Feststellung ebenfalls nicht mehr Zeit erforderlich ist: Prüfung, ob bereits Totenstarre entwickelt ist, an Unterkiefer, Sprunggelenken, Knien, Hüfte und Armen; im negativen Fall Prüfung, ob Totenfleckenbildung vorhanden ist, durch Inspektion der seitlichen und rückwärtigen Rumpfpartien.

Todesfeststellung

Die Todesfeststellung ist in jedem Fall eine hochverantwortungsvolle ärztliche Entscheidung, – was eigentlich nicht betont zu werden brauchte, wenn der Arzt in jedem Fall davon ausginge, daß es um die Alternativfrage: „reanimationsfähig" oder „Leiche" geht. Leider kann sich ja niemand so ganz den Wirkungen der psychologischen Ausgangssituation entziehen. Heißt es bei dem Praxisruf: „Ach Herr Doktor, der alte Herr Mayer ist gestorben, wir haben ihn heute morgen tot im Bett gefunden; könnten Sie mal vorbei kommen und den Totenschein ausstellen?, so geht der Arzt unwillkürlich davon aus, daß der Tod tatsächlich eingetreten ist; heißt es aber: „Herr Doktor, um Gottes willen kommen Sie sofort, unsere Inge liegt in ihrem Zimmer auf dem Boden und rührt sich nicht", so wirkt die Präsumption in entgegengesetzter Richtung, der Arzt empfindet die Situation als Notfall und rechnet damit, eine noch lebende Person vorzufinden. Meistens wird die durch die Formulierung des Praxisrufes vorgegebene Richtung wohl stimmen; manchmal aber auch nicht. Auf diese Weise wird verständlich, daß gelegentlich trotz entwickelter Totenstarre noch Reanimationsversuche gemacht werden, andererseits der Todeseintritt bei noch Lebenden bescheinigt wird. Man braucht nicht zu betonen, daß beides dem Ansehen des Arztes nicht gerade förderlich ist.

Fehldiagnose und Scheintod

Fehldiagnosen bei der Todesfeststellung sind in der wissenschaftlichen Literatur mehrfach berichtet ([3, 12] sowie eigene Erfahrungen); eine Zusammenstellung findet sich bei Schneider [15], dessen vorzüglicher Leitfaden über die Leichenschau eigentlich an dieser Stelle gelesen werden sollte).

In regelmäßigen Abständen erscheinen auch in der Laienpresse Mitteilungen über irrtümliche Todesfeststellungen, wobei natürlich sensationelle Scheintodgeschichten groß herausgestellt werden: „Von Menschen, die im Sarge erwachten" (Constanze, 1967); „Ein Mann floh vom Seziertisch" (ASD Krakau, 26.4.1978); die Bildzeitung brachte im März 1981 gleich eine ganze Serie von Fällen: „Lebendig begraben! 3 Tage in der Leichenkammer bei vollem Bewußtsein" – „Das Sterben war schön – aber Paul Hornung fror im Totenhemd" usw. Die Angst vor dem Scheintod war v.a. in früheren Jahrhunderten weit verbreitet und wurde sogar literarisch verarbeitet (z.B. Bergengruen: *Der Tod in Reval*).

Das Phänomen des Scheintodes wird wissenschaftlich als Zustand einer „Vita minima" bezeichnet, deren mögliche Ursachen Prokop u. Göhler mit der Merkkürzel A-E-I-O-U zusammenfaßten:

Alkohol, Anämie, Anoxämie;
Elektrizität.
Injury (Schädeltrauma);
Opium (bzw. Betäubungsmittel);
Urämie (und andere Komata).

Man sollte unter „U" auch noch die Unterkühlung nennen, vor allem in Verbindung mit Hypnotikavergiftungen.

Abgesehen von wenigen, besonders gelagerten Fällen ist aber das Phänomen eines wirklichen Scheintodes äußerst selten; meist handelt es sich um unterlassene oder zu oberflächliche Untersuchung durch den Leichenschauer. Man kann nur raten, die Bescheinigung des Todeseintritts erst beim Vorliegen eines sicheren Todeszeichens zu tätigen. Die Nichtbemerkbarkeit von Atembewegungen, Nichttastbarkeit auch zentraler Pulse, Nichthörbarkeit von Herztönen, eingetretene Abkühlung, Nichtauslösbarkeit von Reflexen, weite lichtstarre Pupillen – alles das sind unsichere Todeszeichen, bei deren Vorliegen man allenfalls von „klinischem Tod" sprechen kann, jedenfalls aber die Reanimation versuchen muß. Erst Totenflecken, Leichenstarre (und Fäulniserscheinungen) sind sichere Todeszeichen, bis zu deren Manifestation allerdings 1–3 h nach dem Herzstillstand (bzw. mehrere Tage) vergangen sein müssen. Steht ein EKG-Gerät zur Verfügung, so gilt: wenn nach mehrminütiger Reanimationsbehandlung außer Kammerflimmern keine Herztätigkeit im EKG festzustellen ist, kann davon ausgegangen werden, daß ein irreversibler Herzstillstand vorliegt. Zu nennen wäre schließlich das Vorhandensein von mit dem Leben nicht vereinbarer Körperzerstörungen. – Über die Kriterien des Hirntodes wird im Kap. V: Beitrag Berg und Helwig (S. 257) berichtet.

Formale Leichenschau

Die formale Leichenschau mit Ausstellung der Todesbescheinigung ist in den verschiedenen Bundesländern durch sich in der Zielsetzung ähnliche Gesetze geregelt, deren Unterschiede den Vorgang nicht unerheblich belasten. Kaum ein Arzt kennt den Wortlaut dieser Bestimmungen; er beschafft sich einen Vorrat an Formblättern für die

Todesbescheinigung (beim Gesundheitsamt; auch die Bestattungsinstitute verfügen darüber. In einigen Bundesländern müssen sogar 2 Formulare, für Todesfeststellung und Leichenschau getrennt, ausgefüllt werden) und beschränkt sich i. allg. darauf, diese nach bestem Verständnis auszufüllen. In der Tat enthalten die Formblätter, je nach Bundesland unterschiedlich ausführliche, Erläuterungen und Anweisungen für die richtige Ausfüllung.

Bei dieser Art des Vorgehens besteht die Gefahr, daß der Arzt seine Hauptsorgfalt auf die Ausfüllung des Formblattes verwendet, anstatt auf die Untersuchung der Leiche. Meistens liegen ja die Dinge so, daß das ärztliche Interesse mit Abschluß der Todesfeststellung erlahmt: Die Differentialdiagnose: Lebend oder tot? Therapeutische Maßnahmen indiziert oder nicht mehr? ist dem Arzt (mit Recht) echtes ärztliches Anliegen, – die Aufgaben der formalen Leichenschau erscheinen ihm dagegen unärztlich. Vieles, was hier verlangt wird, ist ihm ungewohnt, oft muß er sich auch überfordert fühlen; der Schematismus des Formulars ärgert, wenn die Fragen garzusehr „daneben gehen" und verführt dazu, das Ganze nicht sehr ernst zu nehmen.

Dennoch ist die Leichenschau eine wichtige ärztliche Aufgabe, die niemand sonst übernehmen könnte; es handelt sich um eine unabdingbare und auch für das Ansehen des Arztes und der Ärzteschaft wichtige Schaltstelle zwischen individuellen und öffentlichen Aufgaben des Arztes. Deshalb muß hier auch auf die wichtigsten, über die Todesfeststellung hinausgehenden Aufgaben der Leichenschau kurz eingegangen werden.

Zuständigkeit

In allen Ländergesetzen wird bestimmt, daß ohne ärztliche Leichenschau weder die Beurkundung eines Todesfalles, noch die Beerdigung stattfinden kann; für die Kremation der Leiche ist darüber hinaus eine zweite, amtsärztliche Leichenschau erforderlich. Jeder Arzt ist zur Durchführung der Leichenschau verpflichtet, wenn er darum gebeten wird, – der niedergelassene Arzt in seinem Zuständigkeitsbereich, der Krankenhausarzt innerhalb des Hauses. Befugt zur Wahrnehmung dieser Aufgabe ist außer dem approbierten Arzt auch der Arzt im Praktikum (AiP), nicht aber der Student im Praktischen Jahr, weil dieser zwar zu Ausbildungszwecken unter Anleitung ärztliche Aufgaben wahrnehmen kann, aber eben nicht wie der AiP als „Arzt" im Sinne des Berufsanfängers anzusehen ist [3].

Die Frage, ob die Verpflichtung zur Durchführung der Leichenschau auch für den Notarzt gilt, kann nicht einheitlich beantwortet werden. In Baden-Württemberg und Bayern gilt ausdrücklich, daß der Notarzt dann, wenn es sich um einen Krankenhausarzt handelt, zur Vornahme der Leichenschau nicht verpflichtet ist, wohl aber, wenn er niedergelassener Arzt ist. In den übrigen Ländern bestehen keine ausdrücklichen Bestimmungen, jedoch wird i. allg. so verfahren, wie es Schneider [16] nach der Auslegung des Berliner Bestattungsgesetzes zitiert: Nach Sinn und Zweck des Gesetzes ist im Prinzip auch der Notarzt zur Ausstellung des Leichenschauscheines verpflichtet; von der sofortigen Dokumentation des Todesfalles kann nur abgewichen werden, wenn ein anderer Soforteinsatz zur Lebensrettung dies verhindert und ein anderer Arzt bereit ist, die Leichenschau (deren erster Teil, die Todesfeststellung, ja schon abgeschlossen ist) zuende zu führen.

In Hamburg können seit 1984 die Notärzte nach erfolgloser Reanimation und EKG-kontrollierter Feststellung des Todes eine vorläufige Todesbescheinigung ausstellen. Damit werden die Toten in das Institut für Rechtsmedizin der Universität überführt, wo von den diensthabenden Ärzten die formale Leichenschau abgeschlossen wird.

Zeitpunkt der Durchführung

In allen Gesetzen ist gesagt, daß die Leichenschau „unverzüglich" durchzuführen sei. Unverzüglich ist nicht sofort (= ohne jegliches Zögern); es bedeutet in der juristischen Auslegung: ohne schuldhaftes Zögern. Der Arzt braucht also die Untersuchung eines Patienten nicht abzubrechen, er kann aber auch nicht die ganze Sprechstunde zuende führen.

Diese Formulierung des Gesetzgebers geht ersichtlich davon aus, daß es sich immer um eine Leichenschau im eigentlichen Wortsinn handelt, daß der Todeseintritt als solcher also von vornherein feststeht. Das steht freilich im Widerspruch zu der ersten und wichtigsten Aufgabe des Arztes bei vielen derartigen Praxisrufen, daß nämlich der Tod erst durch den Arzt festgestellt werden bzw. über die Reanimationsfrage entschieden werden muß und ist nur dadurch zu verstehen, daß die Gesetze vor Beginn der Reanimationsära formuliert wurden. Es ist schon vorgekommen, daß Ärzten der Vorwurf unterlassener Hilfeleistung gemacht wurde, weil sie nicht schnell genug gekommen seien, um noch einen möglicherweise erfolgreichen Reanimationsversuch unternehmen zu können.

Todeszeit

Die Todeszeit ergibt sich in vielen Fällen aus den Angaben von Angehörigen oder Mitbewohnern. Diese sollten aber immer durch den objektiven Befund überprüft werden. Die Schätzung der Todeszeit aufgrund des Fortschreitungsgrades der Leichenerscheinungen wird besonders wichtig, wenn lediglich die Angabe: zuletzt lebend gesehen am ... um ... Uhr vorliegt. Mancherorts macht der Standesbeamte Schwierigkeiten, wenn man Zeitangaben zum Todeseintritt richtigerweise mit Einschränkungen, wie „etwa, zirka, ungefähr, wahrscheinlich" versieht; eine persönliche Rücksprache wird Verständigungsschwierigkeiten ausräumen. Keinesfalls sollte man sich zu Angaben nötigen lassen, die wissenschaftlich nicht zu vertreten sind. Bei Totauffindung nach Wochen oder Monaten wird meist der Zeitpunkt 0 Uhr des auf den Tag folgenden Tages eingetragen, an dem der Verstorbene zuletzt lebend gesehen wurde.

Leichenerscheinungen

Bezüglich der Leichenerscheinungen selbst muß hier wieder weitgehend auf die Lehrbücher [1, 5, 13, 19] verwiesen werden. Am wichtigsten sind: Die Abkühlung der Leiche, Auftreten und Wegdrückbarkeit der Totenflecken, Entwicklung der Totenstarre.

In welchem Maß und in welcher Zeit die Leiche abkühlt, hängt in hohen Maß von den äußeren und individuellen Verhältnissen ab; i. allg. erfolgt die Abkühlung an der Körperoberfläche in 6–12h, an unbedeckten und distal gelegenen Stellen der Extremitäten schon nach 1–2h, während der Bauch bei vergleichender Prüfung mit dem Handrücken meist auch noch nach 20h etwas wärmer befunden wird, als etwa der Unterschenkel. Anderes gilt, wenn die Leiche zugedeckt im Bett liegt. Die Rektaltemperatur nimmt bei frei liegenden Leichen durchschnittlich um 1°C/h ab. Die Ausbildung der Totenflecken beginnt meist ca. 1h nach dem Herzstillstand; während der folgenden 12h konfluieren sie und nehmen an Intensität zu, man kann sie an den seitlichen Rumpfpartien durch leichten Fingerdruck zum Verschwinden bringen, das Blut in den Hauptkapillaren fließt in den hypostatischen Bezirk schnell wieder zurück (Abb. 1). Innerhalb der nächsten 12h muß man kräftigeren Druck anwenden, die Rückkehr der Hypostase dauert etwas länger. Nach 24h und länger wird schon Instrumentendruck benötigt (Pinzettengriff), die Verfärbung ist nur noch unvollständig zum Verschwinden zu bringen. In der späten Leichenzeit schließlich sind die Totenflecken infolge Diffusion des Hämoglobins in das perivasale Gewebe gar nicht mehr wegdrückbar. Die

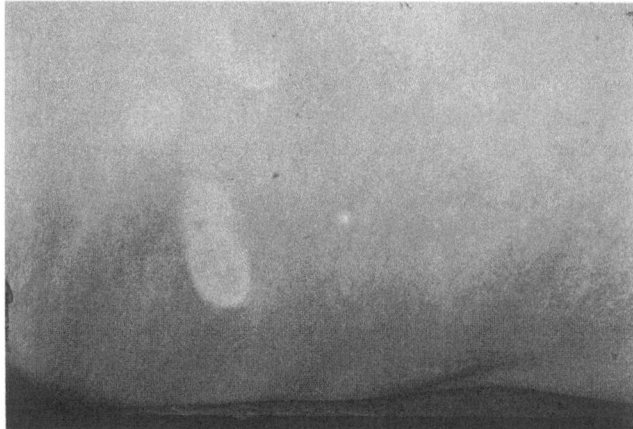

Abb. 1. Wegdrückbarkeit der Totenflekken (Fingerdruck) innerhalb der ersten Stunden nach dem Tod

Totenstarre beginnt frühestens 2–3, oft erst 4–5 h nach dem Tod und ist nach 6–12 h voll entwickelt; die spontane Starrelösung erfolgt allmählich zur Zeit der ersten Fäulniserscheinungen, bei Temperaturen über 20°C nach 2–3 Tagen.

Todesart

In allen Ländern wird nach Angabe der Personalien, von Ort und Zeitpunkt des Todes die Bestimmung der Todesart verlangt. Mit einigen Ausnahmen werden zum Ankreuzen die folgenden 3 Kategorien angeboten:
– Natürlicher Tod
– Nichtnatürlicher Tod
– Nicht aufgeklärt, ob natürlicher oder nichtnatürlicher Tod.

Baden-Württemberg kennt nur die Frage: Anhaltspunkte für nichtnatürlichen Tod: ja/nein. In Hessen wird ein weitergehender Katalog aufgeführt: natürlicher Tod, Unglücksfall, Selbstmord, Tötung, Verdacht einer strafbaren Handlung, nicht aufgeklärt, – also Angaben, die in den übrigen Ländern z.T. dem vertraulichen Teil der Todesbescheinigung vorbehalten sind. In Rheinland-Pfalz heißt es: Natürlicher Tod: ja/nein/nicht aufgeklärt/kein Hinweis auf nichtnatürlichen Tod. Im Saarland vermeidet man den Terminus „nichtnatürlicher Tod" mit folgender Angebotskette: natürlicher Tod/Unglücksfall/natürlicher Tod nach Unglücksfall/Freitod/nicht aufgeklärt. Danach könnte man meinen, daß Tötungshandlungen im Saarland nicht vorkommen ...

Ohne jetzt in eine kritische Diskussion einzutreten, sei zunächst die *Definition* des natürlichen/nichtnatürlichen Todes aus rechtsmedizinischer Sicht angeboten: *Natürlicher Tod ist ein Tod aus krankhafter Ursache, der völlig unabhängig von rechtlich bedeutsamen äußeren Faktoren eingetreten ist.* Diese Definition stammt von Schwerd [18]; wir halten sie für die beste, wenn man auf ein möglicherweise gegebenes rechtliches Interesse des Patienten, der Angehörigen und das rechtsstaatliche Anliegen des Gesetzgebers abstellt. Die gleiche Meinung, nämlich daß auch bei Spättodesfällen nach äußerer Einwirkung auf den Kausalzusammenhang abgestellt werden muß, wird auch von anderen Autoren zum Thema Leichenschau in den 70er und 80er Jahren vertreten [6, 10, 15, 21]. Danach muß z.B. eine Lungenembolie aufgrund einer Thrombose, die sich im Anschluß an einen unkompliziert versorgten Knöchelbruch entwickelte, als nichtnatürlicher Tod gewertet werden, – was in versicherungsrechtlicher Beziehung sicher nicht gleichgültig ist. Demgegenüber ist es für die Bestimmung der Todesart unwichtig, ob ein Fremdverschulden vorliegt. Auch ein Suizid ist ein nichtnatürlicher Tod, ebenso wie ein selbstverschuldeter Unfall.

Das einzige Gesetz, welches eine andere Auffassung erkennen läßt, ist das saarländische. Viele Ärzte hegen nicht nur an der medizinischen Praktikabilität, sondern auch an der rechtsstaatlichen Zweckmäßigkeit dieser Verknüpfung des Kausalitätsprinzips mit der gesetzlichen Definition Zweifel (z.B. Schwarz [17] vgl. auch die Feststellungen von Berg u. Ditt für Krankenhaustodesfälle).

Der Grund für die meisten *Fehler bei Bestimmung der Todesart* liegt allerdings nicht in Unklarheiten der Gesetzgebung, sondern ebenso wie bei den fälschlichen Toterklärungen in der Unaufmerksamkeit und Oberflächlichkeit des Untersuchers. Es ist sehr viel darüber geschrieben worden, welche z.T. geradezu grotesken Fehler bei der Feststellung der Todesart im Rahmen der Leichenschau gemacht worden sind, daß Morde übersehen wurden, CO-Vergiftungen als natürlicher Tod verkannt und dadurch weitere Todesfälle verschuldet wurden usw. Eine Zusammenstellung der einschlägigen Literatur gibt es in der Monographie von Schneider [16].

Meldepflichten

Daß Seuchentodesfälle dem Gesundheitsamt zu melden sind, versteht sich fast von selbst. Darüber hinaus müssen nichtnatürliche und unklare Todesfälle der Polizei gemeldet werden. Diese Bestimmung ist wohl z.T. auch die Ursache dafür, daß Zweifelsfälle oft zu Unrecht als „natürlich" eingeordnet werden.

In der Diskussion zu einem Artikel des Kriminalrats Mätzler [12] „Über Schwachstellen im Leichenwesen" wurden von dem niedergelassenen Arzt Seiter [20] in ebenso zwingender wie humorvoller Art die Gründe definiert, die den praktischen Arzt veranlassen, es mit der Entkleidung der Leiche und ihrer Besichtigung von allen Seiten nicht so genau zu nehmen, ebenso wie er die polizeiliche Meldung ungeklärter Fälle im Zweifel lieber vermeidet. Das Erscheinen der Polizei bei den Hinterbliebenen wird vielfach als Mißtrauensvotum mit Empörung aufgenommen; wollte der Arzt in allen Fällen buchstabengetreu und gewissenhaft vorgehen, so würde er sich bei seiner Klientel so unbeliebt machen, daß er mit empfindlichen Einbußen rechnen müßte [23].

Man sieht den Arzt hier in einem fast unauflöslichen Dilemma: Welche Todesursache kann im Grunde schon bei der Leichenschau sicher geklärt werden? Gerade bei unerwarteten Todesfällen handelt es sich fast immer um Vermutungen oder Wahrscheinlichkeiten! Die meisten Autoren, die den Arzt so energisch ermahnen, er müsse jeden unklaren Todesfall unter Ankreuzung der Rubrik „ungeklärt" zur Meldung bringen, wissen nicht, daß gerade die Polizei sich oft dagegen wehrt und vielfach, bei negativem Ermittlungsergebnis, den Arzt nachträglich ersucht, den Leichenschauschein zu ändern und doch die Todesart „natürlicher Tod" anzukreuzen.

In den meisten Ländergesetzen werden Verstöße gegen die Pflicht zur ordnungsgemäßen Durchführung der Leichenschau und die Unterlassung der vorgeschriebenen Meldung nichtnatürlicher oder unklarer Todesfälle als Ordnungswidrigkeit mit Strafe bedroht. Schneider [15] sagt, daß nach seiner Kenntnis „häufig" gegen die Meldungspflicht verstoßen wird, daß allerdings nur „mitunter" ein Verfahren wegen Ordnungswidrigkeit eingeleitet werde. Niedersachsen hat die Strafandrohung für ärztliches Fehlverhalten bei der Leichenschau gestrichen und die OWi-Bestimmungen erheblich reduziert in der Meinung, daß unnötige Straf und Bußgelddrohungen vermieden werden sollten; ärztliches Fehlverhalten bei der Leichenschau sei als Verstoß gegen die ärztliche Berufsordnung anzusehen und dementsprechend zu ahnden.

Festzuhalten ist jedenfalls, daß ein schuldhaftes Nichterkennen nichtnatürlicher Todesfälle dann ein ordentliches Strafverfahren nach sich ziehen kann, wenn dadurch der Tod oder eine Gesundheitsschädigung weiterer Personen verursacht wird (Beispiele: CO-Vergiftung, Stromtod). Erst unlängst verurteilte ein Gericht einen Arzt wegen fahrlässiger Tötung (AG Wennigsen NJW 1990, S. 786); dieser hatte bei der Leichenschau eine CO-Vergiftung übersehen, weil er die Leiche nicht sorgfältig untersucht hatte (Farbe der Totenflecken); kurz darauf verstarb im gleichen Raum eine weitere Person an CO-Vergiftung (bezüglich juristischer Einzelheiten – Garantenstellung des Leichenschauers, Ingerenz – vgl. Kaatsch u. Thomsen [9]).

Es liegt auf der Hand, daß der Arzt technische Ermittlungen, welche die Örtlichkeit und Unfallursache betreffen, oder solche kriminalistischer Natur zur Abgrenzung von Suizid und strafbarer Handlung nur im Sinne einer ersten Kenntnisnahme zur Unterstützung von Vermutungsdiagnosen betreiben kann. Der Feststellungscharakter des amtlichen Formulars verführt aber alle beteiligten Stellen, den Eintragungen des Arztes einen weitergehenden Wert – eben den der amtlichen Feststellung – beizumessen. Deshalb muß sich der Arzt darüber klar sein, daß es von ihm allein abhängt, ob im Zusammenhang mit dem von ihm untersuchten Todesfall weitere Ermittlungen geführt werden.

Todesursache

Die Eintragungen auf der Rückseite der Todesbescheinigung (vertraulicher Teil des Leichenschauscheins) sind bei weitem nicht mit einer vergleichbaren Problematik behaftet, wie die Feststellungen zur Todesart. Dennoch ist es nicht leicht, sich bei der Frage: „Unmittelbare Todesursache – welche Krankheiten lagen der Angabe unter a) und b) (Grundleiden) ursächlich zugrunde?" nicht etwas verwirrt zu fühlen.

Die Kommentare zu diesem von der WHO entwickelten Formular sind vielfach schärfer ausgefallen; Seiter formuliert ganz unbefangen: „Die mangelnde wissenschaftliche Qualität mancher Todesbescheinigungen beruht nicht zuletzt auf dem hirnverbrannten Formular, in Arztkreisen als Analphabetenformblatt bezeichnet. In einer Rubrik ist festzustellen, ob der Tod eintrat „unter" Herzversagen oder Kreislaufversagen oder Koma oder Atemlähmung oder Marasmus oder Verblutung: Mit Ausnahme der Verblutung sind die übrigen Alternativfragen barer Unsinn". Konstruktivere Vorschläge hat Rasenack gemacht: Man könne durchaus sinnvolle pathogenetische Kausalketten eintragen, wie z.B. a) direkte Todesursache: Ösophagusvarizenblutung; b) zugrundeliegende Erkrankung: Leberzirrhose; c) Grundleiden: aggressive Hepatitis; oder a) Herzversagen b) Pneumonie c) Pertrochantere Oberschenkelhalsfraktur links.

Mit anderen Worten: Man kann auch mit den gegenwärtigen Formularen mit einigem guten Willen in puncto Todesursache den Ansprüchen der Medizinalstatistik (und nur darum handelt es sich) einigermaßen genügen.

Schlußbemerkung

Abschließend muß nun aber zur Kritik der Leichenschaugesetzgebung doch noch ein deutliches Wort gesagt werden: Der gegenwärtige Zustand mit in vieler Beziehung unterschiedlichen Ländergesetzen ist ganz unerträglich. Der Tenor der meisten Leichenschauverordnungen ist veraltet, weil er nicht an die Gegebenheiten der modernen Intensivmedizin anknüpft. Es muß versucht werden, die Antinomie von ärztlichen und rechtsstaatlichen Aufgaben der Leichenschau aufzulösen; die Todesfeststellung ist eine ärztliche Aufgabe; die Feststellung der Todesart, womöglich mit der Untergliederung in Unfall-Suizid-Fremdverschulden, belastet die Leichenschauer aus Klinik und Praxis mit einer Verantwortung, die überwiegend nichtärztlicher Natur ist [8].

Es ist allgemein bekannt, welche Insuffizienzen der gegenwärtigen Praxis anhaften; dabei ist noch kein Wort darüber gesagt worden, wie etwa in Fällen verfahren werden soll, in denen ein ärztlicher Kunstfehler als Ursache des (unerwarteten) Todes zur Diskussion steht. Hier besteht ein gewisser Gegensatz zwischen Leichenschau, Leichenschaugesetzgebung und Strafprozeßordnung [2]. Janssen schlägt v.a. für die Belange der Kliniksleichenschau die Einrichtung einer amtlichen Bezirksleichenschau vor [6, 7], – was von manchen Kollegen begrüßt, von anderen eher befürchtet werden würde. Dagegen sprechen alte bayerische Erfahrungen mit der dort vor dem 2. Weltkrieg bereits einmal eingeführten Bezirksleichenschau; es war nicht möglich, beamtete Ärzte für die alleinige Aufgabe der Leichenschau zu gewinnen. Erfahrungen in der früheren DDR sprechen dafür, eine Verbindung zwischen äußerer und innerer Leichenschau im Sinne einer Verwaltungssektion auf Anregung des die Leichenschau durchführenden Arztes zu schaffen [23].

Literatur

1. Berg S (1984)Grundriß der Rechtsmedizin, 12. Aufl. Müller & Steinicke, München
2. Berg S, Ditt J (1984) Probleme der ärztlichen Leichenschau im Krankenhausbereich. Niedersächs Ärztebl 8: 332
3. Blank JH (1991) Die Rechtsstellung des Arztes im Praktikum. In: Schütz H, Kaatsch H, Thomsen H (Hrsg) Medizinrecht-Psychopathologie-Rechtsmedizin. Springer, Berlin Heidelberg New York Tokyo
4. Eisenmenger W, Spann W, Liebhardt E (1982) Bestattungsgesetze und Praxis der Leichenschau – Eine kritische Bestandsaufnahme. Beitr Gerichtl Med 40: 50–53
5. Forster B (Hrsg) (1987) Praxis der Rechtsmedizin. Thieme, Stuttgart
6. Janssen W (1979) Definition und Meldung des nichtnatürlichen Todes im ärztlichen Bereich. Beitr Gerichtl Med 37: 105–108
7. Janssen W (1984) Natürlicher oder nichtnatürlicher Tod? – Forensisch-medizinische Probleme im Bereich ärztlicher Verantwortung. Verh Dtsch Ges Pathol 68: 348–356
8. Janssen W (1991) Praxis und Gesetz der Leichenschau in der bisherigen Bundesrepublik Deutschland. In: Oehmichen M, KLose W, Wegener R (Hrsg) Rechtsmedizin in Deutschland Ost und West. Schmidt-Roemhild, Lübeck
9. Kaatsch HJ, Thomsen H (1991) Zur Garantenstellung des Leichenschauers. In: Schütz H, Kaatsch H, Thomsen H (Hrsg) Medizinrecht-Psychopathologie-Rechtsmedizin. Springer, Berlin Heidelberg New York Tokyo
10. Mallach HJ, Barz J, Mattern R (1977) Bemerkungen zum Bestattungsgesetz von Baden-Württemberg. Med Welt 28: 1905–1908
11. Mallach HJ, Weiser A (1983) Leichenschauprobleme bei der Erd- und Feuerbestattung. Kriminalistik 37: 199–218
12. Mätzler A (1978) Über Schwachstellen im Leichenwesen. Kriminalistik 32: 205–208
13. Prokop O, Göhler W (1976) Forensische Medizin. Fischer, Stuttgart New York
14. Rasenack B (1989) Die Todesbescheinigung. Niedersächs Ärztebl 18: 6–8
15. Schneider V (1981) Leichenschau und Meldepflicht nichtnatürlicher Todesfälle. Kriminalistik 35: 282–289
16. Schneider V (1987) Die Leichenschau, ein Leitfaden für Ärzte. Fischer, Stuttgart New York

17. Schwarz F (1970) Der außergewöhnliche Todesfall. Enke, Stuttgart
18. Schwerd W (1981) Definition und Abgrenzung der Begriffe natürlicher und nichtnatürlicher Tod. In: Opderbecke W, Weissauer W (Hrsg) Forensische Probleme in der Anästhesiologie. Perimed, Erlangen, S 123–127
19. Schwerd W (1991) Rechtsmedizin. Lehrbuch für Mediziner und Juristen, 5. Aufl Deutscher Ärzteverlag, Köln
20. Seiter H (1978) Als praktischer Arzt. Diskussionsbemerkung zum Thema Leichenschau und ärztliche Todesbescheinigung. Kriminalistik 32: 448–449
21. Spann W, (1982) Überlegungen zur Leichenschau, insbesondere zum Problem der Anhaltspunkte für einen nichtnatürlichen Tod. Pathologe 3: 241–246
22. Wagner HJ (1990) Ärztliche Leichenschau (Editorial). Dtsch Ärztebl 87: 218–220
23. Wegener R (1991) Praxis und Gesetz der Leichenschau in der ehem. Deutschen Demokratischen Republik. In: Oehmichen M, Klose W, Wegener R (Hrsg). Rechtsmedizin in Deutschland Ost und West. Schmidt-Römhild, Lübeck

IV. Plötzlicher Tod in der Öffentlichkeit

Allgemeine Bemerkungen zu Todesfällen außer Haus

S. BERG

Zu den unerwarteten Todesfällen im Sinne dieses Buches werden, wie eingangs erläutert, nur solche gezählt, bei denen der Tod aus natürlicher Ursache eingetreten oder die nichtnatürliche Ursache unklar, also nicht von vornherein ersichtlich ist. Bei den letzteren wird es sich in der Regel um Totauffindungen handeln.

Diese Definition führt zur Abgrenzung eines Kollektivs von Fällen, wie es in dieser Art noch kaum systematisch bearbeitet worden ist.

Den akuten natürlichen Tod in der Öffentlichkeit einer Großstadt haben Oehmichen u. Madea [6] anhand aller außerhalb einer Wohnung bzw. eines Krankenhauses plötzlich verstorbenen Personen untersucht, soweit diese am Institut für Rechtsmedizin der Universität Köln erfaßt wurden. Es handelte sich um ca. 1% aller amtlich registrierten Sterbefälle; von ihnen waren 2/3 Männer im Alter zwischen 70 und 79 Jahren. Als Ort des Geschehens waren in 50,4% der Fälle Straßen oder Plätze, in 26,7% öffentliche Gebäude, in 9,8% Parkanlagen oder Friedhöfe, in 6,5% öffentliche Verkehrsmittel einschließlich Taxi und Bundesbahn, in 3,85% Gaststätten und Hotels und in 2,7% Sportanlagen genannt.

Tod in der Öffentlichkeit

In Göttingen registrierten wir in den Jahren 1975–1985 220 Fälle von „Tod in der Öffentlichkeit" gemäß obiger Definition; gegenüber den Wohnungstodesfällen (521) also weniger als die Hälfte [3].

Straße, öffentliche Anlagen, Wald und Feldmark

Auf der Straße, in öffentlichen Anlagen, Wald und Feldmark gab es 155 derartige Fälle, – meist Totauffindungen. Zu der folgenden Aufgliederung ist zu sagen, daß sie ausschließlich auf Sektionsbefunden mit detailliert geführten Folgeuntersuchungen beruht. In 58 Fällen fand sich eine natürliche Todesursache, 37mal kardial, 21mal extrakardial. In 66 Fällen, also mehr als der Hälfte, ergab sich eine nichtnatürliche Todesart; davon waren 28 Vergiftungen, 27 Erfrierungen, 8 latente Gewalteinwirkungen, 3 Erstickungen, wobei die Alkoholassoziierung eine ähnliche Rolle spielte wie im vorhergehenden Kapitel (III : Tod in der Wohnung) für die Wohnungstodesfälle geschildert. Kombinierte Todesursachen, z.B. grippaler Infekt + Alkohol + Kälte, fanden sich 13mal. In 17 Fällen handelte es sich um skelettierte oder so stark fäulnisreduzierte Leichen, daß eine sichere Todesursache nicht mehr festgestellt werden konnte.

Fallbeispiele:

Aus der Fallgruppe der Totauffindungen auf der Straße seien wegen besonderer Umstände einige hervorgehoben:

- *Nichtnatürlicher Tod:*

Ein 8jähriger Junge kommt in das städtische Hallenbad gelaufen, wo seine Mutter als Aufseherin tätig ist, und bricht vor ihren Augen leblos zusammen; alsbald einsetzende Reanimationsmaßnahmen bleiben erfolglos. Bei der Sektion findet sich in der Trachea in Höhe der Bifurkation ein Gummistopfen, der den linken Hauptbronchus völlig, den rechten ventilartig verschließt; Atelektase der linken, herdförmige Teilüberblähung der rechten Lunge; subpleurale Petechialblutungen.

Ein 19jähriger Anwaltslehrling wird, offensichtlich vom Fahrrad gestürzt, neben einem Fußweg an der Weseruferböschung tot aufgefunden. Man denkt zunächst an einen Unfall. Bei der Sektion 2 Tage nach dem Tod finden sich extrem enge Pupillen, oberflächliche „Probierschnitte" am linken Handgelenk, Lungenödem. Im Magen sind 200 ml grünlich gefärbter Speisebrei. Darin lassen sich toxikologisch 5 g ungespaltenes E 605 feststellen. Bei den polizeilichen Ermittlungen wurde aus der Vorgeschichte eine Selbstmordankündigung wegen Liebeskummers bekannt. Am Ortsausgang wurde die leere E-605-Packung gefunden; von dort bis zur Auffindungsstelle waren 5–10 min mit dem Fahrrad zurückzulegen.

- *Tod nach ärztlicher Behandlung:*

Eine 69jährige Frau stirbt plötzlich im Taxi, welches sie nach ambulanter Behandlung in der Praxis eines niedergelassenen Chirurgen wieder nach Hause bringen sollte. Acht Tage zuvor hatte sie bei einem häuslichen Sturz eine Patellarfraktur links und eine dislozierte Ellenbogenfraktur rechts erlitten. Während das Knie nach Punktion konservativ behandelt wurde, war am Todestag in axillarer Plexusanästhesie eine operative Reposition der Olecranonspitze und Fixation mit Spickdrähten vorgenommen worden.

Todesursache: Fulminante Thromboembolie beider Hauptäste der A. pulmonalis, ausgehend von einer Thrombose der tiefen Unterschenkelvenen. Nichtnatürlicher Tod, weil Kausalzusammenhang mit dem Unfall vor 8 Tagen bestand; kein Zusammenhang mit der ärztlichen Behandlung.

Ein 18jähriges Mädchen wird am Spätvormittag tot auf der Straße liegend aufgefunden. Aus der Anamnese ergibt sich, daß es wegen einer Stauballergie seit längerer Zeit in ärztlicher Behandlung stand; zuletzt war eine spezifische Desensibilisierung begonnen worden. Eine Viertelstunde vor dem Todeseintritt hatte es in der Praxis eines Allergologen die letzte von insgesamt 13 Injektionen erhalten.

Sektionsbefund: Vielfache Petechialblutungen der Haut, besonders am Rücken, in den Oberlidern und hinter den Ohrmuscheln. Subpleurale und subepikardiale Punktblutungen. Allgemeine hochgradige Stauung der inneren Organe, hochgradige akute Überblähung aller Lungenteile. Schleimig-eitrige Tracheobronchitis. Herdförmig interstitielles Lungenödem, besonders perivaskulär, mit Verquellung der Gefäßwände; neben Endothelschwellungen und Endothelolyse stellenweise auch beginnende Endothelwucherungen und eosinophil betonte Infiltrate, auch hyaline Membranen. Schocknieren mit interstitiellem Ödem und Kollaps der Glomerula. Besonders deutliche Zeichen hyperergischer Gewebsreaktion an der Milz. Toxikologisch kein Anhalt für Vergiftung oder Medikamentenüberdosierung.

Epikrise: Nach diesen Befunden war als Todesursache ein durch die letzte Hyposensibilisierungsinjektion ausgelöstes hyperergisches Schockgeschehen anzunehmen. Nach Siefert [9] kommen als Ursache tödlicher Zwischenfälle der Hyposensibilisierungstherapie Dosierungsfehler, aber auch endogene Ursachen in Betracht. Im vorliegenden Fall konnte eine Medikamentenverwechslung oder Fehldosierung ausgeschlossen werden; vielleicht hatte ein interkurrenter Atemwegsinfekt kausalen Anteil am Auftreten des unerwarteten Zusammenbruchs. Dem behandelnden Arzt wurde zunächst angelastet, daß eine ärztliche Überwachung der für derartige Frühreaktionen in Frage kommenden ersten Zeit nach der Behandlung unterlassen worden sei, möglicherweise hätte die Patientin bei sofortiger Schockbekämpfung gerettet werden können. Um einer derartigen Reaktion rechtzeitig begegnen zu können, sollen Patienten nach Desensibilisierungsinjektionen mindestens eine halbe Stunde in den Praxisräumen überwacht werden. Auch in diesem Punkt konnte dem Therapeuten keine Verletzung der Sorgfaltspflicht vorgeworfen werden, weil die Patientin entgegen ärztlichem Rat die Praxis auf eigenen Wunsch vorzeitig verlassen hatte.

Tod durch Unterkühlung

Die Auffindung eines Toten in der winterlichen Freilandschaft wird immer zur Alarmierung der Polizei führen, bevor der Arzt zugezogen wird. Erforderlich wäre dann die Differentialdiagnose: natürlicher Tod aus innerer Ursache, zufällig in einer Situation, die auch ein Erfrieren als nichtnatürlichen Tod begründen könnte, oder unfallmäßiges (oder suizidales) Erfrieren oder Kombination eines endogenen Geschehens mit zusätzlicher (agonaler oder überlagernder) Kältewirkung.

Es gibt wenig äußere Symptome, die für Erfrieren sprechen, – genannt werden Erfrierungsflecken, livide Hautverfärbungen (außerhalb der Totenflecken!) speziell an den Extremitäten, ferner die sog. paradoxe Entkleidung: Offenbar kommt es im Verlauf der tödlichen Unterkühlung vor dem Eintritt der Bewußtlosigkeit zur Entwicklung eines Hitzegefühls, was die Betroffenen, wohl auch im Rahmen beginnender Verwirrtheit, dazu bringt, sich einige oder alle Kleidungsstücke auszuziehen. Dieses, von Kinzinger et al. [4] als „Kälteidiotie" bezeichnete Verhalten (Abb. 1) darf nicht etwa als Hinweis auf suizidale Motivation oder Gewalteinwirkung durch Dritte gewertet werden. Solche, richtigerweise als „ungeklärt" bezeichnete Fälle bereiten vielfach auch noch bei der Sektion diagnostische Schwierigkeiten, weil außer den als Wischnewski-Flecken bezeichneten Petechialblutungen in der Magenschleimhaut, einem erhöhten Acetonspiegel und eventuellen Psoasblutungen [2] keine für den Erfrierungstod charakteristischen Merkmale bekannt sind [1, 6]. Wichtige Hinweise gibt in den meisten Fällen der Blutalkoholspiegel. Wessel u. Schneider [10] haben auf ein gehäuftes Auftreten von Unterkühlungstodesfällen bei überraschenden Kälteeinbrüchen aufmerksam gemacht, was mit unseren Erfahrungen übereinstimmt: in der Übergangszeit der Winter 1981 und 1982 kam es zu einer besonderen Häufung von Erfrierungen, wobei fast immer Alkoholisierung (Todeseintritt in der Eliminations-

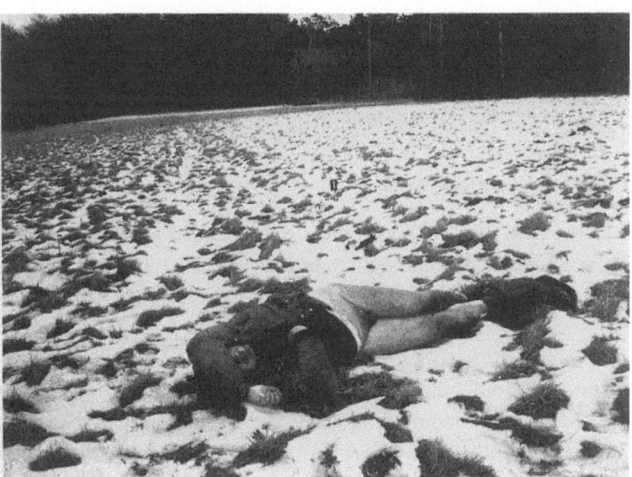

Abb 1. Paradoxes Entkleiden beim Tod durch Erfrieren

phase: Urin-AK bedeutend höher als BAK) oder psychopathologische Besonderheiten (senile Demenz, Entweichen von Psychotikern aus Pflegeanstalten) zum (unfallmäßigen) Geschehen beigetragen hatten.

Die Auffindung von Toten in *Gewässern* und die Beurteilung von Wasserleichen gehört nicht mehr in die Thematik unseres Buches. Zwar müßten, strenggenommen, alle Fälle von Tod im Wasser der Kategorie der unklaren Todesfälle zugerechnet werden, weil der sog. Badetod ebenso wie Koronartodesfälle oder intrazerebrale Blutungen im Wasser eigentlich unerwartete Todesfälle aus natürlicher Ursache sind; sie finden aber eben in einem Milieu statt, das, zumindest agonal, dem Geschehen eine spezifisch deletäre Wendung geben kann. Ganz abgesehen von sonstigen, kriminalistisch einschlägigen Gesichtspunkten meinen wir deshalb, daß dieses Kapitel der speziellen Lehre vom gewaltsamen Tod vorbehalten bleiben sollte (vgl. z.B. [1, 5]).

Gaststätten, Hotels und Campingplätze

Die unerwarteten Todesfälle aus natürlicher Ursache traten in unserem Material gleichhäufig mit den nichtnatürlichen Ursachen in Erscheinung: Allein das ist schon ein Grund, in solchen Fällen bei der Leichenschau stets die Kategorie „ungeklärt" zu wählen! Manchmal läßt schon die Auffindungssituation den Verdacht aufkommen, daß ein nichtnatürlicher Tod vorliegen könnte; der plötzliche natürliche Tod eines Gastes während des Beischlafs z.B. veranlaßt zuweilen die (in solchen Fällen ja nicht immer ehelich verbundene) Partnerin, sich schleunigst zu entfernen, ohne den Vorfall zu melden, wobei u.U. sogar noch Geld oder Gegenstände entwendet werden. Bei den Totauffindungen im Hotelbett oder -zimmer handelte es sich fast stets um Alkoholvergiftungen. In diesem Zusammenhang ist immer zu bedenken, daß die Alkoholtoleranz bei Trinkern vielfach erheblich gesteigert zu sein pflegt; wir fanden in diesem Kollektiv vergleichsweise die höchsten Blutalkoholwerte, oft über 5‰. Natürlich gibt es auch Schlafmittelvergiftungen und ähnliches, z.T. suizidal, z.T. unfallmäßig, Distraneurin-Überdosierung, Drogenunfälle usw. Raufhändel in den Gaststättenräumen führen manchmal zum plötzlichen Tod durch Herzversagen, wobei natürlich die Differentialdiagnose einer Gewalteinwirkung im Vordergrund steht; ohne Sektion ist auch hier nicht auszukommen. Bei der Totauffindung von Personen im Campingwagen sollte stets an CO-Vergiftung gedacht werden; auch wenn in den letzten Jahren die Verschärfung der Sicherheitsvorschriften dazu geführt hat, daß der Betrieb von Propangasheizgeräten innerhalb der Schlaf- bzw. Wohnräume unterbleibt, gibt es doch immer wieder Todesfälle.

Tod im Polizeigewahrsam

Das unerwartete Ableben eines Menschen im Polizeigewahrsam oder in Justizvollzugsanstalten (JVA) ist ganz unterschiedlich zu beurteilen. In unserem Material standen 6 natürliche 4 nichtnatürlichen Todesfällen gegenüber; dabei ereigneten sich 5 der natürlichen Todesfälle in der JVA (1 Suizid), während der Tod im Polizeigewahrsam stets eine nichtnatürliche Ursache hatte: Alle diese Personen starben an Hirndrucklähmung infolge einer epi- oder subduralen Blutung oder an Alkoholvergiftung. Die Polizei hat aus solchen Fällen gelernt: Nahezu immer wird ein Arzt gebeten, die Haftfähigkeit zu beurteilen. Dies ist nun ein Anlaß, zu größter Vorsicht zu ermahnen; die bereits erwähnte „Fehldiagnose Trunkenheit" kann den „Patienten" das Leben kosten und dem Arzt ein Verfahren wegen fahrlässiger Tötung einbringen, wie in dem folgenden Fallbeispiel:

(0233/78) Ein 64jähriger Mann, als Trinker bekannt, wird gegen 16 Uhr auf einer Bank an einer Autobushaltestelle liegend angetroffen. Er ist ansprechbar, was er sagt, bleibt aber unverständlich; er kann nicht stehen oder gehen und wird als „hilflose Person" von der Polizei mit dem Krankenwagen in das zuständige Krankenhaus eingeliefert. Der diensthabende Arzt erklärt ihn für betrunken, aber nicht krank, da ein angefertigtes EKG keine Besonderheiten zeigt. Da er unruhig und laut war, wurde er danach mit dem Gefangenentransportwagen dem Polizeigewahrsam zugeführt; auf dem Transport war er bewußtlos und atmete schnarchend; bei der Ankunft war er tot. Bei der Sektion fanden sich ein starkes Hirn- und Lungenödem neben einer fortgeschrittenen Leberzirrhose; BAK 3,7‰, Urin-AK 3,1‰. Danach lag eine Anflutungsphase vor; neben der Bank war eine geleerte Rumflasche gefunden worden. Todesursache war eine akute Alkoholvergiftung, der Blutalkoholspiegel war noch während des Klinikaufenthalts weiter angestiegen. Weil bei entsprechender Sorgfalt (Beobachtung über das Exzitationsstadium hinaus) und Intensivtherapie nach Eintritt der Bewußtlosigkeit (Magenspülung, Beatmung nach Intubation) der Todeseintritt wahrscheinlich hätte verhindert werden können, wurde gegen den Arzt ein Ermittlungsverfahren eingeleitet, jedoch wieder eingestellt, weil eine Verletzung der Sorgfaltspflicht nicht mit der erforderlichen Sicherheit nachgewiesen werden konnte.

Unerwartete Todesfälle am Arbeitsplatz und im Verkehr werden in gesonderten Kapiteln behandelt (s. folgende Beiträge).

Literatur

1. Berg S (1984) Grundriß der Rechtsmedizin, 12. Aufl. Müller & Steinicke, München
2. Dirnhofer R, Sigrist T (1979) Muskelblutungen im Körperkern – ein Zeichen vitaler Reaktion beim Tod durch Unterkühlung? Beitr Gerichtl Med 37: 159–163
3. Fricke T (1990) Die forensische Differentialdiagnose unklarer und unerwarteter Todesfälle. Med. Dissertation, Universität Göttingen
4. Kinzinger R, Riße M, Püschel K (1991) „Kälteidiotie". Paradoxes Entkleiden bei Unterkühlung. Arch Kriminol 187: 47–56
5. Krauland W (1971) Zur Kenntnis des Badetodes (Übersichtsreferat). Z Rechtsmed 69: 1–25
6. Oehmichen M, Madea B (1987) Der akute natürliche Tod in der Öffentlichkeit einer Großstadt. Lebensversicherungsmed 39: 55–58
7. Schneider V, Klug E (1980) Tod durch Unterkühlung. Z Rechtsmed 86: 59–69
8. Schwarz F (1970) Der außergewöhnliche Todesfall. Enke, Stuttgart
9. Siefert G (1989) Die Risiken der Hyposensibilisierungs-Therapie. Dtsch Ärztebl 86: 133–134
10. Wessel J, Schneider V (1987) Zum gehäuften Auftreten von Todesfällen an Unterkühlung bei überraschenden Kälteeinbrüchen. Lebensversicherungsmed 37: 58–60

Der plötzliche Tod im Verkehr

M. OEHMICHEN, V. SCHMIDT

Einleitung

Der akute natürliche Tod in der Öffentlichkeit stellt immer wieder ein erschreckendes, von keinem der betroffenen nächsten Angehörigen bzw. anwesenden Zeugen zunächst einzuordnendes Ereignis dar, wobei immer auch ein Unfalltod diskutiert wird. Bei steigender mittlerer Lebenserwartung und gleichzeitig zunehmender Beteiligung älterer Personen auch am ruhenden bzw. sich bewegenden Verkehr wäre ferner theoretisch davon auszugehen, daß der plötzliche „Tod im Verkehr" zunehmend häufiger angetroffen wird. Dies ließ wird, was sich jedoch bisher statistisch nicht sichern.

Die Teilnahme am Verkehr kann als Fußgänger, Zweiradfahrer, Autofahrer oder Benutzer sonstiger Verkehrsmittel stattfinden. Über die Häufigkeit eines akuten natürlichen Todes dieser Gruppe von Verkehrsteilnehmern sowie ihre Ursachen soll im folgenden berichtet werden.

Von vornherein muß auf einen Gesichtspunkt hingewiesen werden: Besonders der Rechtsmediziner ist prädestiniert, über diese Problematik zu berichten, denn er ist zumeist der einzige Mediziner, der mit diesen Fällen konfrontiert wird. Einerseits ist zunächst die Todesursache und die Todesart – evtl. sogar die Identität der Person – ungeklärt, so daß eine formelle Ermittlung durch die Staatsanwaltschaft stattfinden muß, die schlußendlich zu einer Obduktion führen kann; andererseits werden die Verstorbenen während der Ermittlungen in rechtsmedizinischen Instituten gelagert, so daß in der Regel hier – und nur hier – eine Übersicht über Fallzahlen möglich ist.

Der akute natürliche Tod in der Öffentlichkeit

Wie bereits in einem Vorkapitel detailliert erörtert, ist mit einem akuten natürlichen Tod in der Öffentlichkeit – zumindest in einer Großstadt der Dimension von Köln – in etwa 1% aller Todesfälle zu rechnen [14]. In ca. 65% dieser Todesfälle liegt eine Teilnahme am Verkehrsgeschehen im weitesten Sinne vor. Ferner ist festzustellen, daß es sich bei den Todesfällen überwiegend um Personen männlichen Geschlechts handelt [9] und daß sich der größte Teil der Fälle im Alter von 60–80 Jahren befindet, ein Alter, das mit der statistischen Erfassung der Inzidenz des Herztodes in einer Großstadt identisch ist [27].

Fußgänger

Erwartungsgemäß sind als Verkehrsteilnehmer am häufigsten, mit ca. 50%, Fußgänger Opfer eines akuten natürlichen Todes [14], wobei in der Regel jedoch ein Zusammenbruch geschildert wird, der unabhängig von jedem Unfallgeschehen ist, so daß sich die Frage eines Verkehrsunfalles meist nicht stellt. Dennoch ist aus medizinischer, insbesondere rechtsmedizinischer Sicht, speziell diese Frage von wesentlicher Bedeu-

tung. In eigenen Untersuchungen konnte festgestellt werden [18], daß bei insgesamt 52 Unfällen, bei denen eine auf der Straße liegende Person überrollt wurde, sicher 2 Personen infolge eines Krankheitsprozesses bereits vor dem Unfall gestorben waren.
Umfassende Untersuchungen zum natürlichen Tod von Fußgängern sind kaum vorhanden. Christian [2] beschreibt 3 Fälle, bei denen 2mal eine Herzbeuteltamponade bei Herzinfarkt, einmal eine Ruptur eines Aortenaneurysmas vorlagen.

Systematisch untersuchte Saternus [23] das Problem des Todes von Fußgängern durch Untersuchung von 237 Todesfällen der Jahre 1964-1972, die alle in ein Unfallgeschehen involviert waren. Ein geringerer Anteil dieser Personen war überrollt, ein größerer war gehend/stehend angefahren worden. In 11 % der Fälle stellte er konkurrierende, chronisch-degenerative Organerkrankungen fest, so daß hier mindestens unter strafrechtlichen Bedingungen der Kausalität kein sicherer Unfalltod angenommen werden konnte.

Als Organmanifestation wurde von diesem Autor u.a. eine Kardiomyopathie mit ausgeprägter Koronararteriensklerose, Myofibrose und erhöhtem Herzgewicht angegeben (n = 12) sowie Einzelfälle mit frischem thrombotischem Koronarverschluß (n = 3) und kombinierten Vitien (n = 2). Wenn auch diese Untersuchung schlußendlich keine Aussage über die absolute oder relative Häufigkeit eines solchen Geschehens macht, gibt sie immerhin einen Anhalt und erlaubt in jedem Fall eines tödlichen Fußgängerunfalles, die Frage nach einem akuten, natürlichen Tod bzw. Unfalltod zu stellen.

Fahrradfahrer

Die Anzahl der Fälle eines akuten natürlichen Todes auf dem Fahrrad ist abhängig von der Gewohnheit einer bestimmten Population, Fahrrad zu fahren. Da in den Großstädten das Fahrradfahren eher eine untergeordnete Rolle spielt, werden entsprechende Untersuchungen sich v.a. auf ländliche Bezirke bzw. kleinere Städte beziehen müssen.

Die Häufigkeit von tödlich verunfallten Fahrradfahrern konnte aus einer Gesamtpopulation von 1748 Unfalltoten mit 8,1 % der Fälle (n = 141) erfaßt werden [18]. Diese Population wurde jedoch nicht detailliert analysiert.

Penttilä et al. [20] konnten ihr Fallmaterial demgegenüber detailliert analysieren: Mit 47 % aller Radfahrtoten stellten sie in überraschend großer Anzahl einen natürlichen Tod fest, eine Häufigkeit, die bereits Öström u. Eriksson [19] beschrieben hatten.

Penttilä et al. [20] untersuchten systematisch 28 Fälle eines natürlichen Todes auf dem bzw. mit dem Fahrrad und konnten registrieren, daß 20 Personen offenbar umgefallen waren, mithin während des Fahrradfahrens akut handlungsunfähig geworden waren, während 8 Tote neben dem Fahrrad angetroffen worden waren. Die Autoren stellten fest, daß nur in 4 dieser Fälle wesentliche Verletzungen vorlagen (Bruch des Schädels, des Brustbeins, des Schlüsselbeins und Hirnkontusionsherde), während die übrigen nur diskrete oder gar keine Verletzungen aufwiesen.

Als Ursache für den akuten Tod konnten v.a. eine Koronarsklerose (n = 20), andere Herzkrankheiten (n = 3), Gefäßerkrankungen des Gehirns (n = 4) sowie ein Fall mit einer Pneumonie beschrieben werden.

Tod am Steuer

Während die bisher geschilderten Fälle eines akuten natürlichen Todes eher durch die Absonderlichkeit der Auffindesituation und möglicherweise auch durch die sich ergebende juristische Frage nach dem Kausalzusammenhang Aufmerksamkeit auf sich ziehen, stellt der akute Tod des Fahrzeugführers insofern eine Gefahr dar, als durch das nach Eintritt des Todes steuerlos sich fortbewegende Fahrzeug fataler Schaden erzeugt werden kann. Die theoretisch denkbaren Folgezustände sind eigentlich nur noch durch den akuten Tod eines Fahrzeugführers in Bus, Zug oder Flugzeug zu übertreffen.

Zunächst stellt sich die Frage nach der Häufigkeit eines solchen Ereignisses. West et al. [28] erfaßten 1026 akut in oder an einem Fahrzeug verstorbener Fahrzeugführer und stellten fest, daß 15% an einem natürlichen Tod gestorben waren. Eigene Beobachtungen im Rahmen einer retrospektiven Untersuchung ergaben in 8% der 239 Todesfälle eines Fahrzeugführers einen natürlichen Tod, der mit einem Unfall verbunden war [18]. Werden in den eigenen Untersuchungen zusätzlich die Fälle berücksichtigt, die *nicht* in ein Unfallgeschehen involviert waren, dann liegt der Prozentsatz bereits bei 34. Mithin ist sicher davon auszugehen, daß auch in Deutschland der Prozentsatz des akuten natürlichen Todes eines Fahrzeugführers ausgesprochen groß ist, wobei jedoch in den meisten Fällen kein zeitlicher Zusammenhang mit einem Unfallgeschehen vorliegt.

Fragt man, wie groß der Anteil dieser Fälle in Relation zu den akuten natürlichen Todesfällen des forensischen Untersuchungsmaterials unter anderen Bedingungen ist, kann man sich an die Ergebnisse von Krauland [10] halten, der das Schrifttum berücksichtigte und dabei auf eine Häufigkeit von 1,6% kam. Dieser Prozentsatz stimmt auch mit den Angaben des neueren Schrifttums überein [5, 11, 12, 14].

Vom akuten natürlichen Tod als Fahrzeugführer sind v.a. Männer betroffen, offenbar 10mal [10]mal bzw. 25mal [28], bzw. 34mal [25] häufiger als Frauen. Das Alter wurde entsprechend der Literatur von Schmidt et al. [25] zusammengestellt (Tabelle 1), wobei über die letzten Jahrzehnte keine wesentliche Änderung zu beobachten ist.

Tabelle 1. Altersverteilung bei plötzlichem, natürlichem Tod am Steuer. (Mod. nach Schmidt et al. [25])

Autoren	n	Altersspektrum (Jahre)	Altersgipfel (Jahrzehnt)	Mittleres Alter (Jahre)
Peterson u. Petty [21]	36	24–83	6.	56
	45	26–69	6.	54
Gerber et al. [6]	57	34–77	–	–
West et al. [28]	155	27–79	7.	60
Saternus et al. [24]	91	–	6.	–
Breitenecker [1]	12	41–79	5.	57
Krauland [10]	623	–	6.	–
Missliwetz et al. [13]	76	–	7.	–
Miltner u. Barz [12]	68	–	7.	–
Copeland [3]	133	–	51,8% > 60 Jahre	–
Östrom u. Eriksson [19]	126	–	–	59 bzw. 66
Christian [2]	64	19–89	6.–8.	–
Penttilä et al. [20]	60	–	–	59 bzw. 63

– Ohne Angabe

Als Todesursache wird überwiegend, d.h. in mehr als 90% der Fälle, eine primäre Herzkrankheit beschrieben, wie aus Tabelle 2 ersichtlich wird. Daneben wurden Einzelfälle mit Myokarditis, Ruptur eines Hirnbasisaneurysmas, Anorexia nervosa [20], akute Meningokokkenmeningitis, Alkoholismus, Tumorleiden [37] und anderes mehr beschrieben.

Tabelle 2. Todesursachen beim plötzlichen natürlichen Tod am Steuer. (Mod. nach Schmidt et al. [25])

Autoren	n	KVK [%]	KHK [%]
Tamaska [26]	60	83,3	45
Peterson u. Petty [21]	81	98,8	70,4
Gerber et al. [6]	57	93	87
West et al. [28]	155	94	86
Saternus et al. [24]	91	88	–
Breitenecker [1]	12	91,7	83,3
Krauland [10]	433	91	83
Missliwetz et al. [13]	76	92,1	85,5
Copeland [3]	133	82	61,8
Öström u. Eriksson [19]	126	96	88,9
Christian [2]	64	87,5	76,8
Penttilä et al. [20]	60	–	75

KVK kardiovaskuläre Krankheit; KHK koronare Herzkrankheit. – Ohne Angabe;

Die grundlegende Frage ist jedoch immer, wie oft mit dem akuten Tod am Steuer auch ein Unfallgeschehen verbunden ist. In den eigenen Untersuchungen [18] fand sich diese Koinzidenz in 19 von 88 Fällen (21%), wobei auch Kollisionen von Fahrzeug mit Baum, Wand usw. ohne zusätzliche Beteiligung bzw. Verletzung oder Tötung anderer Personen erfaßt wurden.

Fallbeispiel:
Ein 54jähriger Lkw-Fahrer kam bei einer Geschwindigkeit von ca. 30 km/h grundlos von der Straße ab und fuhr eine Böschung hinunter, wobei sich der Lkw überschlug und der Fahrer mit dem Körper unter den Lkw zu liegen kam. Es bestand ein Polytrauma mit Kompression des Brustkorbes, so daß die Todesursache zunächst eindeutig schien. Ausschließlich das grundlose Abkommen von der Straße veranlaßte die Berufsgenossenschaft, eine Obduktion durchführen zu lassen. Bei der Obduktion wurde ein Aneurysma der Hirnbasisarterie festgestellt, das rupturiert war. Auch dieser Befund allein reichte zunächst nicht als Erklärung für den Tod aus, da die Blutung möglicherweise nur zu einer Bewußtseinstrübung geführt haben könnte, die dann den Unfall – und damit den Tod – induziert hätte. Andererseits mußte davon ausgegangen werden, daß durch die Thoraxkompression der Tod sofort eintrat. Es bestand jedoch ein ausgeprägtes Hirnödem mit einem Hirngewicht von 1700 g, das keine Zweifel daran aufkommen ließ, daß die Blutung in die inneren Hirnhäute schon vor dem Unfallgeschehen eingesetzt haben mußte. Dieser Geschehensablauf konnte durch eine feingewebliche Untersuchung gestützt werden, die einerseits Zeichen der Vitalität im Bereich Blutung in die inneren Hirnhäute nachweisen konnte, andererseits das Fehlen derartiger Reaktionen in den Verletzungen des Rumpfes.

Nach West et al. [28] kam es in 18 von 155 Fällen eines natürlichen Todes zu Verletzungen bzw. zum Tod anderer Verkehrsteilnehmer.

Fallbeispiel:
Ein 62jähriger Fahrzeugführer eines Pkws brach während der Fahrt in sich zusammen und der Pkw kollidierte frontal mit einem Bus auf der Gegenfahrbahn. Im Pkw waren Beifahrer und Fahrer tot, während der dritte Fahrzeuginsasse mit schwersten Folgeschäden überlebte. Aus der Vorgeschichte wurde bekannt, daß der Fahrzeugführer seit langer Zeit wegen koronarer Herzkrankheit in Behandlung war. Von einer Obduktion wurde abgesehen, da die Polizei davon ausging, daß der Unfallverursacher selbst getötet worden war.

Sowohl die eigenen Beobachtungen wie auch die von West et al. [28] wurden von Krauland [10] im wesentlichen bestätigt, der sicher in 50% der Fälle den Eintritt eines akuten natürlichen Todes im ruhenden Verkehr beobachtete und der darauf hinweist, daß schwere Unfälle eher selten sind. Häufiger ist das Phänomen zu beobachten, daß das Fahrzeug regulär am Fahrbahnrand geparkt ist und der Fahrzeugführer tot im Fahrzeug angetroffen wird.

Zusammenhang mit anderen Verkehrsmitteln

Das Phänomen eines akuten, natürlichen Todes ist naturgemäß auch bei anderen Verkehrsmitteln zu beobachten, wobei jedoch die Differenzierung „Unfalltod" und „natürlicher Tod" eher eine untergeordnete Rolle spielt. Dies gilt u.a. bei Benutzung von Schienenfahrzeugen wie Straßenbahnen und Zug. Über Todesfälle mit Benutzung dieser Verkehrsmittel liegen uns jedoch keine Zahlenangaben vor.

Über das Phänomen des natürlichen Todes im Zusammenhang mit dem Flugverkehr gibt eine Arbeit aus dem Jahre 1986 Aufschluß [22] die über 104 Todesfälle am Flughafen Heathrow berichtet: Es handelt sich um 15 Bedienstete sowie 89 Passagiere. Überwiegend waren die Verstorbenen (in 2/3 der Fälle) Männer im Alter zwischen dem 60. und 70. Lebensjahr.

Im Zusammenhang mit dem Flugverkehr war v.a. die Inzidenz einer Lungenembolie in Abhängigkeit von der Flugzeit von Bedeutung, ein Phänomen, auf das bereits 1954 Homans hinwies: Als Folge längeren Sitzens kommt es gehäuft zur Ausbildung einer Lungenembolie. Von 11 Fällen einer gesicherten Lungenembolie war diese in 10 Fällen nach einer Flugdauer von 12–18 h eingetreten, nur ein Fall bei einer Flugdauer von 6–12 h. Im übrigen wurde als Todesursache überwiegend (mit mehr als 80%) eine Herzerkrankung beschrieben.

Schlußfolgerung und Zusammenfassung

Der akute natürliche Tod von Personen im Verkehr als Fußgänger, Fahrradfahrer, Fahrzeugführer und Teilnehmer auch im Flugverkehr ist v.a. ein Tod des männlichen Geschlechts im Alter zwischen 60 und 70 Jahren. Eine spezielle Korrelation mit einer im Verkehr besonders geforderten Leistung im Sinne von Streß wurde bisher nicht erkannt, so daß am ehesten davon auszugehen ist, daß sich der Tod mehr oder weniger zufällig im Verkehr ereignet. Dafür spricht auch die vorhandene Korrelation der Todesursachen beim akuten natürlichen Tod im Verkehr mit dem akuten natürlichen Tod unabhängig vom Verkehr: Es überwiegen zweifelsfrei in mehr als 90% der Todesfälle degenerative Erkrankungen des Herzens. Eine Ausnahme bildet das Ereignis der Lungenembolie bei längeren Flugzeiten: Hier handelt es sich um eine spezifische, durch das Verkehrsmittel bedingte Folge bei entsprechender Prädisposition, was u.a. bei der Begutachtung des Todes als berufsbedingte Folge von Bedeutung sein kann.

Auch wenn mit einem akuten natürlichen Tod eines Fahrzeugführers durchaus die Gefahr verbunden sein kann, daß dadurch auch andere Personen zu Schaden kommen, so muß diese Gefahr jedoch bisher als so gering erachtet werden, daß hieraus noch keine Schlüsse für die Frage der Einschränkung der Fahrerlaubnisse, z.B. in Abhängigkeit vom Alter oder organischer Vorerkrankungen, sinnvoll erscheinen.

Ein Problem kann jedoch im Einzelfall die Klärung der Frage der Kausalität (vgl. u.a. [15, 16, 17]) sein: Da weder bei Fußgängerunfällen (z.B. Überrollen) noch bei dem Tod eines Fahrzeugführers allein durch die Leichenschau deutlich wird, ob unfallbedingte Verletzungen todesursächlich waren oder aber eine vorbestehende, als chronisch anzusehende Organveränderung, sollten alle diese Fälle durch entsprechende umfangreiche postmortale medizinische Untersuchungen geklärt werden.

Andererseits muß jedoch darauf hingewiesen werden, daß in den Fällen, in denen keine äußeren Zeichen einer Verletzung vorliegen, auch ein nichtnatürlicher Tod vorliegen kann. Hier ist v.a. an eine Intoxikation zu denken, wie z.B. in Beitrag Berg (Teil IV, S. 257) aufgeführt. Eine falsche Diagnose, nämlich „natürlicher Herztod" führte in der spektakulären Giftmordserie der Christa Lehmann auf die falsche Spur: Nachdem den Männern E 605 eingegeben worden war, fuhren sie mit dem Fahrrad zur Arbeit und wurden schlußendlich als Verkehrsteilnehmer tot aufgefunden.

Literatur

1. Breitenecker L (1976) Unfallaufklärung nur durch Obduktion. Lebensversicherungsmed 28: 90–95
2. Christian MS (1988) Incidence and implications of natural deaths of road users. Br Med J 297: 1021–1024
3. Copeland AB (1987) Sudden natural death „at the wheel" – revisited. Med Sci Law 27: 106–113
4. Crawford T (1977) Sudden death as a manifestation of ischaemic heart disease. In: Crawford T (ed) Pathology of ischaemic heart disease. Butterworths, London Boston, pp 71–79
5. Davies MJ, Popple A (1979) Sudden unexpected cardiac death – a practical approach to be forensic problem. Histopathology 3: 255–277
6. Gerber SR, Joliet PV, Feegel JR (1966) Single motor vehicle accidents in Cuyahoga County: 1958–1963. J Forensic Sci 11: 144–151
7. Hartmann H (1966) Der Tod am Volant. Deutsch Z Gerichtl Med, 57: 357–362
8. Homans J (1954) Thrombosis of deep leg veins due to prolonged sitting. N Engl J Med 211: 993–997
9. Janssen W, Naeve W (1975) Der plötzliche Tod aus natürlicher Ursache. In: Mueller B (Hrsg) Gerichtliche Medizin, Bd.1. Springer, Berlin Heidelberg New York, S 248–325
10. Krauland W (1978) Der plötzliche, natürliche Tod im Straßenverkehr. Z Rechtsmed 81: 1–17
11. Metter D (1979) Ereignisortsituationen bei plötzlichen natürlichen Todesfällen. Lebensversicherungsmed 31: 135–137
12. Miltner E, Barz J (1984) Zu den Grenzen der Aufklärbarkeit tödlicher Verkehrsunfälle aus rechtsmedizinischer Sicht. Lebensversicherungsmed 36: 208–212
13. Missliwetz J, Friedrich E, Depastas G (1978) Plötzlicher Tod am Steuer. Beitr Gerichtl Med 36: 47–52

14. Oehmichen M, Madea B (1987) Der akute natürliche Tod in der Öffentlichkeit einer Großstadt. Lebensversicherungsmed 39: 55–58
15. Oehmichen M, Saternus KS (1984) Grundsätzliche Probleme der Todesursachen-Feststellung bei Verkehrsunfällen. Unfall Sicherheitsforsch Straßenverkehr 47: 69–75
16. Oehmichen M, Staak M, Schmidt V, Baedeker C, Saternus KS (1985) Kausalzusammenhang: Verkehrsunfall und Tod. Dtsch Autorecht 54: 361–367
17. Oehmichen M, Staak M, Schmidt V, Baedeker C, Saternus KS (1986) Leichenschau und Obduktion bei Tod im Straßenverkehr. Dtsch Ärztebl 83: 873–875
18. Oehmichen M, Schmidt V, Berghaus G (1990) Empirische Untersuchungen zum Kausalzusammenhang zwischen Unfall und Tod. In: Klose W, Oehmichen M (Hrsg) Rechtsmedizinische Forschungsergebnisse. Lübeck, S 70–92
19. Östrom M, Eriksson A (1987) Natural death while driving. J Forensic Sci 32: 988–998
20. Penttila Ä, Karhunen PJ, Pikkarainen J (1988) Natürlicher Tod in Finnland. Zentralbl Rechtsmed 31: 914
21. Peterson BJ, Petty CS (1962) Sudden natural death among automobile drivers. J Forensic Sci 7: 274–285
22. Sarvesvaran R (1986) Sudden natural deaths associated with commercial air travel. Med Sci Law 26: 35–38
23. Saternus KS (1975)Plötzlicher Tod am Unfallort bei Fußgängern. Kriminalistik 11: 498–501
24. Sarernus KS, Dotzauer G, Berghaus G, Bergs W (1973) Zur Problematik des plötzlichen Todes am Lenkrad. Arbeitsmed Sozialmed Präventivmed 8: 193–199
25. Schmidt P, Haarhoff K, Bonte W (1990) Sudden natural death at the wheel – a particular problem of the elderly? Forensic Sci Int 48: 155–162
26. Tamaska L (1961) Gesundheitszustand der Kraftwagenlenker im Spiegel des Obduktionsmaterials. Zentralbl Verkehrsmed 7: 22–30
27. Weiss B, Donat K, Ivens K, Schuchart J, Ziegler WJ (1985) Akuter Herzinfarkt in der Großstadt. Dtsch Med Wochenschr 110: 15–19
28. West I, Nielsen Gl, Gilmore AE, Ryan JR (1968) Natural death at the wheel. JAMA 205: 266–271

Unklare Todesfälle am Arbeitsplatz. Versicherungsmedizinische Aspekte

H. KAMPMANN, H. KIJEWSKI

Einleitung

Nach den Allgemeinen Unfallversicherungsbedingungen § 3, III (AUB 88) liegt ein Unfall vor, wenn der Versicherte durch ein plötzlich von außen auf seinen Körper wirkendes Ereignis (Unfallereignis) unfreiwillig eine Gesundheitsschädigung erleidet.

Der 1988 von den deutschen Versicherern eingefügte Begriff „Unfallereignis" dient der Klarstellung, daß der Unfall sich aus den Komponenten Unfallereignis und Gesundheitsschädigung zusammensetzt, wobei die Plötzlichkeit sich ausschließlich auf das Ereignis und die Unfreiwilligkeit sich ausschließlich auf die Gesundheitsschädigung bezieht [7, 31].

Ähnlich ist im Sozialrecht der Betriebsunfall als ein von außen kommendes, plötzliches Ereignis definiert, das bei einer versicherten Tätigkeit unfreiwillig zu einer Gesundheitsschädigung führt. Als Betriebsunfall gelten auch Unfälle auf dem direkten Weg von und zur Arbeitsstätte (sog. Wegeunfall). Durch Bewußtseinsstörungen und/ oder höhergradige Alkoholisierung werden die Leistungen im Versicherungs- und Sozialrecht i.allg. ausgeschlossen (BSG Urteil vom 30.6.1960, in BSG Band 12 Seite 242ff) [31].

Der *plötzliche, unerwartete* Tod während der Arbeit stellt nicht nur für den Notarzt, sondern auch für den Versicherungs- und Rechtsmediziner ein gravierendes Ereignis dar, das mit zivil- und strafrechtlichen Konsequenzen verbunden sein kann. Der hinzugerufene Arzt überschätzt manchmal die äußeren Einflüsse am Arbeitsplatz. Das Zusammenbrechen eines Monteurs an der Bohrmaschine läßt an einen Stromunfall denken; Stürze legen die Vermutung unfallmäßigen Fehltretens nahe. Mögliche äußere Einwirkungen dürfen aber nicht unreflektiert als Todesursache unterstellt werden; oft liegt dem Geschehen eine innere Ursache zugrunde. Bei einem Sturzgeschehen infolge akuten Herzversagens werden manchmal agonale Nebenverletzungen falsch bewertet [3]. Gar nicht so selten sind gewerbliche Vergiftungen ursächlich für den Todeseintritt am Arbeitsplatz. Gleichwohl werden derartige unfallmäßige Intoxikationen gelegentlich übersehen.

Auswertung der Fälle

Im folgenden wurden die Todesfälle am Arbeitsplatz oder auf dem Weg zur Arbeit der Jahre 1976–1990 anhand des Sektionsmaterials des Instituts für Rechtsmedizin der Universität Göttingen ausgewertet.

In ca. 3% aller Fälle (Gesamtzahl 3650 Obduktionen) trat der unerwartete Tod während der Arbeit ein; fast ausschließlich handelte es sich um männliche Personen, das Durchschnittsalter lag bei 39 Jahren. Von den 103 Todesfällen am Arbeitsplatz war der Tod bei 26 Personen (25%) aus natürlicher innerer Ursache eingetreten. Die genaue

genaue Todesursache konnte in der Regel aber erst durch Folgeuntersuchungen (Toxikologie, Histologie, Blutalkoholbestimmung) geklärt werden. Die Aufschlüsselung der unerwarteten Todesfälle am Arbeitsplatz ist aus Tabelle 1 ersichtlich.

Tabelle 1. Unerwarteter Tod am Arbeitsplatz (n = 103)

Natürliche Todesfälle				Tödliche Arbeitsunfälle n = 77 (75%)			
		Mechanische Gewalteinwirkungen		Gewerbliche Intoxikationen, z.T. mit finaler Erstickungskomponente		Sonstige gewaltsame Todesursachen	
Ursache	n		n		n		n
Koronartod	15	Polytrauma	18	Klärgrube (Fäulnisgase)	6	Stromunfall	6
Myokardinfarkt	3	Schädel-Hirn-Trauma	10	Trichlorethylen	3	Erstickung	3
Thrombembolie	2	Blutaspiration	5	Futtersilo (Gärungsgase)	2	Verbrennung, Verbrühung	2
Peritonitis	2	Protrahierter Schock	5			Suizid	1
Myokarditis	1	Verbluten	3	O$_2$-Mangel (nach Anvergiftung)	2	Multifaktoriell oder umstritten	7
Epileptischer Anfall	1	Thoraxkompression	2	H$_2$S	1		
Stoffwechselentgleisung (Hypoglykämie)	1	Dekapitation	1				
Atemwegsinfekt	1						
Gesamt	26 (25%)		44 (43%)		14 (14%)		19 (18%)

Bei den *natürlichen Todesfällen* standen Erkrankungen des Herz-Kreislauf-Systems im Vordergrund. Wie sich aus unseren Untersuchungen ergibt, wurden die äußeren Umstände durch den herbeigerufenen Arzt häufig zunächst falsch bewertet. Wie schwierig die Beurteilung kausaler Zusammenhänge oft sein kann, soll an einigen Beispielen erläutert werden.

Fallbeispiele

Fall 1
Ein 54jähriger Arbeiter führte an einem Aussichtsturm Streicharbeiten mit dem Holzschutzmittel Xylamon (Teeröle mit Chlorphenolen) durch. Er klagte über Kopf- und Herzschmerzen, brach zusammen und verlor das Bewußtsein. Der Notarzt fand einen Herzstillstand vor, Reanimationsversuche blieben erfolglos. Man dachte an eine gewerbliche Vergiftung, obwohl die Kollegen bei der Arbeit über keine Beschwerden geklagt hatten. Aus der Vorgeschichte des Mannes war eine Bypassoperation bekannt.

Obduktionsbefunde:
Hochgradige Sklerose der Koronarien mit vollständigem Verschluß des Ramus circumflexus der linken und rechten Kranzarterie, z.T. ausgeprägte ältere Herzmuskelschwielen. Mäßig ausgeprägte allgemeine Arteriosklerose der Gefäße. Schockzeichen der Nieren, Zustand nach Wiederbelebungsmaßnahmen. Histologisch fanden sich im Myokard, vorwiegend in Gefäßnähe, ältere Binde-

gewebsvermehrungen, neben fleckenförmigen frischeren Gewebsuntergängen mit Ansammlung von histiozytären Elementen. Körnig scholliger Zerfall einzelner Herzmuskelfasern. In weiteren Schnittstufen ein älterer, fast kompletter Verschluß eines größeren intramuralen Koronarastes mit Zeichen von Rekanalisierung und entzündlicher Abraumreaktion.
Die toxikologische Untersuchung blieb negativ.
Als Todesursache wurde danach ein akutes Herzversagen bei schubweise verlaufender arterieller Verschlußkrankheit der Kranzgefäße angenommen.
Da kein frischer, z.B. thrombotischer Gefäßverschluß vorlag, war zu prüfen, ob das akut zum Tode führende Versagen der koronaren Restfunktion evtl. auf die Einatmung von Dämpfen des Holzschutzmittels Xylamon zurückgehen konnte.
Derartige Holzschutzanstriche enthalten neben Karbolineum auch Phenole. Da es sowohl durch Hautkontakt, als auch durch Inhalation von Dämpfen derartiger Imprägnierungsmittel – insbesondere bei höheren Konzentrationen – gelegentlich zu Gefäßreaktionen kommen kann [24], war hier das Gewicht einer zusätzlichen äußeren Einwirkung als auslösender Teilursache zu diskutieren. Die morphologischen Befunde spiegelten aber so deutlich das Bild einer schicksalhaft fortschreitenden und bereits in ein Finalstadium eintretenden arteriellen Verschlußkrankheit des Herzens wider, daß man zu dem Schluß kommen mußte, daß der Tod um die gleiche Zeit oder wenig später, auch ohne die berufliche Belastung, hätte eintreten können. Die Frage wurde dahingehend beantwortet, daß es sich um einen Tod aus natürlicher innerer Ursache gehandelt hatte, wobei eine äußere Einwirkung als auslösende Teilursache zwar als möglich in Betracht kommt, aber nicht als unerläßlich zu bezeichnen ist. Bei dem vorbestehenden Herzschaden war es nicht wahrscheinlich, daß die Lebensdauer um mindestens ein Jahr verkürzt wurde.

Fall 2
Ein 19jähriger landwirtschaftlicher Gehilfe verließ am frühen Morgen mit einem Rübentrecker den Arbeitsplatz. Ca. 1 h später wurde er neben dem Fahrzeug im Straßengraben hockend, nicht ansprechbar, vorgefunden. Bei der Krankenhauseinlieferung wurde ein Herz- und Atemstillstand festgestellt; durch Wiederbelebungsmaßnahmen kam die Herzaktion wieder in Gang. Den Ärzten fielen enggestellte Pupillen (Miosis) sowie eine übermäßige Schweißneigung auf, weshalb neben inneren Verletzungen durch einen Verkehrsunfall auch an eine E 605-Vergiftung gedacht wurde. Dies konnte jedoch durch klinisch-toxikologische Untersuchungen nicht bestätigt werden. Der junge Mann verstarb 3 Tage später im Krankenhaus, ohne das Bewußtsein wiedererlangt zu haben.

Obduktionsbefunde:
Keine Verletzungen. Erweiterung sämtlicher Herzhöhlen, auffallend teigige Beschaffenheit der Herzmuskulatur. Stauung an den inneren Organen. Katarrhalische Entzündung der Luftröhre, ca. 400 ml einer grünlich-schleimigen Flüssigkeit im Magen. Histologisch fand sich eine verbreitete interstitielle Myokarditis mit vorwiegend lymphoidzellig-plasmazellulärer Infiltration.
Die toxikologische Untersuchung der Organe und Körperflüssigkeiten verlief negativ.
Als Todesursache war ein langsames Herzversagen bei ätiologisch unklarer Myokarditis anzunehmen. Ein Betriebsunfall war auszuschließen.

Die dargestellten Fälle zeigen, wie schwierig es sein kann, die äußeren Umstände richtig zu bewerten; ohne Sektion und deren Folgeuntersuchungen ist kaum auszukommen. Die Epikrise des ersten Falles leitet schon über zu Fragen der *sozialmedizinischen Kausalitätsbegutachtung,* die hier aber nur angedeutet werden können. Bei vorbestehender koronarer Herzkrankheit können äußere Faktoren auch zu einer wesentlichen Teilursache der Infarktmanifestation werden, so daß eine Entschädigung durch die gesetzliche Unfallversicherung möglich ist [11]. Dies kommt auch für den plötzlichen Herztod in Frage, wenn dieser während ungewöhnlicher körperlicher Anstrengung eingetreten ist, die über die normale betriebliche Inanspruchnahme hinausgehen, und nach dem anatomischen Befund anzunehmen ist, daß die kardiale Insuffizienz nicht in nächster Zeit auch ohne besondere Belastung eingetreten wäre. Eindrucksvolle Beispiele hierzu brachten schon Hochrein und Schleicher [15]. Wegen der

Kausalitätstheorien und Beweisanforderungen in den verschiedenen Rechtsbereichen vgl. den folgenden Beitrag (Berg, S. 200).

Todesursachen

Mechanische Traumen
Bei den *mechanischen Traumen* war in der Regel ein Kausalzusammenhang zwischen Unfallgeschehen und dem Todeseintritt zu bejahen. Erwartungsgemäß ist dies die größte Gruppe in unserem Material (44 Fälle = 43%). Im Vordergrund standen Stürze (vom Baugerüst, in die Baugrube usw.), Unfälle bei Holzfällerarbeiten, mit Arbeitsmaschinen usw. Durch die Neutrassierung der Bundesbahnstrecke Würzburg-Hannover gab es auch eine Reihe von Arbeitsunfällen beim Tunnelbau.

In 5% der Fälle konnten durch die Sektion organbedingte Bewußtseinsstörungen (z.B. durch Aneurysmablutung, akuten Koronarverschluß) oder höhergradige Alkoholisierung nachgewiesen werden.

Gewerbliche Intoxikationen
Einen auffallend hohen Anteil hatten Todesfälle durch *gewerbliche Intoxikationen* (14 Fälle = 14%), wobei es sich überwiegend um rasch tödliche Vergiftungen handelte. Das große Gebiet der gewerblichen Schäden durch chemische Agenzien kann an dieser Stelle nicht behandelt werden, verwiesen sei auf das Standardwerk von Teleky [30], ferner auf Baumeister et al. [2], Bolvary-Zahn u. Lehner [5], Gosselin et al. [12], Flury u. Zernik [10] sowie Ludewig u. Cohs [23].

Je nach Art des gasförmigen Stoffes führt u.U. auch erst eine längerdauernde Einwirkung zur Gesundheitsschädigung, die aber in der Sozialversicherung gleichwohl als entschädigungspflichtig anerkannt wird. Das RVO-Verzeichnis nennt eine Vielzahl von Stoffen, von denen heute in der Praxis die Erstickungsgase (CO, H_2S), Lösungsmittel, Schädlingsbekämpfungsmittel und andere chemische Einwirkungen zunehmend an Bedeutung gewinnen (Verordnung zur Änderung der Siebenten Berufskrankheiten-Verordnung BGBL 1976 I, S. 3329 ff.).

Nur in der privaten Unfallversicherung kommt evtl. der Prüfung der Begriffsmerkmale des Unfalls Bedeutung zu. Die Plötzlichkeit ist bei Intoxikationen stets dann zu bejahen, wenn der Versicherte einem *unvermuteten* Gasaustritt ausgesetzt ist und sich diesem nicht zu entziehen vermag, weil er ihn nicht bemerkt und durch das Einatmen des Gases bewußtlos wird [30]; auch Vergiftungen durch Kohlenmonoxid (CO) spielen hier eine Rolle [25, 29].

Häufig findet sich nach bewußtlosmachender Anvergiftung eine Erstickung, z.B. Ertrinken als letzte Todesursache. Das trifft insbesondere für die sog. CO_2-*Vergiftung* in Klärgruben, Gärkellern und Futtersilos zu, die ja eigentlich eine Erstickung durch die synergistische Wirkung des O_2-Mangels und der direkten, bei höheren Konzentrationen lähmenden, Wirkung von CO_2 auf das Atemzentrum ist. Kohlendioxid ist bekanntlich geruchlos und schwerer als Luft; es bedeckt unter (unsichtbarer) Spiegelbildung die tiefergelegenen Teile der Räumlichkeit. Der hinabsteigende Arbeiter bricht beim „Eintauchen" in die CO_2-Atmosphäre bewußtlos zusammen und stirbt innerhalb weniger Minuten, wenn er nicht geborgen wird. Oft erleiden zu Hilfe eilende Zeugen des Geschehens das gleiche Schicksal [8, 13, 24].

Kohlenmonoxid stellt auch heute noch eine sehr häufige gewerbliche Vergiftungsursache dar. In vielen Industrieabgasen findet sich CO in hohen Konzentrationen, wie z.B. in Gichtgasen von Hochöfen sowie im Wasser- und Generatorgas.

In allen Industriebetrieben, in denen Verbrennungsprozesse eine Rolle spielen und überall dort, wo Verbrennungsmotoren in geschlossenen Räumen betrieben werden, besteht auch das Risiko einer CO-Belastung. Im Laufe der Arbeitszeit fanden sich erhöhte CO-Hb-Konzentrationen bei Gaswerk- und Hüttenarbeitern, Heizern, Beschäftigten in Räuchereien, Arbeitern der chemischen Industrie und Lkw-Fahrern auch bei regulären Arbeitsabläufen. So fanden Krüger et al. [21] bei mehr als 10% der CO-exponierten Arbeiter wie z.B. Stahlwerkern, CO-Hb-Werte von mehr als 10%.

Im Falle von Betriebsstörungen ergibt sich an allen diesen Arbeitsplätzen das Risiko einer CO-Vergiftung. Eine Erhöhung der CO-Konzentrationen in Kraftfahrzeugen wurde als Ursache von Verkehrsunfällen diskutiert [25].

Der Nachweis der CO-Intoxikation wird meist mit der klassischen UV-VIS-spektrophotometrischen Methode vor und nach Reduktion geführt. Neuerdings haben Kijewski et al. [20] durch Einsatz der Fourier-Transform-Infrarotspektroskopie (FTIR-Technik) die Leistungsfähigkeit der Nachweismethodik sehr verbessert. Durch Kombination des FTIR-Gerätes mit einem IR-Mikroskop konnte der CO-Hb-Nachweis sogar an einzelnen Erythrozyten geführt werden [19].

Die Schnelligkeit der Wirkung des CO ist konzentrationsabhängig. Bei sehr hohen Konzentrationen tritt der Tod in Minuten ein; bei geringeren Konzentrationen kann die Agonie Stunden dauern. Schon bei CO-Hb-Konzentrationen ab ca. 30% ist häufig eine Selbstrettung unmöglich. Aus der Begutachtungspraxis ergibt sich, daß die Empfindlichkeit gegenüber CO stark variieren kann. Sie kann stark erhöht sein bei vorbestehenden Organerkrankungen (z.B. Koronarsklerose) und/oder Alkoholisierung. Bei Spättodesfällen von Personen, die bewußtlos aus der CO-Atmosphäre gerettet wurden, ist zu beachten, daß CO innerhalb von 4–5 h abgeatmet wird (bei O_2-Beatmung schneller), so daß entnommene Blutproben oft kein CO-Hb mehr enthalten.

Die Feststellung einer inhalatorischen Noxe kann im Gegensatz zur CO-Vergiftung auch sehr schwierig sein. So ist z.B. der Nachweis einer *CO_2-Vergiftung* an der Leiche kaum möglich. Als Beispiel diene der folgende Arbeitsunfall:

Fall 3
Ein 24jähriger und ein 33jähriger Arbeiter führten Reinigungsarbeiten in einem Bundesbahnkesselwagen durch. Die Kunststoffbeschichtung der Wand wurde zu ihrer Ablösung erhitzt. Wenige Stunden später wurden die beiden Arbeiter tot im Inneren des Wagens aufgefunden.

Obduktionsbefunde:
Gesichtszyanose, petechiale Einblutungen im Bereich der Augenlider, Ekchymosen an den Augenbindehäuten. Ausgeprägte Lungenblähung mit zahlreichen Tardieu-Ekchymosen, Blutstauung der Lunge, intensiv gerötete Tracheal- und Bronchialschleimhaut.

Toxikologie:
In der Trachealluft wurde eine flüchtige, reduzierende Verbindung in nicht geringer Konzentration erfaßt, bei der es sich nicht um Schwefelwasserstoff handelte und deren gaschromatographisches Verhalten mit dem eines zu Vergleichszwecken hergestellten Pyrolyseproduktes übereinstimmte. Verbindungen dieser Art entstehen bei Erhitzung von Kunststoffen bei O_2-Mangel. Die Anwesenheit von chlorhaltigen, die Schleimhaut reizenden organischen Verbindungen war nicht auszuschließen, wohl aber die Entstehung von Blausäure, – die sich bei der Verbrennung von Kunststoffen nicht selten entwickelt und bei Bränden neben CO toxische Wirkung ausüben kann [26]. Auch die CO-Hb-Konzentrationen waren unauffällig.

Die von Püschel [27] bei 3 tödlichen *Kohlenwasserstoffvergiftungen* erhobenen makro- und mikromorphologischen Befunde entsprechen den Darstellungen, die man bei Erstickung findet. Püschel kam zu der Auffassung, daß in allen 3 Fällen die Todesursache in einem O_2-Mangel zu suchen war.

In unserem Fall fanden sich ähnliche morphologische Verhältnisse. Nach der Vorgeschichte und dem Ergebnis der durchgeführten Untersuchungen war es am wahrscheinlichsten, daß der Tod vorwiegend infolge O_2-Mangels durch Erstickung eintrat, wenngleich eine Schädigung des Atemzentrums durch die Einwirkung von Kohlenwasserstoffverbindungen den Todeseintritt beschleunigt haben dürfte.

Reine *H_2S-Vergiftungen* sind in unserem Material selten. Schwefelwasserstoff entsteht immer bei Fäulnisprozessen. In Jauchegruben und Silos können sich lebensgefährliche Konzentrationen dieses Gases ansammeln. Tödliche Vergiftungen sind u.a. bei F. Schwarz [28] geschildert. Auch in den Abwässern von Betrieben, die organisches Material verarbeiten, finden sich oft größere Mengen von H_2S. Bekannt sind Vergiftungen in Kohlengruben, Gips- und Schwefelminen. Aber auch in der verarbeitenden Industrie, wie z.b. beim Betrieb von Hochöfen tritt H_2S als Nebenprodukt bei zahlreichen Prozessen auf. Die Schlacken von Hochöfen enthalten meist Sulfide, aus denen insbesondere bei Wasserzutritt H_2S freigesetzt werden kann.

Schwache H_2S-Konzentrationen werden durch den typischen Geruch leicht wahrgenommen. Bei größeren und gefährlicheren Konzentrationen ist derselbe aber evtl. süßlich und führt schon nach kurzer Zeit zu einer Lähmung des Geruchsinns, so daß der Vergiftete oft den Geruch gar nicht wahrnimmt [24].

Fall 4
Ein 33jähriger Mann, der für ca. 15 min in einer Verkokeranlage Zinkoxidschlacke mittels eines Brecheisens losgeschlagen hatte, soll plötzlich über Übelkeit geklagt haben, zusammengebrochen und innerhalb von 20 min verstorben sein. Bislang war es bei solchen Reinigungsarbeiten an dem Verkoker niemals zu Zwischenfällen gekommen. Von der Unternehmensleitung wurde eine H_2S-Vergiftung ausgeschlossen; der Notarzt vermutete einen natürlichen Tod.

Durch die Bescheinigung eines natürlichen Todes hatte die Witwe zunächst erhebliche Schwierigkeiten, bei der Berufsgenossenschaft eine unfallmäßige Intoxikation ihres Mannes geltend zu machen. Die Betriebsleitung bestritt eine H_2S-Vergiftung auch vehement, in der Firma waren nicht die richtigen Schutzmasken vorhanden.

Obduktionsbefunde:
Bei der Obduktion 2 Tage nach dem Unfall roch die Trachealluft nach „faulen Eiern". Fäulniserscheinungen lagen nicht vor; die Totenflecken waren intensiv dunkelrot-violett ausgebildet, vorwiegend im Gesicht und an der Vorderseite des Rumpfes. Abgesehen von einer diskreten Leberverfettung fanden sich keine primär-chronischen Organerkrankungen. Der Herzbefund war unauffällig, die Koronarien zart. Histologisch fand sich ein schweres Lungenödem mit einer ausgeprägten Alveolarzelldesquamation.

Toxikologie:
Mit einer Gasprobe aus den Atemwegen bildete sich auf silbernitratgetränktem Papier sofort ein schwarzer Fleck. Die gleiche Prozedur wurde wiederholt mit Papierfiltern, die mit Antimon- und Cadmiumchloridlösung angefeuchtet waren. Hierbei entwickelte sich ein orangeroter bzw. ein gelber Fleck, was für die Anwesenheit von gasförmigem H_2S beweisend ist.

Die H_2S-Konzentrationen in verschiedenen Blutproben und im Mageninhalt wurden in Anlehnung an die Methode von Feldstein u. Klenshoj [9] bestimmt. Die Sulfidkonzentrationen im Blut waren sehr hoch (73–102 µg/ml), im Mageninhalt lagen sie unter der Nachweisgrenze. Die Sulfidkonzentrationen im Blut unbelasteter Personen sind in aller Regel niedriger als 0,05 µg/ml. Nach Literaturangaben [1, 6] sollen bei tödlichen H_2S-Vergiftungen im Blut Sulfidkonzentrationen zwischen 1–5 µg/ml gefunden worden sein.

Der gemessene hohe Wert im Blut, der Nachweis von H_2S in der Trachealluft und das Fehlen einer erhöhten H_2S-Konzentration im Mageninhalt war praktisch beweisend für eine inhalatorische H_2S-Vergiftung.

Nach diesen Befunden wurde das tödliche Ereignis durch die Bergbauberufsgenossenschaft als Arbeitsunfall entschädigt; die strafrechtlichen Ermittlungen wurden eingestellt.

Trichloräthylen ist wegen seines sehr guten Lösungsvermögens und seiner Nichtbrennbarkeit eines der am häufigsten verwendeten Lösungsmittel in der Industrie. Bei sehr hohen Konzentrationen kann Bewußtlosigkeit ganz plötzlich eintreten. Bei Arbeiten mit entsprechenden Lösungsmitteln oder Klebern in geschlossenen Räumen oder Tanks kommen Trichloräthylenvergiftungen nicht selten vor. In den von uns untersuchten Fällen handelte es sich aber nicht allein um tödliche „Tri-Vergiftungen", sondern es kam noch ein O_2-Mangel hinzu. Histologisch wurden eine Lungenblähung sowie interstitielle Blutungen am Herzen beobachtet. In der Trachealluft konnte halbquantitativ Trichloräthylen nachgewiesen werden [18].

Bei der *alkoholbedingten Bewußtseinsstörung* besteht in der Regel keine Leistungspflicht der Versicherung. Ein infolge Trunkenheit eingetretener Unfall kann nur ausnahmsweise auch dann, wenn infolge des Grades der Trunkenheit eine Lösung vom Betrieb anzunehmen wäre, als Arbeitsunfall anerkannt werden, wenn sich der Alkoholgenuß aus der „Eigenart der beruflichen Beschäftigung" ergibt und ursächlich mit dieser Beschäftigung zusammenhängt (Gastwirte, Barmixer und Barfrauen) [22].

In die Gruppe der unklaren Todesfälle, in denen nicht sicher festzustellen war, ob ein Unfallereignis zu einer Gesundheitsschädigung geführt hatte, gehört folgender Fall.

Fall 5
Bei einem 51jährigen Arbeiter einer Getränkefabrik waren erstmals 6 Jahre vor seinem Tod nach Auslaufen eines Kaltsterilisators („Baycovin"-Diethylcarbonat) akute Reizerscheinungen an den Konjunktiven und tieferen Atemwegen aufgetreten. In den folgenden Jahren hatte er bei technischen Fehlern an der Dosieranlage mit Ausströmen von „Baycovin" regelmäßig über Atemnot und Augenreizerscheinungen geklagt. Zwischen diesen Vorfällen, und nach Durchführung von Arbeitsschutzmaßnahmen, soll er beschwerdefrei gewesen sein. Bei einer stationären Untersuchung in einer Asthma- und Allergieklinik 2 Jahre vor seinem Tod war das Vorliegen eines allergischen Bronchialasthmas verneint worden, nachdem auf eine große Zahl von Antigenen, aber auch eine spezifische Sensibilisierung gegenüber „Baycovin" geprüft worden war. Am Arbeitsplatz war es jetzt zu einer Verpuffung von „Velcorin" (Dimethyldicarbonat), welches neuerdings als Kaltsterilisator verwendet wurde, gekommen. Der Mann habe sich sogleich auf die Toilette begeben, wo er 10 min später tot aufgefunden wurde.

Obduktionsbefunde:
Akutes Ödem der Schleimhaut der oberen Luftwege, Schleimverschlüsse der Bronchien. Akute Lungenblähung mit vielfachen Blutaustritten unter dem Lungenüberzug. Ekchymosen an den Augenbindehäuten. Frische Rechtsherzdilatation, Verdacht auf Fettleber, eitrige Tonsillitis. Ansonsten Organgesundheit. Histologisch vermehrte Becherzellbildung des Epithels mit deutlicher Infiltration durch eosinophile Leukozyten, Hypertrophie der Bronchialringmuskulatur, keine hyalinen Membranen. Diskrete perinukleäre feintropfige Verfettung der Hepatozyten, Stauungserscheinungen.

Toxikologie:
In Blut und Organen keine körperfremden Substanzen, insbesondere nicht „Velcorin", dessen Abbauprodukt Methanol oder andere flüchtige Stoffe.

Mit Wasser reagiert Dimethyldicarbonat (Velcorin) schnell unter Bildung von Methanol und CO_2. In der Literatur finden sich keine Angaben zum Nachweis von „Velcorin" im Organmaterial und zu den bei Vergiftungsfällen aufgefundenen Konzentrationen des Velcorin bzw. seines Abbauproduktes Methanol im Blut. Tierexperimentiell war nach eigenen Untersuchungen [17] auch bei längerer Expositionsdauer in den Blutproben nur das Abbauprodukt Methanol nachweisbar. Vergrößert man die einwirkende Velcorinmenge durch Temperatursteigerung und Feuchtigkeitszutritt, werden die Vergiftungszeichen stärker und die Methanolkonzentration im Blut entsprechend größer. Dauerte die Exposition unter diesen Bedingungen länger an, verstarben die Tiere. (Dosis letalis bei der Maus, Methanolkonzentrationen im Blut > 0,8 g/l).

Unseres Erachtens war bei dem negativen Methanolnachweis in der Blutprobe des Verstorbenen somit der Schluß zu ziehen, daß der Tod nicht in einer Phase einer akuten, direkt toxischen Velcorineinwirkung eingetreten sein konnte.

Aufgrund des engen zeitlichen Zusammenhangs zwischen Velcorinexposition und Todeseintritt stellte sich die Frage, ob nicht trotz des negativen Velcorinnachweises ein Einfluß dieser Substanz auf das Todesgeschehen möglich war. Wir vertraten die Auffassung, daß ein exogen-allergisch ausgelöster Asthmaanfall durch die charakteristische Arbeitsplatz- und Expositionsvorgeschichte als wahrscheinlich anzusehen sei, wobei die chemisch sehr ähnlichen Wirkstoffe von Baycovin und Velcorin im Sinne einer Kreuzallergie wirksam wurden.

Das Sozialgericht sah den kausalen Anteil des Velcorins für den Todeseintritt später jedoch nicht als mit der erforderlichen Sicherheit nachweisbar an. Da der Verstorbene darüber hinaus an seinem Arbeitsplatz nicht die von der Herstellerfirma angegebene Sicherheitsmaßnahme getroffen hatte, wies das Gericht die Klage der Angehörigen auf Hinterbliebenenrente ab.

Suizide am Arbeitplatz sind extrem selten. Wir bearbeiteten einen Fall, in dem ein Lkw-Fahrer, wahrscheinlich in suizidaler Absicht, in einen mit Ether gefüllten Tank sprang.

Die dargestellten Fälle belegen, daß bei unerwarteten und unklaren Todesfällen am Arbeitsplatz dem Urteil des hinzugezogenen Arztes erhebliche Bedeutung zukommt. Häufig werden äußere Einflüsse am Arbeitsplatz überschätzt, oder auch unfallmäßige Intoxikationen fehlgedeutet. In allen unklaren Fällen sollte daher der Arzt in der Todesbescheinigung zur Kennzeichnung der Todesart die Rubrik „nicht aufgeklärt" wählen und die polizeiliche Meldung als Verdacht auf „nichtnatürlichen Todesfall" veranlassen. Kommt es zur Freigabe der Leiche, sollte jedenfalls gegenüber den Versicherern eine Obduktion empfohlen werden, die entgegen ihren eigenen Interessen viel zu wenig sezieren lassen [16].

Literatur

1. Baselt RC (1982) Disposition of toxic drugs and chemicals in man. Biomedicals Publications, Davis CA
2. Baumeister RG (1975) Toxicological and clinical aspects of cyanide metabolism. Arzneimittelforsch 25: 1056
3. Berg S (1984) Grundriß der Rechtsmedizin, 12. Aufl. Müller & Steinicke, München
4. BGBL (1976) I. Verordnung zur Änderung der 7. Berufskrankheiten-Verordnung, S 3329 ff.
5. Bolvary-Zahn WD, Lehner HG (1981) Schadstoffe am Arbeitsplatz. VDI Verlag, Düsseldorf
6. Clarke (1986) Clarke's isolation and identification of drugs. Pharmaceutical Press, London
7. Conradi KW (1988) Neue Versicherungs-Bedingungen in der allgemeinen Unfallversicherung. Versicherungsmedizin 3: 76–80
8. Daunderer M (1990) Handbuch der Umweltgifte: Klinische Umwelttoxikologie für die Praxis. Ecomed, Landsberg
9. Feldstein M, Klenshoj NC (1957) The determination of volatile substances by microdiffusion analysis. J Forensic Sci 2: 39–58
10. Flury F, Zernik F (1969) Schädliche Gase. Springer, Berlin Heidelberg New York
11. Fritze E (1991) Herzinfarkt und Arbeitsunfall. Versicherungsmed 43: 88–90
12. Gosselin RE, Hodge HC, Smith RP (1976) Clinical toxicology of commercial products acute poisoning. Williams & Wilkins, Baltimore
13. Groves JA, Ellwood PA (1989) Gases in forage tower silos. Ann Occup Hyg 33: 519–535

14. Henschler D (Hrsg) (1990) Gesundheitsschädliche Arbeitsstoffe, Bd 1–5 Toxikologisch-arbeitsmedizinische Begründung von MAK-Werten. Komission zur Prüfung gesundheitsschädlicher Arbeitsstoffe der Deutschen Forschungsgemeinschaft. Verlag Chemie, Weinheim (Loseblattausgabe, 1–16. Lieferung)
15. Hochrein M, Schleicher I (1958) Herz und Überanstrengung. Med Klin 53: 41–47, 81–87
16. Janssen W (1991) Zur Relevanz von Sektionen für das Versicherungswesen. Zentralbl Rechtsmed 36: 155–156
17. Kampmann H, Döring G (1980) Arbeitsmedizinsch bedeutsamer Allergietodesfall nach Einwirkung von Velcorin (Dimethyldicarbonat). (Vortrag, 59. Jahrestagung Heidelberg, Deutsche Gesellschaft für Rechtsmedizin)
18. Kampmann H, Kijewski H, Sprung R (1990) Vergiftungen durch Phosphor- und Schwefelwasserstoff sowie bei Trichlorethylenexposition; morphologische und toxikologische Aspekte. (Vortrag 69. Jahrestagung Köln, Deutsche Gesellschaft für Rechtsmedizin)
19. Kijewski H, Hofmann M (1991) FTIR-Mikrospektrophotometrie zur hochauflösenden und hochempfindlichen Detektion des Carboxyhämoglobin-Komplexes. Beitr gerichtl Med 49: 137–141
20. Kijewski H, Seefeld KP, Pöhlmann K (1985) Eine neue Methode zur Carboxyhämoglobinbestimmung in flüssigem und getrocknetem Blut mittels Fourier-Transform-Infrarot-Spektrometrie. Z Rechtsmed 95: 67–74
21. Krüger PD, Zorn O, Portheine F (1960) Probleme akuter und chronischer Kohlenoxid-Vergiftungen. Arch Gewerbepathol Gewerbehyg 18: 1–21
22. Lauterbach H (1985) Unfall-Versicherung, 3. Aufl. Kohlhammer, Loseblattsammlung, 46. Lieferung, S 237 Stuttgart)
23. Ludewig R, Cohs K (1974) Akute Vergiftungen, 4. Aufl. Fischer, Stuttgart
24. Moeschlin S (1990) Klinik und Therapie der Vergiftungen, 6. Aufl. Thieme, Stuttgart New York
25. Pankow D (1981) Toxikologie des Kohlenmonoxids, 1. Aufl. Volk & Gesundheit, Berlin
26. Pohl KD (1981) Handbuch der naturwissenschaftlichen Kriminalistik. Kriminalistik, Heidelberg
27. Püschel K (1979) Propangasvergiftung – auch im Freien. Arch Kriminol 163: 14–24
28. Schwarz F (1970) Der außergewöhnliche Todesfall. Enke, Stuttgart, S 228
29. Schwerd W (1962) Der rote Blutfarbstoff. Schmidt-Römhild, Lübeck
30. Teleky L (1955) Gewerbliche Vergiftungen. Springer, Berlin Göttingen Heidelberg
31. Wussow W, Pürckhauer H (1988) Allgemeine Unfallversicherungs-Bedingungen (Kommentar). Heymanns, Köln Berlin Bonn München

Todesfälle beim Sport

V. Schneider

Kürzlich war in der Presse zu lesen, daß mit jährlich schätzungsweise 500 plötzlichen Todesfällen beim Sport zu rechnen sei. Dabei ist keine Sportart ausgenommen. Dies gilt auch für den Langstreckenlauf, der in den letzten Jahren als besonders gesundheitsfördernd propagiert wird. Ursache sollen meist Herzrhythmusstörungen sein, für die ein vorgeschädigtes Herz natürlich besonders anfällig ist. Nach einer amerikanischen Untersuchung bei Joggern auf Rhode Island soll der plötzliche Herztod 7mal häufiger sein, als bei Personen, die nicht laufen. Auf 7600 Jogger kam ein Herztodesfall während des Lauftrainings. Aber auch durch entsprechende klinische Untersuchungen dürfte es schwer sein, das Risiko beispielsweise vor einem Marathonlauf abzuschätzen. Interessant in diesem Zusammenhang ist, daß unter den Teilnehmern des Berlin-Marathons des letzten Jahres überdurchschnittlich viele einen zuvor nicht bekannten hohen Blutdruck hatten.

Über Todesfälle beim Sport unter rechtsmedizinischen Aspekten ist schon mehrfach berichtet worden. Jeder erfahrene Rechtsmediziner wird sicher schon einige Fälle selbst bearbeitet haben. Wir haben unlängst 59 Fälle der Jahre 1956–1986 retrospektiv erfaßt. In 42 Fällen kam es während der sportlichen Betätigung, in den restlichen 17 Fällen unmittelbar danach zu den tödlichen Zusammenbrüchen. Dreimal waren Frauen betroffen. Läßt man die Todesfälle beim Fahrradfahren außer acht, dann ereigneten sich die meisten Todesfälle beim Fußballspielen. Häufigste Todesursache war die stenosierende Koronarsklerose und die Koronarthrombose (75%), 16mal waren die Lichtungen aller 3 Gefäße eingeengt. In 22 Fällen war eine Herzmuskelverschwielung festzustellen, aber nur in 3 Fällen war aus der Vorgeschichte ein alter Herzinfarkt bekannt. Elfmal lag eine chronische Stauung der inneren Organe infolge einer Rechtsherzinsuffizienz vor. Das kritische Herzgewicht von 500 g wurde in jedem 5. Fall erreicht bzw. überschritten. Die Myokarditis fand sich gehäuft in den jüngeren Jahrgängen. In 50% der Fälle wurden noch Reanimationsmaßnahmen eingeleitet [18]. In einer anderen Studie sind wir den Todesfällen beim Sport im jugendlichen Alter nachgegangen. Diese Fälle sind zwar selten, für die am Ort Anwesenden aber besonders dramatisch. Ohne eine sorgfältige Obduktion und entsprechende Nachuntersuchungen dürfte es kaum je möglich sein, die pathophysiologischen Zusammenhänge zu klären.

Sporttodesfälle können in traumatische und nichttraumatische eingeteilt werden. Dazwischen liegen jene Fälle, bei denen die festgestellten organpathologischen Veränderungen für sich allein nicht ohne weiteres todesursächlich sind. Erst im Zusammenwirken mit der sportlichen Betätigung führen sie schließlich zum tödlichen Ausgang. Definitionsgemäß zählen zu den Sporttodesfällen nicht solche Fälle, die in keinem direkten Zusammenhang mit der Sportausübung stehen. Zu denken wäre beispielsweise an den tödlichen Lawinenunfall oder aber an den vom Blitz getroffenen Fußballspieler. Hinsichtlich der nichttraumatischen Sporttodesfälle ist von Bedeutung, daß die Koronarsklerose bereits im jugendlichen Alter auftreten kann. Auch scheint die juvenile Koronarsklerose im Zunehmen begriffen zu sein. Bemerkenswert ist ferner, daß Koronartodesfälle bei jungen Menschen oft überraschend, ohne vorausgehende klinische Erscheinungen auftreten können. Dies erklärt sich wohl daraus, daß Intimaherde im jugendlichen Alter eher zur Verquellung neigen. Die tödliche

Abb. 1. Akuter Koronartod beim Jogging. 29 Jahre, männlich. Auf der Aschenbahn eines Sportplatzes tot aufgefunden, bekleidet mit einem Trainingsanzug, Bauchlage, Schürfungen an der linken Gesichtsseite. Nach Angaben des Vaters nie ernsthaft krank gewesen, joggte regelmäßig, aber nicht leistungsorientiert. Agonale Sturzverletzungen, 435g

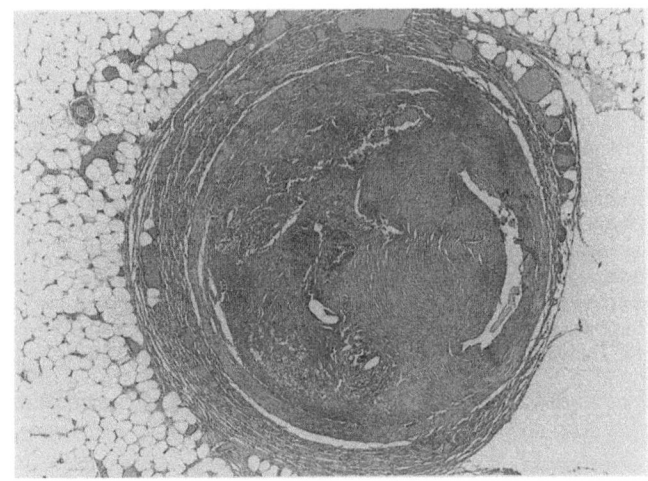

schweres, linksbetont dilatiertes Herz mit beträchtlicher Koronarsklerose aller drei Hauptäste. Der R.intraventrikularis anterior abgangsnahe fast völlig verschlossen. Klein- bis grobfleckige netzige Vernarbungen der Innenschicht in der Hinterwand spitzennahe bis in den hinteren Papillarmuskel hineinreichend. Akuter Blutstau im großen und kleinen Kreislauf. Herdförmiges alveoläres Lungenödem. Hirnschwellung. Chronisch gestaute Milz. BAK: negativ, Riva, ME-Färbung; Vergr. 44:1.

Herzerkrankung manifestiert sich dann häufig erstmals beim terminalen Kollaps. Andererseits -und darauf ist immer wieder hingewiesen worden- können bis dahin Spitzenleistungen erbracht werden. Eine besondere Leistungsfähigkeit bedeutet somit noch lange nicht Herzgesundheit ([12] dort weitere 133 Literaturstellen; Abb. 1).

An dieser Stelle soll schließlich noch eine Arbeit aus der früheren DDR zitiert werden. Die Autoren Vogt et al. [17] klassifizieren die hier in Rede stehenden Todesfälle nach Hansen wie folgt: Sporttypischer Unfall, unspezifischer Sportunfall, indirekter Sporttodesfall und natürlicher Tod als Folge eines vorhandenen Körperschadens.

Als Beispiel für eine rein *traumatische Todesursache* sei der tragische Unglücksfall einer 18 Jahre alten Schülerin genannt. Das Mädchen war bei einer Flugrolle unter Verwendung eines Minitrampolins auf der Turnmatte hart aufgeschlagen. Klinisch-neurologisch bestand das Bild eines zervikalen Querschnittsyndroms. Röntgenologisch war eine Luxationsfraktur in Höhe des 5. und 6. Halswirbelkörpers festzustellen, wobei der Wirbel um etwa eine Wirbelkörperbreite nach ventral verschoben war. Des weiteren bestanden Wirbelbogenfrakturen mit Abbrüchen der seitlichen Gelenkfortsätze. Operativ war es zwar möglich, eine gute Stellung der Halswirbelkörper zu erreichen, neurologisch verschlechterte sich allerdings das Krankheitsbild zunehmend. Die Patientin wurde ateminsuffizient, eine therapieresistente Bronchopneumonie führte schließlich zum Tode.

Auf der anderen Seite stehen – wie ausgeführt – jene Fälle, bei denen der Tod auf eine *innere Ursache* zurückgeht.

So hatten wir die Leiche eines 11 Jahre alten Schülers zu obduzieren, der von seinen Eltern im Zimmer tot aufgefunden wurde. Das Kind soll in den letzten 3 Wochen häufig über Kopfschmerzen geklagt haben. Bei einem Fußballspiel während dieser Zeit hatte sich der Junge geringgradig verletzt. Bei der gerichtlichen Leichenöffnung fand sich eine Massenblutung im Marklager des linken Scheitellappens, die zu einer Mittellinienverdrängung geführt hatte sowie kleinere Blutungen auf der rechten Seite. Nach dem Ergebnis der feingeweblichen Nachuntersuchung lag hier ein neoplastisch-proliferativer Prozess des lymphatischen Systems mit leukämischer Ausschwemmung vor. Die Hirnblutungen waren offenbar im Bereich lymphosarkomatöser Hirninfiltrate aufgetreten.

Zwischen diesen beiden Fallgruppen liegen jene Fälle, bei denen zwar krankhafte Veränderungen an den inneren Organen zu finden sind, die aber erst durch die körperliche Belastung beim Sport todesursächlich werden.

So hatten wir einmal die Leiche eines 16 Jahre alten Schülers zu untersuchen, der bei einem Trainingsfußballspiel den Ball mit der Brust angenommen hatte und dann langsam zusammensank. Beim Eintreffen der Feuerwehr bestand lediglich noch eine Schnappatmung, beim Eintreffen des Notarztes waren die Pupillen lichtstarr bei zentraler und peripherer Pulslosigkeit. Unter Reanimationsmaßnahmen entwickelte sich zunächst ein Kammerflimmern, die elektromechanische Entkoppelung war aber nicht mehr zu durchbrechen. Nach Angaben des Vaters war das Kind immer gesund gewesen. Bei der Obduktion fanden sich die Zeichen einer hypertrophischen obstruktiven Kardiomyopathie. Sie wird auch als idiopathische hypertrophische Subaortenstenose oder muskuläre Subaortenstenose beschrieben. Der tödliche Ausgang war hier im Zusammenwirken des Herzbefundes und der Herz-Kreislauf-Belastung beim Fußballspielen zu sehen.

Eine Studie aus dem Hamburger Institut für Rechtsmedizin umfaßt die Jahre 1976–1984. Dabei wurden insgesamt 60 Sporttodesfälle ausgewertet, 3mal waren Frauen betroffen. In allen Fällen handelte es sich um Gelegenheits- bzw. Breitensportler. In 52 Fällen konnte eine organpathologische Todesursache nachgewiesen werden, zumeist waren es Herz-Kreislauf-Erkrankungen. Auch in dieser Studie stand unter den Sportarten der Fußball an der Spitze. Die traumatisch bedingten Todesfälle verteilten sich auf die Sportarten Tauchen, Fußball, Reiten und Surfen. Das Lebensalter lag dabei zumeist unter 40 Jahren [5].

Demgegenüber zeigte das Obduktionsgut aus dem Institut für Rechtsmedizin der Universität Münster eine ganz andere Zusammensetzung. Hier waren von 41 untersuchten Todesfällen beim Sport 31 traumatisch bedingt.

Gerlach [7] berichtet in dieser Studie über 3 Todesfälle infolge einer traumatisch ausgelösten Koronarthrombose. Mit Recht weist er auf die schwierige Begutachtung in solchen Fällen hin. Auch in der Arbeit von Klös u. Weiler [8] geht es speziell um Haftungsfragen bei traumatischen Sporttodesfällen. Ihrer Analyse liegen 13 Todesfälle zugrunde. Bei den 6 traumatischen dominierten – wie auch sonst in der Literatur – die Schädel- und Wirbelsäulenverletzungen. Kommt es bei der Ausübung von Sport im Bereich einer Sportstätte im Verlauf eines allgemeinen Spielbetriebes oder einer Sportveranstaltung zu Unfällen, kann neben den Sportlern selbst auch der Sportstättenverantwortliche in die Haftung mit einbezogen werden.

Auf die Notwendigkeit einer Obduktion bei Todesfällen im Zusammenhang mit Sportausübung wird immer wieder mit Nachdruck hingewiesen. Eisenmenger u. Bratzke [2] schreiben in diesem Zusammenhang: „Aus den autoptischen Befunden ergeben sich zusätzlich Hinweise zur Unfallanalytik sowie zur sportspezifischen Verletzungsgefahr und somit zur Unfallprophylaxe. Gegenwärtig ist ein zunehmendes Interesse der Strafjustiz an Sportunfällen zu verzeichnen. Das ist nicht verwunderlich, wenn man bedenkt, daß z.B. allein 11% aller Skiunfälle auf Fremdverschulden zurückzuführen sind".

Im Innsbrucker Institut für gerichtliche Medizin wurden allein in einem Zeitraum von 10 Jahren 135 Todesfälle untersucht, die sich im Zusammenhang mit der Ausübung des *alpinen Skilaufes* ereignet hatten. Bei annähernd drei Viertel der Fälle war der Tod die Folge des Unfallgeschehens, 35 Personen verstarben an einer natürlichen inneren Erkrankung.

Todesfälle im Zusammenhang mit der Ausübung des alpinen Skisports waren im Gesamtmaterial mit 1,6% vertreten; 83% der Fälle waren männlichen Geschlechts. Unter den unerwarteten plötzlichen Todesfällen aus natürlicher Ursache dominierte – wie zu erwarten – das akute Herzinfarktgeschehen. Subarachnoidalblutungen nach Spontanrupturen von Hirnbasisaneurysmen standen an zweiter Stelle. Das Durchschnittsalter lag hier ebenfalls erwartungsgemäß wesentlich über dem Altersdurchschnitt der Opfer, die einen unnatürlichen Tod fanden.

Unter den unfallbedingten Todesfällen starben 7 Personen nach Zusammenstößen mit anderen Skifahrern, in 5 Fällen bestand der Verdacht auf Fremdverschulden. Der Alkohol spielte dabei eine untergeordnete Rolle, nur in 2 Fällen fanden sich Blutalkoholkonzentrationen von über 1,0‰. Im Hinblick auf die erhobenen Befunde sprechen sich die Autoren nachdrücklich für das Tragen von Schutzhelmen gerade bei alpinen Skiläufern aus [1].

Aber auch aus dem Münchener Institut stammt eine Analyse tödlich verlaufender Skiunfälle [3]. Die Frage, ob eine Helmpflicht sinnvoll ist, wird von diesen Autoren etwas differenzierter gesehen. Bei dieser Sportart sollte man nicht nur an das Schädel-Hirn-Trauma denken, sondern ganz besonders auch an das stumpfe Bauchtrama.

Die Autoren stellen in diesem Zusammenhang die Forderung auf, daß, wenn schon ein Hubschraubertransport durchgeführt wird, bei dem geringsten Verdacht auf ein stumpfes Bauchtrauma ein großes Krankenhaus direkt angeflogen werden sollte und daß auch in den kleineren Krankenhäusern in den Skigebieten die diagnostische Peritoneallavage zur Routinediagnostik nach schweren Stürzen mit der Möglichkeit des stumpfen Bauchtraumas gehören sollte.

In diesem Zusammenhang sei aber auch auf die Todesfälle beim *Baden und Schwimmen* hingewiesen. Dem Rechtsmediziner wird dabei die Frage gestellt, ob der Tod im Wasser als Unfall zu werten ist oder ob eine innere Ursache der Grund für das Untersinken war (Badetod im engeren Sinne). Beim Badetod können praktisch alle Übergänge, vom Fehlen jeglicher Ertrinkungszeichen bis hin zu den typischen anatomischen Befunden vorkommen, weil bei einem Kreislaufkollaps die Atmung einige Zeit weiter gehen kann. Nur wenn bei frischen Leichen jeglicher Ertrinkungsbefund fehlt, wird man dies zur Diagnose des Badetodes aus innerer Ursache verwerten dürfen. Wie auch sonst bei plötzlichen Todesfällen außerhalb des Wassers, wird man kaum je beantworten können, warum jemand gerade zum gegebenen Zeitpunkt gestorben bzw. untergesunken ist. Nach einschlägiger Erfahrung kommt höheren Alkoholisierungsgraden beim Badetod eine besondere Bedeutung zu (zusätzliche Kreislaufbelastung, Koordinationsstörungen, Reflexstörungen). Auch ist damit zu rechnen, daß sich jemand unter Alkoholeinwirkung mitunter sehr viel stärker körperlich verausgabt. Bei Todesfällen im Wasser wird man somit auf eine Alkoholbestimmung im Blut keinesfalls verzichten können [9]. Typisch für den Badetod ist, daß die Betreffenden lautlos und ohne Kampf plötzlich untersinken, ein Aufsteigen von Luftblasen wird meist nicht beobachtet. Der Abgrenzung des Badetodes vom Tod durch Ertrinken als Unglücksfall kann begreiflicherweise im konkreten Fall eine ganz entscheidende versicherungsrechtliche Bedeutung zukommen.

Den Untersuchungen auf Sporttauglichkeit kommt eine große Bedeutung zu, beispielsweise im Hinblick auf den *Tauchsport*.

Hier ist es ganz wichtig, daß die Ärzte, die derartige Untersuchungen durchführen, ein besonderes Fachwissen erworben haben, so beispielsweise durch die Teilnahme an entsprechenden Schulungskursen, wie sie in den letzten Jahren regelmäßig in der Forschungs- und Lehreinrichtung der Deutschen Lebensrettungsgesellschaft, Sektion Berlin (Prof. John), durchgeführt wurden. Als Dozent hat der Verfasser diese Seminare immer wieder begleitet. Zur leichtfertigen Ausstellung von Tauglichkeitsattesten schreiben Eisenmenger u. Bratzke [2]: „Zwar wird nach § 278 StGB nur die Ausstellung eines falschen Attestes zum Gebrauch bei einer Behörde unter Strafe gestellt; läßt sich aber ein Sportunfall auf eine vorbestehende Krankheit zurückführen, die der Arzt fahrlässig oder gar vorsätzlich im Attest nicht berücksichtigt hat, so haftet er u.U. straf- und zivilrechtlich".

Zum Tauchunfall haben wir uns an anderer Stelle schon einmal geäußert [10]. Mehrere Arbeiten hierzu liegen auch aus dem Münchener Institut vor. Über die Gefahren beim Höhlentauchen haben unlängst Nowak u. Frey [11] aus dem Ulmer Institut für Rechtsmedizin berichtet. Meist betrafen die Todesfälle Unerfahrene mit nur wenigen Tauchgängen. Nach Tutsch-Bauer et al. [14] können tödliche Tauchunfälle unabhängig vom Überdruck durch Panik, Unterkühlung, Erschöpfung, O_2-Mangel oder auch durch plötzliche Bewußtseinsstörungen wegen vorbestehender Erkrankungen des Herz-Kreislauf-Systems oder wegen Eindringens von Wasser in das Mittelohr auftreten. Abhängig vom Überdruck kann es durch Veränderungen der Teildrücke des Atemgasgemisches zu einem Tiefenrausch, einer Oxydose oder auch einer CO_2-Vergiftung kommen; wer seinen Schnorchel verlängert, bastelt lebensgefährlich [13]. Da die auslösenden Momente vielschichtig sind, können die Obduktionsbefunde allein selten zu einer befriedigenden Klärung des Geschehens führen. Hinter einem tödlichen Tauchunfall kann sich natürlich auch ein Tötungsdelikt verbergen.

Für den obduzierenden Gerichtsarzt ist wichtig zu wissen, daß bei einem tödlichen Tauchunfall entsprechende Untersuchungen im Hinblick auf einen Pneumothorax bzw. eine Gasembolie durchgeführt werden müssen, d.h. in diesen Fällen ist die erforderliche Sektionstechnik eine andere, als in sonstigen Obduktionsfällen. Die pathologisch-anatomischen Aufklärungsmöglichkeiten können begreiflicherweise jedoch durch Fäulnis, Wiederbelebungsmaßnahmen und postmortale Bergungsartefakte beeinträchtigt sein [14]. Wichtig in Fällen dieser Art ist stets eine gute Zusammenarbeit zwischen dem technischen und dem erfahrenen forensisch-medizinischen Sachverständigen [16].

Anhand eines konkreten Falles nehmen Urban et al. [15, 16] Stellung zur strafrechtlichen Haftung des Taucharztes: „Das Tauchtauglichkeitsattest durch einen mit tauchphysiologischen Fragen vertrauten Arzt spielt die entscheidende Rolle bei der Vorbeugung von Tauchunfällen". Die Gefahr tödlicher Tauchunfälle nimmt zu, da auf der einen Seite gesundheitlich Untaugliche zu diesem Sport drängen, auf der anderen Seite Möglichkeiten erschlossen werden, die besondere Belastungen und Gefahren vor dem Hintergrund physikalischer und physiologischer Gesetzmäßigkeiten mit sich bringen. Schon beim Apnoetauchen besteht eine tödliche Gefahr im Hyperventilationssyndrom mit schleichendem Bewußtseinsverlust unter Wasser [4].

Sport ist heute eine sehr ernste, todernste Sache geworden, auch für die Zuschauer. Gerchow [6] meint, daß der plötzliche Tod auf der Tribüne beim emotional stark engagierten Zuschauer sogar häufiger vorkommt als in der Arena – ergänzend müßte man vielleicht noch hinzufügen: Ebenso vor dem Fernsehschirm.

Literatur

1. Ambach E, Rabl W, Tributsch W (1989) Todesfälle beim alpinen Skisport – Obduktionsergebnisse und gerichtsmedizinische Schlußfolgerungen. Beitr gerichtl Med 47: 589–595
2. Eisenmenger W, Bratzke H (1987) Tod beim Sport – Rechtsmedizinische Aspekte. Hefte Unfallheilk 189: 783–785
3. Eisenmenger W, Gilg T (1982) Analyse tödlich verlaufender Skiunfälle. Medizinische Probleme des Ski-Sports. Schriftenreihe des Deutschen Skiverbandes 13: 97–103
4. Eisenmenger W, Tröger HD (1982) Tauchunfälle – Ursachen und rechtsmedizinische Aspekte. Zentralbl Rechtsmed 24: 877–880
5. Fechner G, Püschel K (1986) Pathologisch-anatomische Untersuchungsbefunde von Todesfällen beim Sport. Dtsch Z Sportmed 2
6. Gerchow J (1967) Der plötzliche Tod beim Sport. Hefte Unfallheilkd 91: 127–136
7. Gerlach D (1987) Traumatische Herzschädigung im Sport. In: Kardiologie im Sport. In: Rost R, Webering F (Hrsg) Deutscher Ärzteverlag, Köln S 176–187
8. Klös G, Weiler G (1989) Verletzungen und traumatische Todesfälle beim Sport unter besonderer Berücksichtigung von Haftungsfragen. Beitr gerichtl Med 47: 337–339
9. Krauland W (1971) Zur Kenntnis des Badetodes (Übersichtsreferat) Z Rechtsmed 69: 1–25
10. Krauland W, Schneider V (1974) Bemerkenswerte Fälle von „Tod im Wasser". Dtsch Ärztebl 71: 2276–2282
11. Nowak R, Frey G (1990) Gefahren beim Höhlentauchen. Versicherungsmed 42: 151–153
12. Schneider V (1984) Todesfälle beim Sport im jugendlichen Alter. Unfallheilkunde 87: 495–505
13. Seemann K (1973) Notfallsituationen beim Sporttauchen. Ärztl Prax 25: 2652
14. Tutsch-Bauer E, Eisenmenger W, Tröger HD, Urban R (1986) Möglichkeiten und Grenzen der pathologisch-anatomischen Untersuchung zur Aufklärung des Todes beim Tauchen. (Tauchmedizin: Kongreßbericht, Symposium für Tauchmedizin, Med. Hochschule, Hannover S 3–7)
15. Urban R, Tröger HD, Eisenmenger W, Tutsch-Bauer E (1986) Der Tod beim Tauchen – Rechtsmedizinische Kasuistik zur strafrechtlichen Haftung des Taucharztes. (Tauchmedizin: Kongreßbericht, Symposium für Tauchmedizin, Med. Hochschule, Hannover, S 68–73)
16. Urban R, Tröger HD, Penschuk C (1986) Tod bei Wechselatmung – Tauchmedizinische und pathologisch-anatomische Rekonstruktion (Tauchmedizin: Kongreßbericht, Symposium für Tauchmedizin, Med. Hochschule, Hannover, S 15–17)
17. Vogt A, Rommeiß S, Michaelis K (1989) Unerwarteter Tod im Rahmen sportlicher Betätigung. (Vortrag, 3. Fortbildungsveranstaltung der gerichtsmedizinischen Institute, Erfurt, 4.12.1989)
18. Wiese J, Schneider V (1988) Plötzliche unerwartete Todesfälle bei sportlicher Betätigung. In: Bauer G (Hrsg) Gerichtsmedizin. Deuticke, Wien, S 41–46

Gutachtliche Stellungnahmen des Arztes

S. BERG

Verhältnismäßig selten kommt es vor, daß ein niedergelassener Arzt anläßlich von unerwarteten oder unklaren Todesfällen in der Öffentlichkeit um eine gutachtliche Stellungnahme gebeten wird; meist wird seine Tätigkeit auf die Ausstellung der Todesbescheinigung beschränkt bleiben. Besonders bei Todesfällen am Arbeitsplatz oder bei Wegeunfällen wird aber doch häufig wenigstens ein Formblattgutachten vom Hausarzt angefordert, das sich über frühere Erkrankungen äußern soll.

Darüber hinausgehende Stellungsnahmen werden manchmal von Angehörigen erbeten, die z.B. gegenüber einer Versicherungsgesellschaft Ansprüche begründen möchten.

Bei gerichtlichen Auseinandersetzungen oder im Zuge von Strafverfahren wird man des öfteren zur mündlichen Aussage vorgeladen, – für den vielbeschäftigten Praktiker zuweilen eine unerfreuliche, weil zeitraubende Inanspruchnahme. Einen Brief zu schreiben mit dem Inhalt, man habe schlecht Zeit und könne sowieso nichts Wesentliches aussagen, hat keinen Zweck, weil man ja nicht weiß, auf was es dem Gericht ankommt; am besten ist es in solchen Fällen, den vorsitzenden Richter persönlich anzurufen und sich zu erkundigen, in welchem Umfang die Präsenz tatsächlich erforderlich sein wird und auf was es ankommt.

Muß der Arzt sich schriftlich äußern, so tut er gut daran, sich bei der Abfassung des Gutachtens an eine bestimmte Form zu halten und sich bei über bloße Befundschilderungen hinausgehenden Aussagen zu überlegen, von welchem Wahrscheinlichkeitsgrad seine Schlußfolgerungen getragen sein können.

Grundsätzlich begnüge man sich nicht mit handschriftlichen Ausführungen auf dem Rezeptblock. Nach der Anschrift des Auftraggebers folgt unter dem Signum „Betrifft:" der Name des Patienten, danach unter „Bezug:" das Datum des Auftrages und ggf. das Aktenzeichen. Als Eingangssatz gibt man die *Fragestellung* des Auftrages im Wortlaut wieder. Es folgt, soweit erforderlich, ein kurzer Überblick über den *Sachverhalt*. Hierbei werden nur die sog. „Anknüpfungstatsachen" aufgeführt, die für die spätere gutachtliche Stellungnahme wichtig sind, und zwar in einer Form, die erkennen läßt, daß es sich nicht schon um eigene Aussagen handelt, – also in indirekter Rede, z.B.: „Herr NN gibt an, er habe ...", oder „NN soll am ... einen Unfall dadurch erlitten haben, daß ...". Nach dem Bericht über *eigene Untersuchungen und Beobachtungen* (Wann wurde der Patient gesehen, welche Befunde erhoben, welche Diagnose gestellt und welche Therapie verordnet) folgt schließlich die eigentliche *Beurteilung* oder gutachtliche Stellungnahme, in der die subjektive Meinung des Arztes ausgeführt und begründet wird. Hierbei sollte man sich vor Augen halten, was man als sicher erwiesen ansehen kann, was man für wahrscheinlich hält (überwiegend, sehr usw.) und was schließlich nur vermutet oder für möglich gehalten wird.

Insgesamt sollten medizinische Fachausdrücke nicht unnötig, jedenfalls nur insoweit verwendet werden, als sie in die Umgangssprache Eingang gefunden haben und auch von Laien verstanden werden. Gerade das scheint Kollegen im Geleise jahrelanger Übung schwer zu fallen, zumal die Verständigung (und wissenschaftliche Ästimation!) unter Kollegen den geläufigen Gebrauch des Fachjargons geradezu voraussetzt.

Die Überzeugungskraft eines Gutachtens beruht auf der Transparenz und Nachvollziehbarkeit seiner Beweisführung. Wenn man einmal die in der täglichen Praxis gestellten Diagnosen und Kausalverknüpfungen unter mathematisch-naturwissenschaftlichem oder geisteswissenschaftlichem Aspekt auf ihre Schlüssigkeit prüft, stellt sich oft heraus, daß es sich nur um mehr oder weniger wahrscheinliche Vermutungen handelt. Mit solchen muß der Therapeut natürlich arbeiten, manche Primärdiagnose wird sozusagen ex juvantibus bestätigt; der Arzt steht unter dem Druck „fließender" Notwendigkeit, die Maxime seines Handelns ist das Optimierungsprinzip und nicht dasjenige der Wahrheitsfindung. Das Letztere ist aber im Rechtsleben das einzig mögliche. Nun muß man nicht davon ausgehen, daß nur gesicherte Tatsachen Verwendung finden können; auch wahrscheinlichkeitsgestützte Aussagen können der Rechtsfindung dienen, – nur muß der Richter erkennen können, auf welche Weise Schlußfolgerungen begründet sind und welcher Wahrscheinlichkeitsgrad bestimmten Feststellungen zukommt. Die Rechtsprechung kennt je nach dem Verfahren unterschiedliche Anforderungen an den Kausalitätsbeweis: Der gleiche Wahrscheinlichkeitsgrad kann je nach der Form des Rechtsstreites einmal ausreichen (z.B. im Sozialrecht), einmal nicht (z.B. im Strafrecht).

Kausalitätstheorien und Beweisanforderungen

Im *Strafrecht* wird der Grad der „an Sicherheit grenzenden Wahrscheinlichkeit" für den Nachweis eines Kausalzusammenhanges und für die Schlüssigkeit sonstiger Feststellungen gefordert. Als kausal für eine bestimmte Folge gilt jede Bedingung, die nicht hinweg gedacht werden kann, ohne daß auch der Erfolg entfiele (Conditio sine qua non; Bedingungstheorie). Dabei gilt jede Einzelbedingung als gleichwertig (Äquivalenztheorie).

Im *Zivilrecht* wird zwar der gleiche Wahrscheinlichkeitsgrad für die Feststellung des Kausalzusammenhanges gefordert; alleine hierdurch wird jedoch noch nicht eine Haftung begründet. Das schädigende Ereignis muß vielmehr „nach der allgemeinen Lebenserfahrung" auch normalerweise geeignet sein, die in Rede stehende Schadensfolge herbeizuführen (Adäquanztheorie). Ein ungewöhnlicher, nicht vorhersehbarer Ablauf führt zur Ablehnung der Haftung für die Folgen.

Im *Sozialrecht* schließlich gilt die Theorie der wesentlichen Bedingung. Gleichhohe Beweisanforderungen wie im Straf- und Zivilrecht würden die soziale Zielsetzung beeinträchtigen. Die Leistungspflicht des Versicherungsträgers ergibt sich bereits, wenn der Versicherte den Zusammenhang zwischen Ereignis und Schadensfolge schlechthin wahrscheinlich machen kann (überwiegende Wahrscheinlichkeit); die bloße Möglichkeit genügt jedoch nicht.

Prozentzahlen für Wahrscheinlichkeitsgrade sollen im Gutachten nicht angegeben werden. Die folgenden Angaben sind nur zur Erläuterung der vorstehenden Ausführungen gedacht: Die einfache (überwiegende) Wahrscheinlichkeit bedeutet mehr als 50%; eine „große" Wahrscheinlichkeit oder die Formulierung „sehr wahrscheinlich" entspricht 90–95%, die größte Wahrscheinlichkeit oder der Terminus „höchstwahrscheinlich" 99%; die „an Sicherheit grenzende" Wahrscheinlichkeit oder die Formulierung „praktisch erwiesen", die „jeden vernünftigen Zweifel ausschließende Wahrscheinlichkeit" entspricht der 3-Sigma-Grenze der statistischen Signifikanzberechnung mit 99,8%.

Auch bei der Ausstellung von Attesten und Bescheinigungen auf Ersuchen von Patienten oder deren Angehörigen ist der Arzt zur Objektivität verpflichtet. In diesem Fall ist er nicht nur Helfer seines Patienten, sondern muß auch die Interessen der Allgemeinheit berücksichtigen; denn die folgende rechtliche Entscheidung erfüllt über die (oft nicht bis ins letzte mögliche) Wahrheitsfindung hinaus eine Ordnungsfunktion, von deren Verwirklichung das gesellschaftliche Zusammenleben abhängt.

Literatur

1. Brenner G (1983) Arzt und Recht. Fischer, Stuttgart
2. Bundesministerium für Arbeit- und Sozialordnung (Hrsg) (1983) Anhaltspunkte für die ärztliche Gutachtertätigkeit im sozialen Entschädigungsrecht und nach dem Schwerbehindertengesetz. Köllen, Bonn
3. Fritze E (1982) Die ärztliche Begutachtung. Rechtsfragen, Funktionsprüfungen, Beurteilungen, Beispiele. Steinkopff, Darmstadt
4. Hoffmann H, Friederichs H (1967) Versicherungsmedizin. In: Ponsold A (Hrsg) Lehrbuch der gerichtlichen Medizin, 3. Aufl. Thieme, Stuttgart, S 588–609
5. Jaeger H (1975) Sozialversicherungsrecht. Schmidt, Berlin
6. Marx HH (1977) Medizinische Begutachtung, 3. Aufl. Thieme, Stuttgart
7. Mises R von (1951) Wahrscheinlichkeit, Statistik und Wahrheit, 3. Aufl. Springer, Wien

V. Unerwartete Todesfälle im Krankenhaus

Todesursachen und Kausalzusammenhänge mit vorausgegangenen äußeren Einwirkungen

W. Janssen

Einleitung

Plötzliche und unerwartete Todesfälle außerhalb und innerhalb des Krankenhauses haben meist die gleichen organischen Ursachen, sie unterscheiden sich aber nach den Voraussetzungen für ihre Beurteilung. Beim Tod in der Wohnung oder in der Öffentlichkeit fehlt meist eine zuverlässige Anamnese, gibt es oft keine Befunde, die einen verbindlichen Rückschluß auf die Todesursache erlauben, geben die Umstände, unter denen der Tod eintrat, manchmal Anlaß zur Annahme eines nichtnatürlichen Todes und zu behördlichen Untersuchungen. Im Krankenhaus dagegen sind unerwartete Todesfälle von stationären oder poliklinischen Patienten dadurch gekennzeichnet, daß nach den vorliegenden Untersuchungsbefunden und nach dem Krankheitsverlauf mit dem Sterben nicht zu rechnen war, und die Plötzlichkeit des Todeseintritts medizinisch nicht zu erklären ist. Die Kennzeichnung „unerwartet" sollte deshalb besser durch „medizinisch unerwartet" ersetzt werden [7], weil diese Krankenhaustodesfälle mit ihrer ärztlichen Diagnose und Prognose nicht in Einklang stehen. Über die Epidemiologie von unerwarteten Todesfällen im Krankenhaus gibt es keine genauen Angaben. Nur ganz allgemein ist aus der Statistik von großen Krankenhäusern mit allen medizinischen Versorgungsbereichen zu ersehen, daß insgesamt etwa 2–2,5% aller stationär aufgenommenen Patienten dort versterben. Wieviele Patienten davon medizinisch unerwartet sterben, welche Altersklassen, Grundkrankheiten, Ursachen usw. vorlagen, ließ sich nicht erfahren. Als Quelle der Information bleiben deshalb nur die empirischen Erkenntnisse aus der Zusammenarbeit mit klinischen Kollegen und Pathologen sowie die in der Rechtsmedizin gesammelten Untersuchungen und Erfahrungen.

Die Untersuchung von medizinisch unerwarteten Todesfällen entspricht auch einem allgemeinen Sicherheitsbedürfnis, da ihre Ursache meist unklar ist. Es ist ein spezielles Untersuchungsgut, das mehr und mehr in die Rechtsmedizin abgewandert ist [4], wo der „plötzliche Tod aus natürlicher Ursache" und seine Abgrenzung vom nichtnatürlichen Tod als eigenes Gebiet unter allgemeinmedizinischen und unter speziellen forensischen Aspekten bearbeitet und erforscht werden [11, 15]. Zur Aufklärung von Todesfällen, speziell von medizinisch unerwarteten, gehört nicht nur die Feststellung der Todesursache, sondern auch die Prüfung, ob der Tod allein auf ein natürlich-krankhaftes Geschehen zurückzuführen ist oder mit einer vorangegangenen äußeren Einwirkung in Zusammenhang steht.

Unerwartete Todesfälle aus natürlicher Ursache

„Natürlich" soll besagen, daß der Tod auf ein inneres, nicht von außen verursachtes, ausgelöstes oder beeinflußtes Geschehen zurückzuführen ist. Es ist ein Tod aus krankhafter Ursache, der völlig unabhängig von rechtlich bedeutsamen äußeren Faktoren eingetreten ist [19]. Mit dieser Umschreibung wäre der natürliche Tod in bezug auf seine rechtliche Relevanz dadurch gekennzeichnet, daß er für das Recht belanglos ist und daß er keiner weiteren Aufklärung in dieser Richtung bedarf [10]. Die Grenzen sind aber nicht immer eindeutig, zumal es viele Krankheiten gibt, die streng genommen nicht immer als natürliche Prozesse zu deuten sind, z.B. Infektionskrankheiten und Berufsschäden. Voraussetzung zur Feststellung eines natürlichen Todes ist, daß der Arzt vorher Gelegenheit hatte, eine wissenschaftlich fundierte Diagnose zu stellen und daß auch die Prognose des tödlichen Verlaufes mit der Krankheit übereinstimmt.

Mit Recht hatte Krauland [12] darauf hingewiesen, daß der Tod bei allen ernsten Krankheiten jederzeit plötzlich und unerwartet eintreten kann, wobei die für den Todeseintritt ursächliche Krankheit zu diesem Zeitpunkt oftmals nicht bekannt ist. Dazu gehören Situationen, bei denen bei noch nicht erkannten Zweit- oder Drittkrankheiten, die neben den diagnostizierten und behandelten Leiden bestehen, plötzlich eine tödliche Komplikation auftritt, z.B. wenn bei einem stationären Aufenthalt wegen Diabetes mellitus, Herniotomie, Hypertonie, oder Pneumonie ein Aortenaneurysma rupturiert, ein Koronartod eintritt oder bei einer Endokarditis eine Hirnarterienembolie erfolgt. Sollte ein erschöpfender Überblick über sämtliche Möglichkeiten gegeben werden, müßten alle Grundkrankheiten aufgezählt werden, die bei plötzlichen Todesfällen jemals von Pathologen und Rechtsmedizinern gefunden wurden. Hier kann nur eine gewisse Auswahl getroffen werden, um bevorzugt jene Todesarten aufzuführen, die relativ häufig beobachtet werden und bei ihrer Abgrenzung von nichtnatürlichen Prozessen manchmal Probleme bereiten.

Als natürliche Todesursachen rangieren ganz allgemein im Kreis der plötzlichen Todesfälle die ischämischen Herzkrankheiten mit etwa 80% an 1. Stelle [11]. Auch im Krankenhaus kommt es vor, daß bei stationärer Untersuchung und Behandlung z.B. wegen einer Magen-Darm-Erkrankung ein akuter Herztod die erste Manifestation einer bis dahin nicht bekannten Herzkrankheit ist. Wie keine andere organische Ursache können Herzkrankheiten auch unter stationärer Kontrolle, besonders wenn diese auf andere Grundleiden konzentriert ist, völlig überraschend zum Tode führen. Eine ischämische Herzerkrankung, z.B. bei Koronarsklerose mit allen ihren möglichen Folgen, vermag in ihrer subjektiven und objektiven Symptomatik ganz unterschiedliche Verläufe nehmen. In zahlreichen Fällen mit leerer Anamnese finden sich bei der Obduktion Zustände nach abgeheiltem Infarkt ebenso, wie umgekehrt ein Infarkt klinisch diagnostiziert wurde, ohne daß der anatomische Befund diese Diagnose bestätigen kann.

An 2. Stelle folgen mit etwa 10–12% plötzlicher Todesfälle Erkrankungen der Atmungs- und Halsorgane [11]. So können z.B. Blutungen aus der Lunge und dem Pharynxbereich, insbesondere bei Karzinomen oder Tuberkulose oder bei einem in die Trachea perforierten Aneurysma der Aorta akut durch Verblutung oder Blutaspiration zum Tode führen. Auch eine Tracheomalazie kann nach Zerstörung der Knorpelspangen zu einer tödlichen Tracheastenose führen. Schließlich kann jede Pneumonieart einmal die Ursache eines plötzlichen unerwarteten Todes sein. Besonders bei älteren Patienten und Kindern ist es die zentrale Herdpneumonie, die manchmal nicht erkannt wird. Bei chronischen Alkoholikern und sog. Stadtstreichern finden wir auch heute noch infolge Indolenz der Erkrankten Lobärpneumonien selbst im Stadium der grauen Hepatisation, die z.B. in einer Ausnüchterungsambulanz oder bei einer poliklinischen Wundversorgung plötzlich zum Tode führt [18].

Es folgen dann mit etwa 2–3% der Todesfälle Erkrankungen des Magen-Darm-Kanals und der Verdauungsdrüsen; besonders akut auftretende Blutungen aus Geschwüren und Tumoren, aus Ösophagusvarizen bei Leberzirrhose und aus Kardiaschleimhautläsionen bei Mallory-Weiss-Syndrom sowie aus multiplen Magenschleimhauterosionen der verschiedensten Ursache. Auch eine ohne Vorgeschichte plötzlich auftretende Pankreasnekrose kann „ultraakut" innerhalb von wenigen Stunden zum Tode führen.

Erkrankungen des Gehirns und der Hirnhäute einschließlich Gefäßsystem des Hirns können in etwa 2–3% der plötzlichen Todesfälle ursächliche Bedeutung haben. Am häufigsten kommen vor: Spontane intrazerebrale Massenblutungen bei manchmal nicht bekannter Hypertonie, die mit Beteiligung der Brücke oder durch Ventrikeleinbruch schnell zum Tode führen, Aneurysmarupturen mit Subarachnoidalblutungen, Sinusthrombosen, Tumoren und Gefäßmißbildungen (s. Kap. III/1: Beitrag Oehmichen u. Gerling, S. 47). – Neben vielen anderen seltenen Erkrankungen sind Rupturen der Aorta in etwa 1–1,5% Ursache eines raschen Todes. Meist handelt es sich um arteriosklerotische Aneurysmen, die entweder direkt oder indirekt als Aneurysma dissecans zum Gefäßwanddurchbruch mit innerer Verblutung führen.

Erkennung und Abgrenzung von nichtnatürlichen Todesfällen

Für jeden Arzt steht die Behandlung und Heilung seines kranken Patienten im Vordergrund; jedenfalls ist er verpflichtet, sein ganzes Können und Wissen dafür einzusetzen. Daneben soll er aber auch die rechtlichen Interessen seines hilflos kranken, oder verstorbenen Patienten nicht aus den Augen verlieren.

Die Beachtung dieser wichtigen, häufig aber unbeliebten und vernachlässigten Nebenaufgabe ist zugleich ein Beitrag zur allgemeinen Rechtssicherheit, auf die jeder Bürger auch als Patient im Krankenhaus vertrauen möchte. Im besonderen gehört dazu die Erkennung und Meldung von Gesundheitsschäden mit Todesfolge, die auf vorangegangene nichtnatürliche Einwirkungen und Schädigungen zurückzuführen sind. Der Arzt erfüllt damit nicht nur eine lästige gesetzliche Pflicht, sondern auch im Interesse des verstorbenen Patienten und seiner Hinterbliebenen eine wichtige Verbindungsfunktion zur Ermittlungsbehörde, die erst dann mit ihren Möglichkeiten die Aufklärung von Todesfällen in Angriff nehmen kann.

Die solchermaßen gebotene ärztliche Kenntlichmachung von Todesfällen nach äußerer Einwirkung wird oftmals nicht richtig verstanden und stößt in der Praxis immer wieder auf Schwierigkeiten, die im wesentlichen auf 2 Gründe zurückzuführen sind: 1) die unklare und unterschiedlich interpretierte Definition des Begriffes „nichtnatürlicher Tod" (s. Beitrag Berg: „Todesfeststellung und formale Leichenschau", S. 162) und 2) die Verkennung oder Nichtbeachtung von Kausalzusammenhängen.

Definition:
Zur Feststellung eines nichtnatürlichen Todes gehört der Nachweis einer Gesundheitsschädigung, die von außen verursacht, ausgelöst oder beeinflußt wurde. Diese Ursache muß nicht unmittelbar und nicht allein den Tod herbeigeführt haben. Sie kann dem Tod auch längere Zeit vorausgegangen sein und nur anteilmäßig zusammen mit vorbestehenden oder später hinzugekommen Krankheiten zum Tode geführt

haben. In Frage kommt als Ursache jede Bedingung, die nicht hinweggedacht werden kann, ohne daß der Tod nicht so, z.B. nicht so früh eingetreten wäre [20, 21].

In diesem Sinne ist die Feststellung eines nichtnatürlichen Todes eine reine äquivalente Kausalitätsverknüpfung und kein Werturteil über Fehler oder Schuld. Die Schwierigkeiten in der praktischen Anwendung liegen nun aber darin, daß nicht nur die kausalitätsbegründenden Befunde am Toten selbst zu beachten sind, sondern auch Vorgeschichte und Umstände, die eine rechtliche Bedeutung des Todesfalles vermuten lassen. So kann z.B. ein Koronartod bei schwerer, schon lange Zeit bestehender Myokardschädigung nach ärztlicher Untersuchung und Begutachtung zum Abschluß einer Lebensversicherung zu der strafrechtlich bedeutsamen Frage führen, ob der Arzt oder der Versicherungsnehmer gegenüber der Versicherung wahrheitswidrige Angaben gemacht haben. Rechtliche Bedeutung können Krankheiten und Todesfälle auch bekommen, wenn im Zusammenhang mit diesen ein Vorwurf der unterlassenen Hilfeleistung erhoben wird.

Im juristischen Bereich basiert der Begriff des nichtnatürlichen Todes zwar gleichfalls auf dem naturwissenschaftlichen Kausalitätsprinzip, es wird hier aber nach dem Sinn der Strafverfolgung teleologisch bestimmt und zweckbezogen als Tod aufgefaßt, bei dem ein Fremdverschulden in Frage kommt. Die pflichtgemäße Meldung aller nichtnatürlichen Todesfälle, auch jener, die offensichtlich ohne fremdes Zutun zustandekamen (z.B. Suizide, selbstverschuldete Unfälle), hat den Zweck, daß die Ermittlungsbehörde sie überhaupt zur Kenntnis bekommt und überprüfen kann.

Leider wird das juristische Verschuldensprinzip auch von vielen Ärzten schon bei der Beurteilung der Todesart mehr oder weniger unbewußt praktiziert, indem sie ihnen unverdächtig erscheinende Todesfälle trotz vorangegangener äußerer Einwirkung als natürlich bewerten. Die Ermittlung von Schuld oder Unschuld ist aber Sache der Polizei und keine ärztliche Aufgabe! Besonders problematisch ist eine durch den Leichenschauarzt gewissermaßen vorwegnehmende Schuldbewertung bei Todesfällen, die mit ärztlichem Tun oder Unterlassen in Zusammenhang stehen. Die Neigung, solche Todesfälle auch nach eindeutigen iatrogenen Zwischenfällen als natürlich zu bezeichnen, ist weit verbreitet [2, 8, 14, 17]. Solange keine Anzeige erfolgt, mag das gutgehen. Kommt es aber durch Gerüchte und Redereien zu einem Ermittlungsverfahren oder Prozeß, dann können solche falschen Todesarterklärungen die Glaubhaftigkeit der beteiligten Ärzte in Frage stellen und zusätzliche Vorwürfe gegen den Leichenschauarzt auslösen, z.B. wegen „Ausstellung eines falschen Zeugnisses", „Begünstigung" oder Strafvereitelung".

Die Nichtbeachtung oder Nichterkennung von Kausalzusammenhängen führt dazu, daß bis zu 30% aller Todesfälle nach Gewalteinwirkung als „natürlich" bezeichnet werden [2, 17]. Häufig ist das der Fall, wenn der Tod erst nach längerem Krankenhausaufenthalt eintritt oder wenn es sich um ältere Patienten mit vorbestehenden Krankheiten handelte. Dem Alter der Betroffenen und ihren vorbestehenden Krankheiten wurde dann ein überwiegender Anteil und eine „wesentliche" Bedeutung für einen natürlichen Tod zuerkannt – eine Überlegung, die aus der Versicherungsmedizin geläufig ist. Bei der ärztlichen Leichenschau sind aber ausschließlich strafrechtliche Aspekte und Kausalitätsnormen zu beachten: Das nichtnatürliche Ereignis, das für den Tod ursächliche Bedeutung hat und aus der Kausalkette nicht wegzudenken ist, hat als conditio sine qua non bestimmenden Einfluß auf die Klassifikation der Todesart. – Bei vorbestehenden oder im Krankenhaus neu auftretenden Krankheiten, die zum Tode führen, ist kritisch zu prüfen, ob diese völlig unabhängig von der vorangeganenen äußeren Einwirkung und von der dadurch notwendig gewordenen Krankenhausbehandlung mit Bettlägerigkeit entstanden und verlaufen waren. Nur dann, wenn z.B. ein unfallabhängiges Tumor- oder Stoffwechselleiden allein den Tod verursacht hat, kann trotz vorangegangener Schädigung ein natürlicher Tod bescheinigt werden, – was erfahrungsgemäß nur selten möglich ist.

Für spätere Fragestellungen und Begutachtungen muß ein Kausalzusammenhang durch überprüfbare Befunde und nachvollziehbare Überlegungen bewiesen werden. Besonders wichtig sind Gesundheitsschäden, die unmittelbar durch äußere Einwirkung verursacht wurden z.b. durch Unfall, Intoxikation oder fremde Hand. Dazu gehören Informationen über Art und Hergang der Schädigung, gut dokumentierte Verletzungsbefunde und alle klinischen Untersuchungsergebnisse und Verlaufsbeobachtungen, insbesondere aus der ersten Zeit nach der Krankenhausaufnahme. Mängel in der ärztlichen Dokumentation können sich zum Nachteil der betroffenen Patienten auswirken, sie können aber auch bei rechtlichen Auseinandersetzungen für die verantwortlichen Ärzte von Bedeutung sein.

Der Tod nach äußerer Einwirkung (z.B. Unfall oder Intoxikation) mit längerer stationärer Behandlung wird meist durch Krankheiten verursacht, die sich als Folge der exogenen Schädigung erst während des Krankenhausaufenthaltes entwickeln. Diese letztlich endogenen Todesursachen können auch bei vielen anderen natürlich entstandenen Krankheiten und nach ärztlichen Eingriffen (z.b. Operationen) auftreten. Sie werden deshalb nicht selten fälschlicherweise losgelöst von der vorangegangenen Schädigung als eigenständige natürliche Todesursache angesehen und gewertet, – was zur Folge hat, daß rechtsrelevante Kausalzusammenhänge nicht bekannt werden. Erfahrungsgemäß passiert das vorzugsweise bei Todesursachen (Endzuständen), die nachstehend stichwortartig aufgeführt werden:

Lungenembolien (Thrombembolien)

Dabei ist zu klären, ob die für den Tod ursächliche Thrombose auf äußere Einwirkung zurückzuführen ist. Diagnose, Lokalisation und gewebliches Alter der Thrombose und Embolie sollten durch Sektion und Histologie gesichert werden. Die Erfahrung besagt nämlich, daß die Lungenembolie klinisch annähernd genauso häufig falsch diagnostiziert, wie auch nicht erkannt wird [17]. Obduktinsbeobachtungen geben eine Emboliehäufigkeit von 10–15% an [6]. Quelle der Embolien sind ganz überwiegend Thrombosen der Bein- und Beckenvenen [16] – in neuerer Zeit nach vermehrter Katheter- und Infusionstechnik auch die Venen im Hals- und Armbereich. Von besonderem Interesse ist die örtliche Störung der Blutzirkulation und die Schädigung der Venenwand als Ursache einer Thrombose, z.B. nach mechanischer Verletzung im Bereich einer Fraktur oder Weichteilquetschung. Fernthrombosen nach Trauma entstehen durch hämodynamische und dyskrasische Veränderungen des Blutes. Begünstigt werden Thrombosen und Embolien nach Verletzungen durch längeres Liegen. Auch nach ärztlichen Eingriffen können örtliche Thrombosen entstehen. Schließlich ist daran zu denken, daß bei bereits bestehender Thrombose äußere Einwirkungen, z.B. leichte Unfälle zu einer Lösung des Thrombus und damit zu einer Lungenembolie führen können. Auch bei wiederholter, zunächst überlebter Lungenembolie kann es auf dem Wege über eine pulmonale Hypertension oder ein Cor pulmonale zu einem unerwarteten plötzlichen Tod durch Rechtsherzversagen kommen. Andere manchmal tödliche Folgezustände sind hämorrhagische Lungeninfarkte und Infarktpneumonien. Schließlich ist auch an die unerwünschten Folgen einer Thromboseprophylaxe und Therapie mit Antikoagulantien zu denken, die manchmal zu tödlichen Schleimhaut-

und Hirnblutungen führen können. In der Gesamtzahl aller Todesursachen spielt die Lungenembolie eine wichtige Rolle. – Immer wieder führen Lungenarterienembolien nach Unfällen und Operationen trotz entsprechender Vorsorge zu unerwarteten Todesfällen, die eine besondere Beachtung des Kausalzusammenhanges und der Todesart erfordern. Dazu folgendes Beispiel:

Ein 48 Jahre alter klinisch gesunder Sportlehrer verunglückte beim Skilaufen und zog sich eine Ruptur der rechten Achillessehne zu. Nach Operation und komplikationslosem Heilungsverlauf wurde er 8 Tage später kurz vor seiner Krankenhausentlassung tot im Bett aufgefunden. Die klinische Sektion ergab Reste von Thrombosen in den tiefen Venen des rechten Unterschenkels und als Todesursache eine fulminante Lungenarterienembolie.

Die histologische Untersuchung der rechtsseitigen Unterschenkelvenen ergab, daß die Thrombose als Quelle der tödlichen Lungenarterienembolie erst nach dem Skiunfall entstanden war. Somit handelte es sich um einen nichtnatürlichen Tod nach Sportunfall.

Pneumonien ("Sekundäre Pneumonien"):

Entstehen nach Allgemeinschädigungen durch Traumatisierung, Verbrennung, Intoxikation usw. meist über Infektionen der Bronchialwege als Broncho- oder Herdpneumonie. Hauptursache ist die Störung und Einschränkung der Atemexkursion und Lungenventilation infolge Immobilisation, die besonders bei schwer geschädigten Patienten auch durch intensive Prophylaxe und Therapie nicht immer auszugleichen ist. Begünstigt wird die Entstehung von sekundären Pneumonien durch Rippenfrakturen, Bewußtlosigkeit, Aspirationen, Fettembolien und Vorerkrankungen verschiedenster Art. Komplikationen sind Pleuraergüsse, Lungenabszesse und septische Streuungen. Auch nach leichteren Unfällen kann es bei älteren Patienten allein durch die zur Behandlung notwendige Bettlägerigkeit zur Ausbildung einer tödlichen hypostatischen Pneumonie kommen. Nach eigenen Untersuchungen waren bei 410 sezierten Todesfällen mit sekundärer Pneumonie nach äußerer Gewalteinwirkung oder Vergiftung die 71- bis 80jährigen (Männer:Frauen entsprechend 2,1:1) am häufigsten betroffen [18]. Die meisten Personen starben zwischen dem 6. und 10. Tag; 27,8% der Geschädigten überlebten länger als 30 Tage; 10 Personen überlebten 126–507 Tage.

Schock und Schockfolgezustände:

Durch schockbedingte Verbrauchskoagulopathie und Kreislaufstörung nach äußerer Gewalt, Vergiftung oder thermischer Einwirkung kann es an den inneren Organen zu Schäden kommen, die manchmal erst geraume Zeit später zum Tode führen. Besonders betroffen sind Lunge, Leber, Nieren und die Schleimhäute des Magen-Darm-Kanals [9]. Zu beachten sind auch die Folgen der notwendigen intensivmedizinischen Maßnahmen und Schocktherapie insbesondere mit Kortikosteroiden, die manchmal zu akuten Magenschleimhauterosionen und tödlichen Magenblutungen führen können. Wichtig ist dann die Unterscheidung von Blutungen aus vorbestehenden Ulzera. Der Tod infolge schockbedingter Organschäden kann auch nach vorübergehender Besserung des Allgemeinzustandes überraschend und unerwartet eintreten.

Fallbeispiel:

Ein 28 Jahre alter Berufskraftfahrer erlitt bei einem Verkehrsunfall eine offene Oberschenkelfraktur mit starkem Blutverlust. Nach unfallchirurgischer Versorgung der Fraktur und intensivmedizinischer Behandlung eines hämorrhagischen Schocks kam es zur Stabilisierung der Kreislaufverhältnisse und zu einer deutlichen Besserung des Allgemeinzustandes. Am 8. Krankenhaustag entwickelte sich bei dem Patienten plötzlich innerhalb weniger Minuten eine schwere Atemnot und tiefe Bewußtlosigkeit. Trotz Tracheotomie, Beatmung und hirndruckentlastender Maßnahmen kam es innerhalb einer Stunde unter den Zeichen zentralnervöser Dysregulation zum Tod. Die klinische Sektion und histologische Untersuchung ergab neben zahlreichen intravasalen „shockbodies" als unmittelbare Ursache eines zentralen Todes multiple Hirnblutungen (Purpura cerebri) infolge mikrothrombotischer Verschlüsse kleiner Hirngefäße (Abb. 1 a,b).

Myokard- und Hirnischämien:

Ein Blutdruckabfall nach schwerer Allgemeinschädigung oder eine traumatisch ausgelöste hypotensive Krise können besonders bei vorbestehender Arteriosklerose und Hypertonie zu tödlichen Durchblutungsstörungen im Herzmuskel und Gehirn führen.

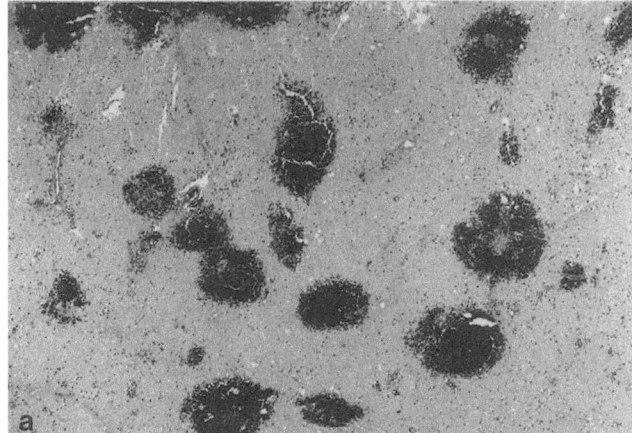
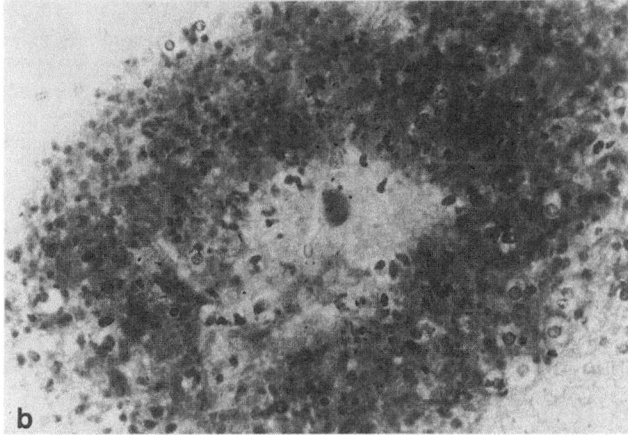

Abb. 1 a,b. Multiple schockbedingte kugelförmige Hirnblutungen infolge mikrothrombotischer Gefäßverschlüsse; HE-Färbung; Vergr. 80:1 (*a*) und 280:1 (*b*)

Die solchermaßen entstehenden Myokard- und Hirninfarkte erscheinen leicht als eigenständige Krankheitsbilder und der Zusammenhang mit vorangegangenen äußeren Einwirkungen ist schwer zu erkennen und nur durch subtile Verlaufsbeobachtung zu beweisen.

Abschließend ist für eine sachgerechte Kausalitätsbeurteilung folgendes festzuhalten:

Todesfälle nach äußerer Einwirkung außerhalb und innerhalb des Krankenhauses (z.B. Sturz aus dem Bett, Verbrennungen) müssen grundsätzlich auf ihre Kausalität untersucht und überprüft werden, auch wenn es sich um anscheinend banale Verletzungen handelt. Dazu muß der Untersucher die krankhaft-natürlichen Ursachen unerwarteter Todesfälle kennen und ihre Abgrenzung von nichtnatürlichen Gesundheitsschäden beherrschen. Die vielfältigen medizinischen Möglichkeiten rechtlich relevanter Kausalzusammenhänge müssen bedacht werden.

Die sicherste Methode zur Feststellung und zum Beweis kausalitätsbegründender Befunde an den Verstorbenen sind die Sektion und histologische Untersuchung.

Literatur

1. Becker V (1986) Die klinische Obduktion: Not und Notwendigkeit. Perimed, Erlangen
2. Berg S, Ditt J (1984) Probleme der ärztlichen Leichenschau im Krankenhausbereich. Nieders Ärztebl 57: 332–336
3. Dhom G (1980) Aufgaben und Bedeutung der Autopsie in der modernen Medizin. Dtsch Ärztebl 77: 669–672
4. Doerr W (1981) Sekundenherztod. Beitr Gerichtl Med 39: 1–25
5. Hamper K, Püschel K (1986) Die Entwicklung des Obduktionswesens am Institut für Pathologie der Universität Hamburg (1965–1984). Beitr Gerichtl Med 44: 507–513
6. Hartung W (1984) Atemwege, Lungen, Pleura. In: Remmele W (Hrsg) Pathologie Bd 1. Springer, Berlin Heidelberg New York Tokyo, S 717
7. Heinrich M, Jansen HH (1977) Der plötzliche Tod aus natürlicher Ursache im Erwachsenenalter. Diagnostik 10: 404–408
8. Janssen W (1979) Definition und Meldung des nichtnatürlichen Todes im ärztlichen Bereich. Beitr Gerichtl Med 37: 105–108
9. Janssen W (1984) Forensic histopathology. Springer, Berlin Heidelberg New York Tokyo
10. Janssen W (1991) Definition und Diagnose des nichtnatürlichen Todes. Hamburg Ärztebl 45: 6–10
11. Janssen W, Naeve W (1975) Der plötzliche Tod aus natürlicher Ursache In: Mueller B (Hrsg) Gerichtliche Medizin, Bd. 1, Springer, Berlin Heidelberg New York, S 248–304
12. Krauland W (1972) Forensische Aspekte zum plötzlichen Herztod. Verh Dtsch Ges Inn Med 78: 969–975
13. Lieske K, Gimm H, Püschel K (1986) Erfahrungen mit der Zustimmungsregelung für Verwaltungssektionen. Beitr Gerichtl Med 44: 353–359
14. Miltner E (1986) Ärztliche Konflikte bei der Leichenschau im Krankenhaus. Dtsch Med Wochenschr 111: 191–195
15. Mueller B (1953) Gerichtliche Medizin. Springer, Berlin Göttingen Heidelberg
16. Pitz W (1975) Über das Vorkommen der fulminanten Lungenembolie als unerwartetes natürliches Todesgeschehen. Med Dissertation, Universität Köln
17. Püschel K, Kappus S, Janssen W (1987) Ärztliche Leichenschau im Krankenhaus. Arzt Krankenhaus 4: 101–105
18. Sautter P (1984) Sogenannte ambulante Pneumonie als Ursache des plötzlichen Todes im rechtsmedizinischen Sektionsgut (Hamburg 1972–1981). Med Dissertation, Universität Hamburg
19. Schwerd W (1981) Definition und Abgrenzung der Begriffe natürlicher und nichtnatürlicher

Tod. In: Opderbeke HW, Weissauer W (Hrsg) Forensische Probleme in der Anästhesiologie. Perimed, Erlangen
20. Spann W (1979) Die ärztliche Leichenschau. In: Notfall-Medizin in Stichworten. Schriftenreihe der bayerischen Landesärztekammer 47: 136–139
21. Spann W (1982) Überlegungen zur Leichenschau, insbesondere zum Problem der Anhaltspunkte für einen nichtnatürlichen Tod. Pathologe 3: 241–246

Unglücksfälle, Suizide und Tötungsdelikte

S. Berg

Nichtnatürliche Todesfälle im Krankenhaus, deren kausaler Ausgangspunkt nicht außerhalb der Einrichtung liegt, sondern die primär in der Klinik verursacht wurden, sind selten. Zahlenangaben oder Veröffentlichungen speziell zu diesem Thema liegen nicht vor.

Es gibt allerdings eine größere Zahl von Arbeiten über den Suizid in psychiatrischen Anstalten, die unlängst von Wolfersdorfer et al. [13] zusammengestellt wurden. Oehmichen et al. [9] haben die juristischen Konsequenzen solcher Fälle erörtert, die speziell für dieses Material nicht zu vernachlässigen sind: übernimmt doch der Anstaltspsychiater in gewissem Umfang eine Garantenstellung für das Leben seiner Patienten. Schmidt et al. [11] untersuchten neuerdings alle unerwarteten Todesfälle in psychiatrischen Krankenhäusern aus dem Düsseldorfer Obduktionsgut der Jahre 1980–1989. Es fanden sich 11 natürliche Todesfälle, 24 Suizide und 6 Unglücksfälle. Etwas allgemeiner gehalten ist die Zusammenfassung aller plötzlichen und unerwarteten Todesfälle aus natürlicher Ursache im Krankenhaus und in der ärztlichen Praxis von Bode et al. [2]. Ebenso wie bei Fricke [4], dessen Material nur 6,3% Krankenhaustodesfälle enthält, handelte es sich überwiegend um kardiogene Ursachen. Fricke erwähnt 68 Fälle von unerwartetem Tod während des stationären Aufenthaltes; davon weisen 22 eine natürliche Ursache auf. Neun waren Narkosezwischenfälle, in 37 Fällen lag eine nichtnatürliche Todesursache vor. Bei diesen fand sich nur einmal eine Erstickung, bei allen anderen lagen (latente) Gewalteinwirkungsfolgen vor, ganz überwiegend nach Unfällen, Körperverletzungen usw. außerhalb des Krankenhauses.

Unfälle und Stürze

Im folgenden sollen zunächst Unfälle innerhalb der Klinik behandelt werden. Zu nennen sind an erster Stelle *Stürze* mit Schädelverletzungen oder Schenkelhalsbrüchen oder Fall aus dem Bett bzw. vom Krankentransportwagen. Derartige Verletzungen führen in aller Regel nicht zum sofortigen Tod, sondern können in unklarer Weise den vorbestehenden Krankheitszustand superponieren. Kommt es zum Todeseintritt, so hat sich die spätere Begutachtung mit der Frage zu befassen, ob der Tod infolge des ursprünglichen Leidens eingetreten ist, das zur Krankenhauseinweisung geführt hatte, oder ob der Unfall im Sinne einer überholenden Kausalität den Tod verursacht hat, wobei das unabhängig vorbestehende Leiden evtl. eine im ungünstigen Sinne befördernde Rolle gespielt haben kann oder umgekehrt.

Maxeiner (1990, persönliche Mitteilung) schildert den Fall eines 58jährigen Bechterew-Patienten, der wegen einer – wie sich bei der späteren Sektion herausstellte, ohne intrakranielle Schäden gebliebenen – Schädelprellung eingeliefert worden war. Aus ungeklärtem Grund fiel der Mann einige Tage später „im Sitzen aus dem Bett" und zog sich bei diesem Sturz eine Fraktur der Halswirbelsäule mit kompletter Luxation und Querschnittslähmung distal C6 zu; er starb trotz neurochirurgischer Intervention einige Tage später an einer ausgedehnten Bronchopneumonie bei zunehmender, durch die traumatische Halsmarkschädigung verursachter Ateminsuffizienz. Der während des stationären Aufenthaltes erlittene Unfall war für den Todeseintritt kausal, nicht das der Einweisung zugrundeliegende Bagatelltrauma.

Todesfälle dieser Art erfolgen in aller Regel ja auch nicht unerwartet, der Unfall bleibt nicht unbeobachtet, die Angehörigen sind orientiert und meistens wird auch eine gerichtliche Sektion stattfinden. Eine Unfallart, welche freilich mit dem Einlieferungsgrund in Zusammenhang steht, liefern Todesfälle im Gefolge der Alkoholisierung.

Fallbeispiel:
Ein 19jähriger Wehrdienstpflichtiger hatte während einer Bahnfahrt vom Heimat- zum Standort erhebliche Mengen Alkohol, überwiegend Whisky, konsumiert. Schließlich war er so betrunken, daß er seine Bahnstation verpaßte und bis zur nächsten durchfuhr. Dort wurde er von Mitreisenden dem Bahnpersonal übergeben, weil er nicht mehr ansprechbar war. Bei der Einlieferung ins Krankenhaus stellte der diensthabende Arzt, damals ein Medizinalassistent, Bewußtlosigkeit fest; Atmung und Kreislauf seien unauffällig gewesen. Der Patient soll auf die rechte Seite gelagert worden sein, eine Nachtwache sollte alle 15 min Nachschau halten. Eine halbe Stunde später wurde der diensthabende Arzt gerufen; er fand den Patienten zyanotisch mit „Atemstörungen" (Schnappatmung). Reanimationsmaßnahmen blieben vergeblich.

Bei der *Sektion* fanden sich Rachen, Trachea und Stammbronchien tamponiert durch massenhaften Speisebrei, die Aspiration ließ sich bis in die feineren Bronchialverzweigungen verfolgen. Es fanden sich noch 400 ml Speisebrei im Magen. Akute Überblähung beider Lungen, subpleurale Erstickungsblutungen; akute Stauungshyperämie der inneren Organe, ansonsten Organgesundheit. 4,83‰ BAK, Harnalkoholkonzentration 3,85‰.

Beurteilung des Falles hinsichtlich der Kunstfehlerfrage:
Todesursache im vorliegenden Fall war eine Erstickung im Brechakt während der Bewußtlosigkeit in der Anflutungsphase einer akuten Alkoholintoxikation.

Die häufigste unmittelbare Todesursache bei der *akuten Alkoholvergiftung* ist eine zentrale Atemlähmung; die BAK liegt in diesen Fällen meist über 4‰. Erstickung durch Aspiration von Erbrochenem ist die nächsthäufige Komplikation. Weil bei steigender BAK Atemstörungen auftreten können oder eben eine Erstickung im Brechakt während der Bewußtlosigkeit droht, dürfen bewußtlose Betrunkene nicht ohne Überwachung sich selbst überlassen bleiben. Durch ständige Überwachung, evtl. mit Intubation und assistierter Beatmung zur Vorbeugung einer möglichen Aspiration oder Ateminsuffizienz wäre der Erstickungstod im Brechakt mit Sicherheit nicht eingetreten. Das Konzentrationsgefälle zwischen Blut- und Urinalkoholspiegel zeigt, daß der Patient noch in der Resorptions- bzw. Anflutungsphase aufgenommen wurde und es stationär noch zum weiteren Anstieg der BAK kam. Aus der Literatur ist bekannt, daß unter den heutigen Bedingungen der Intensivpflege auch Blutalkoholwerte über 5‰ ebenso wie Barbituratvergiftungen regelhaft überlebt werden [6, 10]. Die Gefahren des Unbehandeltlassens von Vergiftungen müßten jedem Arzt bekannt sein. Diesbezügliches Nichtwissen oder Nichtbedenken stellt eine schuldhafte Verletzung der Sorgfaltspflicht dar; die tatbestandlichen Voraussetzungen des § 222 StGB (fahrlässige Tötung) wurden in diesem Sinne juristischerseits bejaht.

Im Laufe des Strafverfahrens gegen den Medizinalassistenten wurden jedoch Unzulänglichkeiten der personellen Situation im ärztlichen Bereich des Krankenhauses offenbar. Nach Würdigung sowohl dieses Mißstandes, der Mängel in Ausbildung, Anleitung und Kontrolle des Medizinalassistenten zur Folge hatte, gelangte das Gericht zu der Auffassung, daß der Angeklagte für die ihm zur Last gelegten Behandlungsunterlassungen nicht voll zur Verantwortung gezogen werden könne und stellte das Verfahren gem. § 153a StPO gegen Zahlung einer Geldbuße ein.

Suizide

Suizide in Allgemeinkrankenhäusern sind im Gegensatz zu solchen in psychiatrischen Anstalten extrem selten. Das hat sicher seine Gründe in der psychologischen Ausgangssituation: Der Patient, der sich in Krankenhausbehandlung begibt, will ja geheilt oder gebessert werden, will jedenfalls am Leben bleiben. Außerdem erschwert die stationäre Situation suizidale Handlungen, – die Patienten sind kaum jemals längere Zeit unbeobachtet. Auch die Möglichkeiten zur Effektivierung von Selbstmordabsichten sind eingeschränkt, sowohl was die „harten" Arten der Selbsttötung, als auch die Vergiftungen betrifft. Wenn es während des stationären Aufenthaltes zum Suizid kommt, ist die Ursache meist Verzweiflung wegen eines Leidens mit ungünstiger Prognose oder weil der Patient selbst an eine unheilbare Krankheit glaubt. Leider sind solche Fälle, in denen ein zur Hypochondrie neigender Patient sich von den Ärzten im Sinne einer therapeutischen Lüge getäuscht glaubt, fast häufiger als der echte Bilanzsuizid z.B. bei inkurablen Tumoren, weil das Prinzip der ärztlichen Hoffnungserhaltung bekanntlich dem selbsterhaltenden Mechanismus mehr oder weniger euphorischer Zukunftsicht auf Seiten des Patienten so entgegenkommt, daß Verzweiflungshandlungen jedenfalls sehr weit an den Rand des Spektrums psychologischer Reaktionsmöglichkeiten gerückt werden. Ein Beispiel aus dem Bereich mehr hypochondrisch gefärbter Reaktionen bietet der folgende Fall:

Ein 60jähriger Frührentner, der vor Jahren wegen einer beidseitigen Oberlappentuberkulose in Behandlung stand, wird neuerdings wegen anhaltenden Hustens und Luftnot bei Anstrengungen in ein pneumologisches Krankenhaus eingewiesen. Es soll der Verdacht auf die Entwicklung eines Bronchialkarzinoms bestanden haben. Durch intensivärztliche Betreuung offenbar in seiner Überzeugung vom Vorliegen eines inkurablen Tumorleidens bestärkt, entwendete der Patient eines Tages aus den Beständen der Abteilung ein Skalpell und stach es sich in einem unbewachten Moment in die Brust; Er wurde wenig später, während das Instrument noch in seinem Körper steckte, sterbend aufgefunden und äußerte, er habe wohl daneben gestochen. Der Stich war parasternal im 5. linken ICR durch den Herzbeutel in den linken Vorhof eingedrungen; es fanden sich 300 ml Blut im Herzbeutel und 1 300 ml in der Brusthöhle, ein Zustand nach abgeheilter Oberlappen-Tbc beidseits mit Pleuraverwachsungen, eine chronische Tracheobronchitis und ein chronisches, partiell obstruktives Lungenemphysem, aber keine Spur eines karzinomatösen Prozesses.
 Bei der epikritischen Betrachtung im Kollegenkreis ergab sich, daß nach Durchführung aller einschlägigen diagnostischen Maßnahmen zwar die Möglichkeit eines raumfordernden Prozesses nicht völlig ausgeschlossen erschienen sei, daß dem Patienten aber immer gesagt worden war, für ein Tumorleiden habe sich kein Anhalt ergeben.

Der folgende Fall liegt in seiner Motivation eher umgekehrt. Seine Besonderheiten sind natürlich darin begründet, daß der betroffene Arzt noch dazu Anästhesist war.

Ein 56jähriger Facharzt für Anästhesie mußte sich wegen eines Pankreaskopfkarzinoms einer Operation nach Whipple unterziehen. Da nach zunächst komplikationslosem postoperativem Verlauf die gewohnten Schmerzen wieder auftraten, schloß der Patient daraus, daß der Tumor bei der Resektion nicht vollständig hatte entfernt werden können (was sich bei der folgenden Obduktion auch als richtig erwies) und beschloß den Suizid; er ließ sich von seiner nichtsahnenden Ehefrau seine Bereitschaftstasche bringen, in der sich Einwegspritzen, Fortral- und Succinylampullen befanden und injizierte in einem unbeaufsichtigten Moment 2/3 einer 10-ml-Ampulle Succinyl (Suxamethonium = Succinyldicholin 5%ig) in das Schlauchsystem der in der linken Kubitalvene fixierten Infusion.
 Die lähmende Dosis dieses für die Neuroleptanalgesie verwendeten Muskelrelaxans beträgt 30–150 mg: die injizierte Menge von ca. 350 mg mußte also einen längeranhaltenden Atmungsstill-

stand herbeiführen. Die Todesursache ist eine Erstickung durch Lähmung der Atembewegungen, wodurch bei ungetrübtem Bewußtsein eine Erstickungsqual über 30–60 s zu ertragen ist. Autoptisch fanden sich dementsprechend ein akutes Lungenemphysem verbunden mit Ödem, venöser Hyperämie und verbreiteten, subpleuralen Erstickungsblutungen; regelgerechte Verhältnisse im Operationsgebiet nach Entfernung von Pankreaskopf und Gallenblase mit Resektion des unteren Magendrittels und End-zu-Seit-Verbindung mit hochgezogener Dünndarmschlinge, Netzresektion, Teilmobilisation des aufsteigenden Dickdarms und Revision der paraaortalen und im Mesenterialstiel gelegenen Lymphknoten; infiltrierend wachsendes Pankreaskarzinom im verbliebenen Rest der Bauchspeicheldrüse mit Metastasen in 2 noch verbliebenen paraaortalen Lymphknoten.

Tötungsdelikte

Tötungsdelikte an stationären Patienten sind im Allgemeinkrankenhaus eine extreme Seltenheit. In geschlossenen Abteilungen psychiatrischer Anstalten kommt es gelegentlich vor, daß verwirrte Geisteskranke, meist Schizophrene, andere Patienten tätlich angreifen, auch verletzen, bevor das Wachpersonal eingreifen kann. Wir erlebten in 25 Jahren 2 Tötungsdelikte dieser Art; in einem Fall wurde einem im Bett liegenden Zimmernachbarn ein Stuhl auf den Kopf geschlagen, in dem anderen Fall kam es zur Erstickung durch Würgen und Bedecken der Atemöffnungen mit Kissen. In neuester Zeit sind verschiedene Serien von Tötungen alter und angeblich moribunder Patienten in Pflegeheimen, aber auch in Krankenhäusern durch das Pflegepersonal bekannt geworden (Wien, Wuppertal, Nürnberg), wobei die Ermittlungen zum Entsetzen der Öffentlichkeit ergaben, daß überlastete, vom „System" im Stich gelassene, aber natürlich auch gewissenlose und gemütskalte Schwestern oder Pfleger sich „lästiger" Pflegefälle durch Überdosierung von Medikamenten, aber auch gezielte Vergiftungs- oder Erstickungsmaßnahmen entledigt hatten [7].

Eine Zusammenfassung der Problematik (Pflegenotstand, Fragen der Sterbehilfe im Zusammenhang mit einer dramatischen Zunahme des Bevölkerungsanteils von über 70- bis 80jährigen gibt Wagner [12]; sogar die Diskussion darüber, inwieweit technisch machbare Maßnahmen der Lebensverlängerung bei sehr alten Patienten aus sozialer Sicht zu vertreten bzw. wann ein ärztlicher Leistungsverzicht zwar wissenschaftlich begründet, aber inhuman sei und umgekehrt, hat bereits begonnen [1]. An dieser Stelle bleibt festzuhalten, daß die Unterlassung lebensverlängernder Maßnahmen ohne diesbezügliche Willensäußerung des Patienten ein Tötungsdelikt darstellt; erst recht als solches zu qualifizieren sind natürlich aktive Handlungen, auch wenn sie auf ausdrückliches Verlangen des Patienten vorgenommen werden [5]. Allerdings wird in der Praxis der modernen klinischen Medizin ein einverständliches Sterbenlassen eher die Ausnahme sein, während im Regelfall der Intensivpflege der Patient nicht mehr um seine Meinung befragt werden kann. In jedem Fall darf die Rechtsfigur der mutmaßlichen Einwilligung keinesfalls als Deckmantel eigener Vernunfthoheit über den Patienten mißbraucht werden: Solange der Mensch noch nicht in seinem letzten Todeskampf steht und ihm das Bewußtsein noch nicht unwiderruflich genommen ist, muß er selbst darüber befinden dürfen, ob ihm der verbleibende Lebensrest noch des Kämpfens wert erscheint [3].

Literatur

1. Arnold M (1990) Medizin im Spannungsfeld von Wissenschaft, Humanität und Recht. Zentralbl Rechtsmed 34: 391
2. Bode G, Hasenöhrl K, Küttler T, Wegener K (1982) Der plötzliche und unerwartete Tod aus natürlicher Ursache im Krankenhaus und in der ärztlichen Praxis. XII. Kongreß der Int Akademie für gerichtl. Med. Wien; Proceedings Bd1, S 33–35
3. Eser A (1977) Lebenserhaltungspflicht und Behandlungsabbruch aus rechtlicher Sicht. In: Auer A, Menzel H, Eser A (Hrsg) Zwischen Heilauftrag und Sterbehilfe. Heymanns, Köln Berlin Bonn München, S 75–147
4. Fricke T (1990) Die forensische Differentialdiagnose unerwarteter und unklarer Todesfälle. Med Dissertation, Universität Göttingen
5. Laufs A (1978) Arztrecht, 2. Aufl. Beck, München
6. Mallach HJ (1987) Alkoholvergiftung In: Mallach HJ, Hartmann HP, Schmidt V (Hrsg) Alkoholwirkung beim Menschen. Thieme, Stuttgart, S 100–108
7. Mattern R, Hackel R, Riepert T (1990) Vorsätzliche Tötung im Altenheim. Zentralbl Rechtsmed 34: 392
8. Missliwetz J, Reiter C (1991) „Mundpflege" – eine Tötungsart im medizinischen Umfeld. Zentralbl Rechtsmed 36: 157
9. Oehmichen M, Staak M, Roth H, Mösch MT (1988) Ärztliche Garantenpflicht und Suizid des psychiatrischen Patienten. Beitr Gerichtl Med 46: 43–47
10. Püschel K, Kleiber M, Brinkmann B (1979) Blutalkohol-Konzentration von 6,2‰ überlebt. Blutalkohol 16: 217–220
11. Schmidt P, Daldrup T, Huckenbeck W (1991) Unerwartete Todesfälle in der psychiatrischen Klinik. Rechtsmedizin 1: 95–99
12. Wagner H-J (1991) Konsumgesellschaft und Tötungsdelikte an alten Menschen. Rechtsmedizin 1: 35–40
13. Wolfersdorf M, Keller F, Schmidt-Michel P-O, Weiskittel C, Vogel R, Hole G (1988) Are hospital suicides on the increase? Soc Psychiatry Epidemiol 23: 207–216

Zwischenfälle bei ärztlichen Maßnahmen

W. Mattig, G. Fischer*

Der iatrogene Schaden – eine gesellschaftliche Herausforderung

Der iatrogene Schaden als Ursache des Todeseintritts ist eines der tragischsten Ereignisse im Berufsleben des Arztes. Ebenso für die Familie des betroffenen Patienten, da die Erwartungshaltung auf Hilfe und Besserung oder Linderung ausgerichtet war, tatsächlich jedoch das Gegenteil eingetreten ist. Verständnislosigkeit und aufkeimendes Mißtrauen gegenüber der Fähigkeit bzw. Sorgfalt des Arztes schaffen vielfach Konfliktsituationen, welche nur durch hohes beiderseitiges Einfühlungsvermögen abgebaut werden können, was oft genug, insbesondere nach vorausgegangenen Spannungen, mißlingt.

Wo sich schon der Einzelfall in der Arzt-Patienten-Beziehung einschneidend auswirkt, erlangt das Problem bei hoher Inzidenz entscheidende soziale Bedeutung. Nach den ersten von der International Society of the Prevention of Iatrogenic Complications (ISPIC) vorgelegten Übersichten sollte heute nach weitgehender Überwindung der großen Seuchen die Prävention des iatrogenen Schadens als vorrangige gesellschaftliche Aufgabe begriffen werden. Nach Meyers [63] ist jeder 8. Krankenhauspatient davon betroffen. Jeder 20. erleidet eine nosokomiale Infektion, an der jeder 4. stirbt. Leape [50] führt 13 451 Todesfälle unter 2 671 868 Krankenhauspatienten auf medizinische Maßnahmen, respektive Unterversorgung zurück. In Großbritannien sind 30% des Krankenhausbudgets allein für die Schadenkompensation erforderlich [40]. Die Eskalation der Versicherungsprämien in den USA führte bereits zur Kürzung der Gesundheitsfürsorge [18].

Der primäre Schritt zur Prophylaxe ist die Verbesserung des Wissens. Da Experimente und Fall-Kontroll-Studien ausscheiden, bedarf es für eine realistische Sicht zur Zeit v.a. klinischer Datensammlungen und statistisch sauberer Vergleichsgrößen. Sowohl das bisherige Wissen darüber als auch der Kenntnisstand der Ärzte sind ungenügend. Eine rückläufige Sektionsfrequenz steht der Vorbeugung tödlicher akzidenteller Schäden im Krankenhaus entgegen. Wecht [108] deutet eine Autopsierate von nur 20% in den USA (angeblich aus ökonomischen Gründen) als Ausdruck fehlenden Interesses an der Aufdeckung iatrogener Schäden. Konsequenterweise wird die Familie in Millionen von Fällen nicht darüber informiert.

Beim Todesfall durch ärztlichen Eingriff hängt die psychosoziale Toleranz von verschiedenen Umständen ab. Lebensalter, Leidensdruck und Schweregrad der der Behandlung zugrundeliegenden Krankheit spielen ebenso eine Rolle wie Komplexität und Schwierigkeit des durchgeführten Eingriffs sowie Art und Umfang des vorausgegangenen ärztlichen Aufklärungsgesprächs. Entscheidend dürfte sich jedoch der Zweck der Maßnahme auswirken: Handelte es sich um einen Zwischenfall bei lebenswichtiger Operation, kosmetischem Eingriff, invasiver Diagnostik oder bei allgemeinem Vorsorgescreening? Nach schwerer Operation kommt der Tod in der Regel nicht

---

* Wir danken Herrn Professor Dr. Geserick, Direktor des Instituts für gerichtliche Medizin der Humboldt Universität zu Berlin, für die Genehmigung zur Einsichtnahme in die Sektionsprotokolle.

ganz unerwartet, wird eher akzeptiert, auch wenn es sich um einen iatrogenen Schaden handelt. Andere operative Eingriffe stehen hingegen unter besonders strenger öffentlicher Kontrolle und Kritik, z.B. die Appendektomie („das macht bei uns der Pförtner besser"). Diese Appendizitistodesfälle sind nach eigenen Untersuchungen jedoch fast immer auf ambulante, nur ausnahmsweise auf stationäre Fehlleistungen zurückzuführen [55]. Die Risiken einzelner Eingriffe verteilen sich folgendermaßen:

Mors in tabula

Eine Situation sui generis liegt beim Exitus in tabula vor. Wir überblicken 229 obduzierte Fälle der letzten 20 Jahre in Ost-Berlin und Frankfurt (Oder), nahezu paritätisch männlichen und weiblichen Geschlechts. Das Durchschnittsalter beträgt 37 Jahre mit steigender Tendenz im letzten Jahrzehnt. Häufungen finden sich im Kindesalter unter 10 Jahren und im 5.–7. Dezennium.

Operationen am Herzen und den großen Gefäßen stehen im Vordergrund (79 Fälle). Die meisten Patienten starben unter den Todeseintrittszeichen Herzstillstand, Herzrhythmusstörung an ihren Grundleiden (z.B. Mißbildung, Koronararteriensklerose mit Myokardverschwielung); der Belastung durch Operation und Narkose kam weniger ursächliche als auslösende Bedeutung zu. Gelegentlich führte eine vorbestehende oder intraoperativ ausgelöste Blutung zum Tode. Im Zusammenhang mit der Korrekturoperation einer komplexen Herz- und Gefäßmißbildung eines 7 Monate alten Säuglings trat durch einen technischen Fehler bei der Überdrucktransfusion eine tödliche Luftembolie auf. Durch präoperativen Diagnosefehler wurde die Indikation zur Operation eines nicht mehr korrigierbaren Vitiums (VSD mit pulmonaler Hypertension) gestellt. Das 6jährige Mädchen starb auf dem Operationstisch.

Neun *Herzkatheteruntersuchungen* endeten unmittelbar tödlich. Als Ursachen fanden sich Perforationen mit Verblutung oder Herzbeuteltamponade sowie ein Myokardinfarktrezidiv. Bei einer Ballonatrioseptostomie riß der linke Vorhof des Neugeborenen ein. Das Hämoperikard konnte operativ ausgeräumt werden, dabei trat jedoch der irreversible Herzstillstand ein. Bei einem 71jährigen Mann führte das Legen einer Herzschrittmachersonde zur Perforation des rechten Ventrikels und Herzbeuteltamponade.

Relativ häufig steht der Exitus in tabula in zeitlichem Zusammenhang mit der *Anästhesie*, allerdings nicht immer in kausaler Beziehung. Wir dokumentierten 31 derartige Fälle, teils bedingt durch das (meist präoperativ verkannte) natürliche Grundleiden z.B. Hypertonieherz, Koronararteriensklerose, Myokardinfarkt, Myokarditis, Herzklappenvitium, Lungenembolie), teils durch Anästhesiezwischenfälle im engeren Sinne: Laryngobronchospasmus (4), Narkosefehler (6), maligne Hyperthermie (4), Tracheaverletzung (3), Aspiration (1), Lebernekrose (1). Zwei Patienten starben bei akzidenteller O_2-Überdruckbeatmung durch Atemexkursionsbehinderung und Lungenruptur bzw. Pneumothorax, einer durch Fehlintubation mit Hypoxie (vgl. Beitrag Link/Eyrich, S. 237).

Sechsmal untersuchten wir die Mors in tabula bei Operationen von *Hirntumoren*. Der Tod war meist auf das Grundleiden zu beziehen. Ein 43jähriger Patient verblutete intraoperativ (Angioblastom).

Extremitätenoperationen waren in 17 Fällen von dem fatalen Ereignis belastet. Im einzelnen handelte es sich um eine Osteosynthese, Osteotomie, Hüftendoprothese oder Amputation. Todesursächlich wirkten Fett-, Knochenmark- oder Thromboembolie, Verblutung (Durchtrennung der A. iliaca externa), Koronararteriensklerose, Myokardinfarkt, Myo- und Endokartitis, Cor pulmonale.

Gynäkologische Operationen endeten 10mal als Mors in tabula. Darunter waren vaginale und abdominale Radikal- bzw. Totaloperationen, Hysterektomie wegen Uterusruptur oder atonischer Nachblutung im Gefolge einer Entbindung, Salpingektomie wegen rupturierter Tubargravidität sowie Konisation vertreten. Der Tod trat infolge Blutungsschock, Herzvitium, Myokardverschwielung bzw. Myokarditis ein.

Weitere 31 Mortes in tabula betrafen *Laparotomien* aus nichttraumatischer Indikation (Magen-Duodenaloperationen wegen Ulkus oder Karzinom, Gallenwegsoperationen, Darmoperationen wegen Karzinom oder Ileus, Nebennierenoperation wegen Karzinom, Pankreasresektion, Splenektomie, Zwerchfelloperation, Appendektomie). Die Patienten verstarben im hämorrhagischen Schock bei Ulkus- oder Varizenblutung respektive intraoperativer Verletzung, meist jedoch an operationsunabhängigen Leiden (Herzvitium, Koronararteriensklerose, Myokardverschwielung, Myokardinfarkt, Hypertonieherz, Myokarditis, Peritonitis, Ileus, Enzephalomalacia rubra, Lungenembolie).

Für einen großen Teil der Patienten kommt allerdings auch der plötzliche Operationstod nicht ganz unerwartet: Bei chirurgischer Sofortversorgung größerer Wunden oder Organverletzungen sowie bei Notoperationen stellt nicht die ärztliche Intervention, sondern das vorausgegangene indikationsbegründende *Trauma* bzw. Leiden den Ausgangspunkt des Todes dar. Derartige Fälle von Mors in tabula sind aus unserer Statistik ausgeblendet. Unerwartet dürfte hingegen der Myokardinfarkt des 47jährigen Mannes anläßlich einer osteoklastischen Trepanation mit Ausräumung eines subduralen Hämatoms sein.

Auch der während der *Rethorakotomie* oder *Relaparotomie* sterbende Patient wird von seinem Schicksal meist nicht ganz unerwartet getroffen. Diese Konstellation trifft auf 16 unserer Fälle zu.

Die *übrigen Fälle* sind singulärer Natur und betreffen in unserer Datensammlung Strumektomie, Tonsillektomie, Laryngektomie, Neck dissection, Prostataektomie, Hauttransplantation, Wirbelsäulen-, Pharynx-, Lungen-, Augen-, Hernienoperation, Mammaamputation, Nephrektomie, Hämodialyse. Als Todesursachen fanden sich neben intraoperativen Gefäßverletzungen, Luftembolie und Medikamentenverwechslung während intraoperativer Infusion natürliche Grundleiden wie Koronararteriensklerose, Myokardverschwielung, Infarkt, Myokarditis, Hypertonie und Tachykardie bei Phäochromozytom, Herzklappenstenose, Lungenthromb- und -tumorembolie.

Während des Anlegens einer arteriovenösen Fistel kam es zum Herzstillstand einer 18jährigen Frau; die Reanimationsversuche führten zu Leberruptur und Hämaskos.

Bei der Punktion eines im Rahmen urämischer Perikarditis entstandenen Perikardergusses wurde der linke Herzventrikel perforiert; der 51jährige Mann erlag der Herzbeuteltamponade.

Die Elektrokrampftherapie führte in 2 Fällen zum plötzlichen Tod infolge Lungenthrombembolie.

Unter den unerwarteten Komplikationen nimmt die Luftembolie wegen ihrer klinisch schwierigen Nachweisbarkeit eine besondere Stellung ein. Wilske et al. [112] berichten über 8 intraoperative venöse Luftembolien, darunter 2mal bei Kraniotomie und je einmal bei Schnittentbindung, Wirbelsäulenoperation und perkutaner Nierensteinzertrümmerung.

Unerwartete iatrogene Todesfälle

Todesfälle im Krankenhaus treffen Arzt und Patient auch dann unerwartet, wenn weder die behandelte Krankheit noch die Art der ärztlichen Maßnahme von akutem Risiko bedroht sind. Im diagnostischen Prozeß erhält das primum nil nocere einen kategorischen Imperativ.

Endoskopien

Diagnostische *Endoskopien der Luft- und Speisewege* sind mit einer Letalität von unter 0,1% belastet. Ursächlich wirken hauptsächlich instrumentelle Traumen und schwere kardiopulmonale Vorschädigungen. Während der Tod durch Verletzung des Tracheobronchialsystems mit 0,013 (Gordon, zit nach [56a]) bis 0,026% [98] sehr selten auftritt, muß bei der Ösophagogastroduodenoskopie mit einer größeren Perforationsgefahr gerechnet werden. Ihre Prognose hängt wesentlich von der chirurgischen Frühintervention ab. Eine Letalität von 0,01–0,03% scheint unabwendbar [28]. Pathogenetisch manifestiert sich der fatale Verlauf in der Regel über eine Verblutung, Blutaspiration, Entzündung oder einen Hämato- bzw. Pneumothorax. Reflextodesfälle stellen die Ausnahme dar.

In unserer Sektionsstatistik befindet sich der Fall von Tracheaperforation bei Bronchoskopie eines 63jährigen Mannes, welche ein Pleuraemphysem, einen Spannungspneumothorax und eine Blutaspiration nach sich zog.

Bei einer 26jährigen Frau kam es infolge Kathetersondierung peripherer Bronchien zu Gefäßverletzung und Hämatothorax. Sie starb noch während des Eingriffs.

Die Ösophagogastroduodenoskopie eines 75jährigen Mannes wegen Verdachts auf Antrumkarzinom führte zur Ösophagusperforation in Höhe der Sternoklavikulargelenke, obwohl sich das Organ pathoanatomisch als gesund erwies. Es kam zur Mediastinitis, an der der Patient 6 Tage nach dem Eingriff starb.

Einen ähnlich gelagerten Fall berichtet Nejedlo [66]. Der natürliche Tod anläßlich einer Luft- oder Speisewegsendoskopie kommt in einer Häufigkeit von etwa 0,03% vor: Brandt [8] beschreibt 2 Sterbefälle durch akutes Herzversagen unter 6268 Untersuchungen. Rink et al. [79] berichten über einen Herzstillstand bei Glasfibergastroskopie.

Das Risiko der Eingriffe steigt unter Notfallbedingungen (Koch [42] sah den Herzinfarkt in 0,1% der Notfallendoskopien, Fleming und Bowen [21] erlebten 1 Kreislaufstillstand unter 77 Bronchoskopien während maschineller Langzeitbeatmung) sowie bei gleichzeitiger Entnahme diagnostischer Gewebsproben.

Wir obduzierten eine 42jährige Frau, bei der eine Bronchoskopie mit Probeentnahme nachgeblutet und den Tod durch Blutaspiration verursacht hatte.

Einen drastischen Letalitätsanstieg hat man bei therapeutischer Endoskopie zu verzeichnen: 5% bei der Bronchoskopie [23,89] 0,45% bei der Ösophagoskopie [89] und

3,3% bei endoskopischer Tubusimplantation wegen nicht resektionsfähiger maligner Ösophagus- und Kardiastenosen [96]. Im Gegensatz zur diagnostischen Endoskopie geht der plötzliche Todeseintritt mehr zu Lasten des Grundleidens als des Eingriffs.

In unserem Untersuchungsgut befinden sich je 2 Todesfälle bei therapeutischer Bronchoskopie (ein 8jähriges Mädchen, welches ein Kunststoffhütchen aspiriert hatte, und eine 51jährige Frau, bei der eine Trachealkanüle in die Tiefe gerutscht war) und Ösophagoskopie (ein 53jähriger Mann mit verätzungsbedingter Ösophagusstenose, in die sich ein Kirschkern eingeklemmt hatte, dessen Extraktion durch Ösophagusperforation mit nachfolgender Mediastinitis und aortoösophagealer Fistel kompliziert war, sowie ein 43jähriger Mann, bei dem die endoskopische Stenosendilatation zu Ösophagusruptur, Hämatothorax, Spannungspneumothorax und Sepsis führte).

Daneben beobachteten wir 2 Fälle von Ösophagusperforation bei Magenspülung mit den Komplikationen Peritonitis, Pneumonie (ein 80jähriger Mann) bzw. Pleuraperforation, Pleuritis (70jähriger Mann).

Bei einer 64jährigen Frau führte eine Senkstaken-Blakemore-Sonde zum Tod nach Magenruptur.

Die endoskopische Untersuchung des Enddarms ist noch weniger belastet als die der oberen Speisewege. Die Letalität der *Koloskopie* wird mit 0,01–0,02% angegeben [58], die der Rektoskopie liegt weit darunter. Ursachen sind mechanische Verletzungen (meist fehlerhafte Technik) oder vorbestehende Leiden. Roger [80] erlebte unter 26000 Koloskopien 3mal einen Herzinfarkt. Die Perforationsrate der Koloskopie liegt bei 0,1–0,2% [58], die der *Rektosigmoideoskopie* unter 0,01% [15,81]. Deren Letalität ist allerdings hoch und steigt durch Abwarten von Stunde zu Stunde an (nach 6 h Verdopplung, nach 12 h Verdreifachung).

Die gleichzeitige Polypektomie erhöht das Risiko um das 10fache, hauptsächlich verursacht durch Nachblutungen, weniger durch Perforationen. Als exotische Todesursache sei die Explosion von Darmgasen erwähnt.

Unter unseren Obduktionen finden sich 3 Todesfälle infolge Darmperforation bei Rektoskopie. Sie betreffen eine 62- und eine 65jährige Frau sowie einen 80jährigen Mann. In allen 3 Fällen entwickelte sich eine diffuse Peritonitis, obgleich die chirurgische Intervention in einem Kasus bereits nach 3 h eingesetzt hatte. Keiner der verstorbenen Patienten wies bei der Obduktion vorbestehende Darmwandveränderungen auf, die die Perforation hätten begünstigen können.

Zusammenfassend ist festzustellen, daß Todesfälle im zeitlichen, selten auch im ursächlichen Zusammenhang mit Endoskopien der Luft- und Speisewege auftreten und nicht immer zu verhüten sind. Selbst untersuchungsbedingte Bagatelltraumen können zu schweren Komplikationen führen. Zur Minimierung fataler Verläufe sind Beachtung der Kontraindikationen, besondere Umsicht bei Risikopatienten aus lokaler oder systemischer Sicht, Vermeidung brüsker Vorgehensweise, gründliche Observation nach dem Eingriff und rasche Operation bei Perforationsverdacht erforderlich. Obgleich der Tod infolge profuser Blutung oder Perforation am gesunden Organ den Verdacht auf unsachgemäßes Vorgehen nahelegt, ist dies aus der Tatsache des eingetretenen Schadens allein nicht abzuleiten. Wesentlich sind die subtile Rekonstruktion des Vorgangs und die Einschätzung der Nutzen-Risiko-Relation bei der Indikationsstellung.

Häufiger tritt das fatale Ereignis bei endoskopischen Gallenwegsdarstellungen auf, welche von einer relativ hohen Rate gravierender Komplikationen begleitet sind. Die *endoskopisch retrograde Cholangiopankreatikographie* ist in der Literatur mit einer mittleren Letalität von 0,2% ausgewiesen [58]. Unter den Ursachen sind u.a. Entzündungen (Pankreatitis, Cholangitis, Aspirationspneumonie), seltener instrumentelle Verletzungen (Todesrate analog zu den allgemeinen gastrointestinalen Endoskopien bei etwa 0,02%), kardiopulmonale Erkrankungen und nur ausnahmsweise Kontrastmittelzwischenfälle zu nennen.

Wir überblicken 2 Todesfälle nach Perforation und Peritonitis: Ein 52jähriger Mann mit Gallengangskarzinom und ein 57jähriger Mann, bei dem das nicht krankhaft veränderte Duodenum perforiert wurde. Letzterer entwickelte nach Übernähung einen subhepatischen Abszeß, Pankreas- und Lebernekrosen, Peritonitis und Sepsis, denen er nach 8 Wochen erlag.

Noch häufiger sterben die Patienten nach *endoskopischer Papillotomie* (EPT). Ihre Letalität wird mit durchschnittlich 1–2% angegeben [16, 24, 25, 58, 64, 67, 71, 77, 90, 113], meist verursacht durch Blutungen, Entzündungen oder Perforationen.

Diagnostische Verfahren mit verhältnismäßig hoher Komplikationsdichte und Letalität bedürfen v.a. strenger Indikationsstellung und Konzentration auf Zentren, in denen auch die Zwischenfälle beherrscht werden können. Für die EPT wird die Zusammenarbeit mit Abdominalchirurgen empfohlen [90].

Unter den Endoskopien des Brust- und Bauchraumes treten die *Thorakoskopie* praktisch gar nicht, die *Mediastinoskopie* zu 0,1–0,2% [39, 58] – meist durch Organverletzungen mit Blutung, Pneumothorax oder Infektion – sowie die Laparoskopie zu unter 0,1% in Zusammenhang mit tödlichen Komplikationen auf. Letztere differiert je nach Anwendungsart.

Brühl [9] gab 1966 in einer Sammelstatistik über 63 845 *internistische Laparoskopien* mit 48 766 gezielten Leberbiopsien die Sterblichkeit mit 0,03% an. Die Zahl wurde später von Look [57] mit 0,034% und Wildhirt [111] mit 0,04% im Prinzip bestätigt. Andere Autoren geben auch höhere oder niedrigere Raten an [51, 58]. Todesursache sind meist Blutung oder gallige Peritonitis, selten Hämobilie. Die tödliche Luftembolie geht aus der großen Umfrage Brühls als extremer Ausnahmefall hervor. Demgegenüber erlebte sie Giggelberger [29] bei 1200 Bauchhöhlenspiegelungen 3mal (0,25%). Offensichtlich ist hier mit einer besonders hohen Dunkelziffer zu rechnen. In der Regel werden die zusätzlich bestehenden Leiden ausreichen, einen Tod aus natürlicher Ursache zu begründen, so daß die Luftembolie unentdeckt bleibt.

Wir fanden anläßlich der Obduktion nach internistischer Laparoskopie einmal eine Luftembolie bei einem 67jährigen Mann mit Leberzellkarzinom, einen Verblutungstod bei einem 57jährigen Mann mit Leberzirrhose und einem anaphylaktischen Schock nach Procaininfiltration der Haut zur Laparoskopie bei einer 54jährigen Frau. Sie verstarb unmittelbar nach dem Hautschnitt.

Die tödlichen Zwischenfälle der *gynäkologischen Laparoskopie* werden in großen Statistiken noch niedriger angegeben als bei den internistischen Eingriffen: 0,002–0,03% [55]. Als Todesursachen wurden Gefäßverletzungen (Aorta, A. epigastrica inferior, A. iliaca communis), Darmperforation, Gasembolie, Thrombembolie, Narkosezwischenfälle und Herz-Kreislauf-Komplikationen ermittelt.

Uns ist die Verblutung einer 30jährigen Frau infolge Verletzung der A. epigastrica inferior sinistra bei Laparoskopie wegen Verdachts auf rupturierten Tuboovarialabszeß bekannt. Andere Komplikationen sahen wir in 20jähriger Sektionspraxis nicht.

Der laparoskopischen Sterilisation wird man wegen des nichttherapeutischen Charakters dieses Eingriffs ebenfalls eine geringe Komplikationsdichte abverlangen. Die Letalität zwischen 0,002–0,02% [38, 100] dürfte dem gerecht werden. Todesursächlich wirken Verletzungen von größeren Gefäßen oder Organen, Infektionen oder auch Komplikationen einer späteren Extrauteringravidität.

Weitere gynäkologische Endoskopien (Kuldoskopie, Hysteroskopie, Amnioskopie) zählen zu jenen diagnostischen Eingriffen, bei denen ein Todesfall stets unerwartet kommt. Hingegen ist die Fetoskopie mit einem hohen Risiko für den Feten (Abortrate von 10%) belastet [68, 75].

Biopsien

Biopsien als Methoden zur Gewinnung diagnostischen Organmaterials unterliegen ebenfalls dem Erwartungswert geringer Komplikationsschwere. Der in ihrem Gefolge auftretende Tod wird als unerwarteter Zwischenfall empfunden. Im Prinzip kann jedes Organ punktiert werden. Wir wollen auf einige verbreitete Methoden eingehen.

Die *Lungenbiopsien* sind nicht ganz harmlos. Während sich die Sterblichkeit perkutaner Verfahren unter 1% hält [13], beläuft sie sich bei der offenen Biopsie auf 1,4–1,5% [35, 70]. Die gefürchtetsten Komplikationen sind Blutung, Infektion und Pneumothorax.

Wir beobachteten eine massive Blutaspiration infolge endobronchialer Blutung bei der Gewebsentnahme. Der bronchoskopisch begründete Tumorverdacht bei der 42jährigen Frau konnte autoptisch nicht bestätigt werden.

Weniger hoch ist das Risiko, an einer *Nierenbiopsie* zu sterben. Es liegt bei 0,1–0,3% [36, 43, 91]. Blutungen, Anurie, Ileus, Infektionen, Verletzungen von Nachbarorganen stellen die Ursachen für den tödlichen Verlauf dar. Bestimmte Grundleiden (Hypertonus, Urämie) und Schwangerschaft bilden Risikofaktoren für die postbioptische Makrohämaturie [10, 85].

Auf die Problematik bedrohlicher iatrogener Komplikationen bei der Knochenmarkgewinnung durch *Sternalpunktion* ist von klinischer und morphologischer Seite verschiedentlich hingewiesen worden [45, 60, 72, 82, 99]. Gefürchtetste und fast immer letale Komplikation ist die Herzperforation. In unseren beiden Fällen (18jährige Frau und 13 Tage altes Mädchen) hatte dennoch keiner der behandelnden Ärzte an diese Gefahr gedacht. Eine Möglichkeit der sicheren Prävention ist die Wahl eines alternativen Punktionsortes (z.B. Spina iliaca posterior bzw. anterior superior, Processus spinalis, beim Säugling Tibiadiaphyse).

Der Tod an *Leberblindpunktion* ist mit 0,01–0,03% ein sehr seltenes Ereignis [56, 61]. Ursache ist in mehr als der Hälfte der Fälle eine Blutung, zu einem Drittel die gallige Peritonitis, bei jedem Zehnten ein Pneumothorax. Vereinzelt ist mit tödlichen postpunktionellen intrathepatischen Abszessen oder Hämobilie zu rechnen. Die Komplikationen stellen sich überwiegend durch Frühsymptome in den ersten 2 h nach der Punktion dar. Innerhalb 12 h machen sich über 90% der Symptome bemerkbar.

Metter [61] teilt den Sterbefall einer 22jährigen Frau mit, welche 2 Tage lang stationär beobachtet und beschwerdefrei entlassen worden war. Fünf Tage später kam es nach zunächst subkapsulärer Blutung zur Kapselruptur mit massivem Hämaskos.

In unserer Sammlung finden sich 3 tödliche Zwischenfälle, 2 durch Blutung in die Bauchhöhle innerhalb der ersten 12 h (63jährige Frau, 75jähriger Mann, die trotz Laparotomie nicht gerettet werden konnten) und einer durch Pneumohämatothorax (5 Monate alter Säugling, bei dem das Zwerchfell durchstochen wurde).

Zur Minimierung schwerer Zwischenfälle bei Biopsie bewähren sich die allgemeinen Grundsätze:
Strenge Beachtung von Indikationen und Kontraindikationen,
technisch sicheres Anwenden der optimalen Methoden,
sorgfältige Nachbeobachtung,
Kenntnis möglicher Komplikationen und Voraussetzungen zu ihrer Beherrschung.

Kontrastmittelzwischenfälle

Durch *Kontrastmitteluntersuchungen* sterben auf der Erde täglich 1–3 Menschen [11, 46]. Bei dem hohen Quantum dieser Untersuchungen nimmt sich die Relativzahl dennoch gering aus: Mit dem Tod durch anaphylaktischen Schock ist in 0,001–0,005% zu rechnen [48, 58, 78, 88, 105]. Mehrfachbelastungen und Allergieanamnese erhöhen das Risiko, aber kein Kontrastmittelzwischenfall ist sicher vorauszusehen. Etwa 75% aller schweren Reaktionen treten binnen 5 min, 90% binnen 15 min nach Beginn der Kontrastmittelinjektion auf. Völlig unerwartet werden den Arzt deshalb Reaktionen von protrahiertem Verlauf treffen.

Zu den häufigen Untersuchungen zählen Urographie, Cholegraphie und Angiographie. Aus großen retrospektiven Statistiken errechnet sich die Letalität sowohl für die *i.v. Uro-* als auch *Cholegraphie* in einer Größenordnung von 0,001%, während Shehadi [94, 95] in einer prospektiven Studie 0,0074% Todesfälle bei Nieren-, jedoch 0,032% bei Gallenwegsdarstellungen fand. Obgleich sich daraus zwischen Cholegraphie- und Urographieletalität ein Verhältnis von 6 : 1 errechnet, treten absolut mehr Todesfälle bei der Urographie auf, weil sie im Reportzeitraum 26mal so häufig angewandt wurde wie die Cholegraphie.

Wir dokumentierten in 20 Jahren 7 Urographietodesfälle mit anaphylaktoiden Reaktionen (keinen bei Cholegraphie). Dabei handelte es sich um 4 Frauen und 2 Männer im Alter zwischen 40 und 80 Jahren sowie ein 3jähriges Kind. In der Altersgruppe zwischen 21 und 35 Jahren, in der bei Shehadi am häufigsten Zwischenfälle auftraten, sahen wir keinen Sterbefall. Offenbar gibt es keine Altersdisposition. In den von uns begutachteten Fällen hatte keine Allergieanamnese bestanden. Die notwendigen Maßnahmen ärztlicher Hilfeleistung waren durchgeführt worden, konnten aber den Todeseintritt nicht verhindern. Die ersten Symptome traten noch während oder unmittelbar im Anschluß an die Kontrastmittelinjektion auf, die Patienten verstarben innerhalb von 2 h. Die Obduktionen zeigten unspezifische Zeichen eines plötzlichen zentralen Todes. Als Risikofaktoren lagen in 6 Fällen Hypertonie (Linksherzhypertrophie, Koronararteriensklerose), in einem Fall chronisches Cor pulmonale und Myokardverschwielung vor. Zusätzlich bestand bei einem Patienten Diabetes, bei einem anderen Alkoholismus. Zweimal fand sich eine chronische Pyelonephritis, einmal eine Nierenarteriennanomalie.

Neben der i.v.-Cholegraphie sind weitere Arten der Gallenwegsdarstellung geläufig: Die jeweils risikoarme perorale und intraoperative Form und die risikoreichere *transvenöse Cholangiographie* (0.4% Todesfälle [32]). Hervorzuheben ist die *perkutane transhepatische Cholangiographie*, die recht unterschiedlich mit einer Todesrate zwischen 0,086 und 1,4% beziffert wird [22, 32, 34, 44]. Jedenfalls fordern die Zahlen zur kritikvollen Anwendung der Methode und zur Kooperation mit einem einsatzbereiten Operationsteam auf. Haupttodesursachen sind gallige Peritonitis und intraabdominelle Blutung.

Die *Angiographie*letalität bewegt sich nach verschiedenen Autoren zwischen 0,014 und 0,15% [6, 11, 95, 101]. Ursächlich kommen Gefäßschäden mit Blutung, Thrombembolie und Aneurysmen, auch das Grundleiden, wesentlich seltener Kontrastmittelzwischenfälle in Betracht.

Bei den von unserem Material erfaßten Angiographiekomplikationen handelt es sich hinsichtlich der Todesursache bis auf wenige Ausnahmen um Nebenbefunde. Gröbere Blutungen in den Brust- bzw. Bauchraum sowie eine Herzvorhofperforation traten je einmal auf, Thrombose und Kreislaufschock je 2mal. Bei einer 56jährigen Frau war ein Ballonverschluß von tumorversorgenden Arterien (Kopfgeschwulst) über die A. carotis communis vorgesehen. Nach Perforation der Arterie kam es durch massiven Blutaustritt zur Kehlkopfverdrängung mit Ersticken.

Komplikationsdichte und Letalität variieren je nach Art des untersuchten Gefäßes: Für die Aortographie werden Tödlichkeitsziffern zwischen 0,01 und 0,05% (Saur, Zit. nach [60a, 100a], unter Einbeziehung des tödlichen Herzinfarkts mit 0,2% angegeben [6].

Wir beobachteten nach retrograder Katheterisierung der Aorta ascendens einer 54jährigen Frau eine Herzperforation mit Hämoperikard.

Für die *zerebrale Angiographie* ergibt sich aus ca. 70 ausgewerteten Literaturangaben eine Letalitätsrate von durchschnittlich 0,2% (Dichtemittel 0,1%). [106] Voß beschrieb 1987 in seiner Dissertation einen Anteil von 6 pro 10000 Fällen. Shehadi [95] gibt tödliche Kontrastmittelzwischenfälle in einer Frequenz von einem von 7354 Fällen an. Das heißt, die unerwarteten Todesfälle sind wesentlich häufiger instrumentell oder grundleiden- als immunologisch bedingt.

Wir dokumentierten einen Hämaskos durch Verletzung der A. femoralis an der Grenze zur A. iliaca externa bei der Katheterangiographie eines 67jährigen Mannes, die Perforation des linken Vorhofs per via falsa bei einem männlichen Säugling, eine akzidentelle Luftembolie bei Vertebralis- und Karotisangiographie eines 57jährigen Mannes sowie eine embolische Hirnerweichung eines 59jährigen Mannes nach endovasaler Ballonokklusion eines Aneurysmas der A. carotis interna mit Ballonperforation und Silikonabschwemmung.

Die *Koronarangiographie* läßt ebenfalls eine 0,2%ige Sterblichkeit (mit einer Streuung von 0–2%) erwarten [55], allerdings seit den 70er Jahren mit rückläufiger Tendenz. Naumann et al. [65] erlebten bei 2353 Koronarangiographien 4 tödliche Zwischenfälle, 2 davon im kausalen Zusammenhang mit dem Eingriff (0,085%). Umsichtige Indikationsstellung und Übung des Untersuchers beeinflussen diese Zahlen günstig. Hauptgefahren sind Infarkt, Koronarspasmus, Kammerflimmern, Thrombose, Nierenembolie und Apoplexie.

In unserer Statistik sind 8 Todesfälle im Zusammenhang mit Koronarangiographie registriert. Es handelt sich um 7 Männer und 1 Frau im Alter zwischen 20 und 60 Jahren. Todesursächlich waren Gefäßwanddissektion (2), Gefäßwandhämatom mit Infarkt (1), Kontrastmitteldepot in der Koronararterie mit Reinfarkt (1), Kammerflimmern (1), kardiogener Schock (2) bzw. Infarkt bei obturierender Koronarsklerose (1).

Andere Kontrastdarstellungen arterieller und venöser Gefäße werden wegen ihrer weniger häufigen Anwendung oder ihres geringeren Risikos nur selten einen iatrogenen Todesfall im Krankenhaus verursachen. Bei der *Lymphographie* kommen tödliche Komplikationen zu 0,06–0,11% vor [11, 83]. Ursache ist häufig eine Ölembolie.

Die *Angiokardiographie* ist in den ersten beiden Lebenswochen mit hoher Letalität belastet; im späteren Säuglingsalter beträgt sie 1,8% [5, 33, 110]. Ursachen sind hypoxämische Myokardschäden, Rhythmusstörungen, Entzündungen, Thrombosen, intramurale Kontrastmittelinjektionen und Perforationen.

In unserer Dokumentation finden sich 2 Perforationsfälle (2 Wochen alter männlicher Säugling und 56jähriger Mann) sowie der Verblutungstod eines 2jährigen Mädchens mit Down-Syndrom, bei dem die Herzkatheteruntersuchung zur Abklärung eines Ventrikelseptumdefektes und persistierenden Ductus Botalli vorgenommen wurde.

Auch Röntgenkontrastdarstellungen von Gehirn und Rückenmark enden gelegentlich letal. Wir untersuchten den Tod einer 56jährigen Frau mit eitriger Leptomeningitis nach Myelographie.

Hervorgehoben sei die *Pneumenzephalographie*, deren Letalität überwiegend unter 1%, jedoch auch mit bis zu 2,5% [52] angegeben wird. Unser Material enthält je einen Fall von Mors in tabula infolge Luftembolie und Durablutung.

Eine der häufigsten und zugleich risikoärmsten Kontrastmitteluntersuchungen stellt das *Magen-Darm-Röntgen* mit Bariumsulfat dar. Die Substanz ist weitgehend inert. In Einzelfällen kann es zur tödlichen Aspiration oder Magenperforation kommen.

Uns ist eine tiefe Bariumbreiaspiration bekannt, die im Zusammenhang mit einer Kontrastmitteluntersuchung der Speiseröhre eines 81jährigen Mannes auftrat.

Die Röntgenkontrastdarstellung der Luftwege zählt zu den nicht so häufigen, aber komplikationsreicheren Untersuchungsverfahren. Die Bronchographieletalität wird mit Werten zwischen 0,02 und 0,5% angegeben [11, 19]. Akute Obstruktionen der Luftwege und Schaumzellpneumonie sind hierbei zu fürchten.

Ausnahmsweise können Todesfälle auch bei Hypsterosalpingographie (z.B. durch Kontrastmittelembolie) oder Arthrographie (durch Luftembolie) auftreten. Die iatrogene Gasembolie ist allgemein eine ernste Gefahr negativer Kontrastdarstellungen (z.B. auch Pneumenzephalographie, Pneumomediastinum, Pneumoperitoneum, Pneumogynäkographie). Nach Barke [3] ist von über 200 derartigen Zwischenfällen die Hälfte der betroffenen Patienten gestorben.

Die Risiken einzelner Eingriffe verteilen sich folgendermaßen:

Hohes Risiko (> 1%):
Angiokardiographie,
endoskopische Papillotomie,
perkutane transhepatische Cholangiographie,
Pneumenzephalographie.

Mittleres Risiko (0,1–1%):
Bronchographie,
zerebrale Angiographie,
Cholangiopankreatikographie,
Koronarangiographie,
Endoskopie der Luftwege,
Lungenbiopsie,
Mediastinoskopie,
Nierenbiopsie,
Notfallgastroskopie,
transvenöse Cholegraphie.

Geringes Risiko (< 0,1%):
Aortographie,
Arthrographie,
Cholegraphie,
Koloskopie,
Gastroduodenoskopie,
Hysterosalpingographie,
Laparoskopie,
Leberblindpunktion,
Lymphographie,
Magen-Darm-Kontrastmitteldarstellung,
Myelographie,
Sternalpunktion,
Urographie.

Intensivmedizinische Techniken

In der Intensivtherapie überrascht das Ableben der i. allg. schwerkranken oder schwergeschädigten Patienten weniger. Dennoch sollte der Tod nicht durch die Behandlungstechnik (Zentralvenenkatheter, Intubation, Tracheotomie) ausgelöst werden. Zumindest den Arzt treffen solche Fälle unerwartet, und sie bedrücken ihn erheblich.

Zentrale Venenkatheter

Dem zentralen Venenkatheter wird eine Letalität von 0,2% mit Schwankungen bis über 1% zugeschrieben [1, 14, 58, 107]. Das Risiko wächst in der Reihenfolge der Insertionsstellen Jugularis-Subklavia-Armvenen-Femoralis. Hauptursachen sind Perforationen (davon 25% unerkannt) mit Herzbeuteltamponade, Pneumo-, Hämato- oder Infusionsthorax, Luftembolie, Thrombembolie, Sepsis, Endokarditis, selten Katheterembolie.

Unsere Sammlung enthält 26 Todesfälle durch Komplikationen zentraler Venenkatheter, darunter 9 Perforationen des Herzens oder herznaher Gefäße, je 2mal Infusionsthorax über 2 l und Luftembolie.

Eine kritische bis strenge Indikationsstellung, sorgfältige Auswahl der Hauteintrittsstelle, Durchführung durch erfahrene Mitarbeiter, Verwendung geeigneter Katheter, Einhaltung aseptischer Kautelen, atraumatische Punktionstechnik, unverzügliche und wiederholte angiographische Lagekontrolle, sichere Katheterfixierung, minutiöse Katheterpflege sowie frühzeitige Erkennung und Behandlung auftretender Komplikationen sind geeignet, tödliche Zwischenfälle bis auf Ausnahmen zu reduzieren.

Intubation

Die naso- oder orotracheale Intubation, millionenfach als lebensrettende Maßnahme bewährt, kann unerwartet selbst zur Todesursache werden. Hauptgrund für den tödlichen Ausgang ist die unerkannte ösophageale Fehlintubation. Unseld [102] fand diesen Zwischenfall unter 70 anästhesiebedingten schweren Zwischenfällen 3mal, einmal davon mit letalem Ausgang. In Australien soll die Mortalität bei Anästhesie zu 69% durch Fehlintubation verursacht sein [7]. In den USA trat unter 163240 Intubationsnarkosen 27mal ein Herzstillstand auf, davon 4mal durch unerkannte ösophageale Intubation [7]. Die daraus errechenbare Rate von 0,0025% macht den Einzelfall um so erschreckender. Pathogenetisch kommen neben O_2-Mangel die Ösophagusperforation [17, 109] oder ein Reflextod in Frage. Metter [62] diskutiert den gastrokardialen Roemheld-Reflex als das den tödlichen Herzstillstand auslösende Moment bei disponierten Patienten (z.B. Herzinsuffizienz). Weitere Todesfälle sind nach Trachealruptur mit doppelseitigem Pneumothorax [30, 86, 93] oder Hypopharynxperforation [103] bekannt geworden. Baron u. Kohlmoos [4] geben 8 Fälle ödembedingter laryngealer Obstruktion bekannt, von denen 2 ad exitum kamen. Levin u. Heifetz [53] beschreiben einen Todesfall durch Verblutung bei gewaltsamer Extubation nach Pneumonektomie. Der Endotrachealtubus war in die Naht der A. pulmonalis eingeschlossen worden. Im Fall leerer pathomorphologischer Befunde nach schwerer Rhythmusstörung, Schock und Herzstillstand ist an einen Vagusreflex beim Berühren der laryngealen Epiglottisfläche zu denken [62].

Wir dokumentierten 11 im zeitlichen Zusammenhang mit einer Intubation eingetretene Todesfälle. Bei einem 57jährigen Mann trat die Asphyxie wegen schwerer anatomischer Veränderungen der Halsregion ein. Die Intubation verlief frustran. Zweimal (20- und 50jähriger Mann) bestand eine hochgradige Kehlkopf- und Trachealstenose nach intubationsbedingter Knorpelnekrose. In den übrigen Fällen waren technische Fehler Ausgangspunkt des akuten Todes (Larynxperforation, Atemexkursionsbehinderung, O_2-Druckabfall, versehentlicher Preßstrahl, Lösung der Verbindung zwischen Tubus und Narkosegerät, Fehlintubation, vertauschte Anschlüsse O_2/N_2O, Stromausfall).

Tracheotomie

Der Tracheotomie wurde vor 20 Jahren eine Letalität bis zu 13% zugeschrieben [87], Schylla et al. [92] ermittelten aus der Literatur 1,8%, Viau et al. [104] 1,7%. Ursächlich sind u.a. Arrosionsblutungen (bis zu 5,1% [74], in jüngerer Zeit bis zu 1% [76]), welche extratracheal den Truncus brachiocephalicus oder ein Schilddrüsengefäß, intratracheal die Luftröhrenschleimhaut betreffen können. Tödliche venöse Blutungen erlebten Stemmer et al. [97] in 1,7% der Fälle. Die mit bis zu 30% höchste Schadensdichte -die Infektion- ist mit einer Sterblichkeit von 5,0–8,5% belastet [104]. Analog wird die Infektionsletalität der Tracheotomie mit 2,0% veranschlagt [97]. Ferner sind tracheoösophageale Fisteln (1,2–1,7%), Trachealstenosen (1,5%), Pneumothorax (0,25%) und in Einzelfällen technische Fehler als tödliche Komplikationen bekannt [59]. Das Mediastinalemphysem (Schadensdichte von Schmidt [86a] auf 2,8% beziffert) wird von Püschel u. Lignitz [73] in einem von 18 Tracheotomietodesfällen als Ursache angegeben. Garcia-Tornel et al. [26] beschreiben den plötzlichen Erstikkungsfall eines 2jährigen Mädchens nach 153 Beatmungstagen: Aus Gazefäden des Verbands und Sekretkrusten hatte sich ein obturierender Fremdkörper gebildet. Ausnahmsweise kann der plötzliche Tod funktionell durch Vagusreiz oder akutes Lungenödem infolge plötzlicher alveolärer Druckentlastung ausgelöst werden [41].

Unser Material, teilweise mit dem von Püschel u. Lignitz [73] identisch, enthält 26 Obduktionen nach Tracheotomiezwischenfällen, davon 12 Blutungskomplikationen und 5 Fisteln. Dreimal war der Patient nach Herausrutschen, 2mal nach Sekretverstopfung der Kanüle erstickt. Bei einer Jugendlichen kam es zur Perforation der Luftröhre mit nachfolgendem Pneumothorax. In 3 Fällen bestanden Spätkomplikationen in Form von Kehlkopf- und Trachealstenosen bzw. Papillomatosis laryngis. Von diesen Patienten war eine 51jährige Frau mit einer in Eigenproduktion des HNO-Arztes hergestellten Montgomery-Kanüle versorgt worden, deren Halterung abbrach. Die Kanüle rutschte in die Tiefe und verlegte die Luftwege im Bereich der Bifurcatio tracheae.

Zur Prävention schwerer Intubations- bzw. Tracheotomieschäden sind neben Indikationsstellung und technischer Perfektion die individuelle Auswahl des Tubusmaterials, sichere Tubusverbindungen, Überwachung der Blockermanschette, Aspirationsprophylaxe, subtile Absaugtechnik, ausgewogene Befeuchtung des Beatmungsgases, Hygienemaßnahmen, Tracheostomapflege, Überwachung der korrekten Kanülenlage, Beachtung von Komplikationsprodromi (z.B. blutig tingiertes Trachealsekret vor Auftreten einer Arrosionsblutung bei der Hälfte der Betroffenen), endoskopische Trachealschleimhautkontrollen zur Erkennung eventueller Läsionen und effiziente Zwischenfallbeherrschung wesentlich.

Einlauf

Besonders unerwartet trifft uns der Tod im Gefolge pflegerischer Maßnahmen. Dennoch ist er bis heute nicht ganz verhütet. Lafrenz [47] sammelte 64 Fälle von Darmperforation als Komplikation des Einlaufs. Nach Beobachtungen von Lavenson u. Cohen [49] endet sie in 20% der Fälle tödlich. Eine zusammenfassende Statistik über die Einlaufletalität ist uns nicht bekannt. Man darf wohl davon ausgehen, daß die Anzahl, bezogen auf die Häufigkeit des Eingriffs, außerordentlich gering ist.

Wir obduzierten einen 87jährigen Mann, der nach übernähter einlaufbedingter Rektumperforation im schlechten Allgemeinzustand an einer Speisebreiaspiration verstorben war.

Der Kontrastmitteleinlauf weist eine Perforationsfrequenz von 0,02–0,04% auf [2, 15, 27]. In der Regel sind Personen im fortgeschrittenen Alter und mit vorgeschädigtem Darm betroffen. Am gesunden Darm wurden bei 32000 Kontrasteinläufen nur 2 Perforationen beobachtet [69]. Das Eindringen von Bariumsulfat in die freie Bauchhöhle erhöht die Perforationsletalität auf 50% [12, 20, 47, 114]. Gefürchtet sind Bariumsulfatembolie und Bariumperitonitis.

Wir beobachteten 2 Todesfälle nach Kontrastmitteleinlauf: Bei einer 75jährigen Frau kam es zur extraperitonealen Rektumperforation, die chirurgisch durch Übernähung und Anus-praeternaturalis-Anlage behandelt wurde. Die durch ein Cor pulmonale und Mitralvitium schwer vorgeschädigte Patientin überlebte den Zwischenfall nur kurze Zeit.

Einer 64jährigen Frau wurde der Einlauf artifiziell in die Vagina gefüllt, welche rupturierte und Kontrastmittel in die Bauchhöhle entließ. Die Patientin verstarb im akuten Schock.

Neben instrumentell-technischen Schäden können fehlerhafte Zusätze zur Einlaufflüssigkeit todesursächlich sein.

Wir sammelten 10 derartige Fälle. Die schädigenden Substanzen waren Formaldehyd, das Grobdesinfektionsmittel C 4, Wasserstoffperoxid, Ethanol, Salzsäure [55].

Schließlich sei darauf hingewiesen, daß auch die rektale Temperaturmessung zu Perforation und Tod führen kann. Nach Horwitz u. Bennett [37] starben 3 von 9 Neugeborenen nach Rektumperforation durch Fieberthermometer.

Zusammenfassung

Schlußfolgernd ist festzustellen, daß bei geringem methodenimmanenten Risiko und breitem Anwendungsspektrum dem *subjektiven Faktor* entscheidende Bedeutung für den letalen Ausgang zukommt. Wir stellten fest, daß die Frequenz gravierender Zwischenfälle vielfach trotz methodischer Weiterentwicklung über Jahrzehnte konstant blieb [54]. Eine geringe Komplikationsdichte darf kein Freibrief für „großzügige" Indikation sein. Kontraindikationen sind präventiv herauszuarbeiten und zu beachten. Die optimale Methode soll nach sorgfältiger Vorbereitung in technischer Sicherheit ausgeübt werden. Falscher Ehrgeiz, unzureichendes Kritikvermögen und unbewußte Abwehr des Gedankens an eine iatrogene Schädigung nach invasiver Diagnostik leistet schweren Verlaufsformen Vorschub. Die Kenntnis der Komplikationen durch Auswertung und Veröffentlichung realer Zwischenfälle erhöht das Gefahrenbewußtsein und schärft die Nachbeobachtung. Frühzeitige Erkennung und suffiziente Voraussetzungen in der Zwischenfallbekämpfung begrenzen die Folgen. Wo keine Zeit mehr zum Überlegen bleibt, muß das Team durch Übung und Drill gewappnet sein.

Die Erfahrung lehrt, daß der unerwartete iatrogene Todesfall im Krankenhaus nicht aussterben wird. Er ist aber zu minimieren. Als gutachtliche Grundsätze im Schadensfall erscheinen uns die exakte Anamneseerhebung, Aufklärung und Vorbereitung des Patienten, das Abwägen zwischen Nutzen und Risiko des Eingriffs unter Einbeziehung von Alternativlösungen, die Qualifikation des Arztes und seine technische Sicherheit in der gewählten Methode, die Kenntnis und die Voraussetzung zur Behandlung von Komplikationen prüfenswert. Eine sorgsame ärztliche Dokumentation läßt im überwiegenden Teil der Zwischenfälle natürliche Ursachen und begünstigende Momente erkennen. Sorgfaltspflichtverletzungen waren nur in 0,7% unseres Untersuchungsgutes Ursache des tödlichen Verlaufs.

Literatur

1. Albert L, Tschochner HJ, Kuhne U, Patsch R (1979) Erfahrungen mit dem zentralen Venenkatheter (ZVK) via V. basilica. Z Ärztl Fortbild 73: 921–925
2. Appel A, Heinrich M, Brettel HF (1975) Rectumverletzungen bei Bariumkontrasteinläufen. Chirurg 46: 331–334
3. Barke R (1979) Röntgenkontrastmittel. Chemie – Physiologie – Klinik. Thieme, Leipzig
4. Baron SH, Kohlmoos HW (1975) Laryngeal sequelae of endotracheal anaesthesia. Anesth Analg 54: 767
5. Beitzke A, Suppan C, Justich E (1982) Komplikationen bei 1000 Herzkatheteruntersuchungen im Kindesalter. Röntgenblätter 35: 430–437
6. Berge J (1983) Komplikationshäufigkeit und ihre Vermeidung bei diagnostischen Eingriffen. Analyse über 17217 angiographische Untersuchungen. Med. Dissertation, Berlin
7. Birmingham PK, Cheney FE, Ward RJ (1986) Esophageal intubation. Anesth Analg 65: 886–891
8. Brandt R (1975) Endoskopische Untersuchungen. In: Oeken FW, Kessler L (Hrsg) Fehler und Gefahren bei Routineeingriffen im HNO-Fachgebiet. Thieme, Leipzig, S 83–92
9. Brühl W (1966) Zwischenfälle und Komplikationen bei der Laparoskopie und gezielten Leberbiopsie. Dtsch Med Wochenschr 91: 2297–2299
10. Brun C, Raaschou F (1958) The results of five hundred percutaneous renal biopsies. Arch Intern Med 102: 716–721

11. Canigiagi C (1970) Der Kontrastmittelzwischenfall. Wien Med Wochenschr 120: 563–570
12. Corby C, Camps FE (1960) Therapeutic accidents during the administration of barium enemas. J Forensic Med 7: 206–220
13. Dalquen P, Oberholzer M (1979) Lung biopsy: methods, value, complications, timing, and indications. Pathol Res Pract 164: 95–103
14. Daschner F, Marget W (1976) Infektionsgefährdung von Klinikpatienten durch therapeutische Maßnahmen. MMW 118: 545–548
15. Decker HR, Filler D, Feustel H (1975) Verletzungen des Enddarmes bei diagnostischen und therapeutischen Maßnahmen, MMW 117: 291–292
16. Demling L (1983) Technik in der Gastroenterologie. In: Leopoldina-Symposion. Der Arzt und die apparative Medizin. Schweinfurt, 22.–23.10.1981. Deutsche Akademie der Naturforscher Leopoldina, Halle S 63–68
17. Dubost C, Thomeret C, Potter C (1970) Un accident peu connu de l'anesthesie la perforation de l'oesophage cervical par tentative d'intubation tracheale. Chirurgie 96: 268–274
18. Eck JR (1990) Analysis of the international medical malpractice problem (1st World Congress „Safety in Medical Practice" In Elsinore, 28.–31.05.1990)
19. Elke M, Ferstl A (1974) Notfallsituationen in der Röntgendiagnostik. Thieme, Stuttgart
20. Essinger A, Aquet S (1984) Iatrogenic lesions of the rectum. In: Giwel J-C, Saegesser F (eds) Colo-Proctology. Proceedings of the Anglo-Swiss Colo-Proctology Meeting Lausanne 1983. Springer, Berlin Heidelberg New York, pp 173–180
21. Fleming WH, Bowen JC (1972) Early complications of long term respiratory support. J Thorac Cordiovasc Surg 64: 729–738
22. Frahm W, Freese P (1980) Läsion des Ductus hepaticus dexter nach perkutaner transhepatischer Cholangiographie. Zentralbl Chir 105: 611–613
23. Frenzel H, Tonndorf E (1956/1957) Vagustod bei Bronchoskopie. Z HNO Heilkd [Beih] 6: 225–228
24. Fröhlich J (1981) Gibt es eine eindeutige Indikation für eine endoskopische Entfernung von Steinen im Gallengang? Med Welt 32: 789
25. Frühmorgen P, Classen M (1979) Therapeutische Endoskopie. In: Frühmorgen P, Classen M (Hrsg) Endoskopie und Biopsie in der Gastroenterologie. Springer, Berlin Heidelberg New York, S 140–157
26. Garcia-Tornel S, Carity J, Tobena L, Martin MG (1979) Intratrachealer Fremdkörper: Eine seltene Komplikation nach Tracheotomie und Dauerbeatmung. Z Kinderchir 27: 267
27. Gardiner H, Miller RE (1973) Barium peritonitis: A new therapeutic approach. J Surg 125: 350–352
28. Gear MW (1980) Endoscopic studies of dyspepsia in the community: an „open access" service. Br Med J II: 1135
29. Giggelberger H (1959) Komplikationen bei der Laparoskopie. Erfahrungen bei 1200 Bauchhöhlenspiegelungen. Gastroenterologie 91: 375–388
30. Gordh T (1976) Trachealruptur mit Todesfolge nach exzessiver Blockade eines Endotrachealtubus. Prakt Anästh 11: 95–96
31. Gestrichen
32. Günther R, Georgi M, Schaeffer HJ (1980) Transvenöse Cholangiographie und perkutane transhepatische Feinnadelcholangiographie. Dtsch Med Wochenschr 105: 255–262
33. Hammerer J (1979) Das Risiko der Herzkatheteruntersuchung. Pädiatr Pädol 14: 373–414
34. Hatfield PM, Wise RE (1976) Radiology of the gallbladder and bile ducts. Williams & Wilkins, Baltimore
35. Hau T, Narodick BG, Pemberton AH (1972) Die offene Lungenbiopsie in der Diagnostik diffuser pulmonaler Erkrankungen. Langenbecks Arch 331: 79–86
36. Hienzsch E (1977) Urologie, In: Rössner K (Hrsg) Technik diagnostischer und therapeutischer Eingriffe. Fischer, Jena, S 263–304
37. Horwitz MA, Bennett JV (1976) Nursery outbreak of peritonitis with pneumoperitoneum probably caused by thermometer induced rectal perforation. Am J Epidemiol 104: 632–644
38. Irmer W, Koch B (1976) Aortenperforation nach Elektrokoagulation der Tuben. Med Welt 27: 432–433

39. Juchems R (1979) Die transthorakale Punktion des Mediastinums. MMW 121: 851–852
40. Knight B (1991) Discussion. (ISPIC-Satellite Meeting at the XV Congress of The International Academy of Legal and Social Medicine in Zaragoza, 27.05.–01.06.1991)
41. Knöbber HJW, Schätzle W (1987) Die Tracheotomie und Pflege Tracheotomierter. Z Allg Med 63: 752–758
42. Koch H (1979) Notfallendoskopie. In: Frühmorgen P, Classen M (Hrsg) Endoskopie und Biopsie in der Gastroenterologie. Technik und Indikation, 2. Aufl. Springer, Berlin Heidelberg New York, S 135–139
43. Kollwitz AA (1961) Eine Übersicht über 5700 perkutane Nierenbiopsien. Med Klin 56: 726–731
44. Kreek MJ, Balint JA (1980) Skinny needle cholongiography results of a pilot study of a voluntary prospective method for gathering risk data on new procedures. Gastroenterology 78: 598–604
45. Kühböck J (1976) Komplikationen der Sternalpunktion. Med Klin 71: 550–553
46. Kunz B, Hämerlein M, Hämmerlein H (1970) Die Kontrastmittelvortestung unter medizinischem und juristischem Aspekt der Verantwortung des Arztes bei tödlichen Zwischenfällen. Dtsch Gesundheitswes 25: 432–435
47. Lafrenz M (1970) Zum Vorkommen von Rektumperforationen bei Kontrasteinläufen. Dtsch Gesundheitswes 19: 866–870
48. Lasser EC (1977) Steroids: Theoretical and experimental basis for utilization in prevention of contrast media reactions. Radiology 125: 1–9
49. Lavenson CO, Cohen A (1971) Management of rectal injuries. Am J Surg 122: 226–230
50. Leape LL (1990) Adverse events and negligence in hospitalized patients. (1st World Congress „Safety in Medical Practice" in Elsinore, 28.–31.05.1990)
51. Leinweber B (1975) Die laparoskopischen Untersuchungen. Ergebnisse und Erfahrungen. Med Welt 26: 1762–1765
52. Leonhard T (1979) Komplikationen der Pneumoenzephalographie. (Vortrag auf der 9. Neuroradiologischen Arbeitstagung in Tannenfeld, 11.–14.06.1979)
53. Levin H, Heifetz M (1986) Ein weiterer Fall von schwieriger Herausnahme einer Kanüle (Extubation). Anaesthesist 35: 323–324
54. Lignitz E, Mattig W (1987) Der iatrogene Schaden aus gerichtsärztlicher Sicht. Dissertation B, Universität Berlin
55. Lignitz E, Mattig W (1989) Der iatrogene Schaden. Akademie Verlag, Berlin
56. Lindner H (1971) Das Risiko der perkutanen Leberbiopsie. Med Klin 66: 924–929
56a. Link R, Srnad F (1956) Tumoren des Bronchialsystems unter besonderer Berücksichtigung bronchoskopischer und röntgenologischer Untersuchungsmethoden. Springer, Berlin Göttingen Heidelberg
57. Look D (1972) Komplikationen aus 2900 Laparoskopien, Z Gastroenterol 10: 437–440
58. Mattig W (Hrsg) (1983) Komplikationsdichte ärztlicher Eingriffe. Volk & Gesundheit, Berlin
59. Mattig W (Hrsg) (1989) Complication rates in medical practice. Paradis, Montreal
60. Mattig W, Strauch H, Radam G (1984) Die Sternalpunktion – gerichtsärztliche Erfahrungen. Z Ärztl Fortbild 78: 149–151
60a. Maurer HJ, Maurer B (1972) Kontrastmittelzwischenfall. Bemerkungen zur Therapie. MMW 114: 1410–1413
61. Metter D (1978) Tödlicher Zwischenfall nach Leberpunktion. Z Rechtsmed 82: 225–230
62. Metter D (1979) Morphologische Befunde nach Tracheotomie und Intubation. Z Rechtsmed 82: 289–303
63. Meyers M (1990) Iatrogenic risks. (1st World Congress „Safety in Medical Practice" in Elsinore, 28.–31.05.1990)
64. Meyer zum Büschenfelde KH, Hüttenroth TH (1981) Gibt es eine eindeutige Indikation für eine endoskopische Entfernung von Steinen im Gallengang? Med Welt 32: 789–790
65. Naumann A, Prokop A, Du Chesne A, Duck H-J (1988) Zur Problematik der Kausalitätsbeurteilung bei tödlichen Zwischenfällen in Verbindung mit Koronarangiographien. Z Gesamte Inn Med 43: 457–460
66. Nejedlo V (1976) Fehler und Gefahren bei der Ösophagogastroskopie. Laryngol Rhinol 55: 303–309

67. Neuhaus B, Safrany L (1980) Im Risikofall Papillotomie endoskopisch ausführen. PK-Bildbericht von der XI. Jahrestagung d Dtsch u Österr Gesellsch f Intern Intensivmed, Berlin 18.–20.10.1979. Praxis Kurier 18: 53
68. N N (1982) Fetoskopie ist aussagekräftig, aber riskant. Med Trib 17/8: 16
69. Noveroske RJ (1966) Perforation of the rectosigmoid by a bardex balloon catheter. Report of three cases. AJR 96: 326–331
70. Otto W, Schiessle W, Könn G (1971) Chirurgische Lungenbiopsie. Thieme, Stuttgart (Ergebnisse der gesamten Lungen- und Tuberkuloseforschung, Bd 20, S 58–62)
71. Paul F (1981) Gibt es eine eindeutige Indikation für eine endoskopische Entfernung von Steinen im Gallengang? Med Welt 32: 790–791
72. Püschel K, Mattern R, Mittmeyer HJ, Schneider V (1985) Iatrogene Herzverletzung bei Sternalpunktion. Beitr Gerichtl Med 43: 369–375
73. Püschel K, Lignitz E (1986) Arrosionsblutungen als tödliche Komplikation der Tracheotomie. In: Eisenmenger W, Liebhardt E, Schuck M (Hrsg) Medizin und Recht. Festschrift für Wolfgang Spann. Springer, Berlin Heidelberg New York Tokyo, S 268–275
74. Radakovic D, Krampf K (1972) Erfahrungen mit nasotrachealer Langzeitintubation. Helv Chir Acta 39: 551–554
75. Rauskolb R (1977) Fetoskopie – klinische Erfahrungen. Geburtshilfe Frauenheilkd 37: 304–311
76. Rein I, von der Emde J, Huber W (1983) Ätiologie und operative Behandlung von Arrosionsblutungen nach Tracheotomie. In: Rügheimer E (Hrsg) Intubation, Tracheotomie und bronchopulmonale Infektion. Springer, Berlin Heidelberg New York Tokyo, S 219–223
77. Riemann JF, Demling L (1981) Gibt es eine eindeutige Indikation für eine endoskopische Entfernung von Steinen im Gallengang? Med Welt 32: 791
78. Ring J (1979) Die Problematik der Kontrastmittelüberempfindlichkeit. Dtsch Med Wochenschr 104: 517–524
79. Rink C; Otto L, Nilius R (1984) Herzstillstand als Komplikation bei der Gastroskopie – Kasuistik von zwei Fällen. Dtsch Z Verdau Stoffwechselkr 44: 289–293
80. Rogers BH (1975) Complications of flexible fiberoptic colonoscopy and polypectomy. Gastointest Endosc 22: 73
81. Rösch W (1979) Blinde Aspirationsbiopsie. In: Frühmorgen P, Classen M (Hrsg) Endoskopie und Biopsie in der Gastroenterologie. Springer, Berlin Heidelberg New York, S 158–166
82. Röthig W (1965) Nil nocere! Herzverletzung bei Sternalpunktion. Bericht über einen Fall von tödlichem Hämoperikard. MMW 107: 2429–2436
83. Rüttimann A (1967) Progress in lymphology. Thieme, Stuttgart
84. Gestrichen
85. Schewitz LJ, Friedman IA, Pollak VE (1965) Bleeding after renal biopsy in pregnancy. Obstet Gynecol 26: 265–304
86. Schild JP, Wuilloud A, Kollberg H, Bossi E (1976) Tracheal perforation as a complication of nasotracheal intubation in a neonate. J Pediatr 88: 631–632
86a. Schmidt G (1968) Die Tracheotomie und ihre Zwischenfälle. Z Laryng Rhinol 47: 758–763
87. Schneeweiss H (1971) Die prolongierte Intubation im Kindesalter aus der Sicht des HNO-Arztes. Wochenschr Ohrenheilk 105: 373–378
88. Schön D (1965) Bedeutung und Bewertung der Kontrastmittelvorprobe. Radiologe 5: 149–155
89. Schreiner L (1968) Nil nocere! Fehler und Gefahren bei der Erkennung und Extraktion von Fremdkörpern aus Ösophagus und unteren Luftwegen. MMW 110: 2645–2655
90. Schulz HJ (1983) 5 Jahre endoskopische Papillotomie (EPT) in der DDR. Dtsch Gesundheitswes 38: 917–919
91. Schütterle G, Fritsch H (1965) Tödliche Komplikationen nach Nierenblindpunktion. Med Klin 60: 184–189
92. Schylla G (1970) Komplikationen der Tracheotomie und Langzeitbeatmung bei Patienten einer internistischen Intensivpflegestation. Med Welt 21: 2183–2193
93. Serlin SP, Daily WJR (1975) Tracheal perforation in the neonate: A complication of endotracheal intubation. J Pediatr 86: 596–597
94. Shehadi WH (1974) Adverse reactions to intravasculary administered contrast media. (Exhibit of the 60th Annual Meeting of Radiol Sec of North Amer, Chicago)

95. Shehadi WH (1975) Adverse reactions to intravasculary administered contrast media. A comprehensive study based on a prospective survey. AJR 124: 145–152
96. Soehendra N (1981) Endoskopisches Tubuseinführen bei malignen Ösophagus- und Kardiastenosen. Dtsch Med Wochenschr 106: 504–506
97. Stemmer EA (1976) Fatal complications of tracheotomy. Am J Surg 131: 288–290
98. Stiller H (1967) Mediastinum. In: Brandt G, Kunz H, Nissen R (Hrsg) Intra- und postoperative Zwischenfälle, Bd 1. Thieme, Stuttgart, S 236–285
99. Stobbe H (1982) Hinweise zur Knochenmarksgewinnung für die hämatologisch-zytologische Diagnostik; tödliche Komplikationen durch Punktion des Sternums. – Vorteile durch Punktion des Darmbeines im Bereich der Spina iliaca posterior superior. Dtsch Gesundheitswes 37: 208–212
100. Sudik P, Wilken K (1980) Die irreversible Kontrazeption bei der Frau – eine ergänzende Methode der Familienplanung. Literaturübersicht und eigene Erfahrungen. Dtsch Gesundheitswes 35: 1785–1794
100a. Szilagyi DE (1972) Infection and arterial reconstruction with synthetic grafts. Ann Surg 176: 321–333
101. Toniolo G, Buia T (1966) Risultati di una inchiesta nazionale sugli incidenti mortali da iniezione die mezzi di contraste organoiodati. Radiol Med (Torino) 52: 625–657
102. Unseld H (1988) Die nicht rechtzeitig erkannte ösophageale Fehlintubation. Überlegungen zur Prävention anhand eines Falles. Anaesthesist 37: 198–201
103. Vécsei V, Krenn J, Zacherl H (1974): Ösophagusperforation – eine seltene Komplikationsmöglichkeit nach Intubationsnarkose. Anaesthesist 23: 406–411
104. Viau F, Lededente A, Le Tinier JY (1988) Complications de la trachéotomie. Rev Pneumol Clin 44: 24–32
105. Vogel H (1986) Iatrogene Schäden in der Röntgendiagnostik. Beitr Gerichtl Med 44: 365–369
106. Voß W (1987) Komplikationen in der kardiovuskulären Röntgendiagnostik. Med. Dissertation, Universität Greifswald
107. Waldman RP (1984) Delayed onset of hemothorax: An unusual complication of subclavian access for hemodialysis. Nephron 37: 270–272
108. Wecht C (1990) Role and responsibilities of forensic pathologists in reporting iatrogenic injuries and complications demonstrated at autopsy. (1st World Congress „Safety in Medical Practice" in Elsinore, 28.–31.05.1990)
109. Weill E (1971) Un noveau cas de perforation de l'oesophage par tentative d'intubation tracheale. Chirurgie 97: 74–76
110. Wesselhoeft H (1975) Das Risiko der Herzkatheterisierung und Angiokardiographie im ersten Lebensjahr. Z Kardiol 64: 93–107
111. Wildhirt E (1972) Komplikationen der Laparoskopie und Leberbiopsie. Dtsch Z Verdau Stoffwechselkr 32: 59–61
112. Wilske J, Battista H-J, Waldenberger P (1986) Die venöse Luftembolie als unerwartete Komplikation im ärztlichen Verantwortungsbereich. Beitr Gerichtl Med 44: 39–45
113. Wurbs D, Phillip J, Classen M (1980) Endoskopische Papillotomie mit Gallenwegsdrainage. Alternative und Ergänzung zur Chirurgie der Papillenstenose und des Gallensteins. Internist 21: 617–623
114. Zheutlin N, Lasser EC, Rigler LG (1952) Clinical studies on effect of barium in the peritoneal cavity following rupture of the colon. Surgery 32: 967–979

Der Narkosezwischenfall

J. Link, K. Eyrich

Einleitung

Zu Beginn ein Zitat:
Ich versuchte unter den Anweisungen des Pflegers mein Bestes zu geben, und unter dem Eindruck wiederholter eindringlicher Rufe aus dem Hörsaal [heute Op!] nach dem Patienten schien es mir eine endlose Zeit für den alten Mann, der unter Würgen einschlief. ... die Operation begann, und in diesem Augenblick entleerte sich ein mächtiger Schwall von flüssigem Material aus seinem Mund, wovon das meiste aspiriert wurde, so daß der Patient auf der Stelle starb (Cushing 1902, zit. nach [4]).

Aus heutiger Sicht handelt es sich hier um einen eindeutigen Vorgang: Eine nicht dazu ausgebildete und unerfahrene Hilfsperson (Cushing war zu dieser Zeit Student im 6. Semester) verabreicht eine Narkose bei einem Patienten mit offensichtlicher Darmatonie (inkarzerierte Hernie). Der Patient aspiriert und stirbt. Bei dem geschilderten Vorgehen war ein solches Behandlungsergebnis mit einiger Wahrscheinlichkeit zu erwarten. Für den Obduzenten ist es keine Schwierigkeit, die Todesursache zu erkennen.

Anders der folgende Fall:
Ein 3 Monate alter Säugling, 5,8 kg schwer, klinisch und anamnestisch unauffällig, muß in Intubationsnarkose operiert werden. Die Einleitung erfolgt in üblicher Weise per inhalationem mit O_2/Lachgas und Halothan. Nach Punktion einer Vene am linken Fuß werden 0,075 mg Atropin, dann 6 mg Succinylcholin i.v. injiziert. Wegen ungenügender Relaxierung erfolgt eine Nachinjektion von 4 mg Succinylcholin, dann eine endotracheale Intubation. Unmittelbar nach der Intubation kommt es zum Herzstillstand. Trotz mehrstündiger Reanimation inklusive der Gabe von Dantrolen stirbt das Kind. Unmittelbar post mortem wird eine Muskelbiopsie entnommen und die histologische Untersuchung ergibt die Diagnose: kongenitale Muskeldystrophie. Dadurch ist der Mechanismus, der letztendlich zum Tod des Kindes geführt hat, klar, da in der Literatur [5, 6] bei dieser Diagnose Fälle von Rhabdomyolyse und Herzstillstand nach Einleitung einer Narkose und Gabe von Succinylcholin beschrieben sind. Infolge der durch Succinylcholin induzierten Rhabdomyolyse kommt es zu exzessiven Kaliumanstiegen im Serum, die letztlich zum Herzstillstand führen. Zwar deutete ein während der Reanimation bestimmter, exzessiv erhöhter Kreatinphosphokinasespiegel (17700 μmol/l) schon auf die Diagnose hin, doch die endgültige Klärung konnte nur durch die histologische Diagnose herbeigeführt werden, ganz im Gegensatz zum ersten Fall.

Doch nicht nur unmittelbar während der Anästhesie, sondern auch in der unmittelbaren postoperativen Phase auftretende Todesfälle müssen manchmal im weiteren Sinne als Narkosezwischenfall gewertet werden. Dazu zwei Beispiele:

Eine 25jährige Patientin wird wegen einer Nasenseptumkorrektur anästhesiert. Während der Narkose bekommt sie u.a. Fentanyl. Nach unauffälligem Narkoseverlauf und Extubation ist die Patientin wach, orientiert und kooperativ und wird an die Stationsschwestern übergeben mit der Aufforderung, sie zu überwachen. Etwa 25 min später wird die Patientin auf der Station pulslos mit weiten lichtstarren Pupillen aufgefunden. Sie verstirbt nach monatelangem Koma. Es ist zu vermuten, daß die Patientin, da sie nicht verblutet ist, wegen einer postoperativen, durch die Anästhetika bedingten Atemdepression ums Leben gekommen ist. Diese Vermutung wäre aber, auch wenn die Patientin unmittelbar verstorben wäre, pathologisch-anatomisch nicht zu beweisen gewesen [7].

Ein weiterer Fall:

Ein 68jähriger Mann wird wegen eines vermuteten Karzinoms der Prostata in Spinalanästhesie (25-gg.-Nadel) zystoskopiert und biopsiert. In den vorhergehenden Jahren hatte der Mann bereits 2 Spinalanästhesien bekommen, die komplikationslos verlaufen waren. Auch diese Spinalanästhesie verlief komplikationslos, der Patient wurde am 1. postoperativen Tag entlassen. Zwei Tage später klagt der Patient über heftige Kopfschmerzen und die Diagnose „postspinaler Kopfschmerz" wird gestellt. Am folgenden Tag kommt der Patient wieder in das Krankenhaus und klagt über Schwindel, Erbrechen und intensive Kopfschmerzen. Er wird wieder nach Hause geschickt. Weitere 7 Tage später wird der Patient soporös in das Krankenhaus eingeliefert. Wenig später ist er komatös und reflexlos. Er wird beatmet, am nächsten Tag wird offiziell der Hirntod erklärt, 15 Tage nach Durchführung der Spinalanästhesie.

Bei der Autopsie wird eine Herniation des Uncus der linken Hemisphäre mit konsekutiver Nekrose des mittleren Teils des Temporallappens festgestellt. Auch der Okzipitallappen und die Medulla waren teilweise nekrotisch. Als Ursache für die Herniation bei diesem vorher neurologisch gesunden Patienten wird die Durchführung der Spinalanästhesie angesehen. Da der Patient immer im gleichen Krankenhaus behandelt wurde, war die Ursache-Wirkung-Beziehung leicht herzustellen. Ohne das Wissen, daß eine Spinalanästhesie bzw. Spinalpunktion durchgeführt wurde, wäre diese Ursache-Wirkung-Beziehung möglicherweise gar nicht in Betracht gezogen worden.

Der vorstehende Fall [1] belegt eindeutig, daß durch die Anästhesie bedingte Todesfälle bei zwischenzeitlich wachen Patienten mit erheblicher Verzögerung auftreten können. Auch intrakranielle Blutungen nach Spinalanästhesie oder versehentlicher Punktion der Dura nach Periduralanästhesie werden häufig erst Tage oder Wochen später diagnostiziert. Todesfälle sind beschrieben [3]. Inwieweit aus diesen Fallbeschreibungen der Schluß zu ziehen ist, daß bei pathologisch-anatomisch diagnostizierten unklaren intrakraniellen Blutungen bzw. unklaren Herniationen danach zu fahnden ist, ob eine Spinalanästhesie oder Spinalpunktion durchgeführt worden ist, bleibt zu diskutieren.

Untersuchungen zur Häufigkeit anästhesiebedingter Herzstillstände und Todesfälle

Wie schon aus der Einleitung ersichtlich, möchten wir in unserem Kapitel nur über schwerste, anästhesiebedingte Zwischenfälle (Herzstillstände, Todesfälle) schreiben. Die relative Häufigkeit dieser Zwischenfälle hat in den letzten Jahrzehnten abgenommen (Tabelle 1.) Ohne auf methodische Unterschiede der einzelnen Arbeiten ein-

Tabelle 1. Untersuchungszeitraum, Anästhesiezahl und hauptsächlich anästhesiebedingte Letalität (aus Link 1985 [2]). *noch nicht publiziert

Autoren		Untersuchungszeitraum	Anzahl	Letalität [‰]
Boba	(1965)	1957–1962	61 317	0,53
Schulze	(1967)	1953–1966	35 919	0,42
Harrison	(1968)	1955–1960/1963–1966	177 928	0,33
Bodlander	(1975)	1963–1972	211 130	0,07
Harrison	(1978)	1967–1976	240 483	0,22
Link	(1985)	1973–1980	118 514	0,07
Pottecher	(1984)	1978–1982	198 103	0,08
Link*	(1991)	1980–1989	160 988	0,06

gehen zu können (Übersicht bei Link 1985), stellen wir fest, daß die ausschließlich anästhesiebedingte Letalität nach den neueren Untersuchungen bei 0,07‰ liegt. Doch zunächst eine Definition: Jeder Herzstillstand, der nur deswegen zum gegebenen Zeitpunkt auftritt, weil eine Anästhesie durchgeführt wird oder wurde, ohne daß das operative Vorgehen oder der Gesundheitszustand des Patienten hierfür verantwortlich sind, ist ein anästhesiebedingter Herzstillstand. Dieser Satz gilt sinngemäß auch für anästhesiebedingte Todesfälle. Es ist wichtig festzustellen, daß diese Definition keinen Schuldvorwurf gegen irgend jemand beinhaltet. Andererseits muß es eine Abgrenzung gegen intraoperative Zwischenfälle aus anderer Ursache geben. So traten nach einer eigenen Analyse bei 118 514 konsekutiven Anästhesien [2] 101 Herzstillstände auf (Tabelle 2), 44 davon waren mit Sicherheit nicht der Anästhesie anzu-

Tabelle 2. Herzstillstände bei 118 514 Anästhesien (n = 101)

	Gruppe	Ursache	
Anästhesiebedingt	I	ohne erkennbare Ursache	11
	II	möglicherweise vermeidbar	46
Nicht anästhesiebedingt	III	Chirurgie des letzten Versuchs	41
	IV	andere Ursachen	3

lasten. (Die möglichen Ursachen der anderen 57 Herzstillstände sind in der Tabelle 5 aufgelistet.) Es zeigt sich eine deutliche Altersabhängigkeit (Tabelle 3, Abb. 1) und Abhängigkeit von der operativen Disziplin (Tabelle 4). Das letztere ist dadurch zu erklären, daß die Morbidität der Patienten in den einzelnen operativen Disziplinen verschieden ist und je nach durchgeführter Operation zusätzlich Anforderungen an die Anästhesie gestellt werden, zu deren Aufgaben ja nicht nur die eigentliche Betäubung gehört, sondern in erster Linie die Aufrechterhaltung der vitalen Funktionen.

Tabelle 3. Relative Häufigkeit anästhesiebedingter Herzstillstände in den einzelnen Altersgruppen (ohne Palacos. 229 Patienten ohne Altersangabe und Herzstillstand)

Alter	Häufigkeit	Patienten n
Neugeborene	1: 89	178
4 Tage–12 Monate	1: 2 017	4 034
1–4 Jahre	1: 1 799	8 994
5–13 Jahre	1: 7 552	15 103
14–19 Jahre	<1: 4 994	4 994
20–29 Jahre	<1: 15 118	15 118
30–39 Jahre	1: 4 701	18 806
40–49 Jahre	1: 1 404	12 632
50–59 Jahre	1: 1 271	11 437
60–69 Jahre	1: 1 778	14 223
70–79 Jahre	1: 586	10 217
80–89 Jahre	1: 1 190	2 380
>90 Jahre	<1: 169	169
Gesamt		118 285

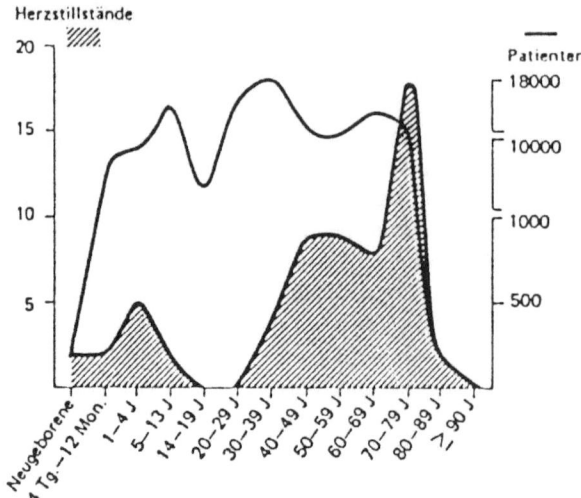

Abb. 1. Patienten und Herzstillstände über Altersklasse

Tabelle 4. Häufigkeit anästhesiebedingter Herzstillstände in den operativen Disziplinen (Ohne Palacos)

Disziplin	Häufigkeit		Patienten n
Chirurgie	1:	1 531	33 680
Urologie	1:	2 768	11 083
Gynäkologie	1:	17 766	17 766
Geburtshilfe	1:	2 355	2 355
Innere Medizin	1:	1 115	1 115
Röntgen	1:	1 748	3 498
Kinderchirurgie	1:	1 546	15 533
Augenklinik	1:	3 730	3 730
Kieferchrirugie	1:	2 305	4 610
HNO	1:	3 100	18 598
Neurochirurgie	1:	609	3 652
Interdisziplinär	1:	584	1 751
Sonstige[a]:	<1:	1 118	1 118
Durchschnitt/Gesamt	1:	2 079	118 512

[a] Disziplin mit < 500 Patienten unter Sonstige aufgeführt.

Tabelle 6 weist aus, daß ein intraoperativer Herzstillstand folgenlos überlebt werden kann. Letztlich münden 8 Herzstillstände in ursächlich der Anästhesie anzulastende Todesfälle, während bei 10 Todesfällen eine Mitverursachung durch die Anästhesie anzunehmen ist. Auch bei den Todesfällen ist eine klare Altersabhängigkeit aufzuzeigen

Tabelle 5. Ursachenkombination bei 55 von 57 anästhesiebedingten Herzstillständen (*KST* Kreislaufstillstand)

Ursachenkombination	n	[%]
Ursache nicht erkennbar (möglicherweise 1 allergische Reaktion auf Katheterpurin);	11	19,3
Monitoring ungenügend,	1	1,8
Monitoring und Volumenzufuhr ungenügend	13	22,8
darunter starke Blutung	7	12,3
darunter Komplikationsbehandlung ungenügend	1	1,8
darunter Op.-Beginn ohne Blutkonserven	1	1,8
KST nach Injektion Alloferin,	1	1,8
Monitoring ungenügend, Medikation fehlerhaft	1	1,8
Monitoring ungenügend, KST nach Injektion Alloferin, Dosierung fehlerhaft	1	1,8
Monitoring ungenügend, Überinfusion, Komplikationsbehandlung ungenügend	1	1,8
Monitoring ungenügend, F_iO_2 zu niedrig	1	1,8
Monitoring ungenügend, Ausleitung fehlerhaft	1	1,8
Antagonisierung fehlerhaft	2	3,5
Antagoniserung fehlerhaft, Monitoring ungenügend	2	3,5
Antagonisierung fehlerhaft, Monitoring ungenügend, Medikation fehlerhaft	1	1,8
Antagonisierung fehlerhaft, Überinfusion	1	1,8
Antagonisierung fehlerhaft, Monitoring ungenügend Dosierung fehlerhaft	1	1,8
Antagonisierung fehlerhaft, Dosierung fehlerhaft, Komplikationsbehandlungungenügend	1	1,8
Antagonisierung fehlerhaft, Medikation fehlerhaft	3	5,4
Ventilation ungenügend (Tracheoskopie)	1	1,8
Ventilation ungenügend, keine Präoxygenierung	1	1,8
Ventilation ungenügend, F_iO_2 zu niedrig, Volumenersatz ungenügend	1	1,8
Ventilation ungenügend, Volumenzufuhr ungenügend, Komplikationsbehandlung ungenügend	1	1,8
Tubus verrutscht (Carlens), Ventilation ungenügend	1	1,8
Intubation mißglückt, Ventilation ungenügend	1	1,8
Umintubation auf Tracheotomie-Tubus mißglückt (Kieferchirurgie, Anästhesie)	1	1,8
Dosierung fehlerhaft, KST nach Injektion Alloferin	1	1,8
Volumenzufuhr mangelhaft	1	1,8
Volumenzufuhr mangelhaft, Dosierung fehlerhaft, KST nach Injektion Methylcurare	1	1,8
keine Präoxygenierung, Dosierung fehlerhaft, KST nach Injektion Alloferin	1	1,8
Dosierung fehlerhaft, Komplikationsbehandlung ungenügend;	1	1,8
Überinfusion	1	1,8
Medikation fehlerhaft (Succi, bei Langlieger)	1	1,8

Tabelle 6. Reanimationsergebnisse bei 57 anästhesiebedingten Herz-Kreislauf-Stillständen

	n
Neurologisch unauffällig entlassen	25
Exitus in tabula	12
Exitus postoperativ	20

(Tabelle 7, Abb. 2). Da nach den eigenen Untersuchungen die Morbidität mit steigendem Alter zunimmt, sich andererseits aber aufzeigen läßt, daß sowohl Herzstillstand- und Todesfallhäufigkeit von der Zahl anästhesierelevanter Nebenerkrankungen abhängen (Tabellen 8 und 9) ist zu folgern, daß nicht das numerische Alter an sich, sondern die Polymorbidität in höherem Alter die eigentliche Ursache ist.

Tabelle 7. Häufigkeit der Todesfälle in den einzelnen Altersklassen, getrennt nach Ursache (229 Patienten ohne Altersangabe, kein Todesfall)

Alter	Anästhesie Hauptursache		Nebenursache		Patienten n
Neugeborene	0:	178	0:	178	178
4 Tage – 1 Jahr	0:	4 034	0:	4 034	4 034
1 – 4 Jahre1	1:	8 994	1:	8 994	8 994
5 – 13 Jahre	0:	15 103	1:	15 103	15 103
14 – 19 Jahre	0:	4 994	0:	4 994	4 994
20 – 29 Jahre	0:	15 118	0:	·15 118	15 118
30 – 39 Jahre	1:	18 806	1:	18 806	18 806
40 – 49 Jahre	0:	12 632	1:	6 316	12 532
50 – 59 Jahre	0:	11 437	1:	3 812	11 437
60 – 69 Jahre	1:	7 112	0:	14 223	14 223
70 – 79 Jahre	1:	3 405	1:	5 108	10 217
80 – 90 Jahre	1:	2 380	0:	2 380	2 380
> 90 Jahre	0:	169	0:	169	169
Durchschnitt/Gesamt	1:	14 814	1:	11 814	118 285

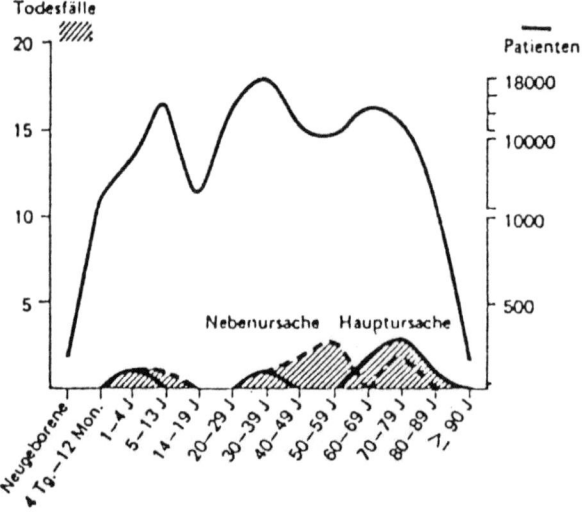

Abb. 2. Patienten und Todesfälle über Altersklasse

Tabelle 8. Todesfälle in Abhängigkeit von der Zahl der Nebenerkrankungen (ohne Palacos-Fälle)

Anzahl der Nebenerkrankungen	Anästhesie Hauptursache (n = 8)	Anästhesie Nebenursache (n = 10)	Patienten n
Keine Angabe	<1: 12 126	<1: 12 126	12 126
0	<1: 51 531	<1: 51 531	51 531
1	1: 13 965	1: 27 929	27 929
2	1: 14 439	1: 4 813	14 439
3	1: 7 217	1: 3 608	7 217
4	1: 3 173	1: 3 173	3 173
>4	1: 700	1: 700	2 099
Durchschnitt/Gesamt	1: 14 814 (0,07‰)	1: 11 814 (0,09‰)	118 514

Tabelle 9. Anästhesiebedingte Herzstillstände in Abhängigkeit von der Zahl der Nebenerkrankungen (Ohne Palacos-Fälle)

Anzahl der Nebenerkrankungen	Herzstillstands-Häufigkeit	Patienten n
0	1: 17 177	51 531
1	1: 1 470	27 929
2	1: 1 203	14 439
3	1: 1 202	7 217
4	1: 529	3 173
>4	1: 190	2 099
Durchschnitt/Gesamt	1: 2 099	118 514

Zusammenfassung

Die ausschließlich anästhesiebedingte Letalität liegt mit 0,07‰ im Bereich der Letalität, die mit 0,05‰ für Ausscheidungsurographien angegeben wird [8]. Nach eigenen, noch nicht veröffentlichten Ergebnissen beträgt die Krankenhausletalität bei 130 200 stationären, anästhesierten Patienten der Jahre 1980 bis 1990 2,7‰. Der Beitrag der anästhesiebedingten Letalität zur Krankenhausletalität insgesamt erscheint also gering. Allerdings wird das Problem bei rein statistischer Betrachtungsweise unterschätzt, haben wir es doch bei anästhesiebedingten Todesfällen mit Zwischenfällen zu tun, die durch die Behandlung verursacht sind. Tröstlich ist nur, daß bei gesunden Patienten die Häufigkeit anästhesiebedingter Todesfälle unter 1: 50 000 liegt. Es darf aber bezweifelt werden, daß sich diese Todesfallhäufigkeit auf 0 senken läßt.

Geht es um die Aufklärung der Ursachen, gibt es die Schwierigkeit, daß die Ursachen anästhesiebedingter Herzstillstände mit evtl. folgendem Tod häufig funktionell sind und sich ein eindeutig pathologisch-anatomisches Korrelat bei der Sektion nicht finden läßt. Die manchmal in solchen Fällen bei der Sektion beschriebene „akute

Herzinsuffizienz" z.B. muß nicht die eigentliche Todesursache sein, sondern kann ihrerseits die Folge einer ungenügend aufrechterhaltenen Funktion, z.B. der Atmung (3. Fall in der Einleitung) oder des Kreislaufs (s. Übersicht bezüglich der Ursachenkombinationen, S. 241) sein. Eine solche bei der Sektion beschriebene Herzinsuffizienz muß also nicht die eigentliche Todesursache sein. Andererseits kann in manchen Fällen, wie z.B. bei Lungenembolie oder im geschilderten Fall des 3 Monate alten Säuglings, erst die pathologisch-anatomische bzw. histologische Untersuchung die Diagnose sichern. Dabei kann es sicher sehr hilfreich sein, wenn, wie im Fall des Säuglings, Gewebsproben für die histologische Untersuchung unmittelbar post mortem entnommen werden.

Leider ist die Ursache nicht immer so eindeutig wie in dem Fall, den Cushing schilderte. Schwierigere Zusammenhänge bei funktionell bedingten Ereignissen vermag der Rechtsmediziner allein nicht mehr in ausreichender Klarheit zu erkennen. Aus diesen Gründen hat sich in der jüngsten Vergangenheit die Zusammenarbeit zwischen Rechtsmedizinern und Anästhesiologen zunehmend als äußerst fruchtbar erwiesen.

Literatur

1. Eerola M, Haukinen L, Haukinen S (1981) Fatal brain lesion following spinal anaesthesia. Acta Anaesthesiol Scand 25: 115–116
2. Link J (1985) Das Anaesthesierisiko – Komplikation, Herzstillstände, Todesfälle. Verlag Chemie, Edition Medizin, Weinheim 254 S
3. Newrick P, Read D (1982) Subdural haematoma as a complication of spinal anaesthetic. Br Med J 285: 314–342
4. Poppelbaum HF (1977) Anaesthesieprobleme im hohen Alter. Zentralbl Chir 102: 278–282
5. Seay AR, Ziter FA, Thompson JA (1978) Cardiac arrest during anaesthesia in Duchenne muscular dystrophy. J Pediatr 93: 88–90
6. Schaer H, Steinmann B, Jerusalem S et al. (1977) Rhabdomyolysis induced by anaesthesia with intraoperative cardiac arrest. Br J Anaesth 49: 495–499
7. Schlüter U (1989) Postoperative Überwachung nach Neuroleptanalgesie. Anaesthesiol Intensivmed 30: 89–91
8. Shehadi WH, Toniolo G (1980) Adverse reactions to contrast media. Radiology 137: 299–302

Der sogenannte Kunstfehler

H. J. MALLACH, A. WEISER

Vorbemerkungen

Jede Medizin war und ist das Spiegelbild des Geistes und der Kultur, in der sie ausgeübt wird, das Arzt-Patient-Verhältnis somit immer eine Beziehung zwischen Arzt und Patient in gesellschaftspolitischer Hinsicht. Aus diesem Verhältnis lassen sich sonach auch Rückschlüsse ziehen auf unser heutiges Kunstfehlerverständnis [15].

Während der Hausarzt in einer bürgerlichen Ära meist auch Berater in allen Lebenslagen und als gebildeter Mensch auch Herr in seinem Hause war, kennt die Medizin der Gegenwart eine Unzahl von Diagnosen, Krankheitsformen und Heilmitteln. Die Vielfalt der wissenschaftlichen Zeitschriften und der Therapievorschläge ist unübersehbar. Der Pluralismus hat auch vor den Toren der Medizin nicht verharrt. Der Kontakt des Arztes zum Patienten, insbesondere in Krankenhäusern und Kliniken, ist daher nicht nur manchmal, sondern sogar häufiger bedauernswert gering. Nicht von ungefähr richten sich 70% der Klagen gegen Klinikärzte und nur 30% gegen niedergelassene Ärzte [24]. Massenmedien, Krankenversicherungen und Wohlstandsbegehren lassen das Arzt-Patient-Verhältnis auf die reale Basis schrumpfen: Do, ut des. Hier der Krankenschein, dort der Behandlungsanspruch. Die Behandlung wird anonymisiert und automatisiert. Daher darf sich ein Arzt nicht wundern, wenn sein Patient geneigt ist, eingetretene Fehlleistungen auf juristischem Wege zu regeln. Die vielen Entscheidungen des Bundesgerichtshofes [13] sprechen hier eine eindeutige Sprache.

Der Arzt sollte deshalb, insbesondere bei Anwendung spezieller Untersuchungs- und Behandlungsmethoden, stets der damit einhergehenden Risiken eingedenk sein. Er vergesse auch nicht die notwendige Kritik gegenüber der angewandten Methode im Hinblick auf mögliche Gefahren. Er prüfe überdies in jedem Fall erneut, ob der Eingriff zur Lebenserhaltung notwendig ist, und ob das Risiko den angestrebten Heilungserfolg nicht überschattet [27].

Historische Betrachtungen

Mißerfolge ärztlicher Behandlung wurden schon in Babylon unter Chammurabi (1728–1686 v. Chr.) gemäß Art. 218 seiner Gesetzessammlung drastisch geahndet. Dagegen klagt Hippokrates (460–377 v. Chr.) in seinem Buch *de lege* über die laxe Behandlung ärztlicher Fehlleistungen durch die Gerichte Griechenlands. In gleicher Weise beschwert sich Cajus Plinius Secundus (23–79 n. Chr.) im Buch 29 seiner *Historia naturalis* [5] über die ungeahndeten Fehler der Ärzte und Scharlatane:

> Außerdem ist kein Gesetz vorhanden, welches die Unwissenheit bestraft ... Sie lernen durch unsere Gefahren und machen ihre Versuche auf Leben und Tod; und nur der Arzt geht ungestraft dafür aus, wenn er einen Menschen umgebracht hat. Ja, diese Ungestraftheit geht noch weiter bis zu den Vorwürfen: Man wird der Unmäßigkeit geziehen und die Verstorbenen werden ihrerseits beschuldigt ...

Abgesehen von einigen Hinweisen in den legibus barbarorum, – Mende [30] erwähnt die Gesetze der Westgoten, nach denen „ein Wundarzt, der einen Menschen durch ein Versehen beim Aderlassen getötet hatte, dessen Verwandten übergeben wurde, um mit ihm zu machen was sie wollten" –, finden wir erst in der *Constitutio Criminalis Carolina*, der Peinlichen Halsgerichtsordnung Kaiser Karls V, 1532 erlassen auf dem Reichstag zu Regensburg in Art. 134 die Ahndung des ärztlichen Fehlens, wobei die Begriffe Vorsatz, mangelnde Sorgfalt, mangelnde Kenntnis, leichtfertiges und unmethodisches Vorgehen, unwissenschaftliche und unzulässige Therapie im Fall eines tödlichen Ausganges klar umrissen werden.

Über den Begriff ärztlicher Kunstfehler

Wenn wir im täglichen Sprachgebrauch von einem ärztlichen Kunstfehler sprechen, dann sind wir uns darüber im klaren, daß dieser Ausdruck unvollkommen ist und dem wahren Wesen sprachlich nicht völlig gerecht wird. Er ist v.a. zurückzuführen auf Rudolf Virchow, der ihn als Mitglied der Preußischen Wissenschaftlichen Deputation während der Abfassung des schließlich am 31.5.1870 in Kraft getretenen Strafgesetzbuches für den Norddeutschen Bund wie folgt formuliert hatte: „Approbierte Medizinalpersonen, welche in Ausübung ihres Berufes aus Mangel an gehöriger Aufmerksamkeit oder Vorsicht zuwider allgemein anerkannter Regeln der Heilkunst durch ihre Handlungen oder Unterlassungen die Gesundheit eines ihrer Behandlung übergebenen Menschen beschädigt haben, sollen bestraft werden" [15, 20]. Virchow lehnt sich dabei eindeutig an Art. 134 der *Constitutio Criminalis Carolina* an.

Aber schon 40 Jahre vor Virchow hatte Johann Heinrich Ferdinand v. Autenrieth (1732–1835) [2] in seiner posthum veröffentlichten Rede „Über die Bestrafung der Kunstfehler" geäußert:

Unstreitig fordert das natürliche Gefühl, daß auch der Arzt, wenn er strafbaren Schaden anrichtet, im Verhältnis (zu) seiner nachweisbaren Schuld die unmittelbaren Folgen jener durch Ersatz trage, wenn dieser möglich ist ... Wissen muß der Arzt, wie gefährlich seine Kunst werden kann; weiß er dieses (hingegen) nicht, so handelt er nicht mehr als Arzt, und dann wird er strafbar, weil er, dem es nun nicht zukommt, doch gefährliches unternimmt. Mit jenem Bewußtsein ist ihm aber zugleich die strenge Verpflichtung auferlegt, in Ausübung seiner Kunst alle ihm mögliche Vorsicht anzuwenden. Und er wäre in eben dem Grad strafbar, in welchem er dieser heiligen Pflicht untreu wurde. Aber nicht die Unerfahrenheit oder Unkunst schon an sich will der deutsche Gesetzgeber bestrafen, (sondern) nur die leichtfertige und verwegene Unkunst, die unternimmt, was ihr nicht geziemt ...

Virchows Tübinger Zeitgenosse Otto v. Oesterlen (1840–1918) [32] wendet sich entschieden gegen die von Virchow postulierten *allgemein anerkannten Regeln der Heilkunst*, da nicht nur die Anschauungen der Ärzte aus verschiedenen Epochen stark divergieren, sondern auch gleichzeitig ausgebildete und auf der Höhe ihres Könnens stehende Ärzte bei der Beurteilung und Behandlung derselben Leiden weit genug voneinander abweichen. Gemeint sein könnten allenfalls die Erfahrungssätze der Wissenschaft und Regeln der Kunst, welche als „axiomartige Wahrheiten" von niemanden geändert oder verschieden angesehen werden könnten wie zum Beispiel die Lehre von der Maximaldosis bestimmter Arzneimittel. Es erscheine daher vollkommen sinnvoll, „wenn die Strafgesetzgebung diesen Begriff nicht, wie für die technischen Baufehler der Bauleute, so auch für die Ärzte angenommen hat".

Grundlagen für die Annahme einer strafbaren Fahrlässigkeit sind für Oesterlen:
1) eine fehlerhafte Behandlung trotz richtiger Erkenntnis und,
2) die Behandlung aufgrund einer irrigen Diagnose, die hätte vermieden werden können, wären auch nur „die gemeinen Kenntnisse und Fertigkeiten" angewandt worden.

Kunst- oder Behandlungsfehler

Wie bereits erwähnt, ist der Begriff ärztlicher Kunstfehler mangels gesetzlicher Definition in Jurisprudenz und Medizin umstritten. Schreiber [42] vertritt 1976 die Ansicht, daß „die gegen den Gebrauch des Wortes *Kunst* im Zusammenahng mit der ärztlichen Tätigkeit erhobenen sprachlichen Bedenken berechtigt erscheinen". Der Begriff Kunstfehler enthält nach Auffassung vieler Ärzte – was naturgemäß besonders inkriminierend empfunden wird – den Vorwurf der subjektiven Pflichtwidrigkeit [14, 17] im Sinne eines schuldhaften Versagens. Dagegen betont Eberhard Schmid [41] 1939, daß mit dem Begriff Kunstfehler lediglich ein Faktum ohne juristische Wertung festgestellt sei, und Fahrtmann [11] meint 1981, es gebe auch Pflichtverletzungen, die keine Kunstfehler darstellen.

Wachsmuth [44] formuliert noch schärfer: „Ich gehe davon aus, daß man den Begriff Kunst nicht auf die allgemeine Heilkunst, vielmehr wie üblich auf die anerkannten Regeln der ärztlichen Wissenschaft bezieht. Die Bezeichnung Kunstfehler halte ich für denkbar unglücklich und nicht zutreffend. Ärztliche Kunst ist wie jede andere, – etwa die bildende Kunst –, vielfältig, individuell gestaltet und ohne scharfe Grenzen. Überall gibt es fließende Übergänge. Ärztliche Kunst darf nicht zum Dogma erstarren, sonst würde sie das Charakteristikum ärztlichen Handelns verlieren. Es gibt also auch Grenzbereiche, die noch innerhalb der Lex artis liegen".

So hat man sich im gegenwärtigen Zeitalter der Entwertung und Innovation geltender Begriffe, – man bedenke, daß man damit trotz Abkehr von der Tradition die Begriffe nicht prägnanter und sinnvoller determiniert, oft sogar vom Regen in die Traufe gelangt –, vom Begriff des Kunstfehlers ab- und dem des Behandlungsfehlers zugewandt. Aber auch dieser Begriff ist nicht eindeutig definiert, zudem nicht erschöpfend, weil, – und dies sei zur Diskussion gestellt – die Diagnostik nicht berührt wird. Der neue Begriff bleibt also ebenso unvollkommen wie der Begriff Kunstfehler. Diagnostik und Therapie beruhen nicht nur auf exakter naturwissenschaftlicher Grundlage, wir brauchten dann in der Tat statt der Ärzte nur noch Mediziningenieure, sondern zu einem gerüttelt Maß auf ärztlicher Intuition. So formuliert Anschütz [1] 1986: „Die Diagnostik ist aber der ärztliche Gedankengang, der das Durchschauen eines Krankheitszustandes am Einzelpatienten soweit ermöglicht, daß daraus Konsequenz gezogen werden kann". Somit dürfen wir auch von einer ärztlichen Kunst und deshalb auch vom ärztlichen Kunstfehler sprechen. Wenn ohnehin dieser Begriff keine juristische Wertung nach sich zieht, dann erscheint es sinnvoll, bei dem seit mehr als 2 Jahrhunderten gebräuchlichen Begriff Kunstfehler zu verharren, auch wenn wir wissen, daß er determinativ unvollkommen ist.

Der ärztliche Eingriff aus rechtlicher Sicht

Diagnostische und therapeutische ärztliche Maßnahmen sind oft mit Eingriffen in die körperliche und psychische Integrität des Patienten verknüpft. Solche Eingriffe erfüllen nach juristischer Lehrmeinung in der Bundesrepublik Deutschland den Straftatbestand der Körperverletzung, welcher gemäß §§ 223, 223a und 230 StGB geahndet wird und zivilrechtlich Schadensersatzansprüche gemäß §§ 823ff, 607 und 276 BGB zur Folge hat. Obwohl es aus medizinischer Sicht absurd erscheint, etwa in der Appendektomie, die letzlich der Heilung und möglicherweise sogar der Abwendung einer tödlichen Gefahr dient, eine Körperverletzung zu sehen, kommt der Jurist um diese Art der Betrachtung des Problems nicht herum. Er muß sich deshalb einer Hilfskonstruktion bedienen, um den ärztlichen Eingriff zu erlauben. Dies geschieht strafrechtlich durch die Einwilligung des Patienten in den Eingriff gemäß § 226a StGB.

Die Einwilligung bedeutet aus der Sicht der Rechtslehre, daß der Patient aus klarer Einsicht in seine Lage dem Eingriff zustimmt; und diese Einsicht kann ihm nur der Arzt verschaffen. Daraus folgt die Pflicht des Arztes zur Aufklärung vor dem Eingriff. Dieser zu Heilzwecken vorgenommene Eingriff in den Körper eines Menschen weist ein breites Spektrum auf. Er umfaßt operative und apparative Maßnahmen wie z.B. Ausheberungen, Bestrahlungen, Einläufe, Gastro-, Jejuno- und Koloskopien, Injektionen, nicht dagegen Auskultation, Palpation und Perkussion. Die Verordnung von Arzneimitteln zum Zwecke der Selbsteinnahme ist in diesem Zusammenhang ein janusköpfiges Problem. Einerseits sehen Rechtslehre und Rechtsprechung hierin zumindest nicht immer einen Eingriff in die Integrität des Patienten, andererseits wird aber eine Aufklärung über die Wirkung und Nebenwirkungen eines Arzneimittels gefordert, wenn der Patient aktiv am öffentlichen Straßenverkehr teilnimmt.

Eine Körperverletzung im Sinne des Strafrechts liegt grundsätzlich dann nicht vor, wenn der Eingriff mit Einwilligung des Patienten erfolgt. Sie bleibt indes dennoch rechtswidrig, wenn sie gegen die guten Sitten verstößt. Darunter versteht die Rechtslehre das „Anstandsgefühl aller billig und gerecht Denkenden". Überdies deckt die Einwilligung weder einen fahrlässigen noch einen vorsätzlichen Verstoß gegen anerkannte Regeln der ärztlichen Kunst. Hierunter versteht man eine durch ärztliche Maßnahmen verursachte Gesundheitsschädigung oder den herbeigeführten Tod eines Menschen, wenn die vom Arzt eingeschlagene Behandlung einerseits vollkommen von den sowohl durch die Wissenschaft als auch durch die ärztliche Erfahrung festgestellten und als richtig anerkannten Grundsätzen abweicht, oder wenn andererseits der Arzt die Sorgfalt, zu der er nach den Umständen sowie nach seinen persönlichen Kenntnissen verpflichtet und imstande war, außer acht gelassen hat.

Eine Abhandlung des Kunstfehlers ist ohne einen Hinweis auf die Pflicht zur Aufklärung praktisch nicht denkbar, weil im Rechtsgebahren in der Regel das eine mit dem anderen verknüpft wird, – nicht umsonst hat der Bundesgerichtshof sich der Aufklärungspflicht mit so viel Muße gewidmet –, denn der Arzt braucht für die Heilbehandlung die Mithilfe seines Patienten. Diese wird er aber im Zeitalter des mündigen Bürgers nicht erwarten dürfen, wenn sein Patient nicht angemessen erfahren hat, worum es an sich geht. Einfühlung in die Psyche und Würdigung der Ratio des Patienten sind Voraussetzungen für den akuten Fall, auch wenn der Patient nach geltendem Recht Anspruch auf schonungslose Darlegung seiner Krankheit hat. Aus ärztlicher Sicht muß man sich hingegen die Frage vorlegen, in welchem Maße die Aufklärung dem Patienten hilft oder schadet. Die Antwort daraus gibt schon die Medizin der Kulturvölker des Altertums. So heißt es im Ayur-Veda des

Charaka: „Auch darf von einem dem Kranken etwa drohenden frühen Ende nichts mitgeteilt werden, wenn es dem Kranken oder sonst jemand Nachteile bringen kann" [38]. Hippokrates ergänzt diese von hohem Ethos beseelte Meinung: „Von dem, was eintreten wird und dem Kranken droht, lasse man nichts merken, denn schon viele sind dadurch, – ich meine, durch die vorerwähnte Voraussage der drohenden Zukunft und des folgenden Geschickes –, zum Äußeren getrieben worden [18].

Einer Regelung der ärztlichen Aufklärungspflicht nach dem Grundsatz des ärztlichen Ermessens stehen dagegen in der Bundesrepublik Deutschland, und damit auch in den fünf neuen Bundesländern, verfassungsrechtliche Bedenken entgegen. Einerseits schützt Artikel 4 GG die Unverletzlichkeit des Gewissens, andererseits verbürgt Artikel 2 GG das Recht auf freie Entfaltung der Persönlichkeit. Dieser legitime Dualismus läßt sich leider nicht dahingehend entwickeln, „daß man dem einem oder dem anderen Anliegen global den Vorrang einräumt. Hier ein ärztliches Ermessen zu fordern, hieße nichts anderes, als die Freiheit der Entscheidung dem Patienten zu nehmen und dem Arzt zu geben" [3].

So hat der Bundesgerichtshof in allen seinen diesbezüglichen Entscheidungen das Selbstbestimmungsrecht des Patienten über das ärztliche Handeln gesetzt und den hippokratischen Leitsatz „Salus aegroti suprema lex" umgewandelt in „Voluntas aegroti suprema lex" [37].

Der Kunstfehlervorwurf aus medizinischer Sicht

Der ärztliche Auftrag hat die Linderung oder die Heilung einer Krankheit oder eines Leidens zum Gegenstand. Obwohl ärztliches Handeln immer auf diese positive Veränderung ausgerichtet sein wird, kann das Ziel oft nicht ohne gleichzeitige, – passagere oder dauernde –, Noxen erreicht werden. Diese zwangsläufige Verknüpfung von für und wider legt dem Arzt die Pflicht zu sorgfältiger Abwägung auf. Die bewußte Inkaufnahme negativer Auswirkungen ist eine unvermeidbare, ungemein tragische Komponente ärztlichen Handelns. Zudem wird eine objektive Zustandsbesserung gegenüber einem unvermeidbaren negativen Effekt rein subjektiv oft nicht erkannt oder bestritten. Wir dürfen nicht vergessen, daß trotz des Gesundheitsanspruches der Menschen der Gegenwart nicht jedes Krankheitsbild der Diagnose wie der Therapie zugänglich ist. In solchen Fällen, und dies ist in zunehmendem Maße der Fall, von den Patienten und/oder deren Angehörigen beschuldigt zu werden, gehört für den betroffenen Arzt zu den großen Unannehmlichkeiten seines beruflichen Daseins.

Das unzureichende Behandlungsergebnis kann niemals *allein* den Vorwurf gegen den Arzt begründen. „Ohne daß die Voraussetzungen von einzig kompetenter Seite, – vom Gericht –, festgestellt sind, wird oftmals vorschnell und leichtfertig vom Kunstfehler gesprochen. Der Illustriertenschreiber kann sich des Sensationseffektes dieses Schlagwortes sicher sein; jedem ist dieser Begriff anscheinend geläufig. Versucht man jedoch, näheres über die Vorstellungen des einzelnen vom Kunstfehler zu erfahren, stößt man in ein mystisches Dunkel" [12].

Der Kunstfehlervorwurf aus rechtlicher Sicht

Aus dem Mißerfolg einer ärztlichen Handlung kann, wie schon angesprochen, weder der Schluß, ja nicht einmal die Vermutung abgeleitet werden, der Arzt habe eine Pflichtverletzung begangen [25, 31].

Wiederholt hat die Rechtsprechung auch zur Kausalität klargestellt, daß selbst dann, wenn ein Kunstfehler vorliegt, keineswegs auf deren ursächlichen Zusammenhang mit dem eingetretenen Schaden geschlossen werden dürfe, da jeder Organismus unterschiedliche Reaktionsverläufe aufweise (BGH NJW 1980 1333, 1987 1482, 1988 1031).

Kunstfehler und Sorgfalt

Der hier in Übereinstimmung mit zahlreichen anderen Autoren [33, 34, 36, 39, 43] vertretene objektive Kunstfehlerbegriff erfaßt zunächst wertfrei eine von der Regel der medizinischen Wissenschaft und Erfahrung abweichende Diagnose- und/oder Behandlungsmaßnahme. Die Kompetenz für die Entscheidung, ob eine ärztliche Maßnahme kunstfehlerhaft einzustufen ist, kommt unbestreitbar der medizinischen Wissenschaft zu.

In die Zuständigkeit des Rechts fällt zu befinden, ob das nach normativen Kriterien zu beurteilende ärztliche Verhalten auch zum vorwerfbaren Kunstfehler wird. Anknüpfungspunkt hierzu ist sowohl für die vertragliche als auch für die deliktische Haftung des Arztes die Schuldform der Fahrlässigkeit gemäß § 276 Abs. 1 S 2 BGB, wonach fahrlässig handelt, „wer die im Verkehr erforderliche Sorgfalt außer acht läßt". Das Recht verlangt von jedem, mit den in § 823 Abs. 1 BGB genannten Rechtsgütern *Körper, Leben*, und *Gesundheit* eines anderen sorgsam und sachgemäß umzugehen und deren Verletzung zu vermeiden im Sinne des nil nocere.

Der Arzt kommt dieser Pflicht dann nach, wenn er den Patienten nach den Regeln der ärztlichen Kunst behandelt. Umgekehrt ist die Verletzung der ärztlichen Kunstregel meist identisch mit der Außerachtlassung der im Verkehr erforderlichen Sorgfalt. Rechtlich korrespondiert der Kunstfehler des Arztes mit der Pflichtwidrigkeit oder Verletzung der Sorgfaltspflicht bei der Behandlung des Patienten.

Sorgfaltsmaßstab

Ob ein Verhalten die gebotene Sorgfalt vermissen läßt, bestimmt das Recht anhand des von ihm festzulegenden Sorgfaltsmaßstabes. Für den Arzt wird das Maß der einzuhaltenden Sorgfalt von den für seinen Beruf geltenden Regeln und Pflichten abgeleitet. Es muß den Durchschnittsanforderungen eines sorgfältig und gewissenhaft handelnden Vertreters seiner Berufsgruppe genügen. Die beruflich gebotene Sorgfalt ist die von einem besonnenen und gewissenhaften Arzt des jeweiligen Fachgebietes zu erwartende und zu beachtende Sorgfalt [8, 31].

Das erforderliche Sorgfaltsmaß ist daher berufsgruppenbezogen, typisiert und objektiviert aus Gründen des Verkehrsschutzes. Individuelle Leistungsminderungen bleiben unberücksichtigt. Für das zu fordernde Sorgfaltsmaß bei der ärztlichen Behandlung liefert wiederum der Stand der medizinischen Erkenntnis und Erfahrung die Orientierung.

Sorgfaltsverstoß und Verschulden

Der objektive Pflichtenverstoß besteht sonach in der Außerachtlassung der gebotenen Sorgfalt, bei deren Anwendung der Arzt die Verletzung seiner Berufspflichten hätte voraussehen und vermeiden können und müssen. Beruht der eingetretene Gesundheitsschaden des Patienten auf der Pflichtwidrigkeit, so sind die Voraussetzungen der Haftung erfüllt.

Da auch bei der Arzthaftung das Schuldprinzip gilt, bedarf es der Feststellung, daß die objektive Pflichtverletzung auch subjektiv schuldhaft begangen worden ist. Für den Maßstab des Verschuldens gelten jedoch ebenfalls gemäß § 276 BGB ausschließlich objektive Kriterien. Nach ihnen ist der Verhaltensstandard des betreffenden Fachgebietes einzuhalten. Die Haftung wegen schuldhafter Verletzung von Berufspflichten ist abgekoppelt vom individuellen Versagen und damit als objektive Unrechtshaftung zu qualifizieren [45].

Auch die Rechtsprechung verzichtet gelegentlich auf eine nähere Unterscheidung zwischen objektivem Sorgfaltsverstoß und Verschulden und spricht kurz von einem „schadensursächlichen, schuldhaften Behandlungsfehler" (BGH VersR 1977 546).

Konkretisierung des Sorgfaltsgebots

Das objektiv einzuhaltende Sorgfaltsmaß verbietet dem Arzt den Einwand der Unkenntnis von Behandlungsrisiken, die in Fachkreisen bekannt oder erörtert worden sind (BGH VersR 1962 250). Die Gewährleistung des Standards in seinem Fach verlangt eine umfassende laufende Weiterbildung (BGH NJW 1978 587, 1981 628). Übersieht der Arzt veröffentlichte neue Behandlungsmethoden und hält er an Überholtem fest, so handelt er pflichtwidrig (BGH NJW 1978 587, OLG Bamberg VersR 1977 436).

Bei Behandlungsmaßnahmen, die außerhalb seines Fachs liegen, muß der Arzt in jedem Fall auch den Standard des fremden Faches einhalten. Führt ein Urologe, ein Chirurg oder ein Gynäkologe eine Kurznarkose durch, so hat er den anästhesiologischen Standard sicherzustellen (BGH NJW 1982 698, BGHZ 99 391).

Der Arzt darf sich auch nicht mit der Einhaltung der *üblichen Sorgfalt* begnügen, selbst wenn sie in Arztkreisen so praktiziert wird. Die *erforderliche Sorgfalt* verbietet deshalb z.B. eine Zahnbehandlung mit ungesicherter Nervnadel oder die i.v. Injektion von Penizillin bei Verdacht auf Angina (BGHZ 8 138, BGH NJW 1988 1513).

Für das aktuelle Sorgfaltsmaß ist der Stand der medizinischen Erkenntnis z.Z. der Behandlung maßgebend (BGH NJW 1962 1780, 1981 2002). Spätere Erkenntnisse können sich allerdings zugunsten des Arztes auswirken.

Aus den am Standard des Fachgebietes orientierten Schuldkriterien folgt, daß auch im Rahmen der Schuld subjektive Gründe der Leistungsminderung wie Übermüdung, fehlende Ausbildung oder Zeitmangel zur Fortbildung zur Abwehr von Haftpflichtansprüchen nicht geltend gemacht werden können (BGH VersR 1971 251, NJW 1985 2193).

Übernahmeverschulden

Da der Verkehr auf die Erhaltung der von einer bestimmten Berufsgruppe zu fordernden Sorgfalt vertrauen darf, trifft den pflichtwidrig handelnden Berufsangehörigen, dem die notwendigen Kenntnisse fehlen, ein Verschulden wegen Übernahme der Tätigkeit. Der Arzt in Weiterbildung muß, wenn er den für eine konkrete Behandlung erforderlichen Ausbildungsstand noch nicht erreicht hat, einen kundigen Kollegen beiziehen (BGH NJW 1984 615). Notfalls muß der mit einer Narkose oder Operation beauftragte Arzt, zu der ihm die fachlichen Voraussetzungen fehlen, den Eingriff ablehnen, um sich nicht dem Vorwurf des Übernahmeverschuldens auszusetzen (BGHZ 88 248).

Die Gefahr der Haftung wegen eines Übernahmeverschuldens zwingt den Arzt, sich laufend kritisch zu prüfen, ob seine persönlichen Fähigkeiten und apparativen Mittel zur Einhaltung des Standards seines Fachgebietes im Einzelfall ausreichen (BGH NJW 1985 219: Operation einer DUPUYTREN-Kontraktur, NJW 1988 2298: Phäochromozytombehandlung).

Sonstige Sorgfaltsverstöße

Außerhalb der Kernzone des ärztlichen Kunstfehlers im eigentlichen Sinne liegen Fehler der Organisation und Kompetenzverteilung der einzelnen Leistungsbereiche zur Durchführung der medizinischen Behandlung in Klinik und Praxis.

Das reibungslose Funktionieren der horizontalen wie der vertikalen Arbeitsteilung, Auswahl, Anleitung und Aufsicht von ärztlichem und nichtärztlichem Personal und die Bereitstellung von funktionstüchtigen Geräten fallen in den Aufgaben- und Organisationsbereich des Krankenhausträgers oder Praxisinhabers. Schadensverläufe, die dort ihren Ursprung haben, führen zur Haftung meist mit der Erschwernis von erheblichen Beweisnachteilen für den Betroffenen, weil es sich um einen Gefahrenkreis handelt, der durch eine sorgfältige Organisation beherrschbar ist und deshalb daraus entstehende Schäden vermeidbar sind (BGH NJW 1982 699, 1983 340).

Der grobe Verstoß gegen die Sorgfalt

Der Sorgfaltsverstoß kann in seiner Intensität ein besonders schweres Ausmaß annehmen. Ein solches hat die Rechtsprechung angenommen, wenn ganz nahe liegende Überlegungen nicht angestellt wurden, oder wenn unbeachtet blieb, was im gegebenen Fall jedem einleuchten mußte (BGH NJW 1980 887, 1981 1952, 1989 2076).

Da zu der groben Pflichtverletzung ein stärkerer Schuldvorwurf hinzukommt, der das Verhalten als besonders leichtfertig und in hohem Maß als pflichtwidrig erscheinen läßt (BGH VersR 1981 948, 1983 674, 1985 697), können subjektive Umstände den Schuldvorwurf mindern, wie z.B. spontane Fehlreaktionen, momentane Ausfälle, Konzentrationsminderung wegen Übermüdung, schlechte körperliche oder geistige Verfassung (BGH VersR. 1972 197, 1981 948, NJW 1988 1354).

Kunstfehler und Sorgfaltsmaß

Das vom Recht des Arztes abverlangte Sorgfaltsgebot sowie die ärztliche Kunstregel sind derselben Maxime des nil nocere verpflichtet. Mit gutem Grund ist der Anknüpfungspunkt des rechtlichen Sorgfaltsmaßes die die Berufspflicht des Arztes artikulierende Kunstregel. Das Gericht macht sich i. allg. die fachwissenschaftliche Beurteilung einer Arztmaßnahme zu eigen. Das Sorgfaltsmaß der Wissenschaft ist dann mit demjenigen der Rechtsordnung kongruent. Ein vom Standard der Wissenschaft oder von einer gesicherten und erprobten ärztlichen Erfahrung abweichendes schärferes Maß der Sorgfalt ist denkbar, wird aber von Rechtsprechung und Literatur nur mit größter Zurückhaltung für möglich gehalten (BGH NJW 1975 2245) [31].

Kunstfehler ohne Haftung

Die Qualifizierung einer ärztlichen Maßnahme als Verstoß gegen die Kunstregel enthält keinerlei Aussage über mögliche Rechtsfolgen. Das Recht bewertet die Fehlbehandlung als Verletzung der erforderlichen Sorgfalt und setzt für eine Haftung des Arztes weiter voraus, daß eine Gesundheitsbeschädigung des Patienten eingetreten und diese auf die Pflichtwidrigkeit zurückzuführen ist.

Bleibt der Kunstfehler ohne Folgen, ist er haftungsrechtlich belanglos. In diesen Bereich fallen unvermeidliche Versehen und Ungeschicklichkeiten des Klinikbetriebes oder des täglichen Praxisablaufs, die entweder zu keiner gesundheitlichen Beeinträchtigung führen oder die sofort durch Gegenmaßnahmen korrigiert werden können. So hat schon das Reichsgericht ausgeführt, „daß auch der geschickteste Arzt nicht mit der Sicherheit einer Maschine arbeitet, daß trotz aller Fähigkeit und Sorgfalt des Operateurs ein Griff, ein Schnitt oder Stich mißlingen kann, der regelmäßig auch dem betreffenden Arzt selbst gelingt" (RZG 78 432).

Allerdings kann ein bestimmtes Fehlverhalten die Kritik der Kollegen, eine strengere Überwachung durch den verantwortlichen Chefarzt oder in schweren Fällen eine disziplinarische oder arbeitsrechtliche Maßnahme der Klinikleitung oder des Praxisinhabers zur Folge haben.

Strafrechtlicher Schuldvorwurf

Anders als im Zivilrecht verlangt die strafrechtliche Haftung, daß dem Täter der persönliche Vorwurf gemacht werden kann, er habe nach seinen individuellen Fähigkeiten in der konkreten Situation die ihm obliegende Sorgfaltspflicht erkennen und diese einhalten können, um so den ihm erkennbaren schädlichen Ausgang zu vermeiden. Maßgebend für den strafrechtlichen Schuldvorwurf ist ein subjektiver Maßstab. Entlastend sind intellektuelle oder körperliche Mängel, fehlende Erfahrung, nicht erkennbarer Altersabbau, Affektzustände oder Übermüdung [7]. Letztere spielen v.a. bei der Einteilung zum ärztlichen Notdienst mit hohen Behandlungsfrequenzen eine Rolle, der nahtlos an das Dienstende und den Dienstbeginn am folgenden Arbeitstag anschließt. Hätte der Arzt allerdings erkennen können und müssen, daß er wegen mangelnder körperlicher oder geistiger Kräfte zu einer bestimmten Behandlungsmaßnahme nicht in der Lage ist, und führt er diese dennoch und aus diesem Grunde fehlerhaft durch, so haftet er auch strafrechtlich nach dem Gesichtspunkt einer „pflichtwidrigen Tätigkeitsübernahme" [7].

Die Begutachtung der Kunstfehlervorwürfe

Der Jurist kommt bei der Beurteilung eines Kunstfehlervorwurfes ohne den geeigneten medizinischen Sachverständigen nicht aus. Daß der Kliniker hier gefragt ist, steht außer Zweifel. So hat Carstensen [6] 1982 empfohlen, den Sachverständigen allein nach seiner fachlichen Zuständigkeit auszuwählen und klinische Probleme nicht von Theoretikern, sondern von den zuständigen Klinikern begutachten zu lassen. Folgen wir dieser Empfehlung, so können innerhalb der einzelnen medizinischen Disziplinen zweifelsohne Verstöße gegen die Regeln gerügt werden. Hier befinden sich die Ärzte unter sich. Sobald aber exakt definierte Fragen der Juristen, – Richter, Staats- und Rechtsanwälte –, an den Arzt als Sachverständigen gestellt werden, ist der Gerichts- und Rechtsmediziner nach wie vor der Ansprechpartner, weil er erstens Denkungsweise und Sprache der Juristen versteht und zweitens bei der Beurteilung von Schuldvorwürfen in keinem der Fachgebiete als befangen gelten kann. Diese These schließt nicht aus, daß sachverständige Meinungen der Fachleute in die eigenen Schlüsse einbezogen werden.

Die innere Berechtigung für die Zuständigkeit der Gerichtlichen Medizin ergibt sich unzweifelhaft aus Artikel 134 der Constitutio Criminalis Carolina, wonach die „gelehrten und sachverständigen Ärzte" im Auftrag der Gerichte das ärztliche Verhalten oder Fehlverhalten zu prüfen haben. „Mit diesem Ausspruch des Gesetzes", so schreibt Mende 1819 [30] „stimmen die alten gerichtlichen Ärzte Fortunatus Fidelis und Paulus Zacchias überein. Besonders ausführlich hat der letztere [47] von den Fehlern und Vergehungen der Ärzte, Wundärzte, Apotheker, Geburtshelfer und Krankenwärter gehandelt." 1797 teilt Fahner [10] Beispiele seiner Gutachten mit. Henke [16] vertritt 1812 die Auffassung, daß die „Ausmittelung grober Fahrlässigkeit von Seiten des Arztes ohne gerichtlich medizinische Begutachtung unmöglich ist": und Mende [30] erörtert 1819 die „Lehre von den Fehlern und Vergehen der Medizinalpersonen in Ausübung ihrer Kunst" und „die gerichtlich-medizinische Beurteilung ihrer Folgen".

Dieser Grundsatz wird seit Beginn des 19. Jahrhunderts zum Allgemeingut der Gerichtlichen Medizin. So äußert Kühner [23] 1886: „Es ist die Aufgabe des Gerichtsarztes, medizinische und naturwissenschaftliche Tatsachen für die Zwecke der allgemeinen Gesetzgebung und Rechtspflege zu erforschen, zu bearbeiten und zu verwerten ... Der Gerichtsarzt, der der Stellung des praktischen Arztes nahesteht, wird die geeignete Persönlichkeit sein, um alle Forderungen zu prüfen, welche die Beurteilung des Einzelfalles geltend machte, alle Schwierigkeiten zu ermessen, welche den beschuldigten Arzt bei seinem Verfahren vielleicht umgaben". Krahmer [21] fügt ergänzend hinzu, „die wissenschaftliche Unerlaubtheit wie den Schaden, den sie zu verantworten hat, wird ohne gerichtsärztlichen Beistand kein Richter imstande sein zu beurteilen". Und Brestowski [4] folgert 1899: „Der Beweis eines Kunstfehlers kann nur durch gerichtsärztlichen Ausspruch erbracht werden: diese Aufgabe des Gerichtsarztes ist immer eine peinliche, häufig auch außerordentlich schwierige Sache".

Schlußfolgerungen

Aufgrund einer gut 3 Jahrzehnte umfassenden gutachterlichen wie wissenschaftlichen Auseinandersetzung mit der Problematik des Kunstfehlers können wir feststellen, daß im eigenen Untersuchungsgut 14% aller Kunstfehlerverfahren strafrechtlich geahndet wurden, also mit einer Schuldanerkennung endeten. Weitere 28% der Verfahren endeten zwar mit einer Einstellung des Verfahrens durch die Staatsanwaltschaft oder Freispruch durch das erkennende Gericht, doch war das Handeln der betreffenden Ärzte nicht so geartet, wie man hätte erwarten müssen.

Als Schwerpunkte der Kritik, welche Patienten und/oder Angehörige am Verhalten des Arztes üben, sind zu nennen die Schädel-Hirn-Traumen, die Bauchsymtomatik, das Nichterkennen der Lobärpneumonien, die Behandlung kombinierter Alkohol- und Arzneimittelvergiftungen und die Telefondiagnostik. Hinzu kommen die Verschreibung von Betäubungsmitteln an Abhängige zur freien Verfügung. Soweit insbesondere der Bereitschaftsarzt angesprochen ist, befindet er sich in einer schwierigen Ausgangslage, weil er in der Regel den Patienten nicht kennt, Klagen über Schmerzen hört und Befunde erhebt, die mit den wahren Ursachen nicht immer in Einklang zu stehen brauchen; man bedenke den gelegentlich von der Regel abweichenden Verlauf eines Herz- oder Lungeninfarktes oder auch einer Peritonitis, um nur diese Beispiele zu nennen. Da solche Fälle oft erst nach stunden- oder tagelanger Unklarheit auf dem Sektionstisch geklärt werden können, ist ein Schuldvorwurf gegenüber dem Kliniker zumindest bis zum Vorliegen des Sektionsergebnisses nicht immer unbegründet.

In einer oft schwierigen und unklaren konkreten Handlungssituation bleibt der Arzt jedenfalls angesichts des Patientenpostulates einer schadensfreien Heilungsgarantie einerseits und der verschärften Sanktionsbereitschaft der Rechtsprechung, bezogen auf ein steigendes Sorgfaltsmaß andererseits Risiken ausgesetzt, die im Vergleich zu anderen Berufsgruppen einzigartig sind.

Literatur

1. Anschütz F (1986) Was heißt Diagnostik? Diagnostik 19: 12
2. Authenrieth JHF von (1846) Rede über die Bestrafung der Kunstfehler der Ärzte. In: Authenrieth JHF von (Hrsg) Gerichtsmedizinische Aufsätze und Gutachten. Fues, Tübingen
3. Bowitz HH (1977) Nochmals: Zur ärztlichen Aufklärungspflicht. Dtsch Med Wochenschr 102: 1010
4. Brestowski A (1899) Hygiene und Gerichtliche Medizin. Proschka, Wien Leipzig
5. Cajus Plinius Secundus (1885) Historia naturalis. Deutsche Übersetzung von Dr. Christian Friedrich Lebrecht Strack. Strack, Bremen
6. Carstensen G (1982) Recht und Medizin. Aus der Sicht des Sachverständigen. Med Welt 33: 1278–1280
7. Cramer P (1991) [Zu § 15]. In: Leuckner T, Cramer P, Eser A, Stree W (Hrsg) Schönke/Schröder – Strafgesetzbuch, 24. Aufl. Beck München
8. Deutsch E (1983) Arztrecht und Arzneimittelrecht. Eine zusammenfassende Darstellung mit Fallbeispielen. Springer, Berlin Heidelberg New York
9. Dürwald W, Hernig W (1969) Chirurgie und Recht im deutschen Sprachraum. In: Derra E, Huber P, Schmitt W (Hrsg) Chirurgische Operationslehre, 8. Aufl. Bd 1. Barth, Leipzig
10. Fahner JC (1797) Vollständiges System der Gerichtlichen Arzneikunde. Franzen & Grosse, Stendal
11. Fahrtmann EH (1981) Abschied vom „statistischen Kunstfehlerbegriff". In: Jung H, Schreiber HW (Hrsg) Arzt und Patient zwischen Therapie und Recht. Enke, Stuttgart
12. Figgener L (1981) Arzt und Strafrecht. Begutachtung von ärztlichen Sorgfaltspflichtverletzungen, – „Kunstfehlern" –, Erfahrungen und Ergebnisse aus 10 Jahren (1968 bis 1977). Med Dissertation, Universität Münster
13. Grunert W.-A (1985) Zur ärztlichen Aufklärungspflicht aus der Sicht des Bundesgerichtshofs. Med. Dissertation, Universität Tübingen
14. Günter HH (1982) Staatsanwaltschaftliche Ermittlungen gegen Ärzte bei Verdacht des Kunstfehlers. Dtsch Richter Ztg 60: 326–334
15. Heinz G.-W (1978) Über die Kunstfehlergutachten der Tübinger Medizinischen Fakultät (1600–1923). Med. Dissertation, Universität Tübingen
16. Henke A (1838) Lehrbuch der Gerichtlichen Medizin, 9. Ausg. Dümmler, Berlin
17. Holczabek W (1975) Der ärztliche Kunstfehler. Wien Med Wochenschr 125: 499–502
18. Kapferer R (1933) Sitten- und Standeslehre für Ärzte. Eine Auswahl aus den Hippokratischen Schriften. Hippokrates Stuttgart Leipzig
19. Kohnle SM (1983) Begutachtung ärztlicher Behandlungsfehler. – Inhalte und Auswirkungen. Med. Dissertation, Universität Heidelberg
20. Kraemer R (1974) Der Gerichtsmediziner Otto v. Oesterlen. Med. Dissertation, Universität Tübingen

21. Krahmer L (1879) System der Gerichtlichen Medizin. Niemeyer, Halle an der Saale
22. Kuhlendahl H (1978) Die Aufklärungspflicht oder der Kalte Krieg zwischen Juristen und Ärzten. Dtsch Ärztebl 75: 1984
23. Kühner (1886) Kunstfehler der Ärzte vor dem Forum der Juristen. Knauer, Frankfurt am Main
24. Laufs A (1977) Arztrecht im Wandel. NJW 30: 1081
25. Laufs A (1988) Arztrecht, 4. Aufl. Beck, München
26. Mallach HJ (1982) Aufklärungspflicht, Haftpflicht, ärztliches Risiko. In: Koslowski L, Irmer W, Bushe K-A (Hrsg) Lehrbuch der Chirurgie, 2. Aufl. Schattauer, Stuttgart New York
27. Mallach HJ (1984) Ärztliche Kunstfehler. Aus Forschung und Praxis der Gerichtlichen Medizin in Tübingen. Beitr Gerichtl Med 42: 425–433
28. Mallach HJ (1986) Über ärztliche Kunstfehler aus der Sicht der Gerichtlichen Medizin. Lebensversicherungsmed 38: 2–11
29. Mallach HJ (1988) Ärztliches Handeln im Rahmen unserer Rechtsordnung. Gerichtsmedizinische Aspekte. In: Bauer G (Hrsg) Gerichtsmedizin. Festschrift für Wilhelm Holczabek. Deuticke, Wien
30. Mende L.J.C (1819) Ausführliches Handbuch der Gerichtlichen Medizin, 1. Teil. Dyksche Buchhandlung
31. Nüßgens K (1989) In: Duna W, Heimann-Trosien G, Nüßgens K, Steffen E (Hrsg) Das Bürgerliche Gesetzbuch mit besonderer Berücksichtigung der Rechtsprechung des Reichgerichts und des Bundesgerichtshofes, 12. Aufl. Bd II, 5. Teil §§ 812–831 (Anhang nach 823 II. Arzthaftungsrecht) De Gruyter, Berlin New York
32. Oesterlen O von (1881/82) Kunstfehler der Ärzte und Wundärzte. In: Maschka J Ritter von (Hrsg) Handbuch der Gerichtlichen Medizin, Bd 3. Laupp, Tübingen
33. Pribilla O (1979) Haftungsprobleme in der ärztlichen Praxis. Chir Prax 25: 1–10
34. Pribilla O (1988) Arzt und Behandlungsfehlervorwurf. Beitr Gerichtl Med 46: 29–36
35. Ratzel R (1986) Die deliktische Haftung für ärztliches Fehlverhalten im Diagnosebereich. Med. Dissertation, Universität Bremen
36. Raule P (1986) Berufskunde und Versicherungsmedizin. In: Forster B (Hrsg) Praxis der Rechtsmedizin. Thieme, Stuttgart; Beck, München
37. Rieger H.-J (1964) Der rechtsphilosophische Hintergrund der Rechtsprechung des Bundesgerichtshofes zur ärztlichen Aufklärungspflicht. Dtsch Ärztebl 61: 155
38. Sauter F (1910) Das Berufsgeheimnis und sein strafrechtlicher Schutz. Schletter, Breslau
39. Schäfer K (1986) [Zu § 823]. In: Staudinger J von, Amann H, Beitzke G (Hrsg) J.v. Staudingers Kommentar zum Bürgerlichen Gesetzbuch mit Einführungsgesetz und Nebengesetzen, 2. Buch: Recht der Schuldverhältnisse. §§ 823–832, 12. Aufl. De Gruyter, Berlin
40. Schleyer F (1959) Grundsätze der Straf- und zivilrechtlichen Haftung des Arztes. Neue Z Ärztl Fortbild 48: 422–430
41. Schmidt E (1939) Der Arzt im Strafrecht. Weicher, Leipzig (Leipziger rechtswissenschaftliche Studien, Heft 116)
42. Schreiber HL (1976) Abschied vom Begriff des ärztlichen Kunstfehlers? Med Sachverst 72: 71–73
43. Schwalm G (1979) Zum Begriff des ärztlichen Kunstfehlers. In: Kaufmann A, Bemmann G, Krauss D, Volk K (Hrsg) Festschrift für Paul Bockelmann. Beck, München
44. Wachsmuth W (1975) Zur Begriffbestimmung und Problematik des sogenannten Kunstfehlers. Krankenhausarzt 48: 422–433
45. Weber-Steinhaus D (1990) Ärztliche Berufshaftung als Sonderdeliktsrecht. Enke, Stuttgart (Medizin in Recht und Ethik, Bd .21)
46. Wiedemann H (1990) [Vor § 275]. In: Soergel HT, Siebert W (Hrsg) Bürgerliches Gesetzbuch, Bd 2; Schuldrecht I (§§ 241–432), 12. Aufl. Kohlhammer, Stuttgart Berlin Köln
47. Zacchias P (1657) Quaestiones medico-legales, liber sextus: De medicorum erroribus a lege punibilibus. Editio quinta. Avignon

Aufgaben des Arztes im Zusammenhang mit klinischen Todesfällen

S. Berg, A. Helwig

Ärztliche Konflikte bei der Todesfeststellung und Leichenschau im Krankenhaus

Wird der Arzt auf Station oder im Operationssaal mit einem plötzlichen Herz-Kreislauf- oder Atemstillstand konfrontiert, so konzentriert sich sein Handeln selbstverständlich auf sofortige Reanimationsmaßnahmen. Wird ein Patient unerwartet tot aufgefunden, nachdem das Pflegepersonal ihn längere Zeit nicht gesehen hat, so muß der herbeigerufene Arzt sofort feststellen, ob Reanimationsmaßnahmen sinnvoll sind oder der Todeseintritt schon zu lange zurückliegt.

Als Entscheidungsbasis gilt folgender Grundsatz (vgl. auch Beitrag Berg in Teil III, S. 162): Sind sog. sichere Todeszeichen, wie Totenflecken und Leichenstarre noch nicht entwickelt und zeigen sich nur die bekannten Zeichen des klinischen Todes, wie Kreislauf- und Atemstillstand bei weiten Pupillen, so muß ein Reanimationsversuch (S. 155) unternommen werden. Findet sich die Totenstarre am Unterkiefer oder den Sprunggelenken bereits ausgebildet, so liegt der Herzstillstand mindestens schon 2–3 h zurück, und jeder Reanimationsversuch ist sinnlos. Das gleiche gilt bei deutlicher Entwicklung von Totenflecken (Zurückschlagen von Bettdecke und Hemd, um die tiefliegenden Seitenpartien des Rumpfes zu betrachten und die Wegdrückbarkeit einer etwa vorhandenen Rotfärbung mit Fingerdruck zu prüfen). In diesen Fällen ist der Todeseintritt als gesichert anzusehen, und es bleibt die Aufgabe des Arztes, den Tod zu bescheinigen.

Für die Todesbescheinigung und die erforderlichen weiteren Schritte gelten in den verschiedenen Krankenhäusern unterschiedliche Verwaltungsvorschriften.

Der diensthabende Arzt soll z.B. „den Angehörigen den Tod des Patienten unverzüglich, telefonisch, durch Telegramm oder schriftlich anzeigen". Diese Verpflichtung wird meist an die Stationsschwester delegiert. Neben dem Zeitpunkt des Todeseintritts sollte auch die erfolgte Benachrichtigung der Angehörigen in der Krankenakte vermerkt werden, wo auch eine Durchschrift der Todesbescheinigung abgeheftet wird. Weitere Anweisungen für das Pflegepersonal betreffen die Versorgung der Leiche und die Behandlung von Nachlaßgegenständen.

Die Durchführung der *formalen Leichenschau* (L.) selbst ist eine Aufgabe, deren Notwendigkeit und Bedeutung vielen Assistenzärzten nicht klar ist; deshalb soll an dieser Stelle etwas näher darauf eingegangen werden.

Die Leichenschau ist eine der öffentlichen Aufgaben des Arztes, zu deren Durchführung er gesetzlich angehalten ist (s. auch Beitrag Berg in Teil III, S. 162).

Die Leichenschaugesetzgebung in den einzelnen Bundesländern ist etwas unterschiedlich, die für den Arzt verbindlichen Bestimmungen sind aber weitgehend dieselben: Der niedergelassenen Arzt ist verpflichtet, die Leichenschau auf Verlangen vorzunehmen; bei Sterbefällen in Krankenhäusern und anderen Einrichtungen gilt das gleiche für die dort tätigen Ärzte. Die Leichenschau ist „unverzüglich" vorzunehmen, und der Arzt ist verpflichtet, die vorgeschriebene amtliche Bescheinigung darüber auszustellen. Hier gibt es Unterschiede in den einzelnen Bundesländern:

In Baden-Württemberg und Rheinland-Pfalz müssen 2 Formblätter ausgefüllt werden, einmal die Todesbescheinigung, zum anderen der Leichenschauschein; in den übrigen Ländern gibt es nur eine der beiden Bescheinigungen. Die Einzelheiten im Rahmen der Leichenschau sind in Kap. III/4 (Beitrag Berg) besprochen; hier soll nur auf besondere Aspekte der Krankenhausleichenschau eingegangen werden, die für den Verstorbenen und seine Familie, aber auch für die Allgemeinheit von rechtlicher Bedeutung sind.

Der Leichenschauschein bzw. die Todesbescheinigung unterscheiden in allen Bundesländern die Begriffe „Todesart" und „Todesursache". Die Angabe der Todesursache im „vertraulichen Teil" der Bescheinigung wird zur statistischen Auswertung dem Gesundheitsamt zugeführt. Mit der Bezeichnung der *Todesart* wird darüber entschieden, ob sich noch weitere Instanzen mit dem Todesfall befassen müssen. Beim Ausfüllen dieser Rubrik ist folgendes zu beachten:

- *Natürlicher Tod*: Damit ist ein Tod aus krankhafter Ursache gemeint, der unabhängig von rechtlich bedeutsamen äußeren Einflüssen eingetreten ist [49]. Dies ist die beste Definition, weil sie alle Möglichkeiten exkludiert, die zur Feststellung eines nichtnatürlichen Todes führen müßte, nicht aber z.B. Infektionen, die vielfach äußere Einflüsse darstellen.
- *Nichtnatürlicher Tod:* Diese Bezeichnung wird oft gleichgesetzt mit „gewaltsamem Tod" oder „Tod durch Fremdverschulden". Das ist aber nicht richtig, weil z.B. auch eine Vergiftung ein nichtnatürlicher (aber kein gewaltsamer) Tod ist und jede Art von nichtnatürlichem Tod auch ohne Fremdverschulden, z.B. suizidal oder unfallbedingt auftreten kann.

Vom Sprachverständnis her ist der Sachverhalt so klar, daß man kaum nachvollziehen kann, in welch hohem Maße hier in der Praxis Fehler gemacht werden. Bei einer Umfrage in niedersächsischen Krankenhäusern, wie die Beantwortung der Formularfrage nach der Todesart praktisch gehandhabt werde [2], ergab sich folgendes Bild: 5% gaben an, daß grundsätzlich alle Krankenhaustodesfälle als „natürlicher Tod" deklariert würden, 32% zählten auch Vergiftungen und Suizide zu den natürlichen Todesfällen und rund 30% fanden, daß Folgetodesfälle nach Unfallverletzung nicht zu den nichtnatürlichen Todesfällen gerechnet werden müßten.

Wir wollen an dieser Stelle zunächst nur hervorheben, daß auch Spättodesfälle nach Suizidversuchen oder Unfall, z.B. durch Lungenembolie oder Pneumonie, als nichtnatürlicher Tod gelten.

- *Nicht aufgeklärt:*

Diese Rubrik: nicht aufgeklärt, ob natürlicher oder nichtnatürlicher Tod, ist anzukreuzen, wenn die Todesursache nicht bekannt ist, insbesondere dann, wenn die Klärung eines möglichen Kausalzusammenhanges mit vorangegangenen äußeren Einwirkungen ohne Sektion nicht möglich ist.

Auf das Vorliegen eines Fremdverschuldens kommt es grundsätzlich nicht an, – diese Frage wird durch die Ermittlungsbehörden geklärt.

Der Arzt, der die Leichenschau durchführt, ist nach verschiedenen Ländergesetzen verpflichtet, nichtnatürliche und ungeklärte Todesfälle der zuständigen Polizeidienststelle zu melden. Diese Meldungspflicht wird i.allg. an die Krankenhausverwaltung delegiert; wogegen nichts einzuwenden ist. Nach erfolgter Meldung gilt die Leiche als „beschlagnahmt"; die Polizei ermittelt die äußeren Umstände und berichtet der Staatsanwaltschaft. Diese prüft, ob ein Fremdverschulden in Betracht kommt; nur dann ordnet sie eine gerichtliche Sektion an. Andernfalls wird die Leiche „freigegeben" und kann nun, wenn die Angehörigen nicht widersprechen, der klinischen Sektion zugeführt werden. Seuchentodesfälle müssen dem Gesundheitsamt gemeldet werden.

Wird entgegen den Vorschriften bei einem nicht sicher natürlichen Tod, aus Bequemlichkeit oder Unkenntnis oder um ein Auftreten der Polizei im Hause zu vermeiden, ein natürlicher Tod bescheinigt, so unterbleibt, – von der Frage einer Ordnungswidrigkeit abgesehen, – u.U. zum Nachteil der Angehörigen die Klärung todesursächlicher Zusammenhangsfragen im Haftungs- und Versicherungsrecht. Alle nichtnatürlichen Todesfälle, z.B. solche, die wie ein Suizid aussehen, in Wirklichkeit aber durch einen Unfall bedingt sind, selbstverschuldete Arbeitsunfälle usw. bleiben dann ohne abschließende Klärung, da von den Behörden ja nur die Fälle weiter untersucht werden, bei denen ihnen schon bei der Einlieferung ins Krankenhaus konkrete Anhaltspunkte für Fremdverschulden bekannt waren.

Zur Kritik der Leichenschaubestimmungen wurde bereits im Abschnitt über die Leichenschau in der Außenpraxis Grundsätzliches gesagt (vgl. Beitrag Berg in Teil III, S. 162).

Gerade die Krankenhausleichenschau ist aber mit besonderen Problemen belastet. Dabei ist die unterlassene Benennung und Meldung nichtnatürlicher Todesfälle nach vorangegangenen Traumen, Vergiftungen usw. noch das geringste Problem, – es hat seine Wurzeln in der originären Eigenproblematik der Leichenschaugesetzgebung, auf deren Reformbedürftigkeit seit langem hingewiesen wird [11, 20, 21, 37, 39, 55] u.a.). Viel problematischer als die Kombination der Todesfeststellung mit Aufgaben, die der allgemeinen Rechtssicherheit dienen sollen und dem amtlichen Feststellungscharakter, der der ärztlichen Leichenschau nun einmal zukommt, ist die Einstufung von Todesfällen, bei denen iatrogene Fehler diskutiert werden müssen.

Welche Rubrik soll angekreuzt werden, wenn sich ein unerwarteter Todesfall im Operationssaal oder auf Station ereignet hat und von den ärztlichen Kollegen oder Angehörigen behauptet wird, daß möglicherweise ein „*Kunstfehler*" (vgl. S. 245) passiert sei?

Vor allem, welcher Arzt sollte die Leichenschau und das Ausfüllen der Todesbescheinigung übernehmen? Eine einheitliche Aussage in der Literatur gibt es hierzu „natürlich" nicht.

Narr [40] vertritt die Meinung, daß es sich in einem solchen Fall um einen natürlichen Tod handele und keine Anzeigepflicht gegeben sei. In der Tat dürfte im klinischen Alltag auch meist so verfahren werden. Maiwald [36] hält eine teleologische Einengung des Begriffs „nichtnatürlich" für erforderlich und orientiert sich hierbei am Zweck des § 159 StPO: Ein nichtnatürlicher Tod sei immer dann gegeben, wenn ein staatsanwaltschaftliches Einschreiten mit dem Ziel eines Ermittlungsverfahrens nicht von vorneherein ausgeschlossen erscheint. Danach müßte jeder unerwartete Todesfall im Rahmen ärztlicher Maßnahmen gemeldet werden. Nach Geerds [13] müssen wenigstens „zureichende tatsächliche Verdachtsmomente" (für ärztliches Verschulden) vorliegen, um den Verdacht auf einen nichtnatürlichen Tod auszusprechen. Nach einer Entsch. des LG Köln (NJW 1991, 2974 f.) ist die polizeiliche Meldepflicht erst dann gegeben, wenn hierfür „greifbare Anhaltspunkte", nicht nur vage Verdachtsmomente, gegeben sind.

Da schuldhaft begangene Behandlungsfehler mit Todesfolge im Strafrecht dem Tatbestand der fahrlässigen Tötung entsprechen, ergibt sich möglicherweise ein Gegensatz zwischen Leichenschaugesetz und Strafprozeßordnung: Nach § 136 Abs. 1 StPO braucht ein Beschuldigter nicht zu seiner eigenen Belastung beizutragen. Im Rahmen der Leichenschau wird aber möglicherweise der behandelnde Arzt selbst oder ein benachbarter Kollege in die Pflicht genommen, auf diese Weise Belastungsmaterial zu liefern. Uhlenbruck [55] verlangt vom Leichenschauer „Mut zur Verantwortung und Offenbarung".

Die ausschließlich juristische Betrachtungsweise geht unserer Meinung nach nicht nur an der Wirklichkeit des Krankenhausgeschehens vorbei, sondern gewichtet eine wesentliche Voraussetzng für die Bestimmung der Todesart bei der Leichenschau nicht genügend: Wie soll denn ad hoc und ohne weitergehende Abklärung *vorwegnehmend* über die Schuldfrage entschieden werden?! Die einzig mögliche Lösung scheint darin zu bestehen, die weitaus überbewertete Kunstfehlerfrage auf die Ebene der einschlägigen medizinischen Erfahrungen zurückzuführen: Diagnostische Irrtümer und Behandlungsfehler kommen gelegentlich vor, bleiben aber meist ohne gravierende Folgen. Zwischen einfachem Fehler und schuldhafter Vernachlässigung der Sorgfaltspflicht besteht ein großer Unterschied. Nur im letzteren Fall wäre, vorausgesetzt natürlich, daß überhaupt ein Kausalzusammenhang zwischen Fehler und Schadensfolge nachweisbar ist, ein strafrechtlich definierter Tatbestand gegeben. Selbst im Todesfalle führt die Prüfung sowohl der Kausalitäts- als auch der Verschuldensfrage durch fachkompetente Gutachter meist zur Exkulpierung des betroffenen Kollegen. Da aber Laien solche Fälle, auch unter dem Einfluß populärwissenschaftlicher Presseartikel, leicht von vornherein mit Mißtrauen betrachten, empfiehlt sich zur Selbstentlastung oder Entlastung des Kollegen und des Hauses grundsätzlich die Einschaltung neutraler Stellen.

Schon seit 1984 fordert deshalb Janssen [20] die Einführung einer amtlichen („Bezirksleichenschau") „durch forensisch und praktisch geschulte Ärzte" sowie eine Offenbarungspflicht für alle Ärzte zur Meldung von Todesfällen, die mit ärztlichen Maßnahmen im Zusammenhang stehen. Miltner [39] weist darauf hin, daß man sich in solchen Fällen zunächst auf die Todesfeststellung beschränken könnte, um dann – nach Rücksprache mit den Angehörigen, – das Ergebnis einer klinischen Sektion abzuwarten und erst im Anschluß daran die Todesbescheinigung bestimmungsgemäß zu komplettieren. Er unterstreicht aber die Gesetzwidrigkeit dieses Verfahrens und schlägt ebenso wie Janssen dem Gesetzgeber vor, die Krankenhausleichenschau grundsätzlich vom Pathologen oder Rechtsmediziner im Sinne einer Bezirksleichenschau durchführen zu lassen. Die L. sollte so organisiert sein, daß sehr bald nach der äußeren eine innere L. vorgenommen wird und die formale L. erst nach der Sektion beendet wird.

Zuständig für die Leichenschau ist in erster Linie der für die Station verantwortliche Arzt. Dieser sollte die Praxis der Leichenschau beherrschen und über die Vorgeschichte des Falles ausreichend informiert sein. Nach derzeitiger Rechtslage kann aber auch ein anderer Arzt des Hauses die Leichenschau durchführen. Janssen folgend kann nur geraten werden, in solchen Fällen die Rubrik „ungeklärt" anzukreuzen. Eine amtliche Untersuchung ist dann unumgänglich, sie ist aber im Hinblick auf die dringend notwendige objektive Klärung auch unverzichtbar. Vor einer selbstveranlaßten klinischen Sektion ist zu warnen, da Außenstehende den Vorwurf eines Vertuschungsversuches erheben könnten. Beim iatrogenen Todesfall braucht sich der Arzt durch die Angaben bei der Leichenschau nicht selbst zu belasten, er kann von der Leichenschau zurücktreten; keinesfalls dürfen bewußt wahrheitswidrige Angaben gemacht werden.

Rechtsfragen im Zusammenhang mit der Leichenöffnung

Legalsektionen

Als sog. Legalsektionen, also behördlich nicht nur sanktionierte, sondern ggf. auch gegen den Willen der Angehörigen durchsetzbare Leichenöffnung, kommen in Frage:

1. Die *gerichtliche Sektion*, welche von der Staatsanwaltschaft bei Verdacht eines Fremdverschuldens angeordnet wird.
2. Die sog. *sanitätspolizeiliche Sektion*, die vom Gesundheitsamt bei Seuchenverdacht angeordnet und mit Hilfe der Ordnungspolizei erzwungen werden kann.
3. Voraussetzung jeder *Feuerbestattung* ist eine zweite, amtsärztliche Leichenschau. Gemäß § 3 Feuerbestattungsgesetz kann der Amtsarzt eine Leichenöffnung veranlassen, wenn er die Todesursache weder durch die Leichenschau, noch durch Beiziehung des behandelnden Arztes klären kann. Meist wird in solchen Fällen die Zustimmung der Angehörigen eingeholt; stimmen sie der Sektion nicht zu, so muß auf die Feuerbestattung verzichtet werden.
4. Die gleiche Situation ergibt sich bei Tod nach Unfall, wenn die *Berufsgenossenschaft* eine Sektion verlangt: Sie setzt sich mit den Angehörigen in Verbindung; wenn diese eine Sektion zur Klärung des Kausalzusammenhangs verweigern, entsteht ihnen der rechtliche Nachteil einer Umkehr der Beweislast.

Klinische Sektionen

Die klinische Sektion stellt sich für den Arzt verhältnismäßig unproblematisch dar, ist es aber aus rechtlicher Sicht keineswegs. Hat der verstorbene Patient zu Lebzeiten einer Sektion im Fall seines Todes zugestimmt, oder widersprechen die Angehörigen nach ausdrücklicher Befragung nicht, so bestehen keine Probleme. Wird aber ohne behördlichen Auftrag eine Sektion ohne Einverständnis der Angehörigen oder gar gegen deren Willen durchgeführt, so gilt diese nach übereinstimmender juristischer Auffassung als „rechtswidrig", weil sie gegen das „fortwirkende Persönlichkeitsrecht" des Verstorbenen und gegen das Totensorgerecht der Angehörigen verstößt [59].

Eine Strafverfolgung kommt jedoch nicht in Betracht, wenn nicht gegen § 168 StGB verstoßen wurde: Probenentnahme für die Histologie entspricht z.B. der „Wegnahme von Leichenteilen aus dem Gewahrsam des Berechtigten" im Gesetzestext. Da die Prosekturen der Krankenhäuser auch gewahrsamberechtigt sind, ist dies meist nicht gegeben. Große Schwierigkeiten hingegen hatte ein Pathologe, der die Sektion gegen den Willen der Angehörigen auf dem Friedhof vorgenommen und Organproben mitgenommen hatte. Der Tatbestand der Sachbeschädigung liegt nicht vor, da laut RG-Entscheidung vom 25.9.1930 eine Leiche nicht als Sache gilt. Im zivilrechtlichen Bereich kann die Tatsache der Rechtswidrigkeit aber insofern ausgenutzt werden, als eine Schmerzensgeldforderung wegen erlittenen seelischen Schocks erhoben werden kann.

Die ausdrückliche Befragung der Angehörigen, ob sie einer inneren Leichenschau zustimmen, stellt eine gewisse psychologische Zumutung dar und führt natürlich zu einem weiteren Rückgang der Sektionszahlen (Zustimmungslösung). Um eine ausdrückliche Befragung der Angehörigen nach dem Tod des Patienten zu vermeiden, entschloß man sich zur Aufnahme einer Sektionsklausel in die vom Patienten zu unterschreibenden Aufnahmebedingungen des Hauses. Hiernach kann eine Sektion vorgenommen werden, wenn dem Arzt „ein entgegengesetzter Wille des Verstorbenen nicht bekannt geworden ist ... und der nächst erreichbare Angehörige ... nicht innerhalb von 12 Tagesstunden ... der Absicht, eine innere L. durchzuführen ... widersprochen hat („Widerspruchslösung"; Beispiel Klinikum Aachen).

Die *Sektionszahlen* sind dennoch erheblich zurückgegangen. Während vor 1939 in allen westlichen Ländern rund 60% aller Verstorbenen obduziert wurden, liegt diese Zahl heute bei weniger als 10% [31]. Als Hauptursache dieser Entwicklung nennt Buchborn [6] die Tatsache, daß derselbe medizinische Fortschritt, der früher durch die klinische Sektion mit ihrer endgültigen Diagnosensicherung ermöglicht wurde, sich heute auf das Gebiet der klinischen Diagnostik verlagert hat. So hat die Zahl klinischer, durch den Pathologen korrigierter Fehldiagnosen für die Leberzirrhose von 1920–1970 von 61 auf 0%, für die bakterielle Pneumonie von 33 auf 0% und für Tumoren von 33 auf 4% abgenommen [14]. Auch wirtschaftliche Gründe spielen eine Rolle.

Wie viele Kliniker und Pathologen betont Buchborn [6] die neu in den Vordergrund getretene Bedeutung der Autopsie für die wissenschaftliche Diagnosensicherung in allen unklar gebliebenen Fällen, ferner für die Evaluierung neuer diagnostischer Methoden, die Beurteilung der Angemessenheit, der Wirkungen und Komplikationen durchgeführter, oft aggressiver Therapieformen, die Aufdeckung von Behandlungsfehlern, die Suche nach inapparent gebliebenen Primärtumoren, das Studium der Veränderungen nach Organtransplantationen und chronischer Dialysebehandlung, des Einflusses von Umweltschäden und Medikamentenabusus.

Das Interesse an der Aufrechterhaltung einer genügenden Sektionsfrequenz ist deshalb unvermindert groß und wird teilweise auch von juristischer Seite unterstützt [33]. Die Unsicherheit der Rechtslage, hervorgerufen v.a. durch eine Reihe von juristischen Veröffentlichungen, welche die Rechtswirksamkeit von Sektionsklauseln in den Krankenhausaufnahmebedingungen bezweifelten [52] ist in jüngster Zeit durch eine BGH-Entscheidung (vom 31.5.1990, IX ZR 257/89) gemindert worden.

Es handelte sich um eine sog. Verbandsklage dahingehend, daß die aufgrund einer Sektionsklausel in den Aufnahmebedingungen der Krankenhäuser durchgeführte klinische Sektion gegen die Generalklausel des § 9 Abs. 1 des Gesetzes zur Regelung der „Allgemeinen Geschäftsbedingungen" verstoße, wonach Bestimmungen in diesen unwirksam sind, wenn sie den Vertragspartner entgegen den Geboten von Treu und Glauben unangemessen benachteiligen. Der BGH hat diese Klage abgewiesen und ein eindeutiges Votum für die Rechtmäßigkeit der Sektionsklausel und die klinische Sektion abgegeben (nähere Erläuterung bei Jansen [19]; nicht ohne Bedenken: Ehlers [10]).

Feststellung des Hirntodes und Transplantationszeit

Beim gewöhnlichen Sterbevorgang kommt es durch Herz- und Atemstillstand binnen kurzer Zeit zum Tod des Gesamtorganismus. In Fällen primärer Hirnschädigung kann es jedoch zu einem isolierten Ausfall von Hirnfunktionen kommen, selbst wenn unter künstlicher Beatmung das Herz noch weiterschlägt. Beim vollständigen und irreversiblen Verlust von Großhirn- und Hirnstammfunktionen spricht man von „dissoziiertem Hirntod" und stellt diesen Organtod des Gehirns im noch lebenden Restorganismus als *Individualtod* dem klinischen Tod gegenüber [17, 38, 54, 58].

Beim klinischen Tod ist die Wiederherstellung der Herz- und Kreislauffunktionen in Abhängigkeit von der Ursache der Funktionsstörungen bei Normothermie innerhalb der ersten 15–30 min möglich. Der irreversible Funktionsausfall des Gehirns hingegen tritt bereits nach 4–6 min Anoxie ein [16, 50]. Die Wiederbelebungszeit der Großhirnrinde beträgt 3–8 min, des Vasomotoren- und Atemzentrums 15–30 min; vgl. auch Kap. III/4 (Beitrag Busse/Burchardi) und [43, 50]. Die Hirnfunktion sistiert schon, wenn das Gehirn weniger als 1/3 der normalen O_2-Menge aufnimmt (es verbraucht ca. 20% des gesamten O_2-Angebotes des Blutes); danach tritt Bewußtlosigkeit auf.

Kuhlendahl [30], Jakubowski [18] u.a. betonen, daß die Pathogenese des isolierten Hirntodes immer in einem durch akute Hirnschwellung bedingten Stillstand der Hirndurchblutung begründet ist. Mechanische, zirkulatorische und metabolische Faktoren greifen, die Hirnschwellung begünstigend, ineinander und verstärken sich gegenseitig. Primäre Erkrankungen des Gehirns (z.B. raumfordernde intrakranielle Prozesse, Enzephalitis), Unfälle mit direkter Gewalteinwirkung auf das Gehirn, aber auch protrahierter Schock und Störung der Blutversorgung, der Atmung und des Stoffwechsels allgemein (Hypoxidosen) können sekundär über Hirnödem und Einklemmung zum Hirntod führen [17, 25, 27, 28, 30, 43, 48, 50].

Klinisch stellt der Hirntod eine Akutsituation dar und geht nie in den chronischen Zustand eines „Hirntodsyndroms" über, wie es nach einem Großhirntod mit Kreislaufstillstand nur im supratentoriellen Bereich gelegentlich beobachtet wird. Innerhalb des Gehirns ist die Empfindlichkeit für O_2-Mangel verschieden, der Hirnstamm hat gegenüber dem Cortex eine relativ lange Wiederbelebungszeit. Bei Durchblutungsstop auch infratentoriell stellt sich auch mit Kreislaufunterstützung und maschineller Beatmung innerhalb von Stunden oder bis maximal 5 Tagen ein Herzstillstand infolge völliger Desintegration auch der Hirnstammfunktionen ein [43]. Das Absterben nur von Teilen des Großhirns mit unabsehbarer „Schwebezeit" als „kortikalen Tod" dem „Individualtod" gleichzusetzen [44], ist unzulässig, weil die vorgenannten Kriterien des Hirntodes nicht erfüllt sind [41, 42, 43]. Die Erfahrung hat gezeigt, daß ein solches *„apallisches Syndrom"*, bei dem gewöhnlich sogar noch Spontanatmung besteht, sich in manchen Situationen nach unterschiedlichen Zeiten klinisch bessern und sogar auch in Bewußtseinsrückkehr münden kann.

Die *Hirntoddiagnose* gründet sich auf den Nachweis
– des Ausfalls der integrativen Groß- und Hirnstammfunktionen und
– der Irreversibilität dieses Ausfalls.

An sich kann der Hirntod aus der Gesamtheit der anamnestischen und klinischen Verlaufsparameter in jedem Krankenhaus festgestellt werden, wenn ununterbrochen und gleichzeitig folgende obligatorische Zeichen vorliegen, wobei Ursachen wie Hypothermie, Intoxikationen, Narkosenachwirkung usw. ausgeschlossen bleiben müssen:
1. Komagrad IV (tiefste Bewußtlosigkeit ohne Reaktion auf sensible und sensorische Reize, spinale Reflexe ausgenommen).
2. Fehlen jeglicher, auch insuffizienter Spontanatmung (zentraler Ausfall der Eigenatmung).
3. Fehlen jeglicher zerebral gesteuerter Motorik.
4. Schlaffer Muskeltonus
5. Übermittelweite, lichtstarre Pupillen.
6. Fehlen von zerebralen Reflexen.
7. Unaufhaltsamer Temperatur- und Blutdruckabfall.

Bei derartigem Zusammenbruch der vegetativen Regulation kann der Hirntod schon vor dem sonst erforderlichen Zeitraum erklärt werden [44]. Die protokollierte Verlaufsbeobachtung der klinisch-neurologischen Symptomatik sollte bei Säuglingen und Kleinkindern bis zu 3 Tagen, bei Schulkindern und Erwachsenen über 12–48 h vorliegen, bevor ohne Hinzuziehung apparativer oder neuroradiologischer Untersuchungsverfahren der Hirntod diagnostiziert werden kann [15].

Um die Schwebezeit abzukürzen, können paraklinische Zusatzuntersuchungen herangezogen werden. Wichtig ist dies z.B. wenn ein Patient klinisch schwer zu untersuchen ist (Polytrauma, Narkotikagabe etc.) [26, 41]. Am bekanntesten ist hier die *Elektroenzephalographie (EEG)*. Dazu gilt folgendes:

Grundsätzlich können auch potentiell reversible Störungen, z.B. nach Intoxikationen, über einen unterschiedlichen Zeitraum das klinisch-neurologische und auch elektroenzephalographische Bild des Hirntodes bieten [4, 24, 35].

Ein isoelektrisches EEG allein kann grundsätzlich dreierlei bedeuten [53]:

1. Der Patient befindet sich noch in der Wiederbelebungszeit (O_2-Verbrauch des Gehirns unter Hypnotika und Narkotika erheblich eingeschränkt, Wiederbelebungszeit bei O_2-Mangel verlängert.)
2. Der Patient befindet sich in der Erholungslatenz (Funktion der Neurone bei intoxizierten Patienten nur gelähmt, Restitution aber prinzipiell nicht ausgeschlossen).
3. Der Patient ist bereits hirntot.

Daraus folgt, daß der Hirntod mit einem Nullinien-EEG allein nicht bewiesen werden kann; ein solches hat keinen juristischen Beweiswert [29].

Andererseits spricht das Erhaltensein *spinaler Reflexe* nicht gegen Hirntod [9, 23, 44]. So fand Jørgensen [22] bei 75% der hirntoten Patienten seines Kollektivs auslösbare Muskeleigenreflexe, am häufigsten den Triceps-brachii-Reflex.

Obwohl bei Hirntod in der überwiegenden Mehrzahl reaktionslose und maximal erweiterte *Pupillen* vorliegen, zählt die Mydriasis nicht zu den obligaten Zeichen bei Hirntod. Zu beachten ist dabei auch der Einfluß von Medikamenten und vorbestehenden neurologischen und ophthalmologischen Schäden [47].

Eine sichere und frühzeitige Diagnostik des dissoziierten Hirntodes ist ohne Gefäßdarstellung kaum denkbar.

Folgende Reihenfolge der Untersuchungen wird empfohlen [46]:

1. Sorgfältige Erhebung des Neurostatus.
2. Nullinien-EEG.
3. Spontanatemversuch (3–5 min unter Hyperkapnie).
4. Angiographie.

Sollte eine *Dopplersonographie* zur Verfügung stehen, so stellt sie eine wichtige Entscheidungshilfe bei der Wahl des richtigen Zeitpunktes für die Angiographie dar.

Liegen die klinisch-neurologischen Hirntodkriterien vor, und wird eine Gefäßuntersuchung unter standardisierten Bedingungen durchgeführt (regelgerechte intravasale intraarterielle Lage des Katheters, ausreichender Systemblutdruck, ausreichender Untersuchungszeitraum), können durch die sog. „*Bestätigungsangiographie*" die 2 Hauptfragestellungen beantwortet werden:

1. Ist der Patient hirntot und ggf. als Organspender geeignet?
2. Können die intensivtherapeutischen Maßnahmen eingestellt werden?

Bei Verwendung der heutigen nichtionischen Kontrastmittel und der DSA-Technik mit Gabe von wenig Kontrastmittel und kurzen Untersuchungszeiten sind die Risiken der Angiographie, der Kontrastmittelnebenwirkungen und Kreislaufkomplikationen zu vernachlässigen. Die Gefäßdarstellung wird wegen ihrer zuverlässigen, sicheren nachvollziehbaren Aussagekraft in vielen Ländern routinemäßig eingesetzt [1, 56].

Andere Untersuchungsverfahren, wie Isotopenszintigraphie, akustisch evozierte Hirnstammpotentiale usw. können falsch-positive Ergebnisse zeitigen [46] und sind auch nicht überall durchführbar [30]. Andere Verfahren, wie Retinafluoroskopie, Echoenzephalographie, intrakranielle Druckmessung, arteriovenöse O_2-Differenzmessung, Computertomographie wurden im Schrifttum diskutiert, gelten aber nicht als ausreichend verläßlich.

Das folgende Schema (Verfahrenvorschriften) zeigt das praktische Vorgehen bei Hirntoderklärung an der Universitätsklinik Göttingen heute, welches in Analogie zu vielen anderer Kliniken steht.

Verfahrensvorschriften
- Die Untersuchungen sind von 2 unabhängigen Ärzten vorzunehmen.
- Sie dürfen nicht in Verbindung mit einer evtl. Transplantation eines Organs stehen.
- Die Untersuchungen müssen von Ärzten vorgenommen werden, die entweder Fachärzte oder bereits im fortgeschrittenen Stadium der Weiterbildung sind.
- Jeder untersuchende Arzt hat ein Formular auszufüllen, aber beide Untersucher müssen beide Formulare unterschreiben.
- Die Feststellung des Hirntodes ist nur möglich, wenn beide Ärzte zum selben Ergebnis kommen.

1. Voraussetzungen:
1.1 Diagnose:
Primäre supratentorielle/infratentorielle/sekundäre Hirnschädigung; Blutdruck mmHg systolisch; Zeitpunkt des Unfalls/Krankheitsbeginn
1.2. Einschränkende Voraussetzungen:
1.2.1 Intoxikation
1.2.2 Hypotheramie °C zentral
1.2.3 Sedativa bzw. Narkotika
1.2.4 Relaxation
1.2.5 Hypovolämischer Schock
1.2.6 Metabolisches oder endokrines Koma

2. Klinische Symptomatik
2.1 Koma
2.2 Pupillen mittelweit/weit, Pupillen-Licht-Reflex fehlt beiderseits
2.3 Kornealreflex erloschen beidseits
2.4 Okulozephaler Reflex fehlt
2.5 Kalorischer Nystagmus
2.6 Trigeminusschmerzreaktion erloschen
2.7 Pharyngeal-/Trachealreflex erloschen
2.8 Zerebrale Reaktionen auf akustische Reize fehlen
2.9 Spontanbewegungen fehlen
2.10 Extrapyramidale Erscheinungen fehlen (Myoklonismen)
2.11 Ausfall der Spontanatmung

3. Ergänzende Untersuchungen:
(Die Feststellung des Hirntodes erfordert mindestens eine der nachfolgenden Untersuchungen oder eine Verlaufsbeobachtung der klinischen Symptomatik.)
3.1 Isoelektrisches (Nullinien-)EEG 30 min lang abgeleitet
3.2 Direktionelle Dopplersonographie
3.3 Zerebrale Angiographie

4. Beobachtungszeit

Ein bei der Hirntodesfeststellung in seltenen Fällen auftretendes Problem stellt der *Hirntod einer schwangeren Frau* dar. Ethische, religiöse und rechtliche Argumente bilden die Grundlage der oft nicht einfach zu findenden Entscheidung, die hirntote Frau als „lebenden Inkubator" für den Fetus durch Apparateeinsatz über Tage bis Wochen am Leben zu erhalten, bis durch Sectio ein lebensfähiges Kind entwickelt werden kann [51, 57, 8].

Für die *Hirntodfeststellung im Kindesalter* gelten aufgrund der besonderen anatomischen und physiologischen Verhältnisse andere diagnostische Kriterien [15, 48].

Die *Festlegung des Todeszeitpunktes* hat in manchen Fällen besondere rechtliche, z.B. erbrechtliche Bedeutung. Hierzu sagte Deutsch [7]: „Der Hirntod hat den besonderen Nachteil, daß er zwar als eingetreten festgestellt, aber nicht seinem Beginn nach genau festgelegt werden kann." Dieser juristischen Äußerung ist auch aus medizinischer Sicht nicht viel hinzuzufügen; der Zeitpunkt des wirklichen Eintritts des Hirntodes kann praktisch nie genau, allenfalls näherungsweise geschätzt werden. Im Regelfall wird jedenfalls der Zeitpunkt des Todeseintritts dokumentiert, an dem die endgültigen diagnostischen Feststellungen getroffen wurden [12]. Nur in besonderen Fällen ist eine differenzierte zeitliche Festlegung aufgrund klinisch-radiologischer und Sektionsbefunde möglich und von Bedeutung [3].

Das *Transplantationsrecht* ist durch den Gesetzgeber bislang nicht einheitlich und eindeutig geregelt. In den einzelnen Krankenanstalten werden unterschiedliche Verwaltungsanweisungen befolgt, die sämtlich an der Einsicht orientiert sind, das postmortale Persönlichkeitsrecht zu schützen. An sich bedarf auch die Aufrechterhaltung der Beatmung nach festgestelltem Hirntod im Interesse einer guten Konservierung der zu transplantierenden Organe einer besonderen Legitimation, die aber durch die Rechtsfigur des rechtfertigenden Notstands nach § 34 StGB gegeben wird (das geschützte Interesse überwiegt das beeinträchtigte wesentlich).

Diese Voraussetzung wäre sogar auch dann gegeben, wenn der Verstorbene oder die Angehörigen einer Explantation widersprochen haben, diese aber dennoch erfolgt, um das Leben des Empfängers zu retten oder dessen gefährdeten Gesundheitszustand zu bessern [34].

In der klinischen Praxis ist eine frühzeitige und sichere Hirntodfeststellung ein dringliches Anliegen, um nicht durch lange Wartezeiten die Durchblutung der transplantierbaren Organe zu gefährden [1, 18, 24].

Als Organspender kommen in erster Linie Schädel-Hirn-Verletzte in Betracht, bei denen die inneren Organe unversehrt, gesund und noch ausreichend durchblutet sind. Weitere Voraussetzungen sind dann, wie bereits erwähnt, die einwandfreie, vom Transplantationsteam unabhängig erhobene Hirntoderklärung durch ein Ärzteteam, dem in der Regel Anästhesisten, Neurologen und Radiologen angehören, ferner eine ausdrückliche Willenserklärung des Verstorbenen (z.B. Organspenderausweis) oder das Einverständnis der Angehörigen [18, 45].

Organentnahmen oder vorbereitende Eingriffe, die vor dem irreversiblen Ausfall der Hirnfunktion vorgenommen werden, sind Körperverletzung oder Tötung. Werden eingeleitete Reanimationsmaßnahmen abgebrochen, solange keine Gewißheit darüber besteht, ob der Hirntod eingetreten ist, so ist, auch wenn die Obduktion später ergibt, daß der Patient zum Zeitpunkt des Abbruchs bereits gestorben war, der Tatbestand der versuchten Tötung verwirklicht [5].

Pichlmayr [45] spricht sich für die Konzeption eines Transplantationsgesetzes auf der Grundlage der Zustimmungs- bzw. Informationslösung mit Einspruchsrecht aus und formuliert die ethischen Grundlagen wie folgt:

1. Optimale individualgerechte Behandlung eines potentiellen Organspenders.
2. Zweifelsfreie Feststellung des eingetretenen Todes.
3. Darüber hinaus müssen die Entscheidung des Verstobenen oder der Angehörigen und die Wahrung der Würde des Verstobenen subtil überprüft werden. Jeder kommerzielle Organhandel muß strengstens verurteilt werden.

Die vorstehend erörterten Kriterien des Hirntodes sind auch in der neuesten Stellungnahme des wissenschaftlichen Beirats der Bundesärztekammer [58] „Entscheidungshilfen zur Feststellung des Hirntodes" festgehalten.

Literatur

1. Arnold JD, Zimmermann TF, Martin DC (1968) Public attitudes and the diagnosis of death. JAMA 206: 1949–1959
2. Berg S, Ditt J (1984) Probleme der ärztlichen Leichenschau im Krankenhausbereich. Niedersächs Ärztebl 24: 332–336
3. Berg S, Helwig A (1990) Die Bedeutung einer antezepierten Hirntodvermutung für den Vorwurf unterlassener Hilfeleistung gem. 323 c StGB. Z Rechtsmed 103: 279–290
4. Black PM (1978) Brain death. N Engl J Med 299: 338–344, 393–401
5. Bockelmann P (1968) Strafrechtliche Aspekte der Organtransplantation. Langenbecks Arch 322: 44–46
6. Buchborn E (1990) Nutzen der klinischen Sektion für den medizinischen Fortschritt. Medizinrecht 13/14: 239–241
7. Deutsch E (1983) Extremsituationen: Notfall, Intensivmedizin, Sterbehilfe, Todeszeitpunkt, Sektion. In: Deutsch E (Hrsg) Arztrecht und Arzneimittelrecht. Springer, Berlin Heidelberg New York
8. Dillon WP (1982) Life support and maternal brain death. JAMA 248: 1089–1090
9. Duven HE, Kollrack HW (1070) Areflexie: Kein obligates Symptom bei dissoziiertem Hirntod. Dtsch Med Wochenschr 95: 1346–1348
10. Ehlers PF (1991) Die Sektion zwischen individuell erklärter Einwilligung und AGBs in Krankenhaus-Aufnahmeverträgen. Münchn Ärztl Anzeigen 24: 17–20
11. Eisenmenger W, Spann W, Liebhard E (1982) Bestattungsgesetze und Praxis der Leichenschau. Beitr Gerichtl Med 40: 49–53
12. Fritsche P (1979) Grenzbereich zwischen Leben und Tod; klinische, juristische und ethische Probleme, 2. Aufl. Thieme, Stuttgart
13. Geerds F (1984) Leichenssachen und Leichenschau aus juristischer Sicht. Medizinrecht 2: 172–177
14. Goldman L (1984) Diagnostic advances versus the value of the autopsy 1912–1980. Arch Pathol Lab Med 108: 501
15. Habel G, Schneider I (1975) Feststellung des Hirntodes unter besonderer Berücksichtigung des jungen Kindesalters. Zentralbl Chir 100: 421–426
16. Heiskanen O (1964) Cerebral circulatory arrest caused by acute increase of intracranial pressure. Acta Neurol Scand [Suppl] 40: 8–57
17. Henniges JM (1986) Der Stellenwert radiologischer Untersuchungsverfahren bei der Hirntodfeststellung. Med. Dissertation, Universität Göttingen
18. Jakubowski HD, Roosen K, Eigler FW (1983) Nierentransplantation: Probleme, Durchführung, Ergebnisse. Internist (Berlin) 24: 500–509
19. Jansen CH (1991) Zulässigkeit klinischer Sektionen. Dtsch Ärztebl 88: 386–388
20. Janssen W (1984) Natürlicher oder nichtnatürlicher Tod? Forensisch-medizinische Probleme im Bereich ärztlicher Verantwortung. Verh Dtsch Ges Pathol 68: 348–356
21. Janssen W (1991) Definition und Diagnose des nichtnatürlichen Todes. Hamburger Ärztebl 1: 6–10
22. Jørgensen PB, Jørgensen EO, Rosenklint A (1973) Brain death pathogenesis and diagnosis. Acta Neurol Scand 49: 355–367
23. Kascha S, Barolin GS (1988) Die Mitwirkung der Neurologen in der Transplantationsmedizin. Wien Med Wochenschr 24: 617–621
24. Käufer C, Penin H (1968) Todeszeitbestimmung beim dissoziiertem Hirntod. Dtsch Med Wochenschr 93: 679–684
25. Klatzo I (1987) Pathophysiological aspects of brain oedema. Acta Neuropathol (Berl) 72: 236–239
26. Koch RD, Roese W, Freitag G (1981) Erfahrungen bei der Feststellung des Hirntodes. Psychiatr Neurol Med Psychol (Leipz) 33: 333–339
27. Kretschmer H (1978) Neurotraumatologie. Thieme, Stuttgart
28. Kretschmar K, Wende S (1979) Untersuchungsverfahren bei Bewußtlosen. Klin Anästhesiol Intensivther 19: 117–126

29. Kubicki S (1969) Intoxikation als Ursache des Hirntodes. In: Penin J, Käufer C (Hrsg) Der Hirntod. Thieme, Stuttgart
30. Kuhlendahl H (1981) Problembereich: Feststellung des Hirntodes. Med Klin 76: 435
31. Landefeld CS, Chren MM, Myers A, Geller R, Robbins S, Goldman L (1988) Diagnostic yield of the autopsy in a university hospital and a community hospital. New Engl J Med 318: 1249–1254
32. Laufs A (1985) Juristische Probleme des Hirntodes. Nervenarzt 56: 399–403
33. Laufs A (1988) Arztrecht, 3. Aufl. Beck, München
34. Laufs A (1990) Rechtsfragen der Organtransplantation. In: Hiersche HD, Hirsch G, Graf-Baumann T (Hrsg) Rechtliche Fragen der Organtransplantation. Springer, Berlin Heidelberg New York Tokyo
35. Link J, Wagner W, Rohling R, Mühlberg J (1988) Ist die cerebrale Panangiographie zur Feststellung des Hirntodes überflüssig? Anästhesist 37: 43–48
36. Maiwald M (1978) Zur Ermittlungspflicht des Staatsanwalts in Todesfällen. NJW 31: 561–563
37. Mallach HJ, Spengler H (1978) Vorschläge zur Novellierung der Leichenschau-Bestimmungen. Med Welt 29: 548–551
38. Masshoff W (1968) Zum Problem des Todes. MMW 110: 2473
39. Miltner E (1986) Ärztliche Konflikte bei der Leichenschau im Krankenhaus. Dtsch Med Wochenschr 111: 191–195
40. Narr H (1982) Ärztliches Berufsrecht, 2. Aufl. Deutscher Ärzte-Verlag, Köln
41. Palle JJ (1970) Criteria of brain death. Munksgaard, Kopenhagen, pp 11–57
42. Pallis C (1983) ABC of brain stem death. The position in the USA and elsewhere. Br Med J 286: 209–210
43. Pendl G (1986) Der Hirntod. Springer, Wien New York
44. Penin H, Käufer C (1969) Der Hirntod. Thieme, Stuttgart
45. Pichlmayr R (1991) Brauchen wir ein Transplantationsgesetz? Biomed Forsch Inf 5: 7–14
46. Prange HW, Klingelhöfer J, Nau R, Rittmeyer K (1989) Vergleichende Untersuchung über die Wertigkeit verschiedener apparativer Verfahren zur Hirntoddiagnostik. In: Bogdahn M, Mertens HG (Hrsg) Prognostik in der Intensivtherapie des Zentralnervensystems. Springer, Berlin Heidelberg New York Tokyo, S 279–284
47. Schneider D (1981) Grenzen der Wiederbelebung. Z Gesamte Inn Med 36: 421–424
48. Schwarz G (1990) Dissoziierter Hirntod. Springer, Berlin Heidelberg New York Tokyo
49. Schwerd W (1981) Definition und Abgrenzung der Begriffe natürlicher und nichtnatürlicher Tod. In: Opderbeke HW, Weißauer W (Hrsg) Forensische Probleme in der Anästhesiologie. Perimed, Erlangen
50. Siegenthaler W (1970) Klinische Pathophysiologie. Thieme, Stuttgart
51. Siegler M, Winkler D (1982) Brain death and life birth. JAMA 248: 1101–1102
52. Solbach G (1985) Rechtswirksamkeit von „Sektionsklauseln" in Krankenhausaufnahmeverträgen. Dtsch Med Wochenschr 110: 691–694
53. Spann W, Kugler J, Liebhardt E (1967) Tod und elektrische Stille im EEG. MMW 109: 2161–2167
54. Tönnis W, Frowein RA (1963) Wie lange ist Wiederbelebung bei schwerer Hirnverletzung möglich? Med Unfallheilkd 66: 169–190
55. Uhlenbruck W (1975) Ärztlicher Kunstfehler und Todesbescheinigung. Arztrecht 10: 182–188
56. Vatne K, Nakstad P, Lundar T (1985) Digital subtraction angiography in the evaluation of brain death. Neuroradiology 27: 155
57. Veatch RM (1982) Maternal brain death. JAMA 248: 1102–1103
58. Wissenschaftlicher Beirat der Bundesärztekammer (1991) Kriterien des Hirntodes. Dtsch Ärztebl 88: 2417–2422
59. Zimmermann R (1979) Gesellschaft, Tod und medizinische Erkenntnis: zur Zulässigkeit von klinischen Sektionen. NJW 1979, 569–575

VI. Schlußbetrachtung

Grundsätzliches zur postmortalen Fallabklärung

S. Berg

Der unerwartete Tod eines Patienten in der Klinik wirft im Grunde dieselben Fragen auf wie das gleiche Ereignis in der freien Praxis: Was ist die Ursache? Wie und warum gerade jetzt? Hätte es nicht anders ablaufen können? Ist etwas versäumt worden?

Die verschiedenen Aspekte, unter denen Ätiologie und Pathogenese des plötzlichen Todes in den verschiedenen Kapiteln untersucht wurden, haben gezeigt, daß ein großer Teil der Fälle sicher unvermeidlich und unbeeinflußbar ist; ein anderer Teil der Verläufe hätte bei rechtzeitiger Intervention aber vielleicht aufgefangen werden können. Zum Teil ist eine solche Hoffnung zwar problematisch, z.B. wenn man an den Säuglingstod denkt: in manchen Fällen wurden Kinder in extremis noch in Kliniken gebracht, konnten aber nicht mehr gerettet werden. Im Allgemeinen ist aber nicht zu bezweifeln, daß rasch und zweckmäßig eingreifende ärztliche Hilfe öfters den Tod hätte verhindern können. Wenn es sich auch nur um einen begrenzten Teil der Fälle handelt, – gerade bei den latenten Folgen von Gewalteinwirkungen (epidurales Hämatom), Vergiftungen (Alkohol, Drogen), toxischen Infektionen und Schockzuständen ist die Vorstellung bedrückend, daß mangelnde Anteilnahme am Schicksal des Mitmenschen, Vorurteil, Fehleinschätzung der Situation, Vermeidenwollen eigener Unannehmlichkeiten, schließlich sogar diagnostische Irrtümer des Arztes den tödlichen Ausgang mitverursacht haben. Fehler werden immer vorkommen; eine Verletzung der Sorgfaltspflicht im ärztlichen Bereich muß aber vermieden werden. Wichtigste Voraussetzung hierfür ist eine gute Kenntnis der pathophysiologischen Grundlagen der in Frage kommenden Zustände.

Der Praxisruf zu einem unerwarteten Todesfall muß in erster Linie von dieser Ausgangsbasis, also im Sinne des Notarzteinsatzes gesehen werden. Aber auch beim unwiderruflichen Todeseintritt erwarten den Arzt wichtige Aufgaben in Form einer sicheren Feststellung des Todes und der einwandfreie Durchführung der formalen Leichenschau.

Für die richtige Beurteilung von Todesart und Todesursache im Umfeld unerwarteter und unklarer Todesfälle liefert die epidemiologische Auswertung unseres Materials [1] gute und z.T. neue Anhaltspunkte; sie führte jedenfalls zu einer Aktualisierung der empirischen Grundlagen der postmortalen Differentialdiagnostik.

Gegenüber älteren, mehr pathologisch-deskriptiv orientierten Auswertungen wird ein beeindruckender Panoramawandel deutlich. Die akute Koronarinsuffizienz bleibt zwar mit 38% die häufigste natürliche Todesursache. Myokarditiden und primäre Kardiomyopathien wurden aber vermehrt beobachtet. Zugenommen haben auch epilepsiebezogene und allergisch bedingte Todesfälle, ganz besonders die alkoholtoxischen Alterationen im gastroenterologischen Bereich. Eine weitgehend neue Gruppe bilden die multifaktoriellen Todesursachen; ein Zusammenwirken exogener Noxen mit endogenen Alterationen bewirkte rund 7% der unerwarteten Erwachsenentodesfälle.

Die Abgrenzung unseres Materials als „unerwartete und unklare" Todesfälle zunächst ohne definierte Ursache begründete ferner, daß auch nichtnatürliche Todesursachen miterfaßt wurden. Es war eines der Ziele dieser Untersuchung, das Ausmaß der Beteiligung solcher Fälle festzustellen; daß ihr Anteil in der Erwachsenengruppe aber 49% (!) betragen würde, hatten wir selbst nicht erwartet. Besondere Aufmerksamkeit verdient der Umstand, daß in dieser Gruppe 9% (bei der Leichenschau nicht gesehen!) Gewalteinwirkungsfolgen, darunter zwei Morde enthalten waren. Bei den übrigen Fällen handelte es sich um Vergiftungen, wobei der akuten Alkoholwirkung nicht nur als Intoxikation sui generis (6%), sondern auch als mitwirkendem Faktor in der multifaktoriellen Thanatogenese Bedeutung zukommt.

Unser besonderes Interesse galt der Frage, in welchem Umfang bei der Sektion Unsicherheiten in der Frage auftreten können, welcher Stellenwert morphologischen Befunden für die Ansprache der Todesursache zukommt. In 37 von 177 Fällen, das sind 21%, in denen eine Vergiftung als Todesursache eindeutig bewiesen wurde, waren bei der Sektion pathologische Organveränderungen gefunden worden, die den Obduzenten veranlaßten, in erster Linie eine natürliche Todesursache in Betracht zu ziehen und eine toxikologische Zusatzuntersuchung nur sicherheitshalber zu veranlassen; meist handelte es sich um hochgradige Koronarsklerosen mit Verschluß und/oder verbreiteten Myokardschwielen.

Dieses Ergebnis begründet die Forderung, daß bei jeder Sektion eines unerwarteten Todesfalles versucht werden muß, durch vorsichtige und kritische Wertung aller möglichen pathogenetischen Faktoren, unter mehr oder weniger obligatem Einsatz chemisch-toxikologischer Folgeuntersuchungen, zu einem naturwissenschaftlich und rechtlich beweiskräftigen Ergebnis zu gelangen. Nur auf diese Weise ist es möglich, die wirkliche Todesursache so zu ermitteln, daß ihre Feststellung über den Grad einer Vermutung oder mehr oder weniger großen Wahrscheinlichkeit hinaus zur Gewißheit erhöht werden kann. Jedenfalls sollte die voreilige Festlegung der Todesursache allein aufgrund morphologischer Befunde, die einen bestimmten Todesmechanismus zwar wahrscheinlich machen können, aber nicht mit der nötigen Beweishärte zu begründen vermögen, vermieden werden.

Literatur

1. Fricke T (1990) Die forensische Differentialdiagnose unerwarteter und unklarer Todesfälle. Med. Dissertation, Universität Göttingen

Sachverzeichnis

ärztlicher Eingriff 248-249
Aids 132-133
alkoholbedingte Bewußtseinsstörung 191
Alkoholisierung 215
Alkoholvergiftung 147, 215
allergische Reaktionen 71
Altersschwäche 79
Anästhesie-Todesfälle 237
anaphylaktische Reaktion 69
anaphylaktischer Schock 15, 68
Aneurysma 181
Aneurysmaruptur 51, 74, 207
Angiopathie, hypertensive 53
Antiarrhythmika 141
antiarrhythmische Therapie 44
apallisches Syndrom 263
Arbeitsunfälle 186
Arzneimittel, tödliche Intoxikationen 118
Arzneimittelunfälle 135
Arzneimittelwirkungen, tödliche 140-141
Aspiration 18
Asthmaanfall 66
Asthma bronchiale 65
Asystolie 158
Aufklärung vor dem Eingriff 248
Autoerotische Unfälle 107-108

Badetod 176
Beatmung 157
Behandlungsfehler 137, 247
Behandlungsrisiko 136-137
Bestätigungsangiographie 264
Betäubungsmittel 125
Betriebsunfall 185
Beweisanforderungen 201
Bienengift 63
Bittermandeln 18
Bolustod 104
Bridenileus 76
Bronchoskopie 223

Carbostesin 16
Chloroquin 119
CO_2-Vergiftung 188

Desensibilisierung 174
diabetische Stoffwechselentgleisung 77

Dopplersonographie 264
Drogentod 124
elektrischer Strom, Todesfälle 101
Elektroenzephalographie 263
emotionale Belastungen 151
Endoskopien 222-225
Epiglottitis acutissima 76
Epileptiker, Todesfälle 50
Erfrieren 175
Erstickungen 103

Fahrlässigkeit 250
Fehldiagnose Trunkenheit 98, 177
Feuerbestattung 261
Fixerutensilien 128
Flugverkehr 182

Gewerbliche Intoxikationen 188-192
Glioma apoplecticum 55
Grippetodesfälle 74
Gutachten, Form 200

Haftfähigkeit 176
Haftung 251
Herdpneumonie 206
Heroin 125
Herzdruckmassage 157
Herzerkrankung, koronare 38
Herzkatheteruntersuchungen 220
Herzkrankheit, ischämische 206
Herzstillstand 239
Herztod, plötzlicher 27, 194
Hirnbasisaneurysma 51
Hirnblutungen 53
Hirnödem 263
Hirntod 262
Hirntumore 55

Immuntherapie 70
Impletol 16
Individualtod 156
Insektenstichallergie 62
Insektizide 120
Interaktion von Arzneimitteln 141-142
Intubation 158, 229
ischämischer Insult 56

Kardiomyopathie 32, 38
Kausalitätsprinzip 208
Kausalitätstheorien 201
Kindesmißhandlung 109
klinischer Tod 157
Kohlendioxid 122
Kohlenmonoxid 105, 121, 188
Kohlenwasserstoffvergiftungen 189
Kokain 126, 131
Koloskopie 223
Kontrastmitteleinlauf 231
Kontrastmittelzwischenfälle 226-229
Koronarangiographie 227
Koronare Herzkrankheit 29
Koronartod, akuter 28
Kreislauf, Akutbelastung 151
Kunstfehler 245-255, 259

Laparoskopien 24
Leberblindpunktion 225
Leberzelladenom 77
Legionärskrankheit 76
Leichenerscheinungen 165
Leichenschau 162-169
– , Fehldiagnosen 5
– im Krankenhaus 257-260
Letalität, anästhesiebedingte 239
Lidocain 16
lokale Infiltrationsbehandlung 15
Lungenembolie 74, 182, 209-210
Lungenentzündung 74

Magengeschwüre, perforierende 76
Malaria tropica 78
Massenblutungen, intrazerebrale 207
Meldepflichten 167-168, 258
Meningoenzephalitis 58
Methämoglobinbildner 18
Methanol 120
Mors in tabula 220
Myokardinfarkt 30
Myokarditis 33-34, 187

Nadeleinstichstellen 129
Narkosezwischenfall 237-244
Neuraltherapie 16
neuronale Dysfunktionen 48
Notarzt 164
Notfallpunktion 14

Ösophagusvarizen 207
Organentnahme 266

Pankreasnekrose 77, 207
Penizillinallergie 67
Pflegenotstand 217

Pilzintoxikation 122
plötzlicher Tod 3
Pneumonien 210
Polizeigewahrsam, Tod im 176
programmierte ventrikuläre Stimulation 43
psychische Belastung 151
psychogener Tod 151
Psychopharmaka 118
Pupillenweite 117

Radiokontrastmittel 71
Rauschgifttodesfälle 124
Reanimation 13, 18
Reanimationsmaßnahmen 155, 157-159
Rettungsdienst 155
Reye-Syndrom 49
β-Rezeptorhemmer 141
Rhythmusstörungen 38

Säuglingstod
– , Apnoethorie 87
– , Epidemiologie 85-87
– , Infekte im Respirationstrakt 89
– , Risikofaktoren 83-85
Schaden, iatrogener 219
Schadensersatzansprüche 248
Scheintod 163
Schlaganfall 56
Schock 210
Schrittmacherausfall 15
Schußverletzungen 99-100
Schwefelwasserstoff 190
Sektion
– , gerichtliche 261
– , klinische 261
Sektionsfrequenz 262
Sektionsrecht 261
Skilauf 196
Sorgfaltsverstoß 250
sozialmedizinische Kausalitätsbegutachtung 187
Sporttodesfälle 194
Sterbehilfe 217
Sternalpunktion 225
Stichverletzungen 100
Strommarke 102
Stromtod 101
Sturzverletzungen 97
Subarachnoidalblutung 51
Subduralblutung 50
Suizid 104, 216-217

Tachykardie, ventrikuläre 39
Tauchunfall 198

Thromboembolie 174
Tod
– , am Steuer 180
– , im eptileptischen Anfall 49
– , in der Badewanne 107
Todesart 166-167, 258
Todesbescheinigung 164, 258
Todesfälle
– , am Arbeitsplatz 185
– , beim Baden 197
– , durch Intoxikationen 113
– , in der ärztlichen Praxis 11
– , unerwartet, Ursachen 5
Todesfall, arzneimittelbedingter 139
Todesfeststellung 162-169
– , Fehldiagnosen 163
Todesursachen 5, 168
– , natürliche 75
Todeszeit 165
Tötungsdelikte an stationären Patienten 217
Totenflecken 165
– , Farbe der 116
Totenstarre 166
Tracheotomie 230

Trichloräthylen 191
Transplantation 262
Tubargravidität 77
Tuberkulose 206

Übernahmeverschulden 251
Unfälle 214
Unterernährung 109
Unterkühlung 175

Velcorin 191
Vergiftungen 104
Verkehrsteilnehmer 179
Verschreibungsirrtum 137
Vita minima 163

Wespenstich 62
Wiederbelebungszeiten 155, 262

Xylamon 186

Zahnextraktion, Todesfall bei 12
Zentrale Venenkatheter 229
Zyanid 121

MIX
Papier aus verantwortungsvollen Quellen
Paper from responsible sources
FSC® C105338

If you have any concerns about our products,
you can contact us on
ProductSafety@springernature.com

In case Publisher is established outside the EU,
the EU authorized representative is:
**Springer Nature Customer Service Center GmbH
Europaplatz 3, 69115 Heidelberg, Germany**

Printed by Libri Plureos GmbH
in Hamburg, Germany